Moderna
Prática
de Enfermagem

VOLUME 1

Moderna
Prática
de Enfermagem

Segunda Edição

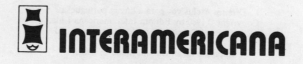 **INTERAMERICANA**

(Edição original:
ISBN 0-397-54212-7 J. B. Lippincott Co., Philadelphia)

Esta 1.ª edição em português é tradução e adaptação da 2.ª edição do original
The Lippincott Manual of Nursing Practice by Lillian Sholtis Brunner, R.N., M.S.N., Sc.D.,
and Doris Smith Suddarth, R.N., B.S.N.E., M.S.N.
Copyright © 1978, 1974 by J. B. Lippincott Company

Direitos exclusivos para a língua portuguesa
Copyright © 1980 by Editora Interamericana Ltda.
Rua Coronel Cabrita, 8 — Rio de Janeiro — RJ

Impresso no Brasil — Printed in Brazil

LILLIAN SHOLTIS BRUNNER,
R.N., M.S.N., Sc.D.

Consultant in Nursing, Schools of Nursing:
Bryn Mawr Hospital and Presbyterian-
University of Pennsylvania Medical Center;
formerly Assistant Professor of Surgical Nursing,
Yale University School of Nursing

DORIS SMITH SUDDARTH,
R.N., B.S.N.E., M.S.N.

Consultant in Health Occupations, Job
Corps Health Office, U.S. Department of
Labor; formerly Coordinator of the
Curriculum, Alexandria Hospital School
of Nursing

Bette Bonine Faries, R.N., M.S.

Formerly Maternal and Infant Health Professor of Department of Nursing, Montgomery
Community College, Takoma Park, Maryland

Anne S. Klijanowicz, R.N., M.S.

Assistant Professor and Clinician II (Pediatrics), School of Nursing, University of Rochester, Rochester, New York

Donnajeanne Bigos Lavoie, R.N., M.S.N.

Formerly Neonatology Nurse Clinician, Children's Hospital National Medical Center,
Washington, D.C.; Neonatology Nurse Consultant

COLABORADORES

Herbert H. Butler, M.D.

Emergency Department Physician, Underwood-Memorial Hospital, Woodbury, New Jersey; Immediate Past President, New Jersey Chapter American College of Emergency
Physicians

James F. Elam, PH.D.

Clinical Biochemist, Pathology Department, Alexandria Hospital, Alexandria, Virginia

Joseph B. Mizgerd, M.D.

Director, Department of Pulmonary Medicine, Washington Adventist Hospital, Takoma
Park, Maryland

Kathleen C. Morton, M.D., F.A.A.P.

President, New York Medical College, Valhalla, New York; formerly Dean for Primary
Care Education, Johns Hopkins School of Medicine

Alfred Munzer, M.D.

Associate Director, Department of Pulmonary Medicine, Washington Adventist Hospital,
Takoma Park, Maryland

Becky A. Winslow, R.N., M.S.N.

Assistant Director, Nursing Education Programs, School Health Services, Johns Hopkins
University, Baltimore, Maryland

Tradução

ANDRÉ LUÍS DE SOUZA MELGAÇO

Cirurgião Geral do Hospital São Francisco de Paula e do Hospital Central do
Instituto de Assistência dos Servidores do Estado do Rio de Janeiro

CLETO JOSÉ GOMES COSTA

Médico Assistente do Serviço de Clínica Médica da Policlínica Geral do
Rio de Janeiro; Médico Clínico do Instituto Nacional de Assistência
Médica e Previdência Social

GIUSEPPE TARANTO

Cirurgião Geral; Subchefe de Equipe do Hospital Estadual Getúlio Vargas

Prefácio da Segunda Edição

O principal objetivo da enfermeira profissional consiste em oferecer o melhor atendimento e orientação possíveis ao paciente/cliente e à sua família. Da mesma forma, o objetivo fundamental dos autores de Prática de Enfermagem consiste em apresentar os principais conceitos de enfermagem clínica do modo mais prático possível. O método de apresentação permite o uso imediato, tão logo a enfermeira inicia o processo de enfermagem, acompanhando seu aprimoramento no cuidado de indivíduos com afecções clínicas, cirúrgicas, obstétricas e pediátricas. O Manual fornece meios de verificar se todas as facetas de um bom tratamento foram levadas em consideração. Apresenta conceitos e uma orientação para a elaboração dos planos de cuidados de enfermagem, para a documentação da qualidade desses cuidados, para o ensino e para uma avaliação constante. Deu-se atenção especial ao desenho e à qualidade das ilustrações, pois cada uma delas serve para realçar o texto correspondente e para apresentar uma ajuda visual significativa.

O papel cada vez maior da enfermeira inclui a tomada da história de enfermagem, a realização de uma avaliação física e a manutenção de um registro bem documentado; estes tópicos são apresentados no início do Manual. O exame físico pediátrico precede o setor pediátrico. Todo o Manual foi atualizado com o intuito de incluir as atuais modalidades da prática médica e de enfermagem.

Os autores estão gratos pela ampla aceitação da primeira edição e pelas inúmeras cartas com opiniões, sugestões e críticas, que enriqueceram bastante esta revisão.

LSB e DSS

Prefácio da Primeira Edição

A pergunta: "Fiz tudo o que era possível por este paciente?" ocorre a toda enfermeira que cuida de um ser humano que sofre. Este Manual contém os princípios da prática de enfermagem, escritos de maneira concisa, a fim de orientar os profissionais na assistência a pessoas com diversos problemas clínicos. Os fatos subjacentes, essenciais ao desenvolvimento da lógica clínica necessária à avaliação dos pacientes e ao desenvolvimento de planos de assistência, estão também incluídos.

Os autores tentaram, na maioria das vezes, apresentar o material de modo lógico, começando com uma definição do distúrbio e passando à apresentação das manifestações clínicas, à avaliação diagnóstica, aos objetivos e modalidades de tratamento e à conduta de enfermagem. A base lógica da terapêutica é fornecida sempre que achamos que isto ajudaria a enfermeira a entender melhor os problemas relacionados com a afecção que está sendo analisada. Os autores acreditam que a conduta terapêutica e a de enfermagem não podem estar separadas, já que cada uma complementa e é essencial à outra. A informação assim apresentada pode ser incorporada às necessidades específicas de cada paciente. Também estão incluídos os princípios e sugestões para a educação do paciente.

Há, em todo o volume, Orientações sobre o uso de técnicas e procedimentos médicos e de enfermagem freqüentemente (e não tão freqüentemente) encontrados. É preciso haver compreensão do *método* de tratamento antes de iniciar qualquer ação de enfermagem. Embora o equipamento e as técnicas possam diferir nos diversos centros de saúde, existem determinados princípios que formam a base da ação de enfermagem. As Orientações estão divididas em três fases: preparação, realização e acompanhamento, com justificativas e explicações apropriadas. Revendo estas Orientações, a enfermeira poderá empreender uma enfermagem antecipatória — *o que* deve ser feito, *porque* é feito e as reações que se espera no paciente. Seguindo-se Orientações, as complicações podem ser evitadas ou controladas, caso ocorram.

Pelo fato de trabalharmos com e para pessoas, não podemos ser absolutos em enfermagem. O amplo campo da medicina muda diariamente. As discussões clínicas são, por conseguinte, tão variadas quanto os pacientes de quem cuidamos. A ênfase está nos conceitos atuais de terapia. Os autores reconhecem a importância de uma relação terapêutica baseada no conhecimento e aplicação de princípios psicossociais. Sempre que possível, os componentes emocionais de uma doença são identificados. Indicamos ao leitor livros especializados nestes tópicos, para discussão mais completa.

Um livro como este faz algumas restrições arbitrárias. Não pode apresentar todas as modalidades de tratamento. Os problemas clínicos selecionados são aqueles vistos com maior freqüência. Como a repetição é uma lei do aprendizado, é usada, sempre que necessária, como ênfase ou justificativa, principalmente nas áreas em que houver sobreposição ou onde o material for usado em contexto diferente. Para aumentar ainda mais a utilidade deste livro, há muitas referências cruzadas, além de um índice completo. Foi também incluída uma lista separada de Orientações. Sempre que necessário, uma bibliografia adequada e atualizada acompanha o texto. Os desenhos e ilustrações devem ser estudados cuidadosamente, pois explicam, exemplificam e esclarecem muitas facetas da assistência ao paciente.

Mesmo sendo dirigido primariamente à enfermeira praticante, este Manual será também útil ao estudante de enfermagem, à enfermeira que retorna às atividades e precisa de reciclagem, à instrutora ou à praticante experimentada. O Manual apresenta e enfatiza problemas clínicos. A intenção é fornecer *informação instantânea necessária para uso imediato*.

Na seção sobre Enfermagem na Maternidade, as complicações da gravidez, do parto e do puerpério são discutidas em profundidade, já que esses problemas apresentam os maiores desafios, em termos de avaliação de enfermagem, julgamento clínico e desempenho. Na seção sobre Enfermagem Pediátrica, os objetivos e componentes da enfermagem são apresentados em detalhe, já que muitas das crianças que vão aos postos de saúde têm problemas agudos que requerem ampla compreensão e conhecimento de enfermagem clínica. O apoio emocional e a inclusão dos pais na terapêutica, bem como os programas de ensino, são também abordados.

Aconselha-se ao estudante de enfermagem levar o Manual para a unidade clínica, para um melhor aproveitamento. Após ler o registro do paciente, o problema clínico pode ser recapitulado no Manual. Isso ajudará o estudante a antecipar os problemas do paciente, definir os objetivos de enfermagem e iniciar o plano de assistência. Esperamos que isso facilite a solução de um problema que se tem mostrado difícil para muitos estudantes, isto é, a redação e implementação de planos de assistência de enfermagem. Rever o Manual, antes do primeiro contato com o paciente, ajudará o estudante a observar melhor, ouvir melhor e desempenhar as atividades de enfermagem tanto com o intelecto quanto com as mãos. À medida que cada unidade de estudo for completada na sala de aula, poderá ser revista no Manual. É por esse método que o estudante adquire conhecimento de enfermagem.

Já que é extensa a ciência, vasto o assunto e imensurável o valor da vida humana, o estudo da enfermagem é tarefa para toda a vida. Oferecemos este volume na esperança de aumentar a compreensão e a destreza clínica, no momento em que a enfermeira empreende a mais desafiadora e gratificante das tarefas: a de cuidar dos pacientes.

Agradecimentos

Os autores desejam expressar sua gratidão pela ajuda e esforços oferecidos pelos seguintes grupos de pessoas.

Consultores Médicos:

Kathryn D. Anderson, M.D.
> Associate Professor, Department of Surgery; Associate Professor, Department of Child Health and Development, George Washington University School of Medicine

Robert S. Baller, M.D.
> Ophthalmologist, Mennonite Hospital, Gailey Eye Clinic, Bloomington, Illinois

Stephen J. Bednar, M.D.
> Emergency Physician, Alexandria Hospital, Alexandria, Virginia; Assistant Professor of Medicine, Georgetown University School of Medicine, Washington, D.C.

Clayton T. Beecham, M.D.
> Director-Emeritus, Gynecology and Obstetrics, The Geisinger Medical Center, Danville, Pennsylvania

Charles J. Butler, M.D.
> Staff Surgeon, West Jersey Hospital; Associate in Surgery, Hospital of the University of Pennsylvania, Philadelphia

Abraham A. Coster, D.P.M.
> Chairman, Department of Pediatry, Jefferson Memorial Hospital, Alexandria, Virginia

Mervyn L. Elgart, M.D.
> Professor and Chairman, Department of Dermatology, George Washington University Medical Center, Washington, D.C.

Alan I. Fields, M.D.
> Associate Director, Intensive Care Unit; Medical Director, Department of Respiratory Therapy, Children's Hospital National Medical Center, Washington, D.C.

Anne B. Fletcher, M.D.
> Associate Professor of Child Health and Development, George Washington University School of Medicine; Associate Director of Neonatology, Children's Hospital National Medical Center, Washington, D.C.

David S. Friendly, M.D.
> Chairman, Department of Ophthalmology, Children's Hospital National Medical Center, Washington, D.C.

H. Joel Gorfinkle, M.D.
> Division of Cardiology, Department of Medicine, Veterans Administration Hospital, Washington, D.C.; Assistant Professor of Medicine, George Washington University Medical Center, Washington, D.C.

David J. Haidak, M.D.
> Clinical Instructor, Division of Medical Oncology, Georgetown University School of Medicine, Washington, D.C.

James R. Howe, M.D.
Clinical Instructor, Neurosurgery, George Washington University Medical Center, Washington, D.C.

Herbert Kean, M.D., P.C.
Clinical Associate Professor of Otolaryngology, The Thomas Jefferson University Hospital and Medical College, Philadelphia

Harry C. Miller, M.D.
Professor and Chairman, Department of Urology, George Washington University Medical Center, Washington, D.C.

Edward R. Munnell, M.D.
Clinical Professor of Surgery, Thoracic-Cardiovascular, University of Oklahoma College of Medicine, Oklahoma City, Oklahoma

J. Donald Ostrow, M.D.
Associate Professor of Medicine, Medical Investigator, Hospital of the University of Pennsylvania, Philadelphia

Eddy D. Palmer, M.D.
Editorial Board, JAMA; Department of Medicine, Hackettstown Community Hospital, Hackettstown, New Jersey

A. E. Parrish, M.D.
Professor of Medicine; Director, Division of Renal Diseases, George Washington University Medical Center, Washington, D.C.

Donald M. Poretz, M.D.
Chief of Infectious Diseases, The Fairfax Hospital, Falls Church, Virginia

James W. Preuss, M.D.
Chief of Staff; Chief of Neurosurgery, Alexandria Hospital, Alexandria, Virginia

Brooke Roberts, M.D.
Professor of Surgery; Chief of Peripheral Vascular Section, Hospital of the University of Pennsylvania, Philadelphia

George J. Schonholtz, M.D.
Assistant Clinical Professor, Orthopaedic Surgery, George Washington University Medical Center, Washington, D.C.; Civilian Consultant, Orthopaedic Surgery, Walter Reed General Hospital, Washington, D.C.

Roger D. Soloway, M.D.
Associate Professor of Medicine, Hospital of the University of Pennsylvania, Philadelphia

Howard E. Sullivan, Jr., M.D.
Chief, Section of Allergy, Bryn Mawr Hospital, Bryn Mawr, Pennsylvania

Jane L. Todaro, M.D.
Associate Professor of Child Health and Development, George Washington University School of Medicine; Director Medical Student Program, Children's Hospital National Medical Center, Washington, D.C.

Allan B. Weingold, M.D.
Chairman, Department of Obstetrics and Gynecology, The George Washington University School of Medicine

Muriel D. Wolf, M.D.
Associate Director, Outpatient Department, Children's Hospital National Medical Center, Associate Professor of Child Health and Development, George Washington University School of Medicine, Washington, D.C.

Enfermagem e Áreas de Saúde Afins:

Elizabeth W. Bayley, R.N. B.S.N., M.S.
Clinical Specialist in Burn Nursing, Department of Nursing, Crozer-Chester Medical Center, Chester, Pennsylvania

Imgard Belinsky, R.N.
Assistant Supervisor, Endoscopy Unit, Beth Israel Medical Center, New York, New York

Louise C. Bellas, R.N., B.S.N.
Instructor, School of Nursing, Mennonite Hospital, Bloomington, Illinois

Donna D'Imperio, M.A.
Medical Technician, Philadelphia

Lee Gigliotti, R.N., M.S.N.
Assistant Clinical Professor of Nursing, University of Pennsylvania; Director, Oncology Nursing, Hematology-Oncology Section, Hospital of the University of Pennsylvania, Philadelphia

Cynthia R. Godwin, R.R.T.
Respiratory Therapy-Critical Care Instructor-Supervisor, Washington Adventist Hospital, Takoma Park, Maryland

Cecil P. Greene, A.M., BRIT. I.R.E., C.L.T., C.C.E.
Biomedical Engineer, The Fairfax Hospital, Falls Church, Virginia

Carole K. Kauffman, R.N., M.P.H.
Nurse Clinician, Community Health Nursing, Children's Hospital National Medical Center, Washington, D.C.

Bess Ninaj, R.N.
Clinical Specialist, Orthopedic Nursing, Washington Adventist Hospital, Takoma Park, Maryland

Beatrice Nordberg, R.N., B.S.
Coordinator for Diabetes Education, University of Maryland Hospital, Baltimore, Maryland

Frances K. O'Neill, R.N.
Nurse Technician, Gastroenterology Department, Hospital of the University of Pennsylvania, Philadelphia

Mary Evans Robinson, PH.D.
Pediatric Psychologist, Children's Hospital National Medical Center, Washington, D.C.

Jane Stopford, B.S.N.
Family Nurse Clinician, Media, Pennsylvania

Vernon C. Thomas, R.R.T.
Coordinator, Respiratory Therapy Education, Washington Adventist Hospital, Takoma Park, Maryland

Barbara Watts, R.N.
Coordinator of Critical Care, Alexandria Hospital, Alexandria, Virginia

Ilustrações:

Neil O. Hardy

Shirley Baty

Nancy Lou Gahan

Tim Hengst and Ranice W. Crosby
  Department of Art as Applied to Medicine, The Johns Hopkins
  School of Medicine

Fotografia:

Marion Katz

Paul Tharp

Pesquisa/Biblioteca:

Leslie D. Gundry, Chief Medical Librarian, Bryn Mawr Hospital and School of Nursing

Alexander G. Kulchar, Medical Librarian, Bryn Mawr Hospital and School of Nursing

Edith Blair, Howard Drew, Howertine Farrell-Duncan, Jennie Hunt, Charlotte Moulton,
  Joy Richmond, and Jacqueline van de Kamp all of the National Library of Medicine

Os autores exprimem sua gratidão a

David T. Miller, Vice-President, J. B. Lippincott Company, por seu apoio incansável, inspiração constante, objetivos persistentes e integridade inabalável.

Diana Intenzo, editor, por sua hábil supervisão global, orientação eficaz, verdadeira dedicação e interesse pessoal tanto nesta segunda como na primeira edição. Muitas vezes, os autores ficaram reconfortados com seu senso de humor e com o calor de sua compreensão.

Jeanne Wallace, copy editor, por sua atenção meticulosa aos detalhes, pela profunda preocupação com o cumprimento dos prazos e pela dedicação completa a este livro — assim como por ser uma pessoa muito agradável e conscienciosa.

George Austino, production manager, que orientou com perícia a execução deste livro durante as várias fases.

Valva Rementer, head of the copy editorial department, por ter coordenado de maneira tão hábil os esforços do editorial e da produção.

Beatrice Steinberg, que se revelou sempre graciosa, solícita e preocupada com nosso bem-estar.

aos muitos outros membros da equipe Lippincott, que foram úteis de muitas maneiras.

LSB e DSS

NOTA SOBRE MEDICAMENTOS: Tendo em vista que a medicina e a enfermagem estão se alterando continuamente, aconselha-se o leitor a rever a bula contida na caixa de cada medicamento administrado.

Certamente, o tratamento deve ser administrado sob a supervisão de um médico.

Sumário

VOLUME 1

PARTE I ENFERMAGEM MÉDICO-CIRÚRGICA

VOLUME 2

VOLUME 3

PARTE II   ENFERMAGEM NA MATERNIDADE

PARTE III   ENFERMAGEM PEDIÁTRICA

VOLUME 4

Lista de Orientações

VOLUME 1

ENFERMAGEM MÉDICO-CIRÚRGICA

PARTE I
Enfermagem
Médico-Cirúrgica

1

Coleta de Dados e Elaboração da Papeleta: História do Paciente e Registro Orientado para o Problema

Coleta de Dados,
Registro dos Dados Reunidos

Registro Orientado para o Problema
História do Paciente

COLETA DE DADOS

Finalidade

1. A coleta de dados constitui o primeiro passo no processo de definir os problemas.
2. A avaliação total e precisa dos problemas de um paciente depende de quão completa e exata é a coleta de dados.

Tipos de Dados Coletados

A. *História do Paciente* (ver detalhes, págs. 6-12).
   1. É feita numa entrevista.
   2. A história, na forma final escrita, apresenta de maneira lógica o ponto de vista do *paciente* sobre:
      a. Seus problemas de saúde
      b. Condição geral de saúde
      c. História patológica pregressa
      d. História médica da família
      e. Um perfil da vida e do bem-estar pessoal e social do paciente
   3. A história do paciente revelará também o que o mesmo sabe acerca de sua saúde, o que é importante em termos de assistência médica e o que espera dos cuidados médicos que está procurando.

      Isso pode ser suplementado por informações provenientes do registro hospitalar do paciente, por conversas com outros elementos da equipe médica, com os pais (no caso de crianças ou bebês), ou com especialistas.
   4. A história do paciente representa sempre uma informação *subjetiva*, pois é apresentada com base no ponto de vista da pessoa que faz o relato ao entrevistador e não é observada diretamente por este.

B. *O Exame Físico* (ver detalhes, Cap. 2) — é realizado pelo facultativo com os seguintes propósitos:
   1. Corroborar a história do paciente.
   2. Observar outros dados não mencionados na história.
   3. Obter informação *objetiva* a respeito do estado de saúde do indivíduo e/ou do estado de um problema de saúde.

      Informação objetiva constitui a soma de dados relativos a uma pessoa e que pode ser percebida por outra pessoa.

C. *Dados Laboratoriais* — dos resultados dos testes

É importante reconhecer que os dados laboratoriais constituem uma outra fonte de *dados objetivos* fundamentais na avaliação de muitos problemas de saúde e de enfermidades; devem ser levados em conta por todas as enfermeiras engajadas em cuidar dos pacientes e compreendê-los.

Princípios da Coleta de Dados

1. Toda coleta de dados deve ser bem organizada e deve obedecer a uma ordem que lhe permita ser completa.
2. Não há lugar para preconceitos na coleta de dados, pois a mente do facultativo deve estar aberta aos indícios e aos sinais que do contrário poderiam passar despercebidos.
3. A compreensão da técnica de entrevistar é básica para colher dados exatos na história do paciente e para estabelecer a base para uma relação operacional com o paciente.
4. A informação reunida deve ser organizada e registrada de forma a ter sentido para todos os membros da equipe que ministra cuidados médicos e para que possa orientar a avaliação e o tratamento do paciente.

REGISTRO DOS DADOS REUNIDOS

Orientações Gerais

1. Tenha em mente a finalidade de registrar a informação e a audiência para quem se destina. Isto serve para orientar a forma e o conteúdo do registro.
2. Lembre-se que o registro do paciente é um documento legal.

   O registro deve apresentar a informação acerca do paciente o mais completa, concisa e corretamente possível, sem desnecessária duplicação do material.
3. Evite redundância.

   A redundância obscurece as informações importantes e torna desnecessariamente demorada a boa redação do registro. Por causa disso, o registro deixa de ser lido com cuidado.

Princípios Gerais

1. *Quando fazer o registro:*

   Logo que a informação é colhida — para minimizar a omissão e a distorção dos fatos.
2. *Organização*

   A informação deve ser organizada e registrada de maneira sistemática. (Isso se aplica à história completa, ao exame físico ou às notas sobre evolução.)
   a. A história ou informação subjetiva é registrada primeiro.
   b. A seguir registra-se o exame físico, ou dados objetivos.
   c. Com base no registro sistemático dos fatos deve surgir uma avaliação lógica dos dados subjetivos ou objetivos.
   d. Portanto, os fatos devem ser registrados de forma que seu significado seja claro e que narrem uma história coerente.
3. *Detalhe*

   Descreva os dados reunidos usando uma terminologia apropriada.
4. *Linguagem*
   a. O registro escrito deve ser sucinto, porém compreensível para o leitor.
   b. Procure não usar abreviaturas.
5. *Considerações legais*
   a. Já que o registro do paciente é um documento legal, os fatos devem ser identificados e enunciados com precisão e objetividade.
   b. Deve-se evitar a inexatidão e a interpretação intempestiva.
   c. Só se pode fazer uma avaliação e emitir um juízo depois que os fatos são obtidos e reunidos com muito cuidado.
   d. O documento deve ser assinado e datado.

Registro da História

(Os princípios gerais acima assinalados se aplicam ao registro da história.)

1. A doença atual deve ser registrada cronologicamente, começando com o início do problema. Muitas vezes convém pensar numa frase inicial como "O paciente estava bem até..." A seguir cada parágrafo deve descrever eventos sucessivos até chegar ao momento em que o paciente está sendo entrevistado.

2. Quantifique tudo o que se relaciona com medições.
> Por exemplo: "o paciente apresenta cefaléias *freqüentes*" é menos correto do que "o paciente aprenta uma média de três cefaléias por semana..."

Registro do Exame Físico

(É importante respeitar os princípios mencionados acima.) Outras orientações específicas incluem as seguintes:

1. Descreva com detalhes qualquer anormalidade.
2. Descreva minuciosamente um achado normal em condições nas quais seria de esperar que o normal estivesse anormal.
> Por exemplo, no paciente com hipertensão, seria importante relatar a ausência de hemorragias e de exsudatos no resultado de exame de fundo de olho.
3. Quando existem resultados laboratoriais, serão registrados depois do exame físico e antes da avaliação e do planejamento.

Notas de Evolução

1. As notas de evolução são registros do estado de saúde do paciente de consulta em consulta, de dia para dia ou de turno para turno, conforme o caso.
2. Em geral são escritas com relação a um problema ou afecção específica e relatam os dados importantes subjetivos (história) e objetivos (exame físico e resultados laboratoriais) que atualizam o registro.
3. As notas de evolução incluem também uma avaliação dos dados e do plano relativos ao problema.
> (O Formulário para o Registro Médico Orientado para o Problema elaborado pelo Dr. Lawrence Weed constitui um guia extremamente útil e instrutivo para a organização e registro dos dados básicos iniciais e as notas de evolução.)

REGISTRO ORIENTADO PARA O PROBLEMA (ROP)

Um *registro orientado para o problema* é uma papeleta médica do paciente organizada de forma tal que os problemas específicos são definidos, numerados e a seguir catalogados por um número durante todo o registro. Os problemas são identificados e numerados após a coleta dos dados básicos iniciais.

Componentes do ROP

Podem variar segundo as circunstâncias particulares em que o sistema é usado. No entanto, cada sistema inclui o seguinte:

A. *Dados Básicos Iniciais*

Consistem de:
a. A história médica compreensiva do paciente
b. Um exame físico completo
c. Dados laboratoriais disponíveis

B. *Lista de Problemas*

1. Consiste de uma lista numerada dos problemas médicos, sociais e psicológicos deduzidos a partir dos dados básicos iniciais.
2. Inclui os problemas ativos e inativos, data do início e data da resolução, quando aplicável.
   a. Na maioria das vezes essa lista aparece bem no início do registro e serve como um índice.
   b. Nunca se repete o mesmo número, mesmo quando surgem novos problemas, quando os antigos são resolvidos ou quando se descobre que vários problemas se relacionam com um problema comum.
3. É importante lembrar que a lista de problemas numerados deve servir como um índice para o registro, para que a informação possa ser ordenada de maneira sistemática ao redor de um problema, em vez de ser elaborada ao acaso ou interpretada erroneamente à medida que o volume do registro aumenta com a realização de muitas consultas.

C. *Notas de Evolução*
1. A organização de notas de evolução varia, porém o formulário básico é o mesmo.
2. Uma nota começa com o problema e seu número, e a seguir continua da seguinte forma:

S = Dados *subjetivos* (história, consulta) relativos ao problema e que abrangem o período de tempo transcorrido desde a última consulta.

O = Dados *objetivos* (exame físico, resultados laboratoriais) relativos ao problema e que abrangem o mesmo período.

A = *Avaliação* de S e O. Inclui, como seria de esperar, as conclusões acerca da provável etiologia; evolução do problema; a resposta do paciente ao tratamento e seu comportamento; planos de educação gerais diagnósticos, terapêuticos e médicos; e uma base lógica para todo o plano. Deve incluir uma conclusão acerca da participação do paciente no planejamento e de sua reação ao plano.

P = *Plano* — Esta é uma conclusão que *especifica* o que terá que ser feito com relação ao problema, quem terá que fazê-lo e quando terá que ser feito. Quando possível, elabora-se uma folha de tempo. O plano se assenta diretamente na base lógica deduzida na avaliação e pode incluir qualquer item ou todos os itens seguintes:

1. *Plano diagnóstico* — especifica o que terá que ser feito para tornar os dados básicos mais completos.
2. *Plano terapêutico* — indica os métodos projetados para a cura, a melhora ou a paliação do problema.
3. *Plano de educação médica* — realça o conteúdo de ensino médico acerca do problema e do plano diagnóstico e/ou terapêutico.

EXEMPLO DE NOTA DE EVOLUÇÃO

#3 Hipertensão

S. O paciente vem passando bem desde sua última consulta, há três meses. Não teve mais cefaléias; nem problemas visuais ou gastrintestinais; sem dor torácica ou palpitações, nem dificuldade respiratória. Sua atividade não mudou; dorme com um só travesseiro; não apresenta nictúria nem edema nos tornozelos. Está tomando sua medicação, conhece seus nomes e doses. Bebe suco de laranja com os comprimidos quatro vezes ao dia. Está obedecendo a uma dieta "sem acréscimo" de sal; bebe cinco cervejas por semana; come sanduíches de carne no lanche. Acha que está aumentando de peso — suas "roupas estão mais apertadas".

O. Pulso 72 regular   P. arterial 148/95 no braço direito, deitado
   Peso 82,5 kg   140/100 no braço direito, em pé

Respiratório: O tórax se expande simetricamente; frêmito (vibração perceptível) normal de ambos os lados; murmúrios broncovesiculares presentes; ausência de murmúrios adventícios (não naturais).

Cardiovascular: Ausência de batimentos visíveis e de sopros; ponto de impulso máximo (PIM — ictus) no quinto espaço intercostal, na linha medioclavicular; ritmo sinusal normal, sem murmúrios, galopes ou extra-sístoles; edema mínimo nos pés.

A. P. A. relativamente bem controlada. Excesso de peso de 2,3 kg. O paciente está tomando sua medicação. No entanto, sua dieta contém um pouco de sódio, porém sem "acréscimo" de nenhuma quantidade. Se puder eliminar alguns dos alimentos com alto conteúdo salino e perder 2,3-4,5 kg, é evidente que sua pressão ficará sob um melhor controle. Parece motivado a perder algum peso, pois suas roupas estão apertadas. Precisa ser instruído acerca do conteúdo sódico dos alimentos, assim como sua esposa, pois é ela quem faz as compras. Continuará com os mesmos medicamentos e tentará perder peso, para permitir um melhor controle da P. A. O paciente compreende as conseqüências de uma hipertensão descontrolada e as necessidades para um controle constante do peso, assim como do acompanhamento médico. Sua esposa parece muito cooperativa. O paciente terá que fazer exames de sangue rotineiros de ano em ano e um eletrocardiograma na próxima consulta.

P. 1. Instruções quanto à dieta para o paciente e sua esposa. O paciente telefonará para sugerir uma hora conveniente e a seguir marcará consulta.
   2. Continuar com os mesmos medicamentos: Aldomet, 250 mg três vezes por dia; hidroclorotiazida, 50 mg quatro vezes ao dia com suplemento alimentar de K^+.
   3. Voltar para consulta em três meses para verificar P.A. e peso.
   4. Exames de sangue antes da próxima consulta (Na^+, K^+, CO_2, N-uréico, glicose, creatinina).
   5. Eletrocardiograma antes da próxima consulta.

HISTÓRIA DO PACIENTE

Princípios Gerais

1. A primeira etapa para cuidar de um paciente e solicitar sua cooperação ativa consiste em colher uma história cuidadosa e correta.
   a. Em *todas* as preocupações e problemas do paciente, uma história exata constitui o fundamento sobre o qual se assentarão a coleta de dados e o processo de avaliação.
   b. A compreensão da história elaborada dependerá da informação existente no registro do paciente.
2. O tempo gasto no início do relacionamento enfermeiro-paciente para colher uma informação detalhada acerca do que o paciente sabe, pensa e sente com relação aos seus problemas evitará erros catastróficos e mal-entendidos no futuro.
3. A habilidade em entrevistar afetará tanto a exatidão da informação quanto a qualidade da relação estabelecida com o paciente.
   Nunca é demais enfatizar este ponto; aconselhamos o leitor a consultar outras fontes para uma análise detalhada das técnicas de entrevistas médicas.
4. O propósito da entrevista consiste em estimular um intercâmbio de informações entre o paciente e a enfermeira.
   a. O paciente precisa sentir que suas palavras estão sendo compreendidas e que suas preocupações estão sendo ouvidas e levadas em conta com sensibilidade.
   b. Algumas técnicas básicas para a obtenção desses resultados incluem o seguinte:
      (1) Permita a privacidade do paciente num lugar com o máximo de tranqüilidade; observe se está confortável.
      (2) Inicie a entrevista com uma saudação cortês e uma introdução. Explique quem é você e por que está ali.
      (3) Certifique-se de que as expressões faciais, os movimentos corporais e o tom de sua voz sejam agradáveis, calmos e sem espírito de avaliação, transmitindo a imagem de uma ouvinte sensível, para que o paciente se sinta livre para exprimir seus pensamentos e sensações.
      (4) Evite tranqüilizar o paciente prematuramente (antes de dispor de informações suficientes acerca de seu problema). Isto só serve para cortar a discussão; depois disso o paciente poderá não querer externar um problema que venha a acarretar preocupação.
      (5) Às vezes um paciente dá "dicas" e sugere uma informação, porém não diz o bastante. Poderá ser necessário sondar em busca de mais informação, para conseguir uma história completa; o paciente precisa perceber que isso é feito em seu benefício.
      (6) Oriente a entrevista de forma a obter a informação necessária sem interromper a discussão. Muitas vezes é difícil controlar o paciente divagador, porém com a prática isso pode ser feito habilmente, sem arriscar a qualidade da informação conseguida.

Identificação da Informação

A. *Finalidades*
1. Eliminar a confusão acerca da identidade do paciente; obter a informação necessária para entrar em contato com ele, se isso se torna necessário.
2. Conseguir ser apresentado ao paciente e obter alguma indicação quanto aos seus hábitos, estilo de vida e crença, que poderão ser explorados com maior profundidade na história pessoal e social.
3. Criar um relacionamento baseado no reconhecimento da importância do papel do informante em partilhar no cuidado do paciente (se for este o caso).

B. *Tipos de Informação Necessária*
1. Data e momento
2. Nome, endereço, número de telefone, raça, religião, data de nascimento e idade do paciente
3. Nome do médico que o encaminhou
4. Dado sobre seguro de vida
5. Nome do informante — o paciente pode ser a pessoa que conta a história; caso contrário, anote o nome, endereço, número de telefone e parentesco com o paciente da pessoa que conta a história
6. Segurança e fidedignidade do informante — esse é um juízo baseado na consistência das respostas às perguntas e numa comparação da informação da história com sua própria observação feita no exame físico.

C. *Método de Coletar Dados*
   1. A entrevista cuidadosa com o paciente ou com "pessoa que o cuida" fornecerá a maior parte da informação.
   2. O registro do paciente feito no hospital ou na clínica também poderá representar uma fonte útil.
   3. Repita a informação, quando necessário, para verificar a exatidão (por exemplo, para se certificar que não houve nenhuma mudança no endereço e no número do telefone).
   4. Assuma uma maneira direta e cortês.
   5. Explique as razões que tornam necessária a informação — para ajudar a pôr o paciente à vontade.

Queixa Principal

A. *Finalidades*
   1. Permitir que o paciente descreva seus próprios problemas e esperanças com pouca ou nenhuma interferência do entrevistador.
   2. Identificar o problema dominante que levou a pessoa a procurar ajuda.
      a. Os adultos com afecções crônicas costumam apresentar numerosas queixas.
      b. Quando possível, focalize um único problema ou preocupação — o mais importante para o paciente.
   3. Identificar as sensações do paciente acerca dos seus sintomas.
      O paciente poderá demonstrar medo, culpa ou defesa nessa primeira declaração.

B. *Tipos de Informação Necessária*
   O problema ou preocupação principal do paciente enunciado com suas próprias palavras. Uma declaração que descreve a duração da queixa.

C. *Método para a Coleta de Dados*
   1. Faça ao paciente uma pergunta direta, por exemplo, "Como posso ajudá-lo?" ou "Qual a razão que o trouxe ao hospital (clínica, etc.)?"
   2. Evite perguntas que criam confusão, por exemplo, "O que o trouxe aqui?" ("O ônibus.") ou "Por que está aqui?" ("É isso que gostaria de descobrir.")
   3. Pergunte há quanto tempo surgiu o problema ou preocupação. Se necessário, estabeleça com exatidão o momento do início oferecendo indícios como "Você já sentia isso há um mês (seis meses ou dois anos)?"
   4. Deixe o paciente falar livremente sem dar sua opinião até que tenha tido uma oportunidade de identificar o problema o mais claramente possível.
   5. Escreva por extenso o que o paciente diz, usando aspas para identificar suas palavras.

História da Doença Atual

A. *Finalidades*
   1. Ampliar a descrição da queixa principal e esclarecer sua relação com outros sintomas e eventos.
   2. Descrever minuciosamente um sintoma ou problema que pode constituir um indício para o diagnóstico futuro.

B. *Tipo de Informação Necessária*
   1. Um quadro *cronológico detalhado* começando com o último momento em que o paciente estava bem (ou, em se tratando de um problema com início agudo, com o estado do paciente pouco antes do início do problema) e finalizando com uma descrição do estado atual do paciente.
   2. Se houver mais de um problema importante, cada um deles é descrito num parágrafo separado e cronologicamente organizado na história escrita da enfermidade atual.
   3. O esboço destinado a relatar a doença atual variará com cada caso.

C. *Método para a Coleta de Dados*
   1. Para cada problema, investigue o seguinte:
      a. Qualidade (por exemplo, aguda, constante, cortante — no que se refere à dor)
      b. Quantidade (por exemplo, ½ xícara de catarro)
      c. Localização dos sintomas, intensidade, periodicidade (por exemplo, área epigástrica; diária; após as refeições)

d. Fatores que agravam e que aliviam (por exemplo, medicamentos prescritos e proibidos; repouso; dieta)

e. Fenômenos associados (por exemplo, dificuldade respiratória)

2. Data de início do problema com a maior precisão possível pois a cronologia é de primordial importância (ver Queixa Principal).

3. Descreva as características dos sintomas e especifique se as mesmas mudaram com o tempo.

4. No caso de infecções agudas, pergunte acerca de uma possível exposição ou de um período de incubação.

5. Quando a doença atual se caracterizou por ataques separados por intervalos livres, consiga a história de um ataque típico.

Início, duração e sintomas associados — dor; febre; calafrios; relação com alguma atividade física ou emocional ou com fatores tipo dieta, medicação etc.

6. Tanto nas doenças agudas como nas crônicas observe se e quando o paciente parou de trabalhar e/ou se acamou.

7. Consiga a impressão do paciente de se o sintoma ou o problema está melhorando ou piorando.

8. Quando está afetado um determinado órgão ou sistema, solicite uma revisão desse sistema e dos sistemas aparentados, para que se possam incluir na história escrita as importantes informações negativas e positivas.

Por exemplo, se o paciente se queixa de dor torácica, faça perguntas relativas aos sistemas respiratório e circulatório, assim como da história musculoesquelética do tórax.

9. Essas perguntas poderão revelar a necessidade de rever também outros sistemas.

10. Pergunte a respeito de tratamentos prévios, incluindo medicamentos, médico que os prescreveu e lugar onde o tratamento foi realizado (nome do hospital, clínica etc.).

11. No final, reveja a cronologia e confira com o paciente, pedindo-lhe para confirmar ou corrigir a informação.

12. Organize a informação para registro ou apresentação.

História Patológica Pregressa

A. *Finalidades*

1. Para determinar qualquer mudança nos padrões de vida normais do paciente, que possa ou não ter sido causada pela doença.

2. Para identificar os indícios que podem ajudar no diagnóstico da doença atual.

3. Para reunir e registrar a informação que possa ser útil na elaboração diagnóstica, mesmo que a enfermeira não possa assumir a responsabilidade final para diagnosticar o problema particular do paciente.

B. *Tipo de Informação Necessária*

1. *Saúde geral e força* — padrões de sono, apetite, estabilidade do peso, atividades habituais.

2. *Doenças infecciosas agudas* — sarampo, caxumba, coqueluche, varicela, pneumonia, pleuris, tuberculose, escarlatina, febre reumática aguda, doença cardíaca reumática, amigdalite, hepatite, pólio, doença venérea, doenças tropicais ou parasitárias e qualquer outro problema infeccioso agudo que o paciente possa descrever.

3. *Vacinações* — pólio, difteria, pertussis, tétano, gripe, último PPD ou outro teste cutâneo, quaisquer reações anormais ou incomuns. Forneça a data quando possível.

4. *Operações* — indicações, diagnóstico, datas, hospital, cirurgião, complicações.

5. *Hospitalizações prévias* — médico, hospital, data (ano), diagnóstico, tratamento.

6. *Traumatismos* — tipo: incapacidades resultantes.

7. *Doenças principais* (qualquer doença prolongada que não exigiu hospitalização) — datas, sintomas, evolução, tratamento.

8. *Alergias* (podem aparecer na revisão dos sistemas) — asma, febre do feno, urticária, alergias alimentares, reações medicamentosas, tratamento prévio com penicilina e quaisquer reações.

9. *História obstétrica* (pode aparecer na revisão dos sistemas)

a. Gestações, ameaças de aborto, abortos.

b. Descreva a evolução da gravidez, trabalho de parto e expulsão; data e lugar do parto.

10. *História psiquiátrica* (pode aparecer na revisão dos sistemas) — tratamento por um psiquiatra ou psicólogo, indicações, data, lugar, medicamentos para os "nervos".

C. *Método para a Coleta de Dados*

1. Comece explicando o propósito e o tipo de perguntas que você irá formular; por exemplo: "Agora irei formular algumas perguntas relativas aos seus problemas de saúde do passado".

2. Explique que essas perguntas são importantes para poder elaborar um quadro correto de todos os eventos que afetaram, ou não, a saúde do paciente no passado.
3. Faça perguntas diretas; por exemplo: "Como você descreveria sua saúde em geral?" e a seguir continue com interrogações mais específicas, tais como:"Seu peso se manteve estável durante os últimos cinco anos?"

História Familiar

A. *Finalidades*

1. Apresentar um panorama das condições de saúde da família do paciente, incluindo a dos avós, pais, irmãos e irmãs, de maneira específica.
   Implica também a saúde dos parentes próximos, pois algumas doenças mostram uma tendência familiar ou são hereditárias.
2. Descrever o estado de saúde da esposa e filhos do paciente, pois isto pode fornecer indícios relativos a possíveis problemas patológicos transmissíveis.
   Isto será também importante para determinar as condições em que vive uma família e como isso afeta o paciente.

B. *Tipo de Informação Necessária*

1. Idade e estado de saúde do (ou idade por ocasião e causa da morte) progenitor ou irmão.
2. História, nos parentes imediatos e mais próximos, de perturbações cardíacas, pressão arterial alta, apoplexia, diabetes, gota, doença ou cálculos renais, doença da tireóide, asma ou outras alergias, problemas sangüíneos, câncer (tipos).
3. Doenças hereditárias como hemofilia ou anemia falciforme.
4. Idade e condições de saúde do cônjuge e dos filhos.

C. *Método para a Coleta de Dados*

1. Comece com uma explicação do que você está perguntando e por que, pois o paciente poderá não compreender o propósito de suas perguntas. Exemplo:
   "Agora vou perguntar-lhe sobre o estado de saúde de seus familiares imediatos e demais parentes. É importante saber se existem afecções que costumam ou podem ocorrer em sua família, ou em você como um membro da família."
2. Faça perguntas diretas.
   a. Comece com os irmãos do paciente.
      "Você tem irmãos e irmãs?" "Qual a idade deles e em que condições de saúde se encontram?"
   b. Assinale cada irmão separadamente, dando a idade e o estado de saúde.

Revisão dos Sistemas

A. *Finalidade*

Obter informação detalhada acerca do estado atual do paciente e de quaisquer sintomas anteriores, ou falta de sintomas, que o mesmo possa ter experimentado com relação a um determinado sistema orgânico.

B. *Tipo de Informação Necessária*

Informação subjetiva relativa ao que o paciente sente ou vê com relação aos principais sistemas do corpo.

1. *Pele* — erupção, coceira, alteração na pigmentação ou textura, sudorese, crescimento e distribuição pilosa, condições das unhas.
2. *Esqueleto* — rigidez articular, dor, deformidade, limitação de movimento, edema, rubor, calor. Se houver problemas, peça ao paciente que especifique quais as atividades da vida diária que ele acha difícil ou impossível de realizar.
3. *Cabeça* — cefaléias, vertigens, síncope, traumatismos.
4. *Olhos* — visão, dor, diplopia, fotofobia, áreas cegas, prurido, queimação, secreção, alteração recente no aspecto ou na visão, glaucoma, catarata, uso de óculos, data da última refração, infecção.
5. *Ouvidos* — acuidade auditiva, dor de ouvido, secreção, zumbido, vertigem.
6. *Nariz* — Sentido do olfato, freqüência de resfriados, obstrução, epistaxe, secreção pós-nasal, dor ou terapêutica por problemas sinusais, uso de gotas ou nebulizações nasais (tipo e freqüência).
7. *Dentes* — dor; sangramento, edema ou retração gengival; abscessos recentes, extrações, dentaduras; práticas de higiene dentária.
8. *Boca e língua* — dor na língua ou mucosa bucal, úlceras, inchações.

9. *Garganta* — dor de garganta, amigdalite, rouquidão, disfagia.
10. *Pescoço* — dor, rigidez, inchação, glândulas ou gânglios linfáticos aumentados.
11. *Endócrino* — bócio, hipersensibilidade da tireóide, tremores, fraqueza, tolerância ao calor e ao frio, mudança no tamanho do chapéu ou das luvas, alterações na pigmentação cutânea, libido, formações de equimoses, cãibras musculares, poliúria, polidipsia, polifagia, terapia hormonal.
12. *Respiratório*
   a. Dor torácica e relação com os movimentos respiratórios.
   b. Dispnéia, chiados, tosse, expectoração (natureza, quantidade), hemoptise.
   c. Sudorese noturna (O paciente precisa mudar as roupas da cama?)
   d. Última radiografia de tórax e resultado (indique onde foi realizada).
   e. Exposição à tuberculose.
13. *Cardíaco*
   a. Presença de dor ou de mal-estar e localização (faça o paciente apontar para o local); irradiação da dor, causas precipitantes/agravantes; medidas que produzem alívio; momento e duração.
   b. Palpitações, dispnéia, ortopnéia (anote o número de travesseiros necessários para dormir), edema, cianose.
   c. Tolerância aos exercícios (determine-a com relação às atividades regulares do paciente — o que pode fazer antes de ter que parar para repousar?).
   d. Pressão arterial (no caso de ser conhecida); último ECG e resultados (indique onde foi realizado).
14. *Hematológico* — anemia (no caso afirmativo, qual o tratamento recebido), tendência a formar equimoses ou ao sangramento, tromboses, tromboflebite, quaisquer anormalidades conhecidas das células sangüíneas.
15. *Gânglios linfáticos* — hipertrofia, hipersensibilidade, supuração, duração e evolução da anormalidade.
16. *Gastrintestinal*
   a. Apetite e digestão, intolerância a certos tipos de alimentos.
   b. Dor associada à fome ou às refeições, eructação, regurgitação, azia, náusea, vômitos, hematêmese.
   c. Regularidade da defecação (descreva os hábitos intestinais e se mudaram ou não recentemente); diarréia, flatulência, fezes (cor — acastanhadas, escuras, massa de vidraceiro; cor de piche, sangue vivo, muco etc.).
   d. Hemorróidas, icterícia, urina escura, uso de laxativos — tipo; freqüência (isto deve ser incluído no item sobre história patológica pregressa, juntamente com os medicamentos, porém pode ser repetido aqui).
   e. História de úlcera, cálculos biliares, pólipos, tumores.
   f. Radiografias anteriores — onde, quando, resultados.
17. *Geniturinário* — disúria, dor, urgência, freqüência, hematúria, nictúria, polidipsia, poliúria, oligúria, edema da face, hesitação, bocejamento, diminuição do tamanho ou força do jato, eliminação de cálculos, incontinência de esforço, hérnias.
   a. Homens
      (1) Puberdade — início, mudança da voz, ereções, ejaculações
      (2) Libido — satisfação com as relações sexuais
   b. Mulheres
      (1) Menstruações — início, regularidade, duração do fluxo, dismenorréia, último período, sangramento ou secreção intermenstrual, dispareunia.
      (2) Libido — satisfação com as relações sexuais
      (3) Gestações (ver história patológica pregressa)
      (4) Métodos anticoncepcionais
      (5) Seios — dor, hipersensibilidade, secreção, tumorações, mamografias, auto-exame mamário — técnicas e momento com relação ao ciclo menstrual
18. *Neuromuscular*
   a. Estado mental — orientação no tempo, no espaço, quanto à pessoa e à distância. "A que distância fica sua casa do hospital?" (O entrevistador deve poder conferir a resposta.)
   b. Memória — memória distante evidenciada relembrando a história patológica pregressa.
      — memória recente evidenciada relembrando o que comeu no desjejum.
   c. Cognição, ou capacidade do paciente em formular conceitos (informação muito útil ao determinar um plano de educação sanitária para o paciente).
   d. Descrição feita pelo paciente de sua própria personalidade — como se vê.

e. Presença de tiques, contrações, fraquezas, paralisia, tremor, atrofia muscular, incoordena-ção, fadiga, perda sensorial com relação à dor, temperatura, tato, dor muscular, cãibras.

f. A história psiquiátrica pode ser inserida aqui.

19. *Sintomas Constitucionais Gerais* — Febre, calafrios, mal-estar, fatigabilidade, perda ou ganho ponderal recente.

C. *Método para a Coleta de Dados*

1. Comece explicando ao paciente — "Irei formular-lhe muitas perguntas acerca de seu corpo que ajudarão a compreender seu problema atual."

2. Faça perguntas diretas sobre cada sistema, usando termos que o paciente entenda.

3. Sempre que o paciente se queixa ou sugere um sintoma, formule as perguntas esboçadas no item Método para a Coleta de Dados relativas à doença atual (início, duração etc.).

4. Nunca admita que as coisas estejam "OK" se o paciente deixou de mencionar algo.

a. Pergunte acerca de todos os aspectos da função de um determinado sistema e certifique-se que foram registradas as respostas do paciente.

b. Muitas vezes o fato de um sistema orgânico nunca ter apresentado sintomas é tão impor-tante como a presença de quaisquer sintomas.

5. Se necessário, memorize uma lista de perguntas para cada sistema ou utilize uma lista ao entrevistar o paciente.

O conhecimento do que perguntar acerca de cada sistema se baseia no conhecimento da função de cada sistema orgânico e da maneira como se manifesta a função normal.

História Pessoal e Social

A. *Finalidades*

1. Descrever a situação vital do paciente — pode ter relação com a condição atual e/ou com a capacidade do paciente em enfrentar o problema.

2. Elaborar um plano de assistência que se "adapte" ao paciente.

Aqui o entrevistador descobre os muitos recursos pessoais e familiares de que o indivíduo dispõe para ajudá-lo a enfrentar essa situação — tanto a longo como a curto prazo.

3. Ter alguma idéia de como o paciente conduz sua vida.

a. Alguns hábitos e padrões são assimilados e modificados mais facilmente do que outros, quando necessário.

b. O conhecimento dos padrões do paciente facilita a organização das rotinas hospitalares de forma a criar o mínimo de ruptura para o paciente.

4. Ajudar o paciente a elaborar um plano funcional de assistência domiciliar, com base no co-nhecimento das condições de seu lar.

5. Determinar se a profissão do paciente está relacionada, direta ou indiretamente, com sua afecção.

6. Determinar se a filiação religiosa do paciente pode afetar a terapia.

B. *Tipo de Informação Necessária*

1. *Condição pessoal* — lugar de nascimento, educação, serviço nas forças armadas, posição na família, satisfação com as situações vitais (no lar e no trabalho), preocupações pessoais.

2. *Hábitos/Padrões*

a. Sono, atividades/distrações, hábitos nutricionais/alimentares (dieta para um dia comum)

b. Consumo de álcool, café, chá, tóxicos (maconha, medicamentos contra-indicados)

c. Fumo (de que forma; há quanto tempo)

d. Hábitos sexuais (pode fazer parte da história GU) — relacionamento, freqüência, satisfa-ção

3. *Condições Domiciliares*

a. Estado marital, natureza dos relacionamentos familiares

b. Condições econômicas — fonte de renda, seguro saúde, Medicare, Medicaid

c. Arranjos vitais e habitação (proprietário/inquilino, alimentação, instalações sanitárias, animais de estimação etc.)

d. Comprometimento com agências (nome, problema trabalhista etc.)

4. *Profissão*

a. Emprego anterior e atual e condições de trabalho, incluindo exposição a stress/tensão, barulho, poluição

b. Horas de trabalho

c. Satisfação com o trabalho

5. *Religião* — nome, se praticante ou não, quaisquer limitações com relação às **práticas médicas**

C. *Método para a Coleta de Dados*

1. Comece explicando que agora você irá formular perguntas acerca da situação vital do paciente, a fim de conseguir uma perspectiva mais clara da condição do paciente e de como você poderá ajudá-lo.
2. Seus modos devem ser objetivos, porém interessados. Se você se mostra constrangida ao formular as perguntas, muito provavelmente o paciente o perceberá e ficará pouco à vontade ao respondê-las.
3. Um entrevistador sensível pode formular a maioria das perguntas acima mencionadas numa entrevista inicial sem alienar o paciente. Por exemplo, pergunte "Qual foi seu grau de instrução?" em vez de "Até onde você foi na escola?"

Término da História

Após completar a história, na maioria das vezes convém dizer: "Existe algo mais que você gostaria de me dizer?" ou "Que acha você do seu problema?" Isto permite ao paciente finalizar a história dizendo o que se passa em sua mente e o que mais o preocupa.

BIBLIOGRAFIA

Livros

Berni, R., and Readey, N.: Problem-Oriented Medical Record Implementation: Allied Health Peers Review. St. Louis, C. V. Mosby, 1974.
Bernstein, L., et al.: Interviewing: A Guide for Health Professionals. Appleton-Century-Crofts, New York, 1974.
Department of Medicine and Department of Pediatrics: Clinical History and Physical Examination. Johns Hopkins University School of Medicine, 1976.
Enclow, R. J., and Swisher, S. N.: Interviewing and Patient Care. New York, Oxford University Press, 1972.
Friedman, H. H., and Pappir, S.: Problem-Oriented Medical Diagnosis. Boston, Little, Brown, 1975.
Mahoney, E. A., et al.: How to Collect and Record a Health History. Philadelphia, J. B. Lippincott, 1976.
Raus, E. E., and Raus, M. M.: Manual of History Taking, Physical Examination, and Record Keeping. Philadelphia, J. B. Lippincott, 1974.
Weed, L. L.: Medical Records, Medical Education and Patient Care: The Problem Oriented Record as a Basic Tool. Case Western Reserve University Press, Cleveland, 1969.
Woolley, F. R., et al.: Problem-oriented Nursing. New York, Springer Pub. Co., 1974.

Artigos

Ansley, B.: Patient-oriented recording. Nursing 75, 5: 52–53, August 1975.
Atwood, J., et al.: The POR: A system for communication. Nurs. Clin. N. Amer., 9: 229–245, June 1974.
Berni, R., and Nicholson, C.: The POR as a tool in rehabilitation and patient teaching, Nurs. Clin. N. Amer., 9: 265–270, June 1974.
Eggland, E. T.: How to take a meaningful nursing history, Nursing 77, 7: 22–30, July 1977.
Kelly, M. E.: Implementation of problem-oriented charting in a public health agency. Nurs. Clin. N. Amer., 9: 281–287, June 1974.
Kerr, A. H.: Nurse's notes, Nursing 75, 5: 34–41, Feb. 1975.
Kinney, L., et al.: The problem-oriented record: A community hospital approach. Nurs. Clin. N. Amer., 9: 247–254, June 1974.
Niland, N. B., and Bentz, P. M.: A problem-oriented approach to planning nursing care. Nurs. Clin. N. Amer., 9: 235–245, June 1974.
Nolan, M. G.: Problem solving is research in action. AORN Journ., 20: 225–231, Aug. 1974.
Payne, S.: Implementation of a problem-oriented system in a CCU. Nurs. Clin. N. Amer., 9: 255–263, June 1974.
Porter, A., et al.: Patient needs on admission, Amer. J. Nurs., 77: 112–113, Jan. 1977.
Robinson, A. M.: Problem-oriented Record—uniting the team for total care. RN, 38: 23–28, June 1975.
Sandlow, L.: The problem-oriented medical record. Postgrad. Med., 56: 163–167, Aug. 1974.
Van Meter, M. J., and Scott, L. K.: An experience with problem-oriented nursing notes. J. Neurosurg. Nurs., 7: 42–56, July 1975.
Yarnall, S. R., and Atwood, J.: Problem-oriented practice for nurses and physicians. Nurs. Clin. N. Amer., 9: 215–228, June 1974.

2

Exame Físico do Adulto

Princípios Gerais

1. Um exame físico completo ou parcial é realizado após a tomada de uma cuidadosa história compreensiva ou relacionada com o problema.
2. É realizado numa sala calma e bem iluminada, levando-se em consideração a privacidade e o conforto do paciente.

Abordagem do Paciente

1. Quando possível, comece com o paciente na posição sentada, para poder examinar tanto a parte da frente como a de trás.
2. Exponha completamente a parte a ser examinada, porém cubra o resto do corpo de forma apropriada.
3. Realize o exame de maneira sistemática, da cabeça aos pés, para não deixar de examinar nenhum sistema ou parte do corpo.
4. Ao examinar cada região, leve em consideração as estruturas anatômicas subjacentes, sua função e possíveis anormalidades.
5. Já que o corpo é bilateralmente simétrico em sua maior parte, compare os achados de um lado com os do outro.
6. Explique ao paciente todos os procedimentos durante o exame — para não alarmá-lo nem preocupá-lo, mas sim para estimular sua cooperação.

Técnicas de Exame

Utilize as seguintes técnicas de exame como apropriadas para elucidar os achados.

A. *Inspeção*

1. Começa durante o primeiro encontro com o paciente e é a mais importante de todas as técnicas.
2. Constitui uma avaliação organizada do corpo e do comportamento do paciente.
3. Com conhecimento e experiência, o examinador pode tornar-se altamente sensível aos indícios visuais.
4. O examinador começa cada fase do exame inspecionando a área específica com os olhos.

13

B. *Palpação*

1. Consiste em tocar a região ou parte do corpo que acaba de ser observada e em anotar a sensação tátil transmitida pelas várias estruturas.
2. Com a experiência adquire-se a habilidade de diferenciar as variações entre o normal e o anormal.
3. É realizada de uma maneira organizada, indo de região em região.

C. *Percussão*

1. Estudando os tecidos subjacentes em movimento, a percussão ajuda a determinar se o tecido subjacente é cheio de ar, cheio de fluido ou se é sólido.
2. Produzem-se sons audíveis e vibrações palpáveis que podem ser diferenciados pelo examinador.

   Existem 5 notas básicas produzidas pela percussão, que podem ser distinguidas pelas diferenças nas qualidades do som, altura, duração e intensidade.

	Intensidade relativa	Altura relativa	Duração relativa	Exemplo de localização
Grave	Suave	Alta	Curta	Coxa
Abafado	Média	Média	Média	Fígado
Ressonância	Alta	Baixa	Longa	Pulmão normal
Hiper-ressonância	Muito alta	Mais baixa	Mais longa	Pulmão enfisematoso
Timpanismo	Alta	*	*	Câmara de ar gástrica ou bochecha estufada

*Diferenciada principalmente por seu timbre musical.
 (De Bates, B.: A Guide to Physical Examination. Philadelphia, J. B. Lippincott, 1974.)

3. A técnica da percussão pode ser assim descrita:
   a. Faça a hiperextensão do dedo médio de sua mão esquerda, pressionando a porção distal e a articulação firmemente contra a superfície a ser percutida.
      (1) Se os outros dedos tocarem a superfície, o som sairá abafado.
      (2) Seja constante no grau de firmeza exercida pelo dedo em hiperextensão, à medida que for de uma área para outra, caso contrário o som variará.
   b. Levante a mão direita ao nível do punho, flexione o dedo médio para cima e coloque o antebraço perto da superfície a ser percutida. A mão e o antebraço direitos devem estar o mais relaxados possível.
   c. Com um movimento rápido e preciso do punho *relaxado*, bata no dedo médio esquerdo estendido com o dedo médio direito flexionado, usando a ponta do dedo, não a polpa. (Uma unha muito curta é uma obrigação!)

      Atinja a extremidade do dedo médio esquerdo estendido (logo atrás do leito ungueal), onde se exerce a maior pressão sobre a superfície a ser percutida.
   d. Levante rapidamente o dedo médio direito, para não abafar as vibrações.
   e. O movimento deve ser feito ao nível do punho, não do dedo, do cotovelo ou do ombro; o examinador deve usar o toque mais suave capaz de produzir um som claro.

D. *Ausculta*

1. Constitui-se num método que utiliza o estetoscópio para ampliar o sentido da audição.
2. O estetoscópio deve ser bem construído e adaptar-se a quem o usa. Os receptores devem ser confortáveis, o comprimento dos tubos deve ser de 25-38 cm e a caixa deve ter um diafragma e uma campânula.
   a. A câmpanula é usada para os sons de pouca altura, como certos murmúrios cardíacos.
   b. O diafragma elimina o som de pouca altura e serve para ouvir os sons de alta freqüência, como os ruídos respiratórios.
   c. Ruídos adventícios podem ser produzidos pela roupa, pelos cabelos e pelo movimento da caixa do estetoscópio.

Material

Termômetro	Cotonete
Esfigmomanômetro	Estetoscópio
Oto-oftalmoscópio	Martelo para reflexos
Lanterna	Diapasão
Abaixador de língua	Alfinete de segurança

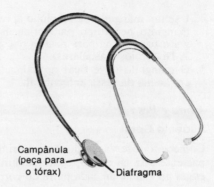

Campânula
(peça para
o tórax) Diafragma

Itens adicionais incluem luvas descartáveis e lubrificante para o exame retal e um espéculo para o exame da pelve feminina.

Sinais Vitais

Importância — Muitas das grandes decisões terapêuticas se baseiam nos sinais vitais; portanto, a exatidão é essencial.

Técnica	**Achados**

Temperatura

1. Rotineiramente, onde a exatidão não é crucial, será suficiente a temperatura oral.
2. A temperatura retal é a mais exata.
3. A menos que esteja contra-indicada (como num paciente com uma arritmia cardíaca grave), em geral é preferível a temperatura retal.

Temperatura — pode variar com a hora do dia.
Oral: 37°C é considerado normal. Pode variar de 35,8°C a 37,3°C.
Retal: Superior à oral em 0,4°C a 0,5°C.

Pulso

1. Palpe o pulso radial e conte por pelo menos 30 segundos.
2. Se o pulso é irregular, conte por um minuto inteiro e anote o número de batimentos irregulares/minuto.
3. Observe se o batimento do pulso contra seu dedo é forte ou fraco, amplo ou filiforme.

Pulso — o pulso normal do adulto é de 60-80 batimentos/minuto; ritmo regular. A elasticidade das paredes arteriais, o volume sangüíneo e a ação mecânica do músculo cardíaco são alguns dos fatores que afetam a força da onda do pulso, que normalmente é cheio e forte.

Respiração

1. Conte o número de incursões respiratórias observadas em 15 segundos e multiplique por 4.
2. Observe o ritmo e a profundidade da respiração.

Respiração — normalmente de 16-20 incursões respiratórias/minuto.

Pressão arterial

1. Meça a pressão arterial em ambos os braços.
2. Palpe a pressão sistólica antes de usar o estetoscópio, a fim de identificar o hiato auscultatório.*
3. Aplique o manguito com firmeza; se ficar muito frouxo, dará uma leitura falsamente alta.

Variação normal
Sistólica — 95-140 mm Hg
Diastólica — 60-90 mm Hg
Uma diferença de 5-10 mm Hg entre os dois braços é comum.
A pressão sistólica nas extremidades inferio-

---

*Hiato auscultatório:
1. O primeiro som do sangue na artéria em geral é acompanhado por sons contínuos até nada mais ser audível com o estetoscópio.
2. Eventualmente, o som não é contínuo e existe um hiato após o primeiro som, depois do que o som do sangue no vaso é ouvido novamente.
3. Quando se usa apenas o método auscultatório e se infla o manguito até não se ouvir mais o som é possível, quando existe um hiato no som ou quando o som não é contínuo, obter-se uma leitura sistólica falsamente baixa.

4. Use um manguito de tamanho apropriado: um manguito pediátrico para crianças; um manguito para perna para pessoa obesa (ver Cap. 7, Distúrbios Vasculares).
5. O manguito deve ficar aproximadamente 2,5 cm acima da fossa antecubital.

res costuma ser 10 mm Hg mais alta do que nas extremidades superiores.
A mudança da posição deitada para a ereta pode acarretar uma queda na pressão sistólica de 10-15 mm Hg e uma ligeira elevação da pressão diastólica (de 5 mm Hg).

Altura e Peso

Aspecto Geral

Comece a observação durante o primeiro contato com o paciente (na sala de espera ou enquanto o paciente está na cama); continue durante toda a entrevista de maneira sistemática — como primeira etapa no exame de cada parte do corpo.

Técnica	*Achados*
Inspeção	A observação cuidadosa do estado geral do indivíduo fornece muitos indícios acerca da imagem corporal de uma pessoa, de como se comporta e também alguma idéia de se está bem ou muito enfermo.
Observe: raça, sexo, desenvolvimento físico geral, estado nutricional, alerta mental, evidência de dor, inquietude, posição corporal, roupas, idade aparente, higiene, arrumação.	

Pele

1. O exame da pele se relaciona com a informação obtida na história e em outros setores do exame físico.
2. Examine a pele enquanto procede com cada sistema corporal.

Técnica	*Achados*
Inspeção	
Observe: cor da pele, pigmentação, lesões (distribuição, tipo, configuração, tamanho), icterícia, cianose, cicatrizes, vascularidade superficial, umidade, edema, cor das membranas mucosas, distribuição pilosa, unhas.	1. O "normal" varia muito, dependendo da estrutura racial ou étnica, da exposição ao sol, da compleição, das tendências de pigmentação (por exemplo, sardas).
Palpação	
Examine a pele para temperatura, textura, elasticidade, turgor.	2. A pele normalmente é quente, ligeiramente úmida, lisa e volta rapidamente ao seu formato original quando pinçada entre dois dedos e liberada. Existe uma distribuição pilosa característica no corpo, associada ao gênero e à função fisiológica normal. As unhas são lisas e apresentam sempre alguma forma de cuidado.

Cabeça

Técnica	*Achados*
Inspeção	
Observe: simetria da face, configuração do crânio, cor e distribuição do cabelo, couro cabeludo.	1. Normalmente, o crânio e a face são simétricos, com distribuição do cabelo variando de pessoa para pessoa (no entanto, determine pela história se houve alguma mudança).
Palpação	
Examine: textura do cabelo, inchações ou hipersensibilidade do couro cabeludo, configuração do crânio.	2. O couro cabeludo deve estar livre de caspa, sem sinais de lêndeas (pequenos ovos esbranquiçados de piolhos), de lesões, de deformidades ou de hipersensibilidade.

Olhos e Visão

Material — oftalmoscópio
  Pontos anatômicos de referência:
  Globos
  Fendas palpebrais
  Margens palpebrais
  Conjuntivas
  Escleróticas
  Pupilas
  Íris

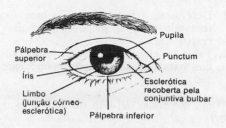

Técnica

Inspeção

1. *Globos* — para protrusão.
2. *Fendas palpebrais* (aberturas longitudinais entre as pálpebras) — para largura e simetria.

3. *Margens palpebrais* — para crostas, secreções, eritema, posição dos cílios.

4. *Conjuntivas bulbar e palpebral* — para congestão e cor.
   Conjuntiva bulbar — cobertura membranosa da esclerótica (contém vasos sangüíneos).
   Conjuntiva palpebral — cobertura membranosa da parte interna das pálpebras superior e inferior (contém vasos sangüíneos).
5. *Escleróticas* — para cor; *íris,* para cor.
6. *Pupilas* — para tamanho, formato, simetria, reação à luz e acomodação (capacidade do cristalino em ajustar-se a objetos localizados em distâncias variáveis).

7. *Movimento ocular* — movimentos extra-oculares, nistagmo, convergência.
   (Nistagmo: movimento rápido do olho, lateral, horizontal ou rotatório.)
   (Convergência: capacidade do olho em girar para dentro e focalizar um objeto muito perto.)
   (Ver exame neurológico, pág. 41.)

8. *Campos visuais totais* — para confronto.
   (Ver exame neurológico, pág. 41.)

9. *Acuidade visual*
   Confira com um quadro de Snellen (com e sem óculos).

Achados

2. *Fendas palpebrais* — parecem de tamanho igual quando os olhos estão abertos.
   a. Pálpebra superior: recobre uma pequena porção da íris e da córnea.
   b. Pálpebra inferior: a margem fica logo abaixo da junção da córnea com a esclerótica (limbo).
   c. *Ptose:* queda das pálpebras.
3. *Margens palpebrais* — são claras; as aberturas do canal lacrimal (puncta) são evidentes nas extremidades nasais das pálpebras superior e inferior.
   Cílios — normalmente apresentam uma distribuição uniforme e se dirigem para fora.
4. *Conjuntiva bulbar* (recobre a esclerótica) — consiste de vasos sangüíneos vermelhos e transparentes que podem dilatar-se e produzir o característico olho "injetado".
   Conjuntivas palpebrais — são róseas e claras.
   Conjuntivite — inflamação das superfícies conjuntivais.

5. *Escleróticas* — podem ser brancas e claras.
6. *Pupilas* — normalmente se contraem com o aumento da luminosidade e com a acomodação. De modo geral, as pupilas são redondas e podem variar de tamanho, desde muito pequenas ("puntiformes") até muito grandes (ocupando todo o espaço da íris).
7. *Movimento extra-ocular* — movimento dos olhos de maneira conjugada. (Seis músculos controlam o movimento do olho.) Normalmente os olhos se movimentam de forma conjugada, exceto quando convergem para o objeto que está se movimentando muito perto.
   Nistagmo — normalmente pode ser observado em conseqüência do cansaço ocular.
   Convergência — falha quando ocorre visão dupla, habitualmente de 10-15 cm do nariz.
8. *Visão periférica* — é plena (interna e externamente, superior e inferiormente) em ambos os olhos.
9. *Visão normal* — 20/20
   Miopia — boa visão de perto.
   Hiperopia — boa visão de longe.

Palpação

1. Determine a força das pálpebras superiores tentando abrir as pálpebras fechadas contra resistência.
2. Palpe os globos através das pálpebras fechadas para pesquisar hipersensibilidade e tensão.

1. O examinador não deve conseguir abrir as pálpebras quando o paciente as mantém firmemente fechadas.
2. Normalmente os globos não revelam hipersensibilidade quando palpados.

Exame de fundo de olho (termina o exame ocular).

1. *Reflexo retiniano vermelho*
   Observe a transferência das câmaras anterior e posterior.

1. O *reflexo retiniano vermelho* pode ser reconhecido pelo examinador ficando a 30 cm do olho.
   As câmaras anterior e posterior devem ser transparentes.

2. *Córnea* — Observe a transparência.

2. *Córnea* — deve ser transparente.

3. *Cristalino* — observe a transparência.

3. *Cristalino* — deve ser transparente (isto é, deve-se ver a retina).

4. *Retina* — observe cor, pigmentação, hemorragias e exsudatos.

4. *Retina* — a cor varia de acordo com a quantidade de pigmento presente. Não deve haver hemorragias nem exsudatos.

5. *Disco óptico* — observe a cor, a nitidez das margens, a pigmentação, o grau de elevação, equimoses.

5. *Disco óptico* — é circular e apresenta uma coloração rosa amarelada. Embora o aspecto do disco possa variar, normalmente as margens são nítidas e regulares, com quantidades variáveis de pigmento.

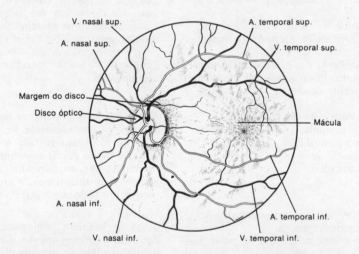

6. *Mácula* — verifique a cor. (Fica a uma distância de 2 diâmetros do disco óptico para fora do disco óptico.)

6. *Mácula* — Não possuindo vasos sangüíneos, é mais clara do que o resto da retina.

7. *Vasos sangüíneos* — verifique o diâmetro; a relação arteriovenosa (A/V); a origem e trajeto; os cruzamentos venosos-arteriais. (Existem tanto artérias quanto veias e se dirigem a partir do disco, no sentido nasal e temporal.)

7. *Artérias e veias retinianas.* As artérias apresentam um tamanho de aproximadamente 4-5 vezes o das veias e são de cor mais clara. Onde as artérias e as veias se cruzam, em geral, não ocorre nenhuma alteração em seu trajeto. Podem ocorrer pulsações nas veias perto do disco óptico.

Uso do Oftalmoscópio

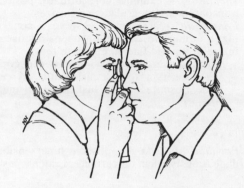

1. Segure o instrumento em sua mão direita e use seu olho direito para examinar o olho direito do paciente.
   a. Inverta o procedimento para examinar o olho esquerdo do paciente.
   b. Esta abordagem o aproximará do paciente, sem bater nariz com nariz.
2. Segure o instrumento de tal forma que seus últimos dois dedos fiquem retos e não encurvados ao redor do cabo.
   Você pode colocar esses dedos sobre a bochecha do paciente para firmar o instrumento e não ferir o paciente com o mesmo.
3. Comece o exame fundoscópico postando-se a aproximadamente 30 cm do paciente. A sala deve estar escurecida.
4. Vire o disco da ponta do oftalmoscópio para +8 ou +10 (números escuros).
5. Ligue a luz do oftalmoscópio e coloque o visor perto do seu olho.
   Se você usa óculos ou lentes de contato, é preferível usá-los durante o exame, para não ter que acomodar sua visão girando o disco do oftalmoscópio.
6. Dirija a luz no sentido da pupila. Você poderá ver imediatamente o reflexo vermelho.
7. Aproxime-se lentamente do paciente, continuando a olhar através do visor, e mantendo a luz dirigida para a pupila, além da qual existe o fundo.
8. Com o dedo indicador segurando o oftalmoscópio, gire o disco até zero, à medida que você se aproxima.
   a. Isto permitirá focalizar as várias câmaras do olho.
   b. Uma maneira de encontrar o olho e a pupila consiste em colocar sua mão na parte superior da cabeça do paciente e seu polegar no canto externo do olho. Se você perde o fundo, poderá voltar até seu polegar e reencontrar suas direções movendo-se internamente a partir da unha do polegar.
9. Depois que sua mão estiver apoiada na bochecha do paciente, continue girando o disco até focalizar a retina e os vasos sangüíneos e até aparecer nitidamente o disco óptico.
10. Depois que tiver focalizado o disco óptico, é possível seguir os vasos sangüíneos para fora a partir do disco inferior e superiormente, interna e externamente.
    (Ver Cap. 13, [Olho] para campos visuais, testes de visão colorida, refração, gonioscopia, tonometria.)

Ouvidos e Audição

A. *Material* — diapasão, otoscópio

B. *Para examinar com otoscópio*

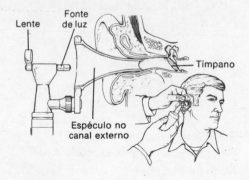

1. Segure a hélice do ouvido e puxe suavemente o pavilhão auricular para cima e para trás na direção do occipúcio, para retificar o canal externo.
2. Introduza com suavidade o otoscópio aceso usando uma peça auricular de tamanho apropriado ao paciente.
3. Com o otoscópio no lugar, coloque o olho no visor e examine o canal externo.

C. *Técnicas de Exame*

Técnica	***Achados***

Inspeção

1. *Pavilhão auricular* — examine tamanho, formato, cor, lesões, massas.
2. *Canal externo* — examine com o otoscópio a presença de secreções, de cera impactada, inflamação, massas ou corpos estranhos.

2. *Canal externo* — normalmente é limpo, apresentando algumas vezes um mínimo de cera.

3. *Tímpanos* — examine cor, formato, posição, transparência, integridade e cicatrizes.
4. *Pontos de referência* — observe o cone de luz, o umbigo, o cabo e a pequena apófise do martelo, a parte flácida e a parte tensa.
   Movimente com suavidade o otoscópio para observar toda a membrana. (A cera pode obscurecer a visualização da membrana.)

Palpação

    Pavilhão auricular — observe hipersensibilidade, consistência da cartilagem, inchações.

Testes Mecânicos

1. Teste cada ouvido para a acuidade auditiva grosseira utilizando palavras sussurradas ou um relógio. Cubra o ouvido que não está sendo testado.
2. *Teste de Weber* — teste para a lateralização da vibração. Coloque o diapasão no centro do couro cabeludo, perto da fronte (A).
   (Ver também Cap. 14, Ouvido.)

3. *Teste de Rinne* — compara a condução aérea e óssea.
   a. Coloque o diapasão sobre a apófise mastóide atrás do ouvido e faça o paciente dizer-lhe quando a vibração pára (B).
   b. A seguir, segure rapidamente a extremidade do diapasão que está produzindo ruídos *perto* do canal auricular e pergunte ao paciente se pode ouvi-lo (C).
   (Ver Cap. 14, Audiograma.)

3. *Tímpano e pontos de referência*

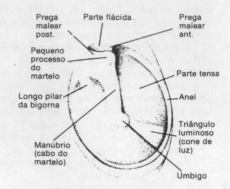

1. Uma pessoa com audição normal pode ouvir uma palavra sussurrada a aproximadamente 4,5 m e um relógio a aproximadamente 30 cm.

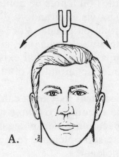

O paciente deve ouvir o ruído igualmente em ambos os ouvidos, isto é, não existe nenhuma lateralização.

A.

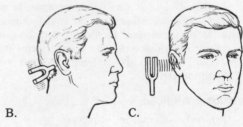

B.   C.

Normalmente, o som pode ser ouvido depois que a vibração deixar de ser percebida; isto é, a condução aérea é maior do que a condução óssea.
Os achados de lateralização e de condução são alterados pela lesão do 8.º nervo craniano e pela lesão dos ossículos do ouvido médio.

Nariz e Seios

A. *Material* — otoscópio, espéculo nasal

B. *Técnicas de Exame*

Técnica	Achados

Inspeção

1. Observe se existe deformidade generalizada.
2. Com o espéculo nasal (otoscópio, quando não se dispõe de espéculo) examine:
   a. Septo nasal (posição e perfuração).

   b. Secreção (anterior e posteriormente).

Septo nasal — Normalmente é reto e não perfurado.
Secreção — não deve existir nenhuma.

c. Obstrução nasal e permeabilidade das vias aéreas.
d. Cor das membranas mucosas.

e. Cor e edema dos turbinados.

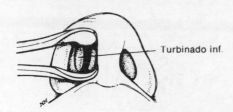

Turbinado inf.

Palpação

Seios (frontal e maxilar) para hipersensibilidade.
Frontal: pressão manual direta para cima, na direção da parede do seio.
Evite pressão sobre os olhos.
Maxilar: com os polegares, dirija a pressão para cima, sobre a borda inferior dos ossos maxilares.

Boca

A. *Material*

Lanterna   Luvas
Abaixador de língua   Gaze

B. *Técnicas de Exame*

Inspeção

1. Observe os lábios para cor, umidade, pigmento, massas, ulcerações, fissuras.
2. Use abaixador de língua e lanterna para examinar:

   a. *Dentes* — número, distribuição, estado geral.
   b. *Gengivas* — para cor, textura, secreção, edema ou retração.

   c. *Mucosa bucal* — para manchas, vesículas, úlceras, massas.
   d. *Faringe* — para inflamação, exsudato e massas.
   e. *Língua* (para fora) — para tamanho, cor, espessura, lesões, umidade, simetria, desvios da linha média, formação de feixes.
   f. *Glândulas salivares* — para permeabilidade.

      Glândulas parótidas.

      Glândulas sublingual e submaxilar.

Vias aéreas — estão permeáveis.

Membranas mucosas — são normalmente rosadas.
Turbinados — 3 projeções ósseas em cada parede lateral da cavidade nasal, recobertas por membranas bem vascularizadas e que secretam muco. Servem para aquecer o ar que vai para dentro dos pulmões e podem tornar-se edemaciadas e pálidas quando ocorrem resfriados e alergias.

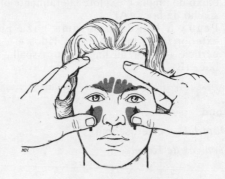

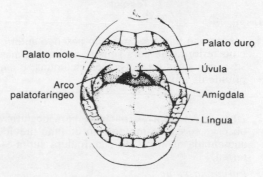

Palato mole — Palato duro — Úvula — Arco palatofaríngeo — Amígdala — Língua

Dentes — o adulto normal possui 32 dentes.

Gengivas — comumente se retraem nos adultos.

— o sangramento é bastante comum e pode resultar de traumatismo, doença gengival ou problemas sistêmicos (menos comum).

Língua — normalmente fica na linha média e está recoberta por papilas, que variam de tamanho desde a ponta da língua até a base. (As papilas caliciformes são grandes e posteriores.)

Glândulas parótidas — abrem-se na cavidade bucal ao nível da parte média dos dentes superiores.

Glândulas sublingual e submaxilar — abrem-se por baixo da língua.

g. *Uvula* — para simetria quando o paciente diz "ah".
h. *Amígdalas* — para tamanho, ulceração, exsudatos, inflamação.
i. *Hálito.*
j. *Voz* — para rouquidão

Palpação

a. Examine a cavidade oral com a mão enluvada para massas ou ulceração. Palpe por baixo da língua e explore lateralmente o assoalho da boca (A).
b. Pegue a língua com uma gaze para exteriorizá-la; inspecione os lados e a superfície inferior da língua e o assoalho da boca (B).

Pescoço

A. *Material* — estetoscópio
B. *Técnicas de Exame*

Técnica

Inspeção

1. Inspecione todas as áreas do pescoço anterior e posteriormente para simetria muscular, massas, inchações ou pulsações incomuns, e amplitude de movimento.

2. *Tireóide* — peça ao paciente para deglutir e observe se existe movimento de uma tireóide aumentada ao nível da chanfradura supra-esternal.

3. *Força muscular*

   a. *Músculos cervicais* — faça o paciente girar seu queixo com força contra sua mão.
   b. *Músculos trapézios* — exerça pressão sobre os ombros do paciente, enquanto o mesmo os encolhe.

4. *Veias jugulares externas* — observe com o paciente sentado e a seguir inclinado em ângulo de 30-40 graus; o pescoço do paciente não deve ficar flexionado.

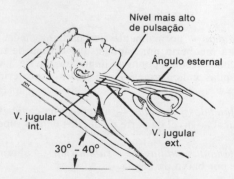

Amígdalas linguais — com freqüência podem ser observadas na parte posterior da língua.
Hálito — pode indicar cáries dentárias.

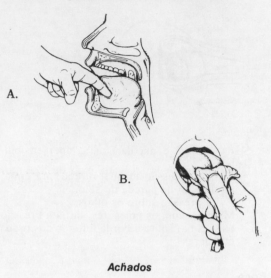

Achados

1. *Amplitude de movimento* — normalmente o queixo pode tocar a parede anterior do tórax, a cabeça pode ser estendida em pelo menos 45 graus a partir da posição vertical e pode ser rodada em 90 graus a partir da linha média, para o lado.
2. *Tireóide* — em geral não é visível, exceto numa pessoa excessivamente magra.

3. *Força* — ver Achados, 11.º nervo craniano, pág. 44.

Veias jugulares
Quando o paciente está deitado, com a cabeça levantada em 30-40 graus, as veias jugulares ficam aproximadamente ao nível do átrio direito e as pulsações que são transmitidas a partir do átrio direito normalmente podem ser observadas com uma iluminação tangencial. As veias não ficam distendidas quando o paciente está sentado. Isto serve como um ponto de referência bastante constante e fidedigno, quando o paciente está supino ou sentado, para avaliar a pressão venosa; isto é, a altura em centímetros medida desde o nível das veias jugulares internas estendidas até o nível do ângulo esternal.

Observe o ângulo esternal, o ponto da anatomia superficial que fica a aproximadamente 5-7 cm acima da aurícula.

Palpação

1. *Glândulas salivares e gânglios cervicais.*

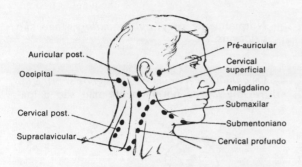

Gânglios cervicais. No adulto, os gânglios cervicais normalmente não são palpáveis, a menos que o paciente seja muito magro, quando os gânglios são percebidos como pequenas massas livremente móveis.

2. *Traquéia* — apalpe ao nível da chanfradura esternal. Fique atrás (ou adiante) do paciente e faça o dedo médio de cada mão deslizar por sobre a cabeça da clavícula até dentro da chanfradura esternal.
Palpe para desvio e movimento traqueal.

2. A traquéia deve estar na linha média. Os pontos de referência são de fácil identificação quando se utiliza este procedimento.

Este é o impulso para baixo, sincrônico com o batimento cardíaco; em geral, resulta de aneurisma da aorta.

3. *Tireóide*
   a. Fique atrás do paciente e faça-o flexionar seu pescoço para relaxar os músculos cervicais.
   b. Coloque as pontas digitais da mão esquerda atrás do músculo esternoclidomastóideo esquerdo, adjacente à traquéia e logo abaixo da laringe.
   c. Apalpe a área sobre a traquéia e à sua esquerda, para identificar o contorno do istmo do lobo esquerdo da tireóide.
   d. Observe qualquer aumento, nódulos, massas, consistência.
   e. Inverta o procedimento e examine o lobo direito da tireóide.
   f. Já que a tireóide se move para cima durante a deglutição, peça ao paciente para deglutir, para facilitar o exame.

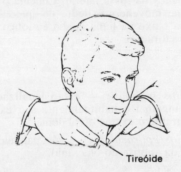

Tireóide

Se a tireóide é palpável, normalmente é lisa, sem nódulos, massas, irregularidades ou sopros (som esguichante produzido pelo sangue ao passar através de um vaso estreitado).

4. *Artérias carótidas*
   a. Palpe as carótidas cada vez de um lado.
   b. As carótidas ficam anteriormente no pescoço — evite palpar os seios carotídeos ao nível da cartilagem tireóide logo abaixo do ângulo da mandíbula, pois isso pode produzir uma diminuição da freqüência cardíaca.
   c. Observe a simetria das pulsações, sua força e amplitude.

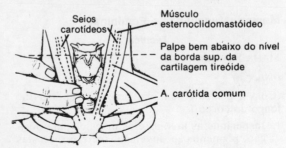

Seios carotídeos

Músculo esternoclidomastóideo

Palpe bem abaixo do nível da borda sup. da cartilagem tireóide

A. carótida comum

Gânglios Linfáticos

1. É importante, em algum momento durante o exame, apalpar todas as áreas onde possa aparecer uma linfadenopatia.
2. Na maioria das vezes isso é feito à medida que cada região do corpo for examinada; por exemplo, os gânglios cervicais são examinados durante o exame do pescoço.
3. No entanto, no registro, o estado dos gânglios linfáticos é descrito num parágrafo em separado.

Técnicas de Exame

Técnica	**Achados**

Inspeção

Observe o tamanho, formato, mobilidade, consistência, hipersensibilidade e inflamação.

Normalmente os *gânglios axilares* não são palpáveis.

Palpação

1. Palpe os *gânglios cervicais, supra* e *infraclaviculares*.

Os *gânglios cervicais* e *os gânglios supra* e *infraclaviculares* normalmente não são palpáveis.

2. Gânglios axilares
   a. Examine com o paciente sentado.
   b. Afaste ligeiramente o braço do paciente e introduza os dedos examinadores até o ápice de sua axila. (Use os dedos da mão direita para examinar a axila esquerda, e vice-versa.)
   c. Rode a mão que examina, de tal forma que os dedos possam palpar as fossas axilares anterior e posterior, exercendo pressão contra a parede torácica. Exerça pressão contra o úmero para verificar a presença de gânglios na fossa lateral. Conclua o exame axilar movendo os dedos do ápice da axila para baixo na linha média ao longo da parede torácica.

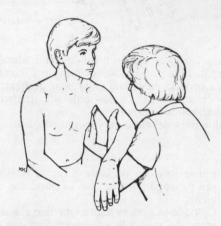

3. *Gânglios inguinais* — estão localizados no canal inguinal e habitualmente são examinados durante o exame do abdome.

Gânglios inguinais — alguns podem ser palpados, porém são pequenos, móveis e indolores.

4 *Gânglios epitrocleares* — são palpados logo acima da apófise do olecrânio.

Gânglios epitrocleares — em geral não são palpáveis.

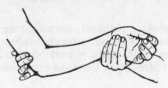

Mamas (Masculinas e Femininas)

Técnica	**Achados**

MAMA FEMININA

Inspeção

(Com a paciente sentada, braços estendidos ao longo do corpo.)

1. Inspecione as aréolas e os mamilos para posição, pigmentação, inversão, secreção, crostas e massas.

1. Os *mamilos* devem ficar ao mesmo nível e sobressair ligeiramente.
   Um mamilo invertido (que se dirige para dentro), quando presente desde a puberdade, pode ser normal.

Mamilos extra, ou supernumerários, podem ocorrer normalmente, na maioria das vezes na região axilar anterior ou logo abaixo das mamas normais.

Um *mamilo supernumerário* em geral consiste de um mamilo e de uma pequena aréola e pode ser confundido com um gânglio.

2. Examine o tecido mamário para tamanho, formato, cor, simetria, superfície, contorno,

2. *Tamanho da mama* — na mulher não é raro encontrar-se uma diferença no tamanho das

características cutâneas e nível das mamas. Observe qualquer retração ou ondulação da pele.

3. Peça à paciente para levantar suas mãos sobre a cabeça; repita a observação.

4. Faça a paciente exercer pressão com suas mãos sobre os quadris; repita a observação.

Palpação

É preferível realizá-la com a paciente deitada.

1. A paciente com mamas em pêndulo deve ter um travesseiro colocado debaixo da escápula ipsilateral do seio que está sendo palpado, para que o tecido se distribua mais uniformemente sobre a parede torácica.

2. O braço do lado do seio palpado deve ser levantado acima da cabeça da paciente.

3. Palpe um seio de cada vez, começando com o seio "assintomático", se a paciente se queixa de sintomas.

4. Para apalpar, use a face palmar dos dedos num movimento rotatório, comprimindo o tecido mamário contra a parede torácica. (Isso é feito quadrante por quadrante até que toda a mama tenha sido palpada — incluindo a "cauda" de tecido mamário que se prolonga até dentro da região axilar, no quadrante superior externo da mama.)

5. Observe a textura cutânea, a umidade, a temperatura ou a presença de massas.

6. Esprema com suavidade o mamilo e observe qualquer secreção significativa.

7. Repita o exame no outro seio e compare os achados.

MAMA MASCULINA

O exame da mama masculina pode ser breve e nunca omitido.

1. Observe o mamilo e a aréola para ulceração, nódulos, inchação ou secreção.

2. Palpe a aréola para nódulos e hipersensibilidade.

Tórax e Pulmões

A. *Informação Geral*

1. A inspeção metódica do tórax requer menção aos "pontos de referência" estabelecidos, a fim de localizar as estruturas específicas e para relatar os achados importantes.

2. Os mesmos pontos de referência estruturais são usados tanto no exame do pulmão quanto no do coração.

duas mamas. Uma assimetria normal em geral está presente desde a puberdade e não constitui um fenômeno recente.

3. Se houver alguma massa presa aos músculos peitorais, a contração desses músculos acarretará a retração do tecido mamário.

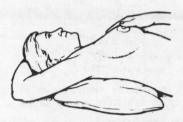

3. Isso permite ao examinador apalpar primeiro a mama "normal" e a seguir compará-la com a mama "sintomática".

4. *Textura mamária* — varia de acordo com a quantidade de tecido subcutâneo presente
   a. Nas mulheres jovens, o tecido é bastante macio e homogêneo; naquelas pós-menopáusicas, o tecido pode parecer nodular ou fibroso.
   b. A consistência varia também com o ciclo menstrual, sendo mais nodular e edematosa logo antes da menstruação.*

5. *Massas* — quando se palpa uma massa, sua localização, tamanho, formato, consistência, mobilidade e hipersensibilidade associados devem ser relatados.

6. *Secreção* — na mulher que não está grávida nem amamentando não existe secreção mamilar.

1. Não deve haver nenhuma secreção.

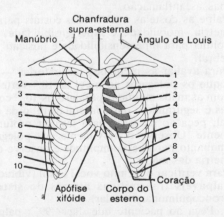

Chanfradura supra-esternal

Manúbrio — Ângulo de Louis

Apófise xifóide   Corpo do esterno   Coração

---

*Ao instruir uma mulher acerca do auto-exame mamário, diga-lhe que o melhor momento para realizar esse exame é o correspondente a uma semana após o período menstrual, quando os seios estão menos ingurgitados e sensíveis.

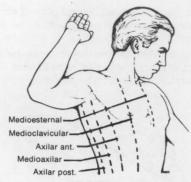

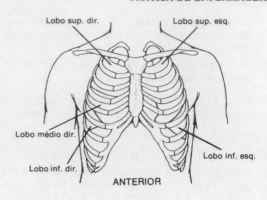

Medioesternal
Medioclavicular
Axilar ant.
Medioaxilar
Axilar post.

Lobo sup. dir.   Lobo sup. esq.

Lobo médio dir.

Lobo inf. dir.   Lobo inf. esq.

ANTERIOR

3. É importante visualizar as estruturas e órgãos subjacentes ao examinar o tórax.

B. *Técnicas de Exame*

Técnica	***Achados***

TÓRAX POSTERIOR E PULMÕES

Comece o exame com o paciente sentado; examine o tórax posterior e os pulmões.

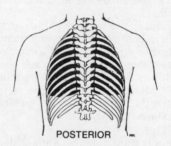

POSTERIOR

Inspeção

1. Inspecione a coluna para mobilidade e para qualquer deformidade estrutural.

2. Observe a simetria do tórax posterior e a postura e mobilidade do tórax durante a respiração. (Observe quaisquer saliências ou retrações dos espaços intercostais durante a respiração ou qualquer distúrbio do movimento respiratório.)

2. Normalmente o tórax é simétrico; se movimenta facilmente e sem dificuldade durante a respiração. Não existem saliências nem retrações nos espaços intercostais.

3. Observe o diâmetro ântero-posterior em relação ao diâmetro lateral do tórax.

3. O diâmetro ântero-posterior (AP) do tórax, em relação ao diâmetro lateral, é de aproximadamente 1:2.

Palpação

1. Palpe o tórax posterior com o paciente sentado; identifique áreas de hipersensibilidade, massas, inflamação.

2. Palpe as costelas e as bordas costais para simetria, mobilidade e hipersensibilidade, e a coluna para hipersensibilidade e posição vertebral.

2. Na palpação não deve haver hipersensibilidade, o movimento torácico deve ser simétrico e sem nenhum retardo ou dificuldade.

3. Para avaliar as incursões respiratórias — coloque os polegares ao nível da 10.ª vértebra; com as mãos mantidas paralelas às 10.ªs costelas e segurando a parte lateral da reborda costal, peça ao paciente para inspirar profundamente. Observe o movimento dos polegares enquanto percebe a amplitude e observe a simetria das mãos.

4. Para verificar o frêmito vocal e tátil (vibrações palpáveis transmitidas através do sistema broncopulmonar ao falar).

   a. Peça ao paciente que diga ''99''; palpe e compare as áreas simétricas dos pulmões com a palma de uma das mãos.

4. Posteriormente, o frêmito é, em geral, igual em todos os campos pulmonares.
   Pode estar aumentado próximo aos grandes brônquios.
   Pode estar diminuído ou ausente anterior e posteriormente quando a sonoridade

b. Observe se existem áreas de maior ou menor frêmito.

c. Se o frêmito é fraco, peça ao paciente para falar mais alto e com uma voz mais profunda.

Percussão

Como na palpação, o tórax posterior é percutido com o paciente sentado.

1. Percuta as áreas simétricas, comparando os lados.
2. Comece através da extremidade superior de cada ombro e continue para baixo, entre as escápulas, e a seguir por debaixo destas, tanto interna quanto lateralmente, nas linhas axilares.
3. Observe e localize qualquer nota anormal de percussão.
4. Para a incursão diafragmática, percuta colocando o dedo plexímetro (estacionário) paralelo ao nível aproximado do diafragma, abaixo da escápula direita.
   a. Peça ao paciente para inspirar profundamente e prender a respiração; percuta para baixo até o ponto de macicez. Marque esse ponto.
   b. Deixe o paciente respirar normalmente e a seguir peça-lhe para expirar profundamente; percuta para cima a partir da marca até o ponto de ressonância.
   c. Marque esse ponto e meça a distância entre as duas marcas — normalmente 5-6 cm.
   d. Repita esse procedimento interna e externamente nos lados direito e esquerdo do tórax.

   A borda inferior dos pulmões durante a respiração normal fica aproximadamente ao nível da 10.ª apófise espinhosa torácica.

Ausculta

Ajuda a avaliar o fluxo de ar através dos pulmões, a presença de fluido ou muco e o estado do espaço pleural circundante e dos pulmões.

1. Paciente sentado com as costas retas.*
2. Com o estetoscópio, ouça os pulmões enquanto o paciente respira um pouco mais profundamente do que o normal com a boca aberta (permita ao paciente realizar algumas pausas quando necessário, para evitar a hiperventilação).
3. Coloque o estetoscópio nas mesmas áreas da parede torácica que foram percutidas e ouça uma inspiração e expiração completas em cada área.
4. Compare as áreas simétricas metodicamente, do ápice até as bases pulmonares.

vocal está diminuída, quando a postura não é ereta ou quando existe tecido excessivo ou estruturas interpostas.

Deve-se diferenciar as várias causas normais de aumento ou diminuição do frêmito das causas patológicas.

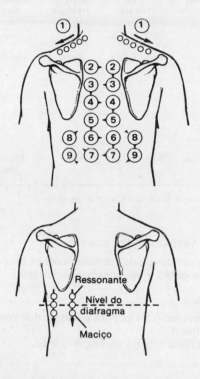

A percussão normalmente revela ressonância sobre as áreas simétricas do pulmão.

O som de percussão pode ser alterado por uma postura incorreta e/ou pela presença de excesso de tecido.

Ruídos respiratórios

Durante a ausculta, os ruídos respiratórios variam de acordo com a proximidade dos grandes brônquios.

a. São mais sonoros e mais ásperos perto dos grandes brônquios e sobre a parede anterior.

b. São mais suaves e muito mais finos (vesiculares) na periferia, sobre os alvéolos.

Os ruídos respiratórios podem também variar de duração com a inspiração e a expiração.

Os ruídos normalmente podem diminuir nos indivíduos obesos.

A patologia poderá alterar os ruídos respiratórios brônquicos, bronquiovesiculares e vesiculares normais. (Devem ser identificados e lo-

---

*Nota: Se o paciente não consegue sentar-se com ou sem ajuda para o exame do tórax posterior e dos pulmões, posicione-o primeiro de um lado e a seguir do outro lado, enquanto examina os campos pulmonares.

5. Deve ser possível identificar três tipos de ruídos respiratórios normais, conforme indicado no quadro seguinte.

calizados os ruídos respiratórios anormais ou os ruídos adventícios.)

Ruídos respiratórios	Duração da inspiração e da expiração	Altura da expiração	Intensidade da expiração	Exemplo de localização
Vesicular	Insp. > Exp.	Baixa	Suave	Maior parte dos pulmões
Bronquio-vesicular	Insp. = Exp.	Média	Média	Perto dos brônquios, fontes principais, isto é, abaixo das clavículas e entre as escápulas, especialmente à direita
Brônquico ou tubular	Exp. > Insp.	Alta	Geralmente sonora	Sobre a traquéia

(De Bates: A Guide to Physical Examination.)

TÓRAX ANTERIOR E PULMÕES

(O paciente deve estar deitado, com os braços ao longo do corpo e ligeiramente abduzidos.)

Inspeção

1. Inspecione o tórax para qualquer deformidade estrutural.
2. Observe a largura do ângulo costal.

3. Observe a velocidade e o ritmo da respiração, qualquer saliência ou retração dos espaços intercostais durante a respiração, o uso dos músculos acessórios da respiração (esternoclidomastóideo e trapézio durante a inspiração e os músculos abdominais durante a expiração).
4. Observe qualquer assimetria ou distúrbio do movimento da parede torácica durante a respiração.

Palpação

(Tem as mesmas finalidades tanto no exame do tórax anterior como no do tórax posterior.)

1. Para avaliar a excursão diafragmática, coloque as mãos ao longo das rebordas costais e observe a simetria e o grau de expansão enquanto o paciente inspira profundamente.
2. Palpe o frêmito anterior e externamente, com a palma da mão.
   (As estruturas subjacentes, por exemplo, coração, fígado etc, podem abafar ou diminuir o frêmito).
3. Compare as áreas simétricas.
4. Desloque a mama feminina com suavidade se necessário.

2. O ângulo, na ponta do esterno, é determinado pelas rebordas costais direita e esquerda ao nível da apófise xifóide. Normalmente o ângulo é inferior a 90 graus.

3. Normalmente o tórax é simétrico e se movimenta facilmente, sem qualquer problema durante a respiração. Não existem proeminências nem retrações dos espaços intercostais.

Percussão

1. Com os braços do paciente apoiados confortavelmente dos lados, o examinador percute o tórax anterior e lateral.
Comece logo abaixo das clavículas e percuta para baixo, de um espaço intercostal para o próximo, comparando o ruído de um espaço de um lado com o do espaço contralateral.
2. Desloque a mama feminina para que o tecido mamário não abafe a vibração. Continue para baixo anotando o espaço intercostal em que a macicez hepática é percutida à direita e a macicez cardíaca à esquerda.
3. Observe o efeito das estruturas subjacentes.

Ausculta

Ouça o tórax anterior e lateralmente para a distribuição da ressonância e para quaisquer ruídos anormais ou adventícios.

Coração

Técnica

Abordagem Geral

1. O examinador deve visualizar a posição do coração por debaixo do esterno e das costelas e conhecer certos pontos de referência para a identificação de certas estruturas e achados significativos.
2. É igualmente importante identificar as "áreas" sobre a parede torácica que no início proporcionarão o máximo de informação acerca da função do coração e de suas válvulas.
   a. Ao localizar os espaços intercostais, comece identificando o Angulo de Louis, que é percebido como uma pequena aresta à aproximadamente 2,5 cm abaixo da chanfradura esternal, onde o manúbrio e o corpo do esterno se unem.
   b. As 2.ªˢ costelas se dirigem para a direita e esquerda desse ângulo.
   c. Depois de localizada a 2.ª costela, palpe para baixo e obliquamente, afastando-se do esterno, para identificar as demais costelas e espaços intercostais.

Inspeção

1. Inspecione o precórdio para qualquer saliência, ondulação ou vibração.
2. Observe o impulso apical, aproximadamente no 5.º ou 6.º espaço intercostal ao nível ou logo para dentro da linha medioclavicular.
3. Observe quaisquer outras pulsações. A iluminação tangencial é muito útil para detectar as pulsações.

Palpação

1. Use a palma da mão para detectar vibrações, ou "frêmitos", que podem ser causados por

Achados

2. Um som timpânico é produzido sobre a câmara de ar gástrica à esquerda, um pouco abaixo do ponto de macicez hepática à direita.
3. A percussão sobre o coração produzirá um som maciço.
A borda superior do fígado será percutida à direita, produzindo uma nota de macicez.

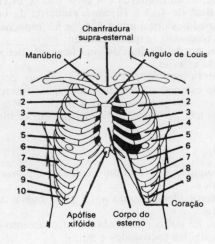

Chanfradura supra-esternal
Manúbrio
Ângulo de Louis
Apófise xifóide
Corpo do esterno
Coração

1. Em geral não existem proeminências.

2. Pode-se ou não observar um impulso apical.

3. Não deve haver outras pulsações.

1. Não devem existir frêmitos nem outras pulsações. (Frêmitos são vibrações [causadas pela

murmúrios. (Use as pontas digitais e/ou a superfície palmar para detectar as pulsações.)

2. Continue metodicamente durante todo o exame para que nenhuma área seja omitida. Palpe frêmitos ou pulsações em cada área (aórtica, pulmonar, tricúspide, mitral).
   a. Comece na área aórtica (2.º espaço intercostal direito, perto do esterno) e continue para baixo até o ápice do coração. (A área mitral é considerada o ápice do coração.)
   b. Na área tricúspide, use a palma da mão para identificar qualquer ondulação ou vibração do precórdio (área tricúspide — 5.º espaço intercostal perto do esterno).
   c. Na área mitral (5.º espaço intercostal ao nível ou um pouco para dentro da linha medioclavicular) palpe o batimento apical; identifique o ponto de impulso máximo (PIM) e anote seu tamanho e força.

Percussão

1. Delineie as bordas do coração ou da área de macicez cardíaca.
   a. A borda esquerda em geral não se estende além de 4, 7 e 10 cm à esquerda da linha medioesternal nos 4.º, 5.º e 6.º espaços intercostais, respectivamente.
   b. A borda direita costuma ficar por debaixo do esterno.
2. Percuta para fora, a partir do esterno, com o dedo estacionário paralelo ao espaço intercostal até não perceber mais a macicez. Meça a distância da linha medioesternal em centímetros.

Ausculta

1. Coloque o estetoscópio na área pulmonar ou aórtica.
2. Comece identificando a 1.ª e 2.ª bulhas cardíacas.
   a. A 1.ª bulha é causada pelo fechamento das válvulas tricúspides e mitral.
   b. A 2.ª bulha resulta do fechamento das válvulas aórtica e pulmonar.

As duas bulhas estão separadas por um curto intervalo sistólico; cada par de bulhas está separado do próximo par por um intervalo diastólico mais longo.
Normalmente ouvem-se duas bulhas — "lub", "dub".
   a. Nas áreas aórtica e pulmonar S2 costuma ser mais sonoro do que S1. Dessa forma, cada um dos pares de bulhas pode ser diferenciado do outro.
   b. Na área tricúspide, S1 e S2 são quase da mesma intensidade, e na área mitral S1 costuma ser ligeiramente mais musical do que S2.

turbulência do sangue ao se movimentar através das válvulas] transmitidas através da pele. Transmitem uma sensação semelhante ao ronronar de um gato.)

Em geral não se percebe nenhum impulso produzido pelo ventrículo, exceto possivelmente na mulher grávida.

O pulso apical deve ser percebido aproximadamente no 5.º espaço intercostal, ao nível ou um pouco para dentro da linha medioclavicular. Na pessoa jovem e magra é um impulso nítido e rápido que não chega a ocupar mais do que um espaço intercostal. Na pessoa mais idosa o impulso pode ser menos nítido e rápido.

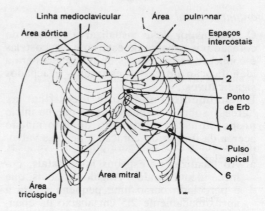

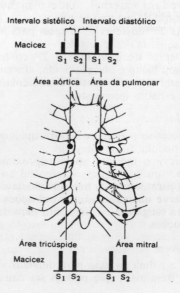

3. Após identificar as bulhas cardíacas, conte a freqüência e observe o ritmo, conforme discutido nos sinais vitais.

   Se houver alguma irregularidade, tente determinar se existe algum padrão para a mesma com relação aos intervalos, bulhas cardíacas ou movimentos respiratórios.

Normalmente as bulhas cardíacas são regulares, com uma freqüência de 60-80 batimentos/minuto (no adulto). No atleta ou corredor o pulso em repouso pode estar entre 40 e 60 batimentos/minuto.

4. Após determinar a freqüência e o ritmo, ausculte em cada uma das quatro áreas e no ponto de Erb (3.º espaço intercostal esquerdo perto do esterno) de maneira sistemática, primeiro com o diafragma (identifica os ruídos de maior altura), e a seguir com a campânula (identifica os ruídos com menor altura).

   a. Em cada área, ausculte S_1 e depois S_2 para verificar a intensidade e o possível desdobramento.

   a. Eventualmente poderá haver um desdobramento de S_2 na área pulmonar. Isso é normal. O desdobramento de S_2 (ouvem-se dois ruídos contíguos ao invés de um) é percebido mais facilmente ao término da inspiração, quando o volume de ejeção do ventrículo direito aumentou suficientemente a ponto de retardar *ligeiramente* o fechamento da válvula pulmonar depois do fechamento da válvula aórtica.

   b. Ouça os intervalos, um de cada vez, e anote quaisquer ruídos ou murmúrios extras.

   b. Em geral não existem ruídos extras.

Circulação Periférica

VEIAS JUGULARES

A avaliação da distensão venosa da jugular é muito útil nos pacientes com suspeita de alteração da função cardíaca.

Técnica	**Achados**

Inspeção

1. Inspecione o pescoço para pulsações venosas da jugular interna.

1. As pulsações venosas da jugular podem ser diferenciadas das pulsações da carótida da seguinte forma:

Pulsações da jugular interna	Pulsações da carótida
Raramente palpável	Palpável
Qualidade ondulante macia, habitualmente com 2 ou 3 componentes (ondas a, c e v)	Um impulso mais vigoroso com um único componente
Pulsação eliminada por ligeira pressão sobre a veia logo acima da extremidade esternal da clavícula	Pulsação não eliminada
O nível da pulsação habitualmente desce com a inspiração	Pulsação não afetada pela inspiração
As pulsações aumentam na posição deitada	As pulsações não se modificam com a posição

(De Bates: A Guide to Physical Examination.)

2. Identifique o ponto mais alto no qual a pulsação pode ser percebida e meça a linha vertical entre esse ponto e o ângulo esternal.

   Com a cabeça levantada em 45 graus, as pulsações venosas da jugular interna não devem ser visíveis acima de 3 cm.

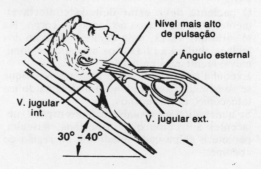

EXTREMIDADES

Técnica	*Achados*

Inspeção

1. Observe a pele sobre as extremidades para cor, palidez, rubor, distribuição pilosa.
2. Inspecione a existência de quaisquer vasos superficiais.

1. As extremidades devem ser simetricamente uniformes na cor, calor e umidade, sem edema.
   a. O edema dos pés pode ocorrer após uma prolongada permanência de pé ou sentado, porém desaparecerá rapidamente quando a extremidade for elevada.

Palpação

1. Observe a temperatura da pele nas extremidades, comparando um lado com o outro.
2. Palpe os pulsos (radial, femoral, tibial posterior, pedioso), comparando a simetria de um lado com o outro.

2. Não devem existir ruídos arteriais.

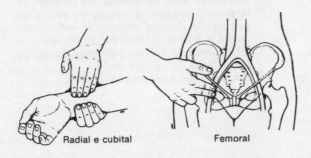

Radial e cubital   Femoral

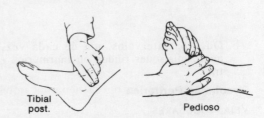

Tibial post.   Pedioso

3. Palpe a pele sobre a tíbia em busca de edema, comprimindo-a entre o polegar e o indicador por um período de 30 segundos a um minuto. A seguir passe as polpas digitais sobre a área comprimida e observe se existem depressões. Quando se observa uma depressão repete-se o procedimento, deslocando-se para a parte superior da extremidade e observando o ponto onde não mais se constata edema.

3. O edema costuma ser classificado desde traços até uma depressão de 3+ ou 4+ (anote a escala usada ao registrar os dados). Traços são depressões ligeiras que desaparecem num curto espaço de tempo. Grau 3+ ou 4+, dependendo da escala, é uma depressão *profunda* que não desaparece rapidamente. Na melhor das hipóteses, existem medições subjetivas que são tentadas e confirmadas pela prática e pela comparação dos achados com os colegas.

Abdome

Técnica	*Achados*

Abordagem Geral

1. Certifiqué-se que o paciente está com a bexiga vazia.
2. O paciente deve estar deitado confortavelmente, com os braços ao longo do corpo. Na maioria das vezes, uma ligeira inclinação dos joelhos ajudará a relaxar os músculos abdominais e facilitará a palpação.
3. Exponha completamente o abdome. Verifique se suas mãos, assim como o diafragma do estetoscópio, estão mornos.
4. Seja metódico na visualização dos órgãos subjacentes à medida que inspeciona, ausculta, percute e palpa cada quadrante ou região do abdome.

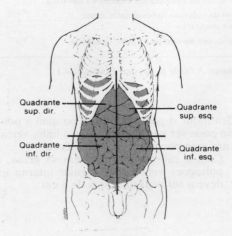

Quadrante sup. dir.   Quadrante sup. esq.

Quadrante inf. dir.   Quadrante inf. esq.

Inspeção

1. Observe o contorno geral do abdome (plano, protuberante, escafóide, ou côncavo; proeminências localizadas). Observe também a simetria, a peristalse visível, as pulsações aórticas.
2. Observe o umbigo para contorno ou hérnia e a pele para erupções, estrias e cicatrizes.

O abdome pode ou não apresentar alguma cicatriz e deve ser plano ou ligeiramente arredondado na pessoa não obesa.

Ausculta

1. É feita antes da percussão e da palpação, pois essas últimas podem alterar as características dos ruídos intestinais.
2. Observe a freqüência e o caráter dos ruídos intestinais (altura, duração).
3. Ausculte sobre a aorta e artérias renais (de cada lado do umbigo) para sopros.

2. Em torno de 5-35 ruídos intestinais/minuto. Pode haver sons familiares de "rosnado".
3. Não devem existir sopros nem atritos.

Percussão

1. A percussão fornece uma orientação geral quanto ao abdome.
2. Proceda metodicamente de quadrante em quadrante, observando o timpanismo e a macicez.
3. No quadrante superior direito (QSD), na linha medioclavicular, percuta a borda do fígado.
   a. Comece num ponto de timpanismo na linha medioclavicular do quadrante inferior direito (QID) e percuta para cima até o ponto de macicez (a borda hepática inferior); marque esse ponto.
   b. Percuta para baixo desde o ponto de ressonância pulmonar acima do QSD até o ponto de macicez (a borda superior do fígado) e marque esse ponto.
   c. Meça em centímetros a distância entre as duas marcas na linha medioclavicular (a espessura do fígado).
   d. O timpanismo da câmara de ar gástrica pode ser percutido no quadrante superior esquerdo (QSE) sobre a borda ântero-inferior da reborda costal.
   e. A localização do baço costuma ser difícil. Pode ser obscurecida pelo ar gástrico ou cólico. No entanto, pode ser percutido logo atrás da linha medioclavicular, perto da 10.ª costela esquerda.

2. O timpanismo deve predominar.

3. A percussão do fígado pode ajudar a orientação da palpação subseqüente. A borda hepática na linha medioclavicular normalmente deve oscilar entre 6-12 cm.

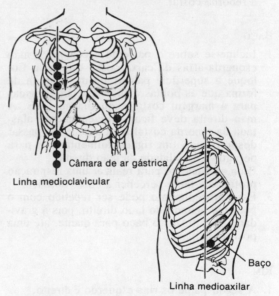

Câmara de ar gástrica
Linha medioclavicular
Baço
Linha medioaxilar

Palpação Superficial

1. Usando a superfície palmar dos dedos de uma das mãos, palpe os quatro quadrantes, superficial e suavemente, sem empurrar nem puxar.
2. Observe a expressão facial do paciente enquanto apalpa, para quaisquer sinais de desconforto.

A palpação superficial do abdome ajuda a determinar a tensão e a resistência muscular, a hipersensibilidade e a presença de massas superficiais ou de aumento dos órgãos.

Palpação Profunda

1. Instrua o paciente para relaxar os músculos abdominais.
2. Use a superfície palmar dos dedos de uma das mãos e explore sistematicamente os quatro quadrantes. (Poderá ser necessário usar uma mão sobre a outra para palpar o abdome de

É somente com a palpação profunda que os órgãos podem ser delineados e as massas mais profundas do abdome percebidas.
Identifique quaisquer massas (tamanho, formato, consistência, mobilidade) e anote a localização — se estão na musculatura ou pro-

um indivíduo obeso ou o de um paciente cujos músculos estão retesados.)

3. Identifique quaisquer massas e anote qualquer hipersensibilidade, observando a expressão facial do paciente enquanto apalpa.

FÍGADO

1. Comece colocando a mão esquerda debaixo das costas do paciente ao nível da 11.ª-12.ª costela. Coloque a mão direita, com os dedos angulados e dirigidos para a margem costal, logo abaixo da borda inferior do fígado já percutida.
2. Durante a palpação com a mão direita, exerça pressão para cima com a mão esquerda, para deslocar o fígado anteriormente (para facilitar a palpação).
3. Faça o paciente inspirar, e, durante a expiração, exerça pressão com os dedos da mão direita para dentro. Durante a inspiração profunda realizada pelo paciente não mude a posição da mão direita; perceba a borda hepática se movendo sobre os dedos. Se nada for percebido durante a inspiração, palpe mais profundamente, e em cada inspiração subseqüente desloque o dedo para cima, em direção à reborda costal.

BAÇO

1. Incline-se sobre o paciente e coloque a mão esquerda atrás da caixa costal esquerda. Coloque a superfície palmar da mão direita de forma que as pontas digitais estejam dirigidas para a margem costal esquerda no QSE. A mão direita deve ficar suficientemente afastada da reborda costal para não deixar passar despercebido um fígado aumentado e para permitir a mobilidade da mão direita.
2. Peça ao paciente para realizar uma respiração profunda e tente perceber a borda do baço.
3. Esse procedimento pode ser repetido com o paciente deitado do lado direito, pois a gravidade pode trazer o baço para diante, até uma posição palpável.

RIM

1. A seguir palpe os rins esquerdo e direito.
2. Coloque a mão esquerda debaixo das costas do paciente, entre a caixa torácica e a crista ilíaca.
3. Apóie o paciente enquanto palpa o abdome com a superfície palmar direita dos dedos dirigidos para o lado esquerdo do corpo.
4. Palpe tentando aproximar o máximo possível a mão direita da esquerda, ligeiramente abaixo do nível do umbigo, à direita e à esquerda.

5. Quando perceber o rim, descreva seu tamanho, formato e qualquer hipersensibilidade.

fundamente obscurecidas pela contração dos músculos abdominais.

A borda hepática, quando percebida, deve ser firme e lisa.

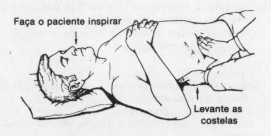

Faça o paciente inspirar
Levante as costelas

Com cada nova posição dos dedos, faça o paciente respirar profundamente e tente perceber o fígado.

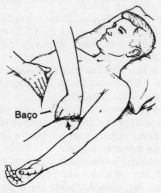

Baço

Normalmente não se consegue perceber o baço.

4. Em geral o rim só é percebido nas pessoas com músculos abdominais muito relaxados (muito jovens, idosos, mulheres multíparas). O rim direito posiciona-se inferiormente ao esquerdo. O rim, quando percebido, constitui uma massa sólida firme e elástica.

6. A hipersensibilidade do ângulo costovertebral (ACV) é palpada com o paciente sentado — geralmente durante o exame da parte posterior do tórax. Localize o ângulo costovertebral na região do flanco e golpeie-o firmemente com a superfície cubital de sua mão. Observe qualquer hipersensibilidade sobre essa área.

6. Normalmente não deve existir nenhuma hipersensibilidade costovertebral.

AORTA

1. A seguir, palpe a aorta com o polegar e o dedo indicador.
2. Comprima profundamente na região epigástrica (praticamente na linha média) e tente perceber com os dedos as pulsações, assim como o contorno da aorta.

A aorta é macia e pulsátil.

OUTROS ACHADOS

1. A palpação do QID pode revelar a parte do intestino denominada ceco.
2. O cólon sigmóide pode ser palpado no QIE.

1. O ceco será macio.
2. O cólon sigmóide tem o formato de um cordão, é vertical, e quando cheio de fezes pode ser muito firme.

3. As áreas inguinal e femoral devem ser palpadas bilateralmente, em busca de gânglios linfáticos.

3. Com freqüência existem pequenos gânglios inguinais; são indolores, livremente móveis e firmes.

Genitália Masculina e Hérnias

Esta parte do exame, especialmente para hérnias, deve ser realizada com o paciente de pé. (Uma *hérnia* é a protrusão de uma porção do intestino através de uma abertura abdominal.)

Técnica	*Achados*

1. Cubra o tórax e o abdome do paciente.
2. Exponha a virilha e a genitália.

Inspeção

1. Inspecione a distribuição dos pêlos pubianos e a pele do pênis.
2. Retraia ou faça o paciente retrair o prepúcio, quando presente.
3. Observe a glande peniana e o meato uretral. Note quaisquer ulcerações, massas ou cicatrizes.
4. Observe a localização do meato uretral e a existência de secreção.
5. Observe a pele do escroto para úlceras, massas, vermelhidão ou inchação. Observe o tamanho, o contorno e a simetria. Levante o escroto para inspecionar a superfície posterior.
6. Inspecione as áreas inguinais e a virilha para proeminências (sem e com o paciente fazendo força para baixo, como se estivesse evacuando).

2. O prepúcio peniano, quando presente, deve ser facilmente retraível.
3. A pele da glande peniana é lisa, sem ulceração.
4. Normalmente o meato uretral se localiza ventralmente, na extremidade do pênis. De modo geral não existe secreção pela uretra.
5. O escroto desce cerca de 4 cm no adulto; o lado esquerdo costuma ser maior que o direito.

Palpação

Use luvas se houver alguma lesão inflamatória.

1. Palpe quaisquer lesões, nódulos ou massas, observando hipersensibilidade, contorno, tamanho e induração. Palpe o corpo do pênis em busca de qualquer induração (dureza com relação aos tecidos circundantes).

2. Palpe cada testículo e epidídimo separadamente entre o polegar e os dois primeiros dedos, observando tamanho, formato, consistência e hipersensibilidade incomum (a pressão sobre o testículo geralmente produz dor).
3. Palpe também o cordão espermático, incluindo o canal deferente dentro do cordão, desde o testículo até o anel inguinal. Observe qualquer nódulo ou hipersensibilidade.
4. Palpe em busca de hérnias inguinais, usando a mão esquerda para examinar o lado esquerdo do paciente e a mão direita para o lado direito do paciente.
   a. Introduza o dedo indicador direito lateralmente, invaginando o saco escrotal até o anel inguinal externo.
   b. Se o anel externo é suficientemente grande, introduza o dedo ao longo do canal inguinal no sentido do anel interno e peça ao paciente para fazer força para baixo, observando se alguma massa toca o dedo.

5. Palpe também a parte anterior da coxa para uma massa herniada no canal femoral. Peça ao paciente para fazer força para baixo. (Canal femoral — impalpável, porém constitui uma abertura potencial na face anterior da coxa, por dentro da artéria femoral e abaixo do ligamento inguinal.)

2. Os testículos costumam ter uma consistência gomosa e são de tamanhos iguais. O epidídimo se localiza póstero-lateralmente sobre cada testículo, sendo mais facilmente palpável na porção superior do testículo.

4. Normalmente não existe nenhuma massa herniada palpável na área inguinal.

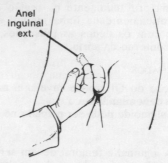

Anel inguinal ext.

5. Geralmente, não existe nenhuma massa palpável na área femoral.

Genitália Feminina

Material

Luvas descartáveis, lubrificantes, espéculo de tamanho apropriado, uma boa iluminação direta, raspadeira cervical, lâmina de vidro, fluido para fixar o esfregaço Papanicolaou, cotonete.

Abordagem Geral

1. A bexiga da paciente deve estar vazia.
2. A paciente deve ficar na posição de litotomia, com suas nádegas ultrapassando ligeiramente a extremidade da mesa examinadora.
3. Suas coxas são flexionadas e abduzidas; seus pés apóiam-se nos estribos.
4. Seus braços ficam ao lado do corpo ou cruzados sobre o tórax.
5. Se um homem está realizando o exame, uma mulher assistente deve estar presente.
6. O exame será melhor sucedido se a paciente estiver relaxada. Isso pode ser conseguido mais facilmente cobrindo-se bem a paciente para que o lençol se estenda até sobre os joelhos.
7. Explique cada etapa do procedimento e evite quaisquer movimentos rápidos e inesperados.
8. Certifique-se de que suas mãos e o espéculo estejam mornos.

Técnica	Achados

Inspeção e Palpação

(São realizadas quase simultaneamente durante o exame.)

1. Comece com a inspeção da distribuição dos pêlos pubianos.
2. Inspecione os grandes lábios, o monte pubiano e o períneo (tecido entre o ânus e a abertura vaginal).
3. Com a mão enluvada, separe os grandes lábios e inspecione o clitóris, o meato uretral, a aber-

1. Normalmente o pêlo pubiano se distribui num triângulo invertido sobre a sínfise pubiana.
2. Na virgem, os grandes lábios são cheios e arredondados. Tornam-se mais finos nas mulheres idosas e multíparas.
3. Os pequenos lábios e o prepúcio ao redor do clitóris são rosados.

tura vaginal. Observe a cor da pele, ulcerações, nódulos, secreção ou inchação.

4. Observe a área das glândulas de Skene e de Bartholin. Se houver qualquer história de inchação dessas últimas, palpe as glândulas colocando o dedo indicador na vagina, na extremidade posterior da abertura, e o polegar para fora da porção posterior da vagina. Palpe entre o dedo e o polegar em busca de nódulos, hipersensibilidade ou inchação. Repita de cada lado da abertura vaginal posterior.

4. O hímen, ou prega membranosa que pode ocluir parcialmente a abertura vaginal, pode ou não estar presente.

Exame Especular

1. Providencie um espéculo de tamanho apropriado e lubrifique-o com água morna. (Outros lubrificantes podem interferir nos estudos citológicos.)

2. Comece introduzindo os primeiros dois dedos da mão enluvada na vagina; localize o colo, observando o ângulo dos dedos e a distância da abertura vaginal até o colo.

3. Continue retirando os dois dedos até a borda da abertura vaginal. Exerça pressão com os dois dedos para baixo contra o períneo. Apanhe o espéculo com a outra mão e, com as lâminas fechadas e dirigidas obliquamente, guie-o além dos dois dedos enluvados, enquanto exerce pressão para baixo. (Isso evita exercer pressão dolorosa sobre as estruturas uretrais anteriores.) Evite beliscar a vagina com o espéculo.

4. Após introduzir o espéculo, retire os dedos enluvados do intróito (abertura vaginal) e recoloque as lâminas do espéculo numa posição horizontal, exercendo pressão posteriormente.

5. A seguir, abra as lâminas do espéculo e, com uma luz direta, visualize o colo. Manobre o espéculo de forma a tornar o colo totalmente visível.
   (O colo do útero fica dentro do *fundo-de-saco*, ou porção posterior da vagina, dividindo este fundo-de-saco em fundos-de-saco anterior posterior, direito e esquerdo.)

6. Inspecione o colo e sua abertura (óstio), observando posição, cor e formato do mesmo, ulceração, nódulos, sangramento e secreção.

2. Normalmente o útero está dirigido para diante e o colo forma um ângulo quase reto com a vagina.

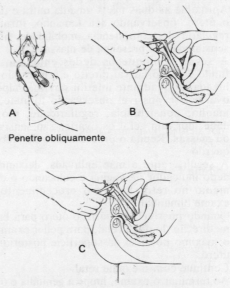

Penetre obliquamente

6. O colo da mulher não grávida é rosado e liso.

Esfregaço de Papanicolaou

1. Aperte o parafuso do polegar para manter no lugar as lâminas abertas do espéculo.

2. Consegue-se um raspado cervical introduzindo-se a raspadeira, colocando-se a extremidade mais longa suavemente no óstio e rodando-se a raspadeira.

3. Retire a raspadeira, esfregue com suavidade uma lâmina de vidro com o conteúdo e coloque a lâmina num fixador apropriado.

4. Usando um cotonete, obtenha também um esfregaço do assoalho da vagina abaixo do colo e preserve-o da mesma maneira.

5. A seguir, afrouxe o parafuso do polegar, porém continue mantendo o espéculo aberto.

6. Enquanto retira lentamente o espéculo da vagina, inspecione a mucosa vaginal para cor, inflamação, úlceras, massas ou secreção.

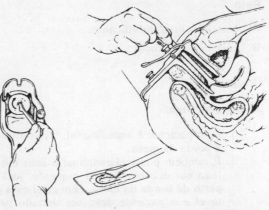

6. Uma pequena quantidade de muco lubrificante claro é normal na vagina. De modo geral não

7. Feche as lâminas antes de alcançar o intróito e retire o espéculo sem beliscar a parede vaginal. (Ver também Orientações no Cap. 9, Parte 2, Afecções Ginecológicas.)

Palpação (Exame Bimanual)

1. Lubrifique os dedos indicador e médio da mão enluvada e introduza-os na vagina, observando a presença de nódulos, massas ou irregularidades tanto anterior quanto posteriormente.
2. Localize a cérvix e os fundos-de-saco e observe hipersensibilidade, formato, tamanho, consistência, regularidade e mobilidade do colo.
3. Coloque o dedo enluvado no fundo-de-saco posterior e a mão não enluvada sobre o abdome, aproximadamente a meio caminho entre o umbigo e a sínfise pubiana.
4. Aproxime as duas mãos uma da outra e palpe o útero, observando seu tamanho, formato, regularidade, consistência, mobilidade, hipersensibilidade e presença de massas.
5. A seguir, coloque os dedos enluvados no fundo-de-saco lateral direito e a mão não enluvada no quadrante inferior direito. Palpe os ovários; se possível observando formato, tamanho, consistência, regularidade, mobilidade, dor (em geral os ovários são sensíveis) ou massas. Repita o procedimento do lado esquerdo.
6. A seguir, retire a mão enluvada, deixando o dedo indicador na vagina e colocando o dedo médio no reto. Repita o procedimento do exame bimanual.
7. Quando possível, empurre o útero para baixo na direção do dedo retal, para poder examinar o máximo possível da superfície posterior do útero.
8. Continue com o exame retal.
9. Ao terminar o exame, limpe a genitália e o períneo com um pano ou ofereça-o à paciente para que ela mesma o faça.

Reto

A. *Material:* luva, lubrificante.

B. *Técnicas de Exame*

HOMEM

Abordagem Geral

1. Se o paciente é ambulatorial, faça-o ficar de pé e inclinar-se sobre a borda da mesa.
2. É também possível examinar o ânus e o reto com o paciente deitado em decúbito lateral esquerdo, joelhos fletidos e as nádegas perto da borda da mesa. (Em geral essa é uma posição desconfortável e o paciente deve ser alertado para o fato de poder ter a sensação de querer evacuar.)
3. O paciente deve ser coberto de tal forma que apenas suas nádegas fiquem expostas.

existe nenhum sangramento na mulher não menstruada.

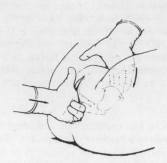

O colo do útero da mulher não grávida é liso, firme e ligeiramente móvel. É indolor.

O útero é firme, liso, e indolor.

5. Os ovários variam muito de tamanho, porém suas dimensões aproximadas são de 3,5 x 2 x 1,5 cm. As trompas em geral são impalpáveis.

6. Explique o que está fazendo, pois este exame é desconfortável para a paciente e pode produzir a sensação de querer defecar.

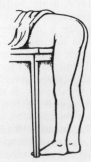

Técnica   **Achados**

Inspeção

1. Afaste as nádegas e inspecione o ânus, a região perianal e a região sacra para inflamação, nódulos, cicatrizes, lesões, ulcerações, erupções. Peça ao paciente que faça força para baixo; observe a presença de saliências.

1. Tanto nos homens quanto nas mulheres as áreas perinianas e sacrococcígeas estão secas, recobertas por quantidades variáveis de pêlos. Na região sacrococcígea não é raro encontrar-se uma pequena abertura ou seio circundado por um tufo de pêlos. Isso constitui um cisto pilonidal; deve ser indolor e não estar inflamado.

Palpação

1. Palpe qualquer área anormal observada na inspeção.
2. Lubrifique o dedo indicador da mão enluvada. Apóie o dedo sobre o ânus, à medida em que o paciente fizer força para baixo, e, quando o esfíncter se relaxar, introduza o dedo lentamente no reto.

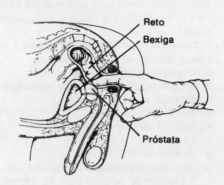

3. Observe o tônus do esfíncter, a presença de nódulos ou massas, ou hipersensibilidade.

3. O canal anal tem cerca de 2,5 cm de comprimento; é limitado pelos esfíncteres anais externo e interno, que normalmente são firmes e lisos.

4. Introduza o dedo ainda mais e palpe as paredes do reto lateral e posteriormente, enquanto roda seu dedo indicador. Observe a presença de irregularidades, massas, nódulos, hipersensibilidade.

4. A parede do reto tanto nos homens quanto nas mulheres é lisa e úmida.

5. Anteriormente, palpe os dois lobos laterais da próstata e seu sulco médio para irregularidades, nódulos, inchações ou hipersensibilidade.

5. A próstata tem cerca de 2,5 cm de comprimento, é lisa, regular, imóvel, indolor e gomosa.

6. Se possível, palpe a porção superior do lobo lateral, onde se localizam as vesículas seminais. Observe indurações, inchação ou hipersensibilidade.

6. Em geral as vesículas seminais, não são palpáveis, a menos que estejam inchadas.

7. Logo acima da próstata, anteriormente, o reto fica adjacente à cavidade peritoneal. Quando possível, palpe essa região para verificar a existência de massas peritoneais e hipersensibilidade.
8. Continue a introduzir o dedo o mais profundamente possível e peça ao paciente para fazer força para baixo, para que o intestino possa ser apalpado ao máximo.
9. Retire suavemente seu dedo. Qualquer material fecal na luva deve ser examinado para sangue oculto (ver Cap. 8).

9. Normalmente não existe sangue oculto nas fezes.

MULHER

Abordagem Geral

1. Em geral o exame é realizado após o exame pélvico, com a paciente ainda em posição de litotomia.
2. Quando se realiza apenas o exame retal, a paciente pode ser posicionada lateralmente, tal como para o exame do homem.
   A posição lateral permite uma melhor visualização da região sacra.

Técnica	*Achados*
1. A técnica é basicamente a mesma tanto para a mulher quanto para o homem.	
2. Anteriormente, pode-se perceber o colo uterino e talvez um útero em retroversão.	2. Anteriormente, o colo uterino é redondo e liso.

Sistema Musculoesquelético

Abordagem Geral

1. Examine os músculos e articulações, tendo em mente a estrutura e a função de cada um deles.
2. Este estudo focalizará a técnica do exame do paciente assintomático e, portanto, não apresentará com detalhes a técnica para inspecionar e palpar as articulações sintomáticas ou deformadas.
3. É importante perguntar na história e anotar no exame se o paciente apresenta dificuldade na execução das atividades diárias:
   a. Tomar banho
   b. Vestir-se (abotoar, fechar zipper, amarrar cadarços de sapatos)
   c. Pentear os cabelos
   d. Escovar os dentes
   e. Subir e descer escadas
   f. Inclinar-se
   g. Sentar-se
   h. Apanhar e segurar objetos sem deixá-los cair
   i. Levantar-se de uma posição sentada, sem ajuda
4. Após verificar os fatos acima mencionados, prossegue-se com o exame. O examinador observa e apalpa as articulações e os músculos para simetria e a seguir examina cada articulação individualmente, conforme indicado.
5. O exame é realizado com as articulações tanto em repouso quanto em movimento — movimentando-as em toda sua amplitude; deve-se observar as articulações e os músculos e tecidos de sustentação.

Técnica	*Achados*
Inspeção	
1. Inspecione as extremidades superiores e inferiores quanto a tamanho, simetria, qualquer deformidade, massa muscular.	Para o propósito deste livro, basta dizer que durante a tomada da história e a realização do exame o examinador não deve encontrar nenhuma dificuldade nem restrição das atividades da vida diária do paciente nem de quaisquer outras atividades normais. Havendo restrição de alguma atividade em conseqüência de problemas musculares ou esqueléticos, o leitor é aconselhado a consultar um livro mais detalhado sobre exame físico.
2. Inspecione as articulações para amplitude de movimento (em graus), aumentos, rubor.	
3. Observe a marcha e a postura; observe a coluna para amplitude de movimento, curvatura lateral ou qualquer curvatura anormal.	
4. Observe o paciente para sinais de dor durante o exame.	

Palpação

1. Palpe as articulações das extremidades superiores e inferiores e do pescoço para hipersensibilidade, inchação, temperatura, amplitude de movimento.
2. Mantenha a palma da mão sobre a articulação enquanto se movimenta ou movimente a articulação em toda sua amplitude de movimentação e anote a existência de qualquer crepitação (sensação de estalidos dentro da articulação).
3. Palpe os músculos para tamanho, tônus, força e hipersensibilidade.
4. Palpe a coluna para deformidades ósseas e crepitação. Com a superfície cubital do seu punho, golpeie suavemente a coluna desde a região cervical até a região lombar e observe a existência de dor ou de hipersensibilidade.

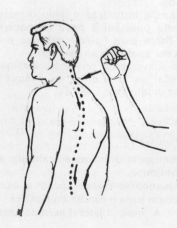

Sistema Neurológico

A. *Material*

Alfinete, algodão, diapasão, martelo de reflexos, lanterna, abaixador de língua

B. *Informação Geral*

1. O exame descrito neste capítulo constitui um exame neurológico superficial.
   a. É realizado em indivíduos sem queixas neurológicas específicas.
   b. Realiza-se um exame mais detalhado nos paciente com sinais e sintomas específicos.
   c. O estudante é aconselhado a consultar um outro livro para o conteúdo e a técnica de um exame neurológico mais detalhado.
2. O exame é realizado com o paciente tanto na posição sentada quanto supina.
3. Grande parte do exame neurológico pode ser realizado à medida que as diferentes regiões do corpo são examinadas. Isso facilita o andamento de todo o exame.
   Exemplo: Os nervos cranianos podem ser examinados ao mesmo tempo em que se examina a cabeça e o pescoço.
   Uma avaliação do estado mental pode ser feita durante a tomada da história e enquanto se realiza todo o exame físico.

C. *Componentes do Exame Neurológico*

Existem 6 componentes do exame neurológico:
1. Estado mental (função cerebral)
2. Função dos nervos cranianos
3. Função cerebelar
4. Função motora
5. Função sensorial
6. Reflexos tendinosos profundos (RTP)

O exame neurológico para avaliação consiste em testar todos esses componentes pelo menos superficialmente. Aprender esses componentes em ordem ajudará a organizar o exame e a evitar a omissão de algumas partes.

D. *Princípios Básicos*

1. A simetria da função e dos achados de ambos os lados do corpo constitui uma observação importante.
   Compare sempre um lado do corpo com o outro lado (por exemplo, compare o grau de força motora do bíceps direito com o do bíceps esquerdo).
2. A integração do exame neurológico no exame das várias regiões corporais é aconselhável, embora os resultados dos achados neurológicos devam ser registrados juntos, constituindo uma entidade.

E. *Execução do Exame*

Técnica	Achados
ESTADO MENTAL	
Os componentes do exame do estado mental são os seguintes:	No exame de avaliação, o estado mental é avaliado observando-se o humor do paciente durante a tomada da história e o conteúdo do que ele diz.
— Estado de consciência (ativo, sonolento, estuporado, comatoso) — Memória (recente, distante, intermediária) — Cognição (cálculos, eventos atuais) — Afeto (humor) — Conteúdo ideacional (alucinações)	
1. Enquanto registra a história, peça ao paciente para identificar a informação (como soletra seu nome, onde mora) e pergunte-lhe qual a data presente. Isso testa a orientação.	1. Normalmente o indivíduo está ativo, sabe quem é e onde mora e pode dizer-lhe a data.
2. A capacidade do paciente em relembrar também é avaliada durante a tomada da história — perguntando-se pela história patológica pregressa (memória distante) e pelos hábitos alimentares: "que comeu no desjejum?" (memória intermediária).	2. O paciente se lembra dos eventos recentes e passados de maneira constante e voluntariamente admite algumas falhas. As pessoas mais idosas costumam ter uma memória longínqua muito melhor do que a memória recente.
3. A cognição e o conteúdo ideacional são avaliados durante toda a feitura da história pelo	

que o paciente diz e pela sua pronúncia, consistência e fidedignidade ao relatar os eventos.

4. O afeto ou humor é avaliado observando-se o comportamento verbal e não verbal do paciente em resposta às perguntas formuladas, a ruídos súbitos, a interrupções — isto é, o paciente ri ou sorri ao falar acerca de eventos normalmente tristes; fica facilmente assustado por ruídos inesperados?

4. O humor deve ser apropriado para o conteúdo da conversação.

FUNÇÃO DOS NERVOS CRANIANOS

Primeiro nervo (olfativo)

(Geralmente não é testado, a menos que o paciente se queixe de um distúrbio do sentido do olfato.)

1. A via aérea deve estar permeável.
2. Oclua uma narina; peça ao paciente que feche seus olhos e a seguir apresente-lhe várias substâncias para cheirar (por exemplo, café, fumo). Oclua a outra narina e repita.
3. Use substâncias que não tenham um efeito retardado.

Segundo nervo (óptico)

(Inclui os testes de acuidade visual e dos campos visuais grosseiros, assim como o exame do disco óptico com um fundoscópio.)

Acuidade visual:

É testada utilizando-se um gráfico de Snellen (o paciente pode usar óculos, se necessário).

i. Faça o paciente cobrir um olho de cada vez e ler as menores letras possíveis no gráfico a uma distância de 6 metros.

1. A visão normal e a visão corrigida devem ser de 20/20.

Campos visuais:

1. Meça-o solicitando ao paciente para cobrir seu olho direito com a mão direita. (Você cobre seu olho esquerdo com sua mão esquerda.)
2. Fique aproximadamente a 60 cm do paciente e ordene que fixe o olhar em seu nariz.
3. Aproxime dois dedos em movimento a partir da periferia (num plano equidistante do paciente e de você) em todos os quadrantes do campo visual e peça ao paciente para dizer-lhe quando vê seus dedos em movimento.

3. Admitindo que seus campos visuais sejam grosseiramente normais, o paciente e você devem ver os dedos em movimento quase simultaneamente. (A visão periférica do paciente deve aproximar-se da do examinador, admitindo que esta seja normal.)

Disco óptico:

É visualizado como parte do exame fundoscópico (ver pág. 18).

Terceiro (oculomotor), quarto (troclear) e sexto (abdutor) nervos

(São testados juntos). Esses nervos controlam os movimentos dos músculos extra-oculares — o oblíquo superior e inferior e os músculos retos interno e externo.

O nervo oculomotor controla também a constrição pupilar.

1. Mantenha seu dedo indicador a aproximadamente 30 cm do nariz do paciente. Peça a ele para manter a cabeça imóvel.
2. Solicite que acompanhe seu dedo com os olhos.
3. Movimente seu dedo para a direita até onde o olho do paciente possa acompanhar. Antes de voltar com seu dedo para o centro, movimente-o para cima e para baixo, para que o paciente possa olhar para cima e para a periferia e a seguir para baixo e para a periferia.
4. Repita o teste, movendo seu dedo para a esquerda.

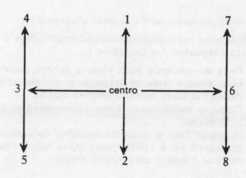

Quinto nervo (trigêmeo)

(Possui um componente motor que controla os músculos da mastigação e um componente sensorial que controla as sensações da face.)

Motor:

1. Faça o paciente morder o abaixador de língua com um lado da boca, enquanto você tenta puxar a lâmina.
2. Repita o teste do outro lado da boca e compare a força muscular dos dois lados.

Deve existir força muscular na face e esta deve ser simétrica.

Sensorial:

(Sensação ao toque superficial.)

1. Faça o paciente fechar os olhos.
2. Toque primeiro um lado de sua face e a seguir o outro (fronte, bochecha e queixo), perguntando ao paciente se percebe a sensação e se é a mesma dos dois lados.
3. A sensação dolorosa (picada de alfinete), é testada da mesma forma.

Deve existir sensação e esta deve ser simétrica. Demonstre sempre ao paciente como e com o que você está testando a sensação — para não assustá-lo e encorajar a cooperação.

Sétimo nervo (facial)

(A função motora é testada observando-se a expressão facial e a simetria do movimento facial.)
    Peça ao paciente para franzir o cenho, fechar os olhos e sorrir.

Os músculos faciais devem parecer simétricos quando o paciente franze o cenho, fecha os olhos e sorri. Observe especialmente a simetria das pregas nasolabiais.

Oitavo nervo (acústico)

(Possui dois ramos.)

    Coclear (medeia a audição). Ver exame do ouvido, págs. 19-20.
    Vestibular (ajuda a controlar o equilíbrio).
Teste de Romberg: Faça o paciente ficar ereto, com os olhos fechados e os pés juntos.

Pode ocorrer uma ligeira oscilação, porém o paciente não deve cair. (Fique perto dele para poder ajudá-lo caso comece a cair.)

Nono (glossofaríngeo) e décimo (vago) nervos

(São testados juntos, pois ambos possuem uma porção motora que inerva a faringe.)

1. Nono: Testa a presença do reflexo do vômito.
2. Décimo: Peça ao paciente para dizer "ah" e observe o movimento da úvula e do palato para desvio e assimetria.

Deve existir o reflexo do vômito e não deve haver nenhuma dificuldade na deglutição.
O palato e a úvula devem mover-se simetricamente, sem desvio.

Décimo primeiro nervo (espinhal acessório)

(Medeia os músculos esternoclidomastóideos e a porção superior dos trapézios.)

1. Peça ao paciente para virar a cabeça para o lado contra uma resistência enquanto seus dedos exercem pressão sobre a maxila.
2. Palpe o músculo esternoclidomastóideo do lado oposto.
3. A seguir faça o paciente encolher os ombros enquanto você coloca suas mãos sobre seus ombros e aplica uma ligeira pressão.

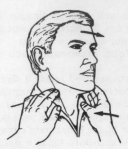

A força muscular do pescoço e do ombro deve ser simétrica.

Décimo segundo nervo (hipoglosso)

(Inerva os músculos da língua.)

Faça o teste observando a articulação das palavras e solicitando ao paciente que exteriorize sua língua, observando qualquer desvio ou assimetria.

A língua deve ser simétrica e não apresentar nenhum desvio.

Função Cerebelar

(Finalidade: avaliar a coordenação.)

1. Observe a postura e a marcha.
2. Peça ao paciente para andar para a frente (e a seguir para trás) numa linha reta.
3. Para testar a coordenação muscular nas extremidades inferiores, faça o paciente colocar o tornozelo direito em sua canela esquerda e vice-versa.

O paciente deve poder realizar todos os testes descritos com um movimento suave e uniforme, sem perder o equilíbrio.

4. Para testar a coordenação das extremidades superiores faça o paciente tocar seu nariz com o dedo indicador (posição inicial: braços em hiperextensão), primeiro à esquerda, depois à direita, numa sucessão rápida.

A pessoa normal pode fazer isso com um movimento rápido e suave, sem chegar aquém nem além do alvo.

Função Motora

(Testada em combinação com o sistema esquelético, pois qualquer deformidade óssea afetará a função motora.)

Avalie a massa muscular, tônus, força e quaisquer movimentos anormais (tiques, fasciculações, contrações).

Massa muscular: Observe a simetria entre os lados do corpo e a distribuição distal e proximal.

A *massa muscular* costuma ser analisada com relação ao sexo e à estrutura corporal e ao uso dos vários grupos musculares.

Tônus: Teste-o observando a resistência que o músculo oferece ao movimento, quando se realiza uma movimentação passiva.

Tônus: Em geral existe uma ligeira resistência ao movimento passivo dos músculos em oposição à flacidez (ausência de resistência) ou rigidez (aumento do tônus muscular).

Força:

Extremidade inferior — faça o paciente realizar agachamentos; andar apoiado nos artelhos e a seguir nos calcanhares; saltar sobre um pé e a seguir sobre o outro.

Extremidade superior — faça o paciente apertar os dedos com ambas as mãos; compare os lados do corpo.

Além disso, aplique resistência (1) aos braços em hiperextensão do paciente e (2) quando

Força: Variará de pessoa para pessoa.

o paciente flexiona o punho e o cotovelo; compare os lados.

Movimentos musculares incomuns: Se presentes, são observados tanto quando o músculo está em repouso como quando se movimenta.

Normalmente, não existem tremores, tiques nem fasciculações em repouso nem com o movimento.

FUNÇÃO SENSORIAL

(Convém testar a sensibilidade ao toque superficial [algodão]; à dor [picada de alfinete]; à vibração [diapasão]; e à posição.) Compare ambos os lados do corpo.

Toque superficial:

Peça ao paciente para fechar os olhos. Esfregue sua pele com um pedaço de algodão (no dorso das mãos, antebraço, braços, porção dorsal do pé lateral e internamente; e ao longo da tíbia e da coxa lateral e internamente). Peça ao paciente para indicar quando percebe o algodão e para comparar a sensação bilateralmente.

Dor: Use um alfinete de segurança; toque a pele o mais superficialmente possível para desencadear uma sensação nítida.

Sentido da vibração: Faça o teste colocando um diapasão em vibração sobre uma proeminência óssea (punho, maléolos interno e externo). Peça ao paciente para dizer-lhe quando não percebe mais a vibração. Interrompa a vibração com sua mão.

Normalmente o paciente não deve perceber nenhuma vibração dentro de um período muito curto.

Sentido de posição

1. Faça o paciente fechar os olhos.
2. Movimente o dedo do paciente (dedo, grande artelho) para cima ou para baixo e peça-lhe para dizer a você em que direção seu dedo ou artelho está apontando.
3. Coloque seu polegar e indicador sobre ambos os lados do dedo que está sendo movido para que o paciente não sinta nenhuma pressão proveniente de seu dedo na direção na qual você está movimentando o dedo.

Normalmente o paciente pode dizer-lhe sem hesitação em que direção seu dedo está apontando.

REFLEXOS TENDINOSOS PROFUNDOS

1. Peça ao paciente que relaxe; providencie um apoio para a extremidade que está sendo testada.
2. Compare a amplitude reflexa dos mesmos tendões em ambos os lados do corpo.

A amplitude do reflexo pode variar para os diferentes tendões.

Extremidades Superiores

Bíceps:

1. Coloque seu polegar direito sobre o tendão bicipital direito do paciente (localizado na fossa antecubital).
2. Apóie o antebraço do paciente sobre sua mão esquerda e golpeie seu polegar com a extremidade pontiaguda da cabeça do martelo. (Segure o martelo frouxamente, para que possa

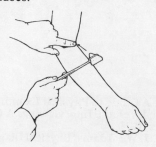

oscilar em sua mão quando é movimentado com a ação do punho.)

3. Golpeie seu polegar com a menor quantidade de pressão necessária para desencadear o reflexo.

Tendão tricipital:

1. Mantenha o braço do paciente em abdução e dobrado ao nível do cotovelo.
2. Posteriormente, a aproximadamente 2,5 cm acima da apófise do olecrânio, golpeie o tendão diretamente, usando a extremidade pontiaguda do martelo.

Tendão braquiorradial:

1. Golpeie o antebraço com o martelo a aproximadamente 2,5 cm acima do punho, sobre o rádio.
2. Certifique-se que o antebraço está apoiado e relaxado.

Extremidades Inferiores

Reflexo quadricipital:

1. Golpeie o tendão logo abaixo da rótula.
2. Faça o paciente sentar-se com suas pernas penduradas sobre a borda da mesa ou oscilando inferiormente, enquanto você sustenta as pernas pelo joelho (ligeiramente inclinado).
3. Se for difícil desencadear os reflexos, peça ao paciente para entrecruzar os dedos de ambas as mãos e a seguir peça para tentar afastar suas mãos. Enquanto ele está assim distraído, a inibição do reflexo quadricipital diminui e o reflexo pode ser desencadeado mais facilmente. Se tal distração for utilizada para desencadear o reflexo, registre esse fato com os achados físicos.

Reflexo aquíleo:

1. Apóie o pé na posição de dorsiflexão.
2. Golpeie o tendão de Aquiles com a cabeça do martelo.

O antebraço pode mover-se e seu polegar deverá sentir o espasmo do tendão.

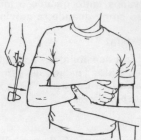

O antebraço deverá mover-se ligeiramente.

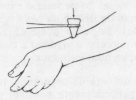

Pode observar o movimento para baixo do polegar.

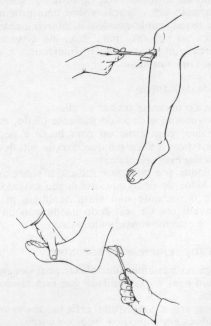

O pé deverá mover-se para baixo em sua mão.

BIBLIOGRAFIA

Livros

Bates, B.: A Guide to Physical Examination. Philadelphia, J. B. Lippincott, 1974.
Bernstein, L., et al.: Interviewing: A Guide for Health Professionals. New York, Appleton-Century-Crofts, 1974.
Burnside, J. W.: Adams' Physical Diagnosis. Baltimore, Williams and Wilkins, 1974.

Clinical History and Physical Examination. Department of Medicine and Department of Pediatrics, The Johns Hopkins University School of Medicine, 1976.

Delp, M., and Manning, R. T. (eds.): Major's Physical Examination. Philadelphia, W. B. Saunders, 1975.

Fowkes, W. C., Jr., and Hunn, V. K.: Clinical Assessment for the Nurse Practitioner. St. Louis, C. V. Mosby, 1973.

Gillies, D. A., and Alyn, I. B.: Patient Assessment and Management by the Nurse Practitioner. Philadelphia, W. B. Saunders, 1976.

Judge, R. D., and Zuidema, G. D.: Methods of Clinical Examination: A Physiologic Approach, 3rd ed. Boston, Little, Brown, 1974.

Krupp, M. A., and Chatton, M. J. (eds.): Current Medical Diagnosis and Treatment. Los Altos, Lange Medical Pub., 1974.

Tumulty, P. A.: The Effective Clinician, Philadelphia, W. B. Saunders, 1973.

Weed, L. L.: Medical Records, Medical Education and Patient Care: The Problem Oriented Record as a Basic Tool. Cleveland, Case Western Reserve University, 1969.

Artigos

Blainey, C. G.: Site selection in taking body temperature. Amer. J. Nurs., 74: 1859–1861, Oct. 1974.

Froemming, P., et al.: Teaching health history and physical examination. Nurs. Res. 22: 432–434, Sept.–Oct. 1973.

Fry, J., and Majumdar, B : Basic physical assessment. Canad. Nurse, 70: 17–22, May 1974.

Gebbie, K., and Lavin, M. A.: Classifying nursing diagnoses. Amer. J. Nurs., 74: 250–253, Feb. 1974.

Jarvis, C. M.: Perfecting physical assessment, Parts I–III. Nursing '77, 7: 26–37, May 1977 (Part I); 7: 38–45, June 1977 (Part II); 7: 44–53, July 1977 (Part III).

Lynaugh, J. E., and Bates, B.: Physical diagnosis: A skill for all nurses? Amer. J. Nurs., 74: 58–59, Jan. 1974.

Monken, S. S.: After assessment—what then? Nurs. Clin. N. Amer., 10: 107–120, Mar. 1975.

Patient Assessment: Examination of the abdomen (Programmed Instruction). Amer. J. Nurs., 74: 1679–1702, Sept. 1974.

Patient Assessment: Taking a patient's history (Programmed Instruction). Amer. J. Nurs., 74: 293–374, Feb. 1974.

Patient Assessment: Examination of the head and neck. Amer. J. Nurs., 75: 1–24 (special section), May, 1975.

Roberts, S. L.: Skin assessment for color and temperature. Amer. J. Nurs., 75: 610–613, Apr. 1975.

Slessor, G.: Auscultation of the chest—a clinical nursing skill, Canad. Nurs., 21: 40–43, Apr. 1973.

Traver, G. A.: Assessment of thorax and lungs. Amer. J. Nurs., 73: 466–471, Mar. 1973.

Wong, D. M.: Providing experience in physical assessment for students in basic programs. Amer. J. Nurs., 75: 974–975, June 1975.

3

Conceitos de Reabilitação

ENFERMAGEM DE REABILITAÇÃO

A *reabilitação* consiste num programa dinâmico e ativo que capacita uma pessoa doente ou incapacitada a atingir a maior eficiência possível em suas funções físicas, mentais, sociais e econômicas.

Objetivo da Reabilitação

Permitir que uma pessoa doente ou incapacitada atinja uma eficiência funcional ótima pelo uso de uma abordagem individualizada.

Equipe de Reabilitação

A reabilitação é um processo criativo que exige uma equipe de pessoas trabalhando juntas e contribuindo com serviços especializados que possam ser necessários para ajudar o paciente a tornar-se tão funcional quanto possível. Nas sessões de grupo, os membros da equipe avaliam o progresso do paciente e fazem as mudanças necessárias no programa.

1. *Médico* — faz o diagnóstico, de modo que a terapia possa ser dirigida para objetivos realistas; dirige o programa terapêutico do paciente.
2. *Fisiatra* — um médico especialista em medicina física e reabilitação.
   a. Testa o funcionamento físico do paciente.
   b. Determina as potencialidades do objetivo funcional.
   c. Supervisiona o programa de reabilitação.
3. *Fisioterapeuta* — fortalece os músculos enfraquecidos e previne a deformidade; ensina e supervisiona o paciente durante o programa de exercícios prescrito; ensina novas maneiras de locomoção, de transporte e de atividades diárias; usa agentes e materiais físicos na restauração da função corporal após doença ou traumatismo.
4. *Psicólogo* — avalia a motivação, os valores e as atitudes do paciente para com sua incapacidade; pode também trabalhar com a família para ajudá-la a enfrentar os problemas que podem surgir em conseqüência da incapacidade do paciente.

5. *Conselheiro vocacional* — testa o paciente para descobrir seus interesses e aptidões, de modo que possa ser instituído um treinamento vocacional.
6. *Terapeuta ocupacional* — desenvolve as habilidades que podem ser transferidas para situações no trabalho e no lar; elabora projetos práticos a serem cumpridos pelo paciente, para melhorar sua coordenação e manter seu interesse.
7. *Assistente social* — investiga os antecedentes e estado sócio-econômico do paciente e ajuda este e a família na medida em que o mesmo se ajusta ao ambiente domiciliar e social.
8. *Enfermeira* — ensina o paciente a se ajudar; ensina, apóia e supervisiona o paciente em suas atividades da vida diária; dá apoio à terapia iniciada pelos outros membros da equipe de reabilitação.

Funções da Enfermagem na Reabilitação

1. Desenvolver um plano de assistência de enfermagem com base na avaliação das necessidades do paciente.
2. Proporcionar assistência direta de enfermagem que mantenha a saúde física e mental do paciente em nível ideal e que atenda às necessidades do seu tratamento médico.
3. Aplicar medidas de enfermagem que impeçam aleijões e infecções e assegurem a segurança e o conforto do paciente em seu ambiente.
4. Estabelecer um relacionamento estável de apoio com o paciente.
5. Participar no retreinamento do paciente nas atividades de auto-assistência.
6. Proporcionar ensinamento e treinamento de saúde que atendam às necessidades de cada paciente e de sua família.
7. Registrar e comunicar as observações de enfermagem sobre as condições do paciente, progresso e necessidades pessoais, e a ação empreendida para atender às necessidades de enfermagem do paciente.
8. Assistir nos planos de alta do paciente e encaminhá-lo para serviços de enfermagem para continuação da assistência, quando necessário.
9. Avaliar a assistência de enfermagem em termos de objetivos globais na assistência ao paciente.

CAUSAS DE INCAPACIDADE

Incapacidade Primária — resulta de um processo patológico (distúrbios congênitos, doença, traumatismo).

Incapacidade Secundária — resulta de inatividade ou de atividade contra-indicada e lesiva.

Síndrome de Desuso — incapacidade por inatividade.

Afecção	Causa	Prevenção
1. Atrofia muscular (diminuição do tamanho e da força muscular)	Falta de exercício	Exercício
2. Contratura da articulação (limitação da amplitude de movimento)	Falta de movimentação da articulação	Movimentação passiva; imobilização; posicionamento correto
3. Distúrbios metabólicos Osteoporose	Falta de capacidade de sustentar peso Problema pós-menopausa (ver Cap. 16)	Mesa inclinável (pág. 74) e exercícios de pé
Cálculos do trato urinário	Desmineralização do osso Imobilização Desidratação/concentração da urina	Mobilização Aumento da ingestão hídrica Abolir excesso de vitaminas e minerais.
	Infecção do trato urinário	Tratamento imediato das infecções urinárias; uso mínimo do cateter
4. Distúrbios circulatórios Hipotensão ortostática	Posição deitada	Mesa inclinável e exercícios de pé
Trombose venosa	Lentidão do retorno venoso Falta de movimentos nas extremidades inferiores	Mudança da posição; exercício; meias elásticas.
Pneumonia hipostática	Posicionamento incorreto/repouso prolongado numa posição	Mudança de posição Posição prona para drenagem da árvore brônquica; exercício e inspiração profunda

Afecção	Causa	Prevenção
Escaras de decúbito	Pressão Imobilidade	Mudança freqüente de posição (pág. 51)
5. Distúrbios esfincterianos Incontinência urinária	Falta de oportunidade	Urinol ou comadre em vez de ca- teter de demora Aumento da sensibilidade (pág. 76)
Incontinência fecal/constipação	Dieta errada Falta de atividade Falta de oportunidade	Rotina intestinal regular (pág. 77) Fluidos adequados; dieta
6. Deterioração psicológica	Inatividade Isolamento Separação do ambiente habitual Rotina institucional	Atividade máxima Participação ativa no planeja- mento da própria assistência Participação na tomada de decisões Aumentar a estimulação sensorial; elevar a auto-estima com ativi- dade significativa

IMPLICAÇÕES PSICOLÓGICAS DE UMA INCAPACIDADE

A incapacidade exerce um tremendo impacto sobre a imagem corporal do paciente (aparência física, sensações corporais, emoções e crenças a respeito do corpo). Um paciente com uma incapacidade possui necessidades normais que às vezes devem ser preenchidas de maneiras diferentes.

Objetivos de Enfermagem

1. Estar ciente dos fatores que influenciam o comportamento do paciente.
2. Ajudar o paciente a se sentir útil.

Insight de Enfermagem

As relações interpessoais do paciente serão alteradas pelas mudanças que ele fizer em relação à sua imagem corporal.

Reações Emocionais do Paciente à Incapacidade Recém-Adquirida

A. *Período de Confusão, Desorganização e Negação*

1. Fica em um estado de conflito; tem de lidar com problemas de dependência forçada, com perda da auto-estima e com sensações de ameaça a si próprio e à segurança da família.
2. Usa mecanismo de negação, não aceitando as novas limitações.
   a. Pode ter falsas esperanças de uma recuperação rápida e completa.
   b. Tem probabilidade de ser egoísta e infantil.
   c. Pode tentar permanecer "normal" e não incapacitado.
   d. A negação é o mecanismo usado pelos que valorizaram muito a força e o aspecto atraente.

B. *Período de Depressão e Mágoa; um Período de Reação Situacional*

1. Parece lamentar a perda da função ou de parte do corpo.
2. Pode ter distorções da imagem corporal.
3. A depressão pode também ser devida à privação sensitiva e à restrição da estimulação ambiental.
4. A mobilidade limitada e a falta de estimulação sensorial podem produzir rupturas do comportamento.

C. *Período de Adaptação e Ajustamento*

1. As energias são redirigidas para canais relativos ao funcionamento físico etc.
2. Revê sua imagem corporal e modifica sua auto-imagem anterior; tem uma reorientação de valores.
3. Aceita um certo grau de dependência.
4. Aceita as limitações impostas pela incapacidade.
5. Começa a desenvolver projetos realistas para o futuro.

PREVENÇÃO DAS COMPLICAÇÕES E DEFORMIDADES

As deformidades e complicações da doença ou do traumatismo podem, freqüentemente, ser evitadas por *mudanças freqüentes da posição, pelo posicionamento correto no leito e pelos exercícios.*

Posicionamento

Finalidades das Mudanças de Posição

1. Evitar contraturas.
2. Estimular a circulação e ajudar a impedir a tromboflebite, as escaras de decúbito e o edema das extremidades.
3. Promover a expansão do pulmão e a drenagem das secreções respiratórias.
4. Aliviar a pressão sobre uma área do corpo.

Princípios do Alinhamento do Corpo no Posicionamento

A. *Posição Dorsal ou Supina*

1. A cabeça fica alinhada com a coluna, tanto lateral quanto ântero-posteriormente.
2. O tronco é posicionado de modo a minimizar a flexão dos quadris.
3. Os braços são flexionados no cotovelo e as mãos repousam contra a parte lateral do abdome.
4. As pernas ficam estendidas com um pequeno suporte sob a região poplítea.
5. Os calcanhares ficam suspensos em um espaço entre o colchão e um suporte para os pés.
6. Os artelhos apontam direto para cima.
7. São colocadas pequenas almofadas sob os grandes trocanteres nas áreas da articulação do quadril (Fig. 3-1).

B. *Posição de Lado ou Lateral*

1. A cabeça fica alinhada com a coluna.
2. O corpo fica alinhado, e não torcido.
3. A articulação superior do quadril fica um pouco para a frente e apoiada por um travesseiro em uma posição de discreta abdução.
4. Um travesseiro apóia o braço, que fica flexionado no cotovelo e no ombro.

C. *Posição Prona*

1. A cabeça fica virada lateralmente e em alinhamento com o resto do corpo.
2. Os braços são abduzidos e rodados externamente na articulação do ombro; os cotovelos são fletidos.
3. É colocado um pequeno suporte plano sob a pelve, indo do nível do umbigo ao terço superior da coxa.
4. As extremidades inferiores ficam em posição neutra.
5. Os artelhos ficam suspensos sobre a borda do colchão.

Exercícios Terapêuticos

O *exercício* atinge a função dos músculos, nervos, ossos e articulações, assim como a dos sistemas cardiovascular e respiratório. O retorno da função depende da força da musculatura que controla a articulação.

Objetivos

1. Desenvolver e treinar os músculos deficientes.
2. Restaurar tanto quanto possível o movimento normal.
3. Estimular as funções dos diversos órgãos e sistemas corporais.

Resultados dos Programas de Exercício

1. Manter e promover força muscular
2. Manter a função articular
3. Prevenir a deformidade
4. Treinar a coordenação neuromuscular
5. Estimular a circulação
6. Promover tolerância e resistência

Tipos de Exercício

1. Passivo
2. Ativo-assistido
3. Ativo
4. Contra-resistência
5. Esométrico ou de tônus muscular

A. *Passivo* — um exercício executado pelo terapeuta ou enfermeiro sem participação do paciente.
   1. Finalidade: conservar o máximo possível de amplitude de movimento da articulação;
                   manter a circulação.
   2. Ação
      a. Estabilizar a articulação proximal e apoiar a parte distal.
      b. Mover a articulação, suave e lentamente, em toda a sua amplitude de movimento (págs. 57-62).
      c. Evitar provocar dor.

B. *Ativo-Assistido* — um exercício executado pelo paciente com a ajuda do terapeuta ou enfermeira.
   1. Finalidade: estimular a função muscular normal.
   2. Ação
      a. Apoiar a parte distal e estimular o paciente a fazer o movimento ativamente em toda a amplitude do movimento da articulação.
      b. Dar apenas o mínimo de ajuda necessária para realizar a ação.
      c. Períodos curtos de atividade devem ser seguidos por períodos adequados de descanso.

C. *Ativo* — um exercício realizado pelo paciente, sem ajuda.

   1. Finalidade: aumentar a força muscular.
   2. Ação
      a. Sempre que possível o exercício deve ser feito contra a gravidade.
      b. A articulação é movimentada em toda a amplitude de movimento, sem assistência.
      c. O paciente não deve substituir o movimento programado por outro movimento articular.
      d. Outras formas de exercício ativo incluem virar na cama de um lado para o outro, virar de bruços e mover-se para cima e para baixo, no leito.

D. *Contra-Resistência* — um exercício ativo executado pelo paciente contra resistência produzida por meios manuais ou mecânicos.

   1. Propósito: proporcionar resistência a fim de aumentar a força muscular.
   2. Ação
      a. O paciente move a articulação em toda a sua amplitude de movimento enquanto o terapeuta promove discreta resistência a princípio, aumentando-a, depois, progressivamente.
      b. Podem ser usados sacos de areia e pesos que são colocados na extremidade distal da articulação envolvida.
      c. O movimento deve ser executado com suavidade.

E. *Isométrico ou de Tônus Muscular* — contrair e relaxar alternadamente um músculo, mantendo a parte numa posição fixa. Este exercício é realizado pelo paciente.

   1. Finalidade: conservar a força quando uma articulação estiver imobilizada.
   2. Ação
      a. O paciente contrai o músculo tanto quanto possível, sem mover a articulação.
      b. Mantém a contração por alguns segundos e depois "solta" e relaxa.
      c. Inspira profundamente durante a fase de contração.

Amplitude dos Exercícios de Movimentação

A *amplitude de movimento* é a movimentação de uma articulação em todo o seu alcance e em todos os planos apropriados. Pode ser passivo, ativo ou de contra-resistência.

Objetivos

   1. Conservar a função e impedir a deterioração.
   2. Conservar ou aumentar a movimentação máxima de uma articulação.

Princípios Subjacentes

   1. O médico faz o teste da amplitude de movimento para averiguar o grau de movimento que existe nas áreas articulares. O teste ajuda a determinar objetivos realistas e positivos.
   2. A amplitude de movimentação do paciente é afetada por sua condição física, pelo processo patológico e por sua constituição genética.
   3. Cada articulação do corpo tem uma amplitude normal de movimento (Quadro 3-1).
   4. As articulações podem perder sua amplitude normal de movimento, enrijecer e produzir uma incapacidade permanente; isto é observado com freqüência nas afecções neuromusculares — hemiplegia.

Quadro 3-1. *Amplitude de Movimento**

OMBRO

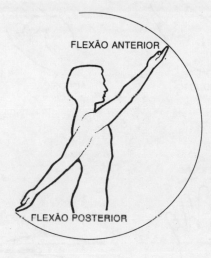

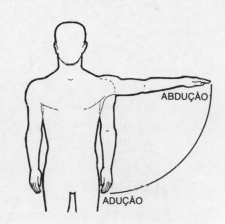

COTOVELO

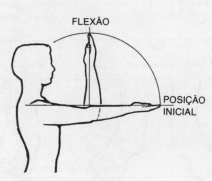

ANTEBRAÇO

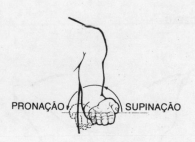

PUNHO

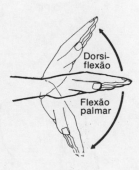

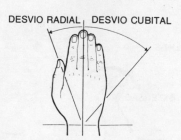

---

*Adaptado da American Academy of Orthopaedic Surgeons: Movimento Articular — Método de Medição e de Registro.

POLEGAR

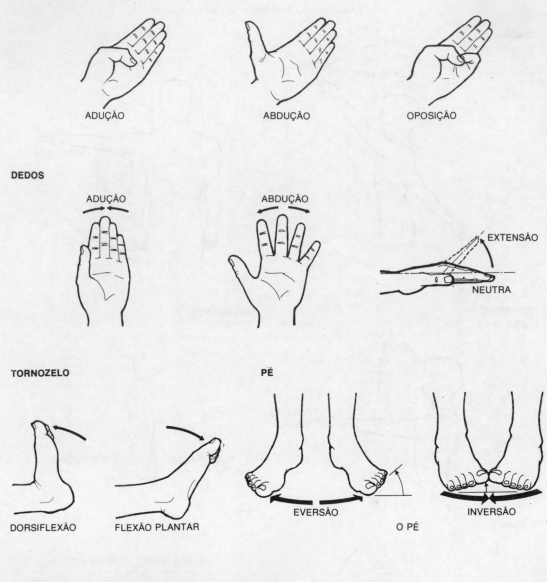

DEDOS

TORNOZELO   **PÉ**

ARTELHOS

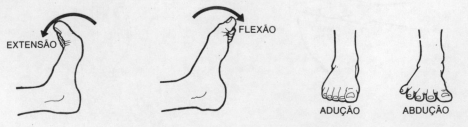

QUADRIL

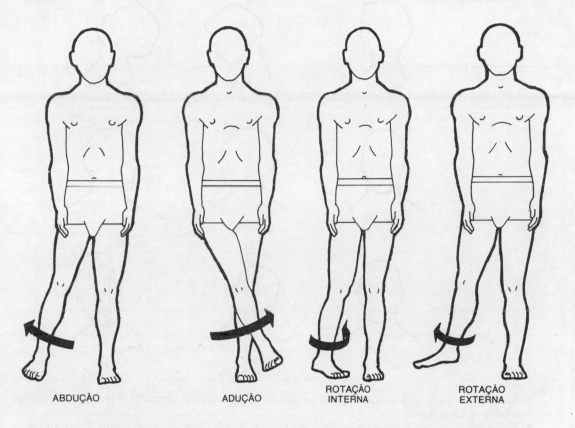

ABDUÇÃO   ADUÇÃO   ROTAÇÃO INTERNA   ROTAÇÃO EXTERNA

JOELHO

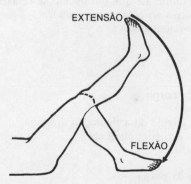

EXTENSÃO

FLEXÃO

5. Os exercícios de amplitude de movimento são planejados individualmente, já que existe grande variação nos graus de movimentação para os quais pacientes de diferentes constituições físicas e grupos etários são capazes.

6. Os exercícios de amplitude de movimentação devem ser feitos sempre que houver inatividade física, desde que o estado clínico do paciente permita essa atividade.

Técnicas de Amplitude de Movimentação

1. Coloque o paciente em posição supina, com os braços para o lado e os joelhos estendidos.

2. Segure a extremidade pela articulação, p. ex., cotovelo, punho ou joelho, e mova a articulação suave e lentamente, em todo o seu alcance. Se a articulação estiver dolorida (como na artrite), apóie a extremidade na área muscular.

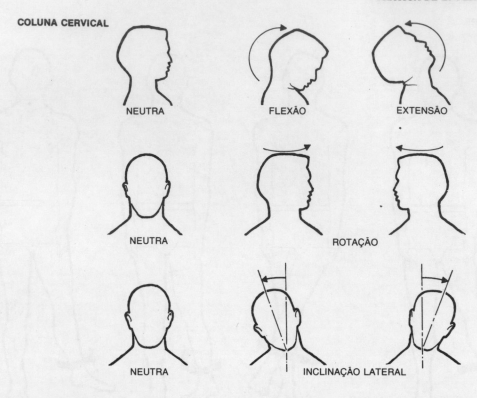

COLUNA CERVICAL

3. Movimente cada articulação em sua amplitude de movimento cerca de três vezes — suave, rítmica e lentamente.
4. Evite movimentar a articulação além de sua amplitude livre de movimento; evite forçar o movimento. A movimentação deve ser interrompida no ponto em que surge dor.
5. Quando existe espasmo muscular doloroso, movimente a articulação lentamente até o ponto de resistência. A seguir, realize pressão suave e constante até que o músculo se relaxe.
6. Consulte as figuras no Quadro 3-1 para a movimentação articular, e no Quadro 3-2 para uma revisão pictórica da amplitude dos exercícios de movimentação.

Definições

1 Abdução — movimento de afastamento da linha média do corpo
2 Adução — movimento em direção à linha média do corpo
3 Flexão — encurvamento de uma articulação, para que o ângulo da articulação diminua
4 Extensão — o movimento inverso ao da flexão; o ângulo articular aumenta
5 Inversão — movimento que dirige a sola do pé para dentro
6 Eversão — movimento que dirige a sola do pé para fora
7 Dorsiflexão — flexão ou encurvamento do pé na direção da perna
8 Flexão plantar — flexão ou encurvamento do pé na direção da sola
9 Pronação — rodar o antebraço de forma que a palma da mão fique para baixo
10 Supinação — rodar o antebraço de forma que a palma da mão fique para cima
11 Rotação — movimento de uma parte ao redor de seu eixo
    Interna: girar para dentro em direção ao centro
    Externa: girar para fora, para longe do centro

Prevenção da Rotação Externa do Quadril

Pacientes que permanecem no leito por período prolongado podem desenvolver uma deformidade por rotação externa do quadril. O quadril (sendo uma articulação tipo bola-encaixe) tende a fazer rotação externa quando o paciente se deita de costas.

Quadro 3-2. *Amplitude dos Exercícios de Movimentação**

OMBRO: Flexão

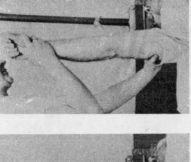
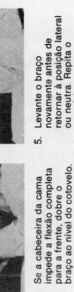
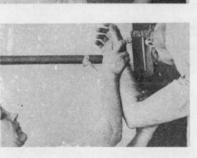
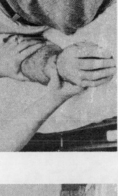
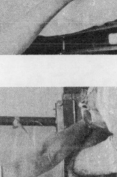
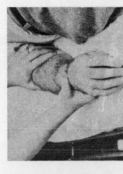

1. Comece colocando uma mão acima do cotovelo do paciente. Segure a mão do paciente com sua outra mão.

2. Erga o braço dele a partir do lado do corpo.

3. Mova lenta e suavemente o braço em direção à cabeça o máximo possível, sem provocar dor.

4. Se a cabeceira da cama impede a flexão completa para a frente, dobre o braço ao nível do cotovelo.

5. Levante o braço novamente antes de retornar à posição lateral ou neutra. Repita o exercício.

OMBRO: Abdução e Adução

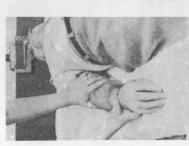
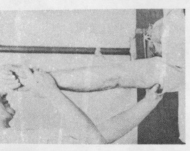

1. Coloque uma mão acima do cotovelo do paciente. Segure a mão dele com a outra.

2. Mantendo o braço dele reto, mova-o para o lado, afastando-o do corpo.

3. Dobre e mova o braço lentamente ao redor em direção à cabeça do paciente. Leve o braço dele para trás, o máximo possível, sem provocar dor.

4. Retorne o braço para o lado ou para a posição neutra. Repita o exercício.

(o quadro continua)

*De Nursing '72, Abril, 1972.

Quadro 3-2 *(Continuação)*

OMBRO: Rotação Interna e Externa

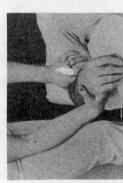
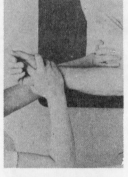
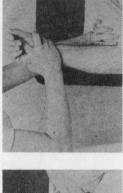
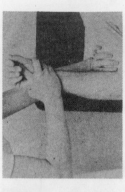

1. Coloque o braço do paciente apontado para longe do corpo, cotovelo dobrado. Segure o braço contra o colchão.

2. Eleve o antebraço e a mão.

3. Mova o antebraço e a mão lenta e suavemente para trás, em direção à cabeça, tanto quanto possível, sem causar dor.

4. Retorne o braço à posição inicial. Repita o exercício.

OMBRO: Adução Cruzada

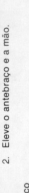
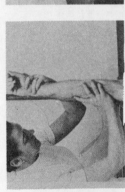
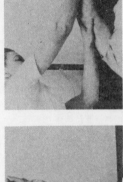
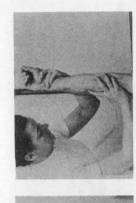

1. Coloque uma mão no braço do paciente, acima do cotovelo. Segure a mão dele com a outra mão.

2. Levante o braço.

3. Com o braço na altura do ombro, mova o braço através do corpo o mais que puder em direção ao outro ombro.

4. Retorne o braço à posição inicial. Repita o exercício.

ANTEBRAÇO: Supinação e Pronação

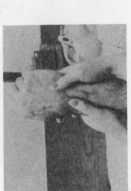
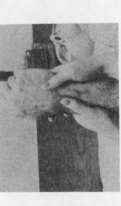
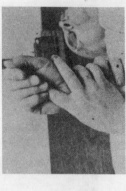
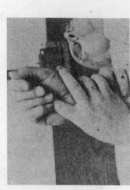

1. Posição inicial: Note a posição da mão do paciente e as da enfermeira.

2. Torça a palma da mão do paciente em direção à sua face.

3. Então, torça a palma da sua mão de volta, em direção aos pés. Repita.

PUNHO E DEDO: Extensão e Flexão

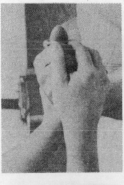

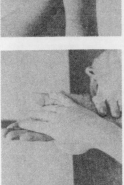

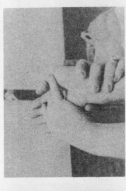

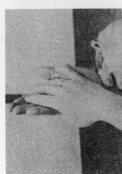

1. Segure o pulso do paciente com uma das mãos e a mão com a outra.

2. Dobre a mão dele para trás mantendo os dedos retos.

3. Endireite a mão.

4. Dobre a mão dele para a frente, fechando os dedos para formar o punho. Abra a mão dele e repita o exercício.

POLEGAR: Flexão e Extensão

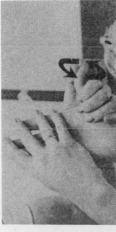

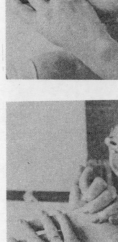

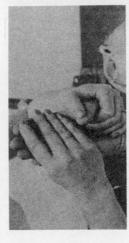

1. Segure os dedos do paciente, retos, com uma das mãos. Dobre o polegar do paciente para a palma da mão com sua outra mão.

2. Puxe o polegar de volta, de modo que aponte para longe da palma. Repita o exercício.

3. Mova o polegar em círculo (circundação).

JOELHO E QUADRIL: Flexão e Extensão

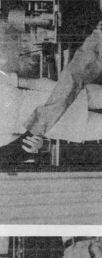

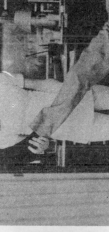

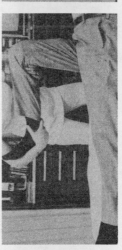

1. Coloque uma de suas mãos sobre o joelho do paciente. Coloque a outra no calcanhar.

2. Levante a perna dele e dobre-a no joelho. Mova a perna lentamente em direção à cabeça o máximo possível sem machucá-lo.

3. Então, endireite a perna levantando o pé. Abaixe a perna de volta à posição inicial e repita o exercício.

(o quadro continua)

Quadro 3-2 (*Continuação*)

QUADRIL: Rotação Interna e Externa

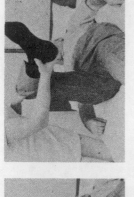
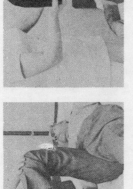
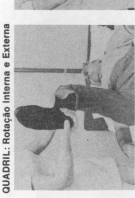

1. Coloque uma mão sob o joelho do paciente e a outra no calcanhar. Levante a perna e dobre-a, formando um ângulo reto no joelho.

2. Segure o joelho no lugar e puxe o pé para você.

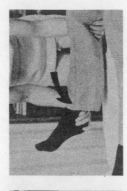

3. Leve o pé de volta à posição inicial.

4. Empurre, então, o pé para longe de você. Mova o pé de volta para a posição inicial e repita o exercício.

QUADRIL: Abdução e Adução

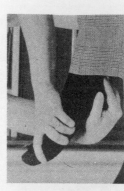
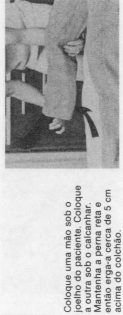

1. Coloque uma mão sob o joelho do paciente. Coloque a outra sob o calcanhar. Mantenha a perna reta e então erga-a cerca de 5 cm acima do colchão.

2. Puxe a perna para você (abdução).

3. Leve a perna de volta à posição inicial (adução). Repita o exercício.

TORNOZELO: Dorsiflexão e Flexão Plantar

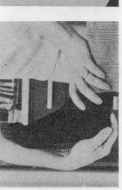
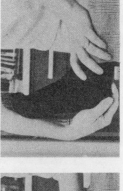
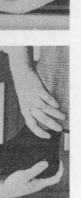
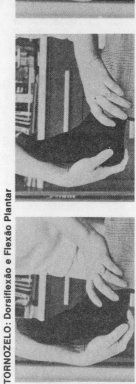

1. Segure o calcanhar do paciente com a mão, deixando a planta do pé apoiada contra seu braço.

2. Pressione o braço contra o peito do pé, movendo-o para trás em direção à perna (dorsiflexão). Ao mesmo tempo, puxe pelo calcanhar.

3. Leve seu braço de volta à posição inicial.

4. Leve sua mão para cima até a ponta do pé, abaixo dos dedos. Empurre o pé para baixo apontando os dedos e, ao mesmo tempo, empurre o calcanhar (flexão plantar).

PÉ: Eversão e Inversão

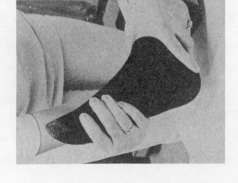

1. Comece virando toco o pé de modo que a planta fique para fóra (eversão).

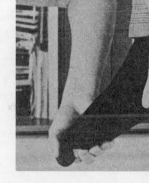

2. Vire, então, o pé de modo que a planta fique virada para dentro (inversão).

ARTELHO: Extensão e Flexão

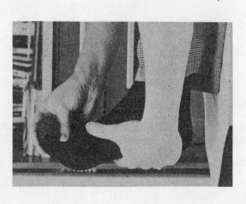

1. Comece puxando os dedos para cima.

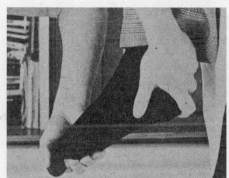

2. Empurre, então, os dedos para baixo.

Conduta de Enfermagem

1. Para evitar essa deformidade use um rolo para trocanter indo da crista ilíaca até o meio da coxa,
quando o paciente deitar de costas. Um rolo para
trocanter serve como uma cunha mecânica sob a
projeção do grande trocanter.
2. Use um apoio para os pés quando o paciente estiver em posição dorsal.
3. Para fazer um rolo para trocanter (Fig. 3-1):
   a. Pegue as duas extremidades da toalha (A) e
   traga-as para o centro. A toalha fica então dobrada pela metade com os bordos no centro.
   b. Vire a toalha, de modo que as extremidades (A)
   fiquem para baixo.
   c. Vire o paciente de lado com a perna de cima
   fletida.
   d. Coloque um lado (B) da toalha na linha média
   da nádega. A toalha deve ir da crista ilíaca até o
   meio da coxa.
   e. Coloque então o paciente em posição dorsal
   com a perna estendida.
   f. Pegue o lado que sobra (B) da toalha e enrole
   para dentro até que todo o rolo fique sob as nádegas do paciente. O rolo deve ficar tenso e
   liso.
   g. Para o paciente maior, pode ser usado um lençol ou uma toalha de banho.

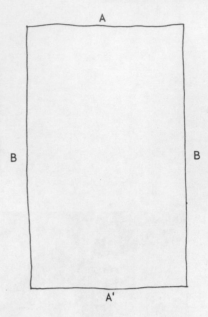

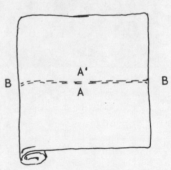

Figura 3-1.

Prevenção do Pé Caído

O *pé caído (flexão plantar)* é uma deformidade causada pela contração do gastrocnêmio e do solear;
pode ser produzido pela perda de flexibilidade do tendão de Aquiles.

Causas

1. Repouso prolongado no leito e falta de exercício
2. Posicionamento incorreto do leito
3. Peso das roupas de cama forçando os artelhos em flexão plantar (o tornozelo se encurva na
direção da sola do pé)

Problema Clínico

Se o pé caído continua sem correção, o paciente caminhará sobre os artelhos, sem que o calcanhar
toque o chão.

Conduta de Enfermagem

1. Uso de um apoio para os pés, em ângulo reto com as pernas, quando o paciente estiver
deitado de costas.
   a. Posicione os pés com toda a superfície plantar firmemente contra o apoio para os pés.
   b. Mantenha as pernas em posição neutra. Use um rolo para trocanter.
2. Estimule o paciente a flexionar e estender (torcer e esticar) os pés e artelhos freqüentemente.
3. Faça o paciente rodar os pés no sentido dos ponteiros de um relógio e ao contrário, várias
vezes a cada hora.

Prevenção e Tratamento das Escaras de Decúbito

Escaras de decúbito (úlceras de decúbito) são áreas de necrose localizadas na pele e tecidos subcutâneos, produzidas por compressão.

Fisiologia Alterada

Pressão → anoxia e isquemia tecidual → necrose das células → ulceração → infecção → sepsia → envolvimento da estrutura corporal subjacente → condição rapidamente irreversível.

Causas

A. *Pressão* — exercida sobre a pele e tecidos subcutâneos pelas proeminências ósseas e pelo objeto em que se apóia o corpo (colchão, gesso etc.); a pressão interfere no suprimento sangüíneo aos tecidos e, se for prolongada, produzirá morte do tecido.

B. *Fatores que Contribuem*

1. Imobilização e falta de movimento normal — em conseqüência de problemas neurológicos, ortopédicos e circulatórios e de outras afecções.
2. Déficits sensitivos e motores
    a. Perda da sensibilidade — provoca o não reconhecimento da dor e da compressão.
    b. Paralisia motora com atrofia muscular associada — provoca falta de movimento e diminuição do acolchoamento entre a pele e o osso.
3. Má nutrição — balanço negativo de nitrogênio, fósforo, cálcio e enxofre provocam decomposição do tecido, osteoporose e perda de peso.
    a. Anemia — pode determinar a ocorrência de hipoxia celular e necrose.
    b. Hipoproteinemia.
    c. Carências vitamínicas (especialmente de ácido ascórbico)
4. Edema — interfere no suprimento de nutrientes para as células.
5. Fricção, umidade e calor — irritam a pele, tornando-a menos resistente à lesão.
6. Infecção — destrói os tecidos.
7. Força tangencial — causada por forças gravitacionais que empurram o corpo do paciente para baixo, na direção dos pés da cama, assim como por forças de resistência criadas pela fricção que ocorre sobre as superfícies cutâneas.
    a. Empurra os tecidos, fazendo com que os tecidos e os vasos sangüíneos sejam esticados e lesados.
    b. Ocorre quando o paciente é levantado na cama, quando se lhe permite escorregar na cama ou na cadeira, ou quando se movimenta na cama fincando os calcanhares ou os cotovelos no colchão.
8. Alterações na pele (especialmente no velho, por causa da menor produção de sebo)

Locais

A. Proeminências ósseas que suportam peso recobertas apenas por pele e pequena quantidade de gordura subcutânea — 75% de todas as escaras de decúbito se localizam nessas áreas:
    1. Sacro
    2. Grande Trocanter
    3. Tuberosidades isquiáticas — especialmente em pacientes que permanecem sentados por períodos prolongados.

B. Outros promontórios ósseos — joelhos, maléolos, calcanhares e cotovelos.

Sinais e Sintomas

1. Vermelhidão (um sinal de perigo); essa vermelhidão desaparece ao exercer compressão
2. Área escura, cianótica, azul-acinzentada (não clareia ao exercer compressão) — revela oclusão capilar e enfraquecimento subcutâneo
3. Vesiculação (bolhas)
4. Fendas na pele, que evoluem até necrose profunda e penetrante

Medidas Preventivas (Fig. 3-2)

Objetivos: Aliviar ou remover a compressão.
estimular a circulação.
manter a pele seca.

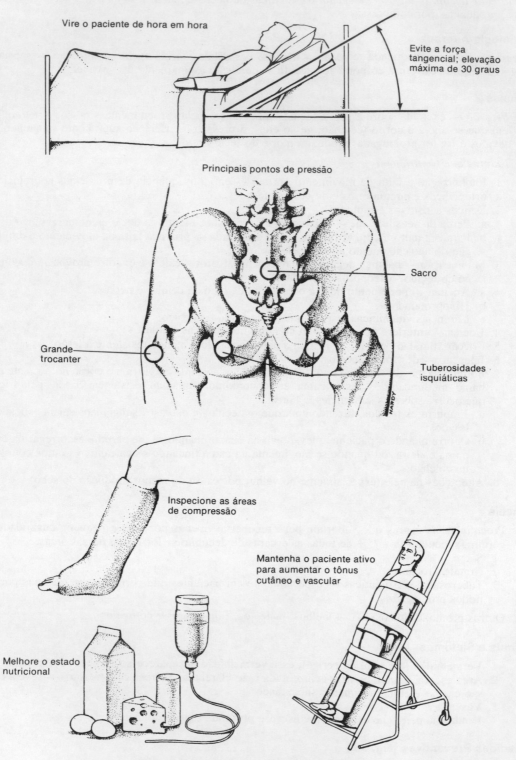

Vire o paciente de hora em hora

Evite a força tangencial; elevação máxima de 30 graus

Principais pontos de pressão

Sacro

Grande trocanter

Tuberosidades isquiáticas

Inspecione as áreas de compressão

Mantenha o paciente ativo para aumentar o tônus cutâneo e vascular

Melhore o estado nutricional

Figura 3-2. Prevenção das escaras de decúbito.

1. Reconhecer os pacientes em que há probabilidades de surgirem escaras de decúbito. *As escaras de decúbito podem surgir em questões de horas.*
2. Alivie a pressão estimulando o paciente a permanecer ativo.
   .a. Vire o paciente de hora em hora ou de duas em duas horas — a mudança do peso permite o fluxo sangüíneo para dentro dos tecidos e ajuda os mesmos a se recuperarem da pressão.
   b. Posicione o paciente nos quatro lados (laterais, decúbito ventral e dorsal) em seqüência, a menos que isso seja contra-indicado.
3. Coloque travesseiros, almofadas etc., para aliviar a compressão.
   a. Evite elevar a cabeceira da cama mais de 30 graus para reduzir as forças de cisalhamento.
   b. Evite o uso de anéis de borracha — simplesmente aumentam a compressão ao redor das proeminências ósseas.
   c. Mantenha o lençol seco e esticado para prevenir as rugas.
4. Mantenha higiene meticulosa da pele.
   a. Lave a pele com sabão brando, enxagüe e enxugue apenas encostando uma toalha macia.
   b. Mantenha as áreas secas, limpas e livres dos materiais eliminados pelo corpo.
   c. Lubrifique a pele com loção emoliente para mantê-la macia e elástica. Certifique-se de que a loção foi friccionada na pele ao redor do cóccix e das nádegas.
5. Evite colocar o paciente sobre colchões mal ventilados e recobertos com plástico ou material impermeável.
6. Empregue exercícios ativos e passivos — aumentam o tônus muscular, cutâneo e vascular.
7. Faça deambular ou use mesa inclinável sempre que possível — o grau de mobilidade é um critério importante para o prognóstico e o tratamento.
8. Use aparelhos para proteger áreas específicas do corpo; o meio que sustenta deve amoldar-se ao paciente, para garantir uma pressão uniformemente distribuída e deve permitir a evaporação da perspiração.
   a. Almofada de flutuação tipo gel — reduz a pressão, pois o material tipo gel (de consistência semelhante ao tecido adiposo humano) "cede" ao peso do paciente.
   b. Almofadas de pele de carneiro — a maciez e a elasticidade do acolchoamento resulta numa distribuição uniforme da pressão; evita as pregas e a fricção e permite a dissipação e a absorção da umidade.
   c. Colchões apoiados em fluidos ("camas de água") e assentos apoiados em fluidos — eliminam os pontos de pressão; à medida que o corpo afunda no fluido, outras áreas superficiais passam a suportar o peso do corpo, diminuindo com isso ainda mais o peso corporal por unidade de área.
9. Use colchões de pressão alternada ou cadeira de pressão alternada — modificam a pressão contra a pele, melhorando assim a circulação.
10. Inspecione freqüentemente a pele em busca de sinais de compressão.
    a. Ensine o paciente a usar um espelho e a inspecionar as áreas posteriores se ele for paraplégico ou tiver algum outro distúrbio neuromuscular.
    b. Massageie suavemente ao redor das proeminências ósseas — promove o retorno venoso, reduz o edema e aumenta o tônus vascular.
    c. Massageie ao redor de áreas avermelhadas para reduzir a congestão venosa e aliviar o edema.
    d. Mantenha o peso do paciente afastado das áreas avermelhadas, até que estejam completamente normais.
11. Evite colocar o paciente nas posições semideitadas; desencoraje as atividades que aumentam a exposição às forças de cisalhamento.
    a. Use boas técnicas de transferência para reduzir a fricção e a conseqüente perda de epiderme.
    b. Use lençóis deslizantes.
    c. Utilize protetores para os calcanhares e os cotovelos.
12. Alivie a compressão em pacientes sentados em cadeiras de rodas por períodos prolongados — use assentos com estofamento de borracha recortados posteriormente sobre as áreas isquiáticas.
    Ensine o paciente paraplégico a realizar pequenos levantamentos de sua cadeira de rodas para alívio intermitente da pressão nas tuberosidades isquiáticas e prevenção das escaras de decúbito isquiáticas.
13. Inspecione, ajuste e acolchoe gessos, cintas, talas e curativos compressivos.
14. Melhore o estado nutricional e mantenha um balanço nitrogenado positivo — as úlceras de decúbito desenvolvem-se mais rápido e são mais resistentes ao tratamento em pacientes que sofrem de distúrbios nutricionais.

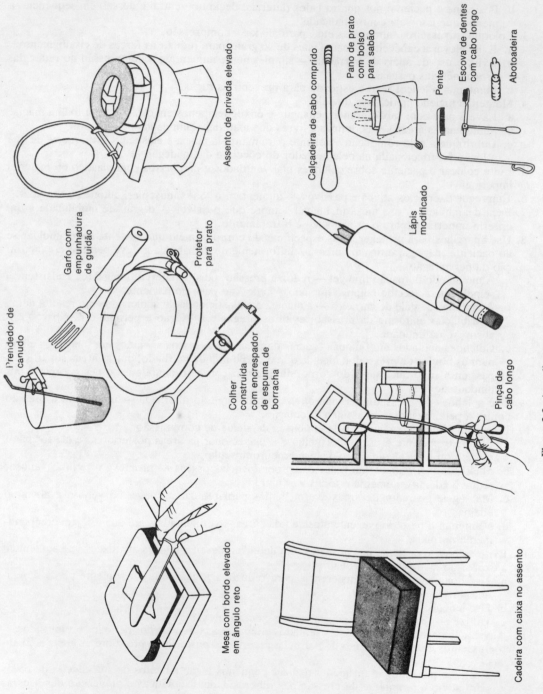

Assento de privada elevado

Calçadeira de cabo comprido

Pano de prato com bolso para sabão

Pente

Escova de dentes com cabo longo

Abotoadeira

Garfo com empunhadura de guidão

Prendedor de canudo

Protetor para prato

Colher construída com encrespador de espuma de borracha

Lápis modificado

Pinça de cabo longo

Mesa com bordo elevado em ângulo reto

Cadeira com caixa no assento

Figura 3-3. Aparelhos para auto-assistência.

    a. Dieta rica em proteínas
    b. Suplementos vitamínicos e protéicos
    c. Preparados de ferro e transfusões de sangue total — o nível de hemoglobina é um critério crítico para o surgimento das escaras de decúbito.
15. Faça determinações freqüentes da hemoglobina, do hematócrito e do açúcar sangüíneo.

Tratamento

Objetivos: aliviar a pressão;
continuar com as medidas preventivas em nível mais vigoroso;
estimular a restauração da circulação e da função celular.
prevenir a necrose das estruturas mais profundas;

1. Continue com as medidas preventivas (ver pág. 64) em nível mais vigoroso.
2. Faça diariamente a limpeza mecânica da úlcera — evita a infecção e estimula a regeneração do epitélio.
3. Desbride a úlcera.
4. Use meios físicos de tratamento.
    a. Exponha a úlcera ao ar e à luz solar.
    b. Faça massagens suaves ao redor da lesão — promovem o retorno venoso e reduzem o edema.
    c. Use radiação ultravioleta.
        (1) Limpe as secreções da superfície da úlcera.
        (2) Cubra a pele normal ao redor da úlcera durante a irradiação.
    d. Tratamentos com turbilhões — aumentam a circulação e exercem ação de desbridamento.
    e. Use oxigênio sob pressão aplicado diretamente sobre a úlcera (terapêutica hiperbárica com oxigênio) — dirige mais oxigênio para os tecidos; acelera os processos metabólicos e reduz o tempo de cicatrização.
5. Utilize aplicações tópicas como prescrito. Existe uma ampla variedade de opiniões a respeito desses agentes.
    a. Agentes secantes
    b. Barreiras cutâneas — pó Karaya, Stomahesive etc.
    c. Nebulizadores anti-sépticos plásticos
    d. Nebulizadores em aerossol contendo um corticosteróide e um antibiótico — prednisona com neomicina (Meti-Dcrm)
    e. Agentes desbridantes enzimáticos locais (terapêutica com colagenase); digerem o tecido necrótico e os exsudatos purulentos (Ungüento Santyl)
    f. Esponjas absorvíveis de gelatina (Gelfoam) — colocadas na base da úlcera
6. Garanta uma boa nutrição — o paciente pode perder uma grande quantidade de proteína de uma úlcera que drena.
    a. Podem utilizar-se refeições ricas em proteínas.
    b. Administração de ferro e de vitamina C, conforme prescrito.
7. Prepare o paciente para a intervenção cirúrgica; excisão da pele e dos tecidos subjacentes e fechamento com enxerto cutâneo de espessura total.
Evite pressão na área enxertada até que o enxerto esteja bem organizado.

APOIO AO PACIENTE NA AUTO-ASSISTÊNCIA DIÁRIA

Atividades da Vida Cotidiana

As *atividades da vida cotidiana* são as atividades de auto-assistência que precisam ser realizadas todos os dias para que o paciente atenda suas próprias necessidades e participe da sociedade. Incluem:

1. Ir para a cama e dela sair (transferências)
2. Higiene pessoal
3. Vestir
4. Comer
5. Usar cadeira de rodas (se necessário)
6. Deambular (quando possível)
7. Realizar trabalhos manuais

Objetivo do Paciente

Cuidar de si próprio em sua rotina diária sem depender dos outros.

Papel da Enfermeira

Ensinar, apoiar e supervisionar o paciente enquanto ele realiza essas atividades.

Folha de Atividades Diárias (FAD)

	Avaliação do funcionamento do paciente		
	Assistência total	Assistência parcial	Independente

Atividades Prescritas:	*Capacidades Funcionais:*			
Amplitude de Movimento	1. Flexiona o pescoço			
Posicionamento	2. Leva a mão à cabeça			
Uso da Mesa Inclinável				
Grau	3. Leva a mão atrás da cabeça			
Duração	4. Estende o braço até o nível do ombro para o lado (lateralmente)			
Exercícios Respiratórios				
Equilíbrio	5. Prona/supina antebraço			
Treinamento com Muletas	6. Segura objetos			
Barras Paralelas	7. Inicia habilidade de segurar			
Escada	8. Fecha o punho			
	9. Abre o punho			
Outras informações:	10. Flexiona e estende a articulação do joelho			
Aparelhos ou Próteses				
Ambulação	11. Toca o chão quando sentado			
Tempo Permitido de Pé				
Programa Bexiga/Intestino	12. Cruza a perna sobre o joelho oposto quando sentado (com ou sem a ajuda das mãos)			
Esquema de Banho/Enfeite				
Problemas da Fala	13. Transfere-se da posição sentada para a de pé (segurando ou não em suporte)			
Atividades em Aprendizado				
Nome:				
Diagnóstico:	14. Caminha			
Médico:				

Ensino do Paciente

1. Estude cada componente do movimento da atividade desejada.
2. Avalie que métodos podem ser usados para realizar a tarefa. (Exemplo: Existem diversas formas de vestir uma determinada roupa.)
3. Descubra o que o paciente pode fazer, observando-o.
4. Estimule o paciente a exercitar os músculos necessários para realizar os movimentos envolvidos na atividade.
5. Selecione atividades que estimulam movimentos funcionais grosseiros das extremidades superiores e inferiores (e.g. banho, segurar objetos grandes).
6. Inclua gradualmente atividades que utilizam movimentos mais delicados, e.g., abotoar a roupa, comer de colher.
7. Prolongue o período de atividade por tanto tempo e tão rapidamente quanto o paciente puder tolerar.
8. Faça o paciente realizar e praticar a atividade numa situação real.
9. Encoraje o paciente a fazer cada atividade no máximo de sua capacidade, dentro do contexto de sua incapacidade.
10. Apóie o paciente elogiando-o pelo esforço despendido e pelas tarefas realizadas.

Folha de Atividades Diárias (FAD)

Essa é uma folha de informação para os que cuidam do paciente. É um guia para a avaliação das capacidades funcionais do paciente (ver acima).

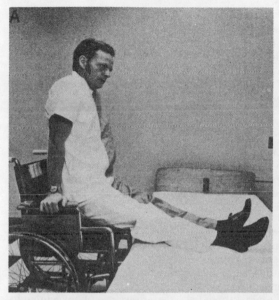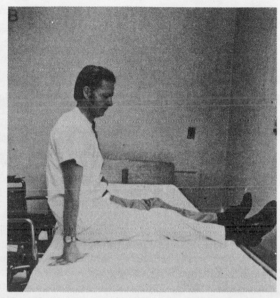

Figura 3-4. Transferência vertical de um paciente paraplégico. *A.* Coloque a cadeira de rodas de frente para a cama e tão próximo dela quanto possível. Trave os freios. Instrua o paciente para empurrar para cima com as mãos e os braços, e deslizar o corpo para a frente até a cama. *B.* Essa é uma transferência sem peso na qual o paciente aprende a se transferir no mesmo nível. Mais tarde, esse tipo de transferência sem peso pode ser feito em nível superior e inferior pelo método de empurrar.

Finalidades: informar a cada membro da equipe de reabilitação que atividades o paciente pode realizar;
servir como um índice do progresso.

Responsabilidade da Enfermeira no Uso da Folha FAD

1. Rever a folha FAD todas as manhãs para saber o que o paciente é capaz de fazer e que atividades está aprendendo.
2. Evitar fazer pelo paciente o que ele puder fazer sozinho.

Aparelhos de Auto-Ajuda

São equipamentos adaptativos que podem ajudar o paciente a realizar suas atividades diárias (Fig. 3-3). Podem ser criados e fabricados pelo paciente, pela enfermeira ou pela família, ou comprados prontos. Existem publicações que oferecem extensa informação sobre aparelhos auxiliares (de auto-ajuda).

AJUDA AO PACIENTE NA DEAMBULAÇÃO

Atividades de Transferência

Uma *transferência* é o movimento do paciente de uma peça de mobília ou equipamento para outra (da cama para a cadeira, da cama para a cômoda e da cama para a cadeira de rodas).

Transferências com Peso — feitas por pacientes que têm pelo menos uma extremidade inferior estável (hemiplégicos, amputados unilaterais da extremidade inferior e pacientes com fraturas do quadril).

Transferências sem Peso — feitas por pacientes com amputação dupla da extremidade inferior ou paraplégicos sem aparelhos (Fig. 3-4).

Preparação para as Transferências

Objetivo: desenvolver a capacidade para erguer e movimentar o corpo em diferentes posições.

A. Exercícios para Fortalecer os Extensores do Braço e do Ombro

1. Faça o paciente sentar-se na cama.
2. Coloque um livro sob cada mão.
3. Instrua o paciente para apoiar-se sobre os livros, erguendo assim o peso do corpo.

B. *Técnica para Mover o Paciente para a Beira da Cama*

   1. Traga a cabeça e os ombros do paciente para a beira da cama.
   2. Traga os pés e as pernas para a beira da cama. (O paciente está agora numa posição decrescente, proporcionando uma boa amplitude de movimento para os músculos laterais do tronco.)
   3. Coloque seus dois braços sob os quadris do paciente. (Antes da próxima manobra enrijeça ou contraia os músculos de suas costas e abdome.)
   4. Retifique suas costas ao puxar o paciente para você.

C. *Técnica para Sentar o Paciente na Beira da Cama*

   1. Ponha uma das mãos sob os ombros do paciente.
   2. Instrua o paciente para apoiar seu cotovelo contra o leito enquanto você levanta os ombros dele com um braço e passa as pernas dele por sobre a beira da cama com o outro. (A gravidade puxa as pernas para baixo, o que ajuda a erguer o tronco do paciente.)

D. *Técnica para Ajudar o Paciente a Levantar-se*

   1. Coloque os pés do paciente bem abaixo dele.
   2. Fique de frente para o paciente e segure firmemente cada lado da caixa torácica.
   3. Empurre o seu joelho contra um dos joelhos do paciente.
   4. Balance o paciente para a frente à medida que ele chega à posição de pé. (O seu joelho é empurrado contra o paciente quando ele atinge a posição de pé.)
   5. Assegure-se de que os joelhos do paciente estão "travados" (extensão completa) enquanto ele estiver de pé. (Travar os joelhos é uma medida de segurança para os pacientes que estão fracos ou que tenham estado acamados por longo tempo.)
   6. Dê ao paciente tempo suficiente para se equilibrar.
   7. Gire o paciente, colocando-o em posição para sentar-se na cadeira.

E. *Técnica de Transferência por Escorregador*

   1. Um *escorregador* (ou tábua de transferência) é uma tábua leve e polida que é usada para cobrir o espaço entre o leito e a cadeira (ou cadeira e banheira etc).
   2. Quando os músculos que o paciente usa para erguer-se do leito não são suficientemente fortes para superar a resistência do peso do corpo, use a seguinte manobra:
     a. Coloque um lado do escorregador sob as nádegas do paciente e a outra ponta sobre a superfície da cadeira, leito, toalete etc., para a qual a transferência está sendo feita.
     b. Instrua o paciente a empurrar com as mãos para cima, para transferir as nádegas, e a escorregar pela tábua para a outra superfície.

Marcha com Muletas

Muletas são suportes artificiais que ajudam os pacientes que precisam de auxílio para caminhar por causa de doença, traumatismo ou defeito de nascença.

Preparo para a Marcha com Muletas

Objetivos: desenvolver força na cintura escapular e nas extremidades superiores que suportam o peso do paciente na marcha com muletas.
          fortalecer e condicionar o paciente.

A. *Fortalecer os Músculos Necessários para a Ambulação*

Instrua os pacientes assim:
1. Para *fortalecimento do quadríceps:*
     a. Contraia o músculo quadríceps tentando empurrar a área poplítea contra o colchão e elevar o calcanhar.
     b. Mantenha a contração muscular enquanto conta até 5.
     c. Relaxe enquanto conta até 5.
     d. Repita de 10 a 15 vezes em uma hora.
2. Para *fortalecimento dos glúteos*
     a. Contraia as nádegas enquanto conta até 5.
     b. Relaxe enquanto conta até 5.
     c. Repita 10 a 15 vezes a cada hora.

B. *Para Fortalecer os Músculos das Extremidades Superiores*

Instrua os pacientes assim:

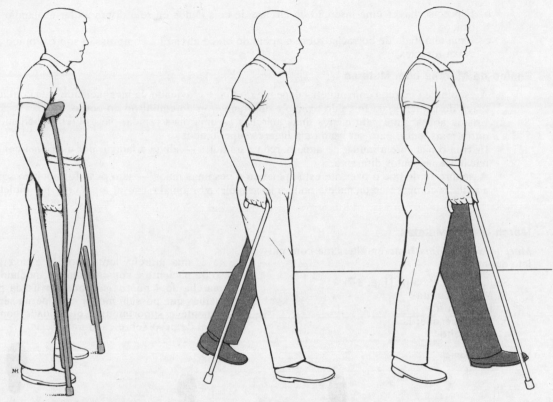

Figura 3-5. Postura com muletas.

Figura 3-6. Caminhando com a bengala

1. Flexione e estenda os braços lentamente enquanto segura pesos de tração; aumente gradualmente o valor dos pesos.
2. Faça exercícios de flexão de braço, deitado em posição prona.
3. Esprema uma bola de borracha — aumenta a força de preensão.
4. Erga a cabeça e os ombros da cama; estenda as mãos para a frente tanto quanto possível.
5. Sente-se numa cadeira ou na cama.
   a. Erga o corpo da cadeira empurrando as mãos contra o assento (ou colchão).
   b. Eleve o corpo para fora do assento. Mantenha. Relaxe.

C. *Para Medir as Muletas*

1. Com o paciente deitado (medição aproximada)
   a. Instrua o paciente a usar o sapato que usaria para andar.
   b. Meça a partir da dobra anterior da axila até a sola do pé. Adicione 5 cm.
   c. Ou subtraia 40 cm da altura do paciente.
2. Com o paciente de pé.
   a. Levante o paciente contra a parede com os pés ligeiramente afastados e longe da parede.
   b. Marque 5 cm para fora do lado, a partir da ponta do artelho.
   c. Meça 15 cm em linha reta, a partir da primeira marca. Marque esse ponto.
   d. Meça a partir de 5 cm abaixo da axila até a segunda marca. Esta medida representa o comprimento da muleta.

D. *Postura para Muletas*

1. Faça o paciente calçar sapatos bem ajustados com solas firmes.
2. As muletas devem ser equipadas com pontas grandes de borracha para sucção.
3. Faça o paciente ficar de pé com uma cadeira do lado da perna não afetada, para obter equilíbrio.
4. Coloque o paciente contra uma parede com a cabeça em posição neutra.
5. Coloque as muletas 10 cm à frente e 10 cm para o lado do paciente (Fig. 3-5).
   a. A empunhadura deve ser ajustada para permitir uma flexão de 30 graus no cotovelo.

b. É preciso haver uma inserção da largura de dois dedos entre a dobra axilar e o apoio do braço.

c. Uma almofada de borracha sobre o apoio do braço aliviará a compressão sobre o braço e a caixa torácica.

Ensino da Marcha com Muletas

1. A escolha da marcha com muletas depende do tipo e gravidade da incapacidade e da condição física do paciente, da força do tronco e do braço e/ou do equilíbrio do corpo.

2. Ensina ao paciente pelo menos duas marchas — uma mais rápida, para obter velocidade, e outra mais lenta, para ser usada em lugares superlotados.

3. Instrua o paciente a mudar de uma marcha para outra — alivia a fadiga, por usar uma combinação de músculos diferente.

4. Assegure-se de que o paciente está apoiando o peso nas mãos — se o peso for apoiado sobre a axila, a compressão da muleta poderá lesar o plexo braquial e causar a paralisia por muleta.

Marchas com Muletas

Marcha de 4 pontos (marcha alternada com muleta de 4 pontos)

Seqüência muleta-pé (Fig. 3-7)
1. Muleta direita
2. Pé esquerdo
3. Muleta esquerda
4. Pé direito

1. Esta é uma marcha lenta, porém estável; o peso do paciente é constantemente mudado.
2. A marcha de 4 pontos só pode ser usada por pacientes que possam mover cada perna separadamente e suportar uma quantidade considerável de peso sobre cada uma delas.

Marcha de 4 pontos

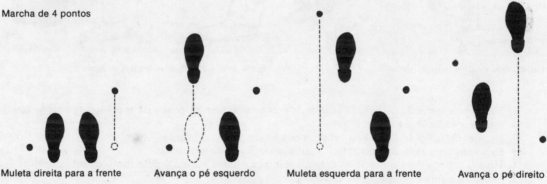

Muleta direita para a frente   Avança o pé esquerdo   Muleta esquerda para a frente   Avança o pé direito

Figura 3-7. Marcha de 4 pontos.

Marcha de 2 Pontos (Marcha alternada com muleta de 2 pontos)

Seqüência muleta-pé (Fig. 3-8)
1. Muleta direita e pé esquerdo
2. Muleta esquerda e pé direito, simultaneamente

1. Essa é uma marcha mais veloz, porém exige mais equilíbrio, pois existem apenas dois pontos de contato com o chão.

Marcha de 2 pontos

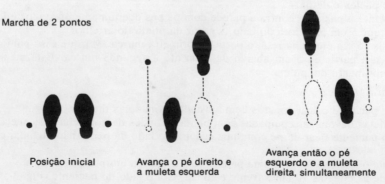

Posição inicial   Avança o pé direito e a muleta esquerda   Avança então o pé esquerdo e a muleta direita, simultaneamente

Figura 3-8. Marcha de 2 pontos.

Marcha de 3 pontos

Seqüência muleta-pé (Fig. 3-9)
1. Ambas as muletas e a extremidade inferior mais fraca, simultaneamente.
2. Depois a extremidade inferior mais forte

1. Essa é uma marcha bastante rápida, mas requer mais força e equilíbrio.
2. Os braços do paciente têm de ser fortes o bastante para apoiar todo o peso do corpo.

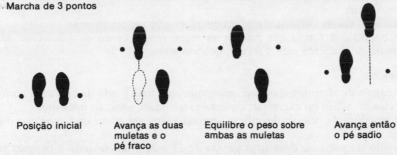

Marcha de 3 pontos

| Posição inicial | Avança as duas muletas e o pé fraco | Equilibre o peso sobre ambas as muletas | Avança então o pé sadio |

Figura 3-9. Marcha de 3 pontos.

Marchas Tripé com Muletas

MARCHA TRIPÉ ALTERNADA, COM MULETAS

Seqüência muleta-pé
1. Muleta direita
2. Muleta esquerda
3. Arraste o corpo e as pernas para a frente.

MARCHA TRIPÉ SIMULTÂNEA, COM MULETAS

Seqüência muleta-pé (Fig. 3-10)
1. Ambas as muletas
2. Arraste o corpo e as pernas para a frente.

1. O paciente mantém constantemente uma posição tripé.
2. No início, as duas muletas são mantidas bastante afastadas, à frente do corpo, enquanto os dois pés são mantidos juntos, atrás.
3. Essas marchas são lentas e laboriosas.

Marcha Tripé ou Balouçante

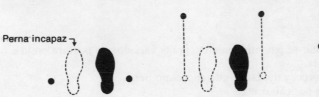

Perna incapaz

| Posição inicial | Ponha as duas muletas a alguma distância à frente com o peso sobre a perna boa | Balance então para a frente com o peso novamente sobre a perna boa |

Figura 3-10. Marcha tripé simultânea com muletas.

Marchas Balouçantes com Muletas

BALANÇO ATÉ A MULETA

Seqüência muleta-pé
1. Ambas as muletas para a frente
2. Depois erga e balance o corpo *até* as muletas.
3. Coloque as muletas à frente do corpo e continue.

BALANÇO ALÉM DA MULETA

Seqüência muleta-pé
1. As duas muletas para a frente
2. Erga e balance o corpo *além* das muletas.
3. Coloque as muletas à frente do corpo e continue.

1. Nas marchas balouçantes com muletas as duas pernas são erguidas do solo simultaneamente e balançadas para a frente enquanto o paciente se eleva nas muletas.

Uso da Bengala

Finalidades

A bengala é usada para equilíbrio e apoio:

1. Para ajudar o paciente a andar com maior equilíbrio e apoio e com menor fadiga.
2. Para compensar deficiências de uma função normalmente realizada pelo sistema esquelético neuromuscular.
3. Para aliviar a compressão sobre as articulações que suportam peso.
4. Para proporcionar forças que puxem ou empurrem o corpo para a frente ou para freiar o movimento do paciente para a frente, quando anda.

Princípios Básicos

1. Uma bengala de alumínio ajustável, equipada com uma ponta de borracha com 3,75 cm, para proporcionar tração no caminhar, dá uma estabilidade ideal ao paciente.
2. A empunhadura da bengala deve ficar aproximadamente no mesmo nível que o grande trocanter (Fig. 3-6).
3. O cotovelo do paciente deve ficar fletido de 25 a 30 graus quando a bengala tiver o comprimento certo.

Técnica para Caminhar com a Bengala

Instrua o paciente assim:

1. Segure a bengala com a mão oposta à extremidade afetada, i.e., a bengala deve ser usada do lado sadio.
2. Mova a bengala ao mesmo tempo em que a perna afetada (Fig. 3-6).
3. Mantenha a bengala bem próxima do corpo para não inclinar-se.
4. Ao subir escadas:
   a. Dê o passo com a extremidade *não afetada*.
   b. Coloque então a bengala e a extremidade afetada no degrau.
   c. Inverta esse procedimento para descer.
   d. A perna forte sobe primeiro e desce por último.

ORIENTAÇÕES: Uso da Mesa Inclinável

Uma *mesa inclinável* é uma tábua ou mesa que pode ser inclinada gradualmente a partir da posição horizontal até a vertical.

Finalidades

1. Ajudar o paciente a ajustar-se paulatinamente a graus variados de postura ereta e finalmente a completar a posição ereta.
2. Ajudar o paciente a começar atividades que suportam peso.
3. Aumentar a tolerância à posição ereta.
4. Evitar a síndrome de desuso.
5. Evitar a desmineralização do osso e a formação de cálculos urinários.
6. Condicionar o sistema vascular.

Utilidade Clínica

Hipotensão ortostática
Dano cerebral

Lesões da medula
Reparo plástico das escaras de decúbito

Material

Mesa inclinável com apoio para os pés
Correias
Esfigmomanômetro e estetoscópio

Cinta abdominal, meias elásticas ou malha de gradiente de pressão venosa*

Técnica

Ação de Enfermagem	*Justificativa*
Fase Preparatória	
1. Aplique a cinta abdominal confortavelmente adaptada, bandagens elásticas de compressão	1. A compressão do abdome impede a retenção de sangue na área esplâncnica e subseqüente

*Suporte do Gradiente de Pressão Venosa Jobst.

dos dedos até a virilha em ambas as pernas ou uma malha (suporte de gradiente de pressão na altura da cintura*).

hipotensão postural e circulação cerebral inadequada. A compressão das pernas restringe as paredes dos vasos sangüíneos e impede a retenção de sangue nas pernas, com formação de edema.

Fase de Execução

1. Transfira o paciente para a mesa inclinável pelo método de transporte por três pessoas. Coloque o paciente em posição dorsal com os pés firmemente apoiados. Coloque o corpo em alinhamento correto (pág. 51).
2. Passe as correias pela pelve, joelhos, tórax e abdome.
3. Aplique o aparelho de pressão no braço e meça e registre a pressão arterial enquanto o paciente estiver deitado.
4. Incline a mesa 15-30 graus. Meça a pressão arterial a cada 3-5 minutos.

5. Avalie o paciente constantemente e verifique se houve uma queda na pressão. Se o paciente se sentir tonto e a pressão arterial cai, retorne-o à posição horizontal.
6. Observe palidez, diaforese, taquicardia e náusea.
7. Aumente a tolerância à posição ereta com incrementos de 5 a 10 graus.

8. Continue o procedimento até que o paciente suporte a inclinação desejada (normalmente entre 45-80 graus).
9. Evite deixar o paciente de pé por períodos prolongados.

10. Não deixe o paciente sem assistência.

3. Serve como registro básico para comparações futuras.

4. A elevação do paciente da posição supina para a vertical provoca uma queda da pressão sistólica.

6. São sinais e sintomas de circulação cerebral insuficiente.
7. O ângulo de inclinação será determinado pela tolerância do paciente, pela estabilidade da pressão arterial e pela quantidade desejada de apoio de peso.

9. Ficar de pé por muito tempo pode provocar ulceração por compressão nas superfícies plantares.

Fase Subseqüente

1. Coloque o paciente de volta ao leito após terminar o período prescrito ou se a sua condição assim o indicar.
2. Registre o grau da inclinação, o período de tempo na mesa inclinável e a reação do paciente.

Próteses e Ortotérios

Uma *prótese* é uma substituição artificial de uma parte perdida do corpo.

Um *ortotério* é um aparelho conhecido comumente como suporte.

Um *suporte* é um apoio que protege músculos enfraquecidos, impede e corrige deformidades anatômicas, ajuda a controlar movimentos musculares involuntários e imobiliza e protege uma articulação doente ou traumatizada.

Conduta de Enfermagem Antes da Colocação da Prótese*

1. Ajude o paciente a desenvolver uma atitude de esperança realista.

---

*Neste volume, as próteses específicas são descritas nas afecções clínicas que exigem esses aparelhos. Pode-se também obter informação a respeito dos aprelhos protéticos e ortopédicos da American Orthotic and Prostetic Association, 1.444 N. Street, N.W., Washington, D.C. 20.005.

2. *Previna deformidades* — para limitar o tempo entre a cicatrização dos tecidos e a adaptação de uma prótese.
3. Envolva o coto numa bandagem correta, para que ocorra a remodelação e o enchimento apropriado do mesmo.

Cuidados com os Suportes

O próprio paciente deve cuidar de seu suporte, quando for capaz.

1. Todas as travas devem ser abertas uma vez por semana e limpas com um arame fino ou grampo de cabelo; ponha uma gota de óleo de máquina em cada junta.
2. Conserte o couro sempre que necessário. Pouco pode ser feito contra as manchas de suor; todavia, lavar o couro com um pano embebido em água morna e com sabão fraco ajuda a preservá-lo.
3. Quando o suporte não estiver em uso, coloque-o sobre uma mesa ou no chão, em bom alinhamento; pendurar pode torcê-lo.
4. Com o uso pode haver torção do suporte; verifique o alinhamento com freqüência. As juntas devem coincidir com as articulações do corpo.
5. Antes de colocar um suporte, verifique cuidadosamente a presença de áreas gastas, parafusos frouxos ou perdidos e a condição das correias e fivelas.
6. Podem ocorrer áreas de compressão se o metal ou o plástico esfregarem na pele. Após remover um suporte, verifique imediatamente a pele para ver se existem áreas avermelhadas.
7. Mande o suporte periodicamente ao protético para verificação.
8. Quando possível, convém possuir um suporte extra.

SUPERANDO OS PROBLEMAS DE ELIMINAÇÃO
Treinamento da Bexiga

Objetivos
1. Manter o paciente seco e isento de mau cheiro.
2. Prevenir infecções do trato urinário e preservar a função renal.
3. Ajudar o paciente a conservar a aceitação social.

Bexiga Neurogênica

Ver Cap. 9, para discussão sobre bexiga neurogênica.

Regime para Treinamento da Bexiga
1. Estabeleça um esquema de horários definidos para o paciente tentar esvaziar a bexiga usando a toalete ou uma comadre.
2. Forneça ao paciente, para beber, uma quantidade medida de líquido em horários regularmente esquematizados.
3. Faça o paciente esperar 30 minutos e então peça-lhe para tentar urinar; *a regularidade é a chave do sucesso*.
   a. Coloque o paciente com as coxas fletidas e os pés e as costas apoiados.
   b. Instrua-o para comprimir ou massagear a área sobre a bexiga, ou a aumentar a pressão intra-abdominal *inclinando-se para a frente* — ajuda a iniciar o esvaziamento da bexiga.
   c. Faça o paciente concentrar-se na micção.
   d. Faça o paciente tentar urinar a cada duas horas; o intervalo pode ser aumentado à medida que o controle aumenta.
      (1) Ajuste um despertador com intervalos de 2 ou 3 horas durante o dia.
      (2) Regule o despertador para disparar duas vezes durante a noite.
      (3) Corte ou limite os líquidos após as cinco da tarde.
4. Faça o paciente manter um calendário de micção — um registro contínuo da hora e da quantidade de ingesta líquida e da hora e quantidade de cada micção.
5. Estimule o paciente a prender a urina até a hora determinada para urinar, se possível.
6. Avalie os sinais de retenção urinária; pesquise (cateterize) urina residual, quando isso for ordenado.
7. Estimule o paciente a continuar a auto-assistência e os programas de exercício; estimule o paciente a vestir suas próprias roupas.
8. Enfatize as capacidades (não as incapacidades) do paciente.

9. Adote uma abordagem positiva; o paciente precisa de uma atmosfera de encorajamento e apoio.

Conduta com o Paciente Incontinente

(Não devido a um distúrbio por bexiga neurogênica)

1. Leve o paciente ao banheiro em horas regularmente marcadas — o retardo em atender o pedido da comadre ou do urinol ou para ser levado ao banheiro é uma causa comum de incontinência.
2. Estimule o paciente a realizar atividades de auto-assistência — tédio e frustração levam à incontinência.
3. Forneça quantidades adequadas de líquidos.
4. Evite estimular abertamente a incontinência com o uso rotineiro de absorventes, fraldas e outros procedimentos despersonalizantes.
5. Crie um ambiente que reduza a monotonia sensorial ao mínimo.
   a. Providencie um relógio de parede e um calendário para orientar o paciente quanto ao tempo e espaço.
   b. Pendure quadros, figuras e "posters" para estímulo visual.
   c. Use televisão, telefone e rádio, seletivamente.
   d. Estimule o paciente a tomar decisões (escolha do cardápio, controle do gráfico de ingesta/ eliminação) — aumenta a auto-estima.
   e. Faça o paciente realizar tarefas significativas (separar a correspondência, arrumar as gavetas de sua escrivaninha etc.).
   f. Estenda o ambiente do paciente além dos limites do seu quarto.
   g. Aumente os contatos sociais do paciente.
6. Estimule o paciente a vestir suas próprias roupas — aumenta a auto-estima e a dignidade e evita o comportamento regressivo.

Treinamento do Intestino

Objetivos:

1. Desenvolver hábitos intestinais regulares.
2. Prevenir a incontinência fecal, os fecalomas e a irregularidade.

Programa de Treinamento Intestinal

1. Estabeleça uma *hora específica e definida* para a evacuação; *a regularidade é necessária para estabelecer assistência reflexa.*
   a. A hora exata depende do esquema do paciente.
   b. As tentativas de evacuação devem ser feitas dentro de 15 minutos antes ou depois dessa mesma hora, diariamente.
   c. Estabeleça a evacuação intestinal após uma refeição regular — utilize a estimulação da peristalse e os reflexos gastrocólico e duodenocólico.
   d. Estimule o reflexo anorretal, se necessário.
      (1) Introduza um supositório de glicerina no reto 15-30 minutos antes da hora marcada para a evacuação.
      (2) Às vezes o paciente poderá evacuar sem nenhum estímulo.
      (3) Se o supositório de glicerina não é eficaz, pode-se tentar um supositório de Bisacodil (Dulcolax).
   e. Faça o paciente adotar uma postura normal para a defecação — um assento de vaso ou comadre aproximam-se mais da posição fisiológica da defecação.
      (1) Instrua o paciente a fazer esforços para baixo e a contrair os músculos abdominais.
      (2) Faça o paciente inclinar-se para a frente para aumentar a pressão intra-abdominal, por compressão contra as coxas.
2. Assegure ingesta líquida de 2-4 l de alimentos ricos em resíduos, diariamente.
   a. Dê 120 ml de suco de ameixa ou de figo na mesma hora, diariamente (i.e., 30 minutos antes do café da manhã) — ajuda a estabelecer a regularidade.
   b. Incentive a ingestão de alimentos ricos em resíduos (vegetais, frutas, saladas) — para prevenir o endurecimento das fezes e para estimular a peristalse.
3. Estimule o paciente a fazer exercícios — a atividade muscular é útil no treinamento do intestino.

ENCAMINHAMENTO PARA A ASSISTÊNCIA DE FOLLOW-UP

Objetivo: manter continuidade de assistência quando o paciente é transferido do ambiente hospitalar para sua casa ou para outra instituição hospitalar.

1. Planeje a assistência domiciliar, tão logo seja possível, após a admissão no hospital.
2. Recolha informação sobre a situação domiciliar (do paciente, da assistente social, da enfermeira da comunidade).
3. Avalie o potencial funcional do paciente; faça planos com isso em mente.
4. Planeje, com o paciente, meios e métodos de lidar com os problemas que possam surgir.
5. Ensine à família tudo o que for possível sobre a condição do paciente, de modo que ela não tema o seu retorno ao lar.
   a. Estimule a família a fazer perguntas
   b. Avalie a atitude da família com relação ao paciente, à sua incapacidade e ao seu retorno ao lar.
6. Envie o formulário de encaminhamento para a agência de saúde da comunidade, para que a enfermeira possa avaliar o ambiente do lar.
   a. Reveja a folha FAD do paciente com a enfermeira da comunidade ou visitadora — para que as enfermeiras comunitárias saibam exatamente que atividades o paciente pode realizar.
   b. Determine que modificações serão necessárias no lar (para cadeira de rodas, para o cuidado pessoal).
   c. Pergunte como o paciente espera ser transportado para as consultas na clínica, terapia especial etc.
7. Mande o encaminhamento para a Divisão Estadual de Reabilitação Vocacional se o paciente necessitar de treinamento educacional ou profissional adicional.
8. Ajude o paciente na transferência para outra instituição de assistência se ele for incapaz de retornar ao ambiente domiciliar.
   Envie a folha FAD com o paciente, para ajudar a orientar a equipe quanto às atividades que o mesmo pode realizar sozinho.

BIBLIOGRAFIA

Livros

American Academy of Orthopaedic Surgeons: Atlas of Orthotics. St. Louis, C. V. Mosby, 1975.

Bender, M., et al.: Teaching the Moderately and Severely Handicapped. Baltimore, University Park Press, 1976.

Bilger, A. J., et al.: Winter's Protective Body Mechanics. New York, Springer Pub. Co., Inc., 1973.

Cobb, A. B.: Medical and Psychological Aspects of Disability. Springfield, Charles C Thomas, 1973.

Colson, J.: Progressive Exercise Therapy. Bristol, John Wright and Sons, Ltd., 1975.

Garrett, J. F. (ed.), et al.: Rehabilitative Practices with the Physically Disabled. New York, Columbia University Press, 1973.

Gilbert, A.: You Can Do It From a Wheelchair. New Rochelle, Arlington House Publishers, 1973.

Hardy, R. E. (ed.), et al.: Severe Disabilities. Springfield, Charles C Thomas, 1974.

Hirschberg, G. G., et al.: Rehabilitation, 2nd ed. Philadelphia, J. B. Lippincott, 1976.

Kenedi, R. M., et al.: Bed Sore Biomechanics. London, Macmillan Press Ltd., 1975.

Krusen, F. H., et al.: Handbook of Physical Medicine and Rehabilitation. Philadelphia, W. B. Saunders, 1971.

May, E. E., et al.: Independent Living for the Handicapped and the Elderly. Boston, Houghton Mifflln, 1974.

Michele, A. A.: Orthotherapy. New York, M. Evans, Inc., 1971.

Nagler, R. W.: Manual for Physical Therapy Technicians. Chicago, Yearbook Medical Pub., Inc., 1974.

Robinault, I. P. (ed.): Functional Aids for the Multiply Handicapped. Hagerstown. Harper and Row, 1973.

Rusk, H. A.: Rehabilitation Medicine. St. Louis, C. V. Mosby, 1977.

Shivers, J. S., et al.: Therapeutic and Adapted Recreational Services. Philadelphia, Lea and Febiger, 1975.

Sister Kenny Institute: Introduction to Bowel and Bladder Care. Minneapolis, Sister Kenny Institute, 1975.

Sorenson, L., et al.: Ambulation Guide for Nurses. Minneapolis, Sister Kenny Institute, 1974.

Stryker, R. R.: Rehabilitative Aspects of Acute and Chronic Nursing Care, 2nd ed. Philadelphia, W. B. Saunders, 1977.

Washburn, K. B.: Physical Medicine and Rehabilitation. Flushing, New York, Medical Examination Publishing Co., Inc., 1976.

Artigos

Berecek, K. H.: Etiology of decubitus ulcers. Nurs. Clin. N. Amer., 10: 157–170, Mar. 1975.

———: Treatment of decubitus ulcers. Nurs Clin. N. Amer., 10: 171–210, Mar. 1975.

Coombs, R. M.: Supporting patients on air: an answer to pressure sores. Nurs. Mirror, 142: 45–46, 29 Jan. 1976.

DiPirro, E.: Surgery: Successful treatment for deep decubiti. R.N. 38: 28–29, Sept. 1975.

Ford, J. R., et al.: Moving a dependent patient safely, comfortably! Part 1, positioning. Nursing '76, 6: 27–36, Jan. 1976.

Gordon, M.: Assessing activity tolerance. Amer. J. Nurs. 76: 72–75, Jan. 1976.

Greene, R.: Ostomy skin barriers for decubitus ulcers. Can. Nurse, 71: 34–35, Feb. 1975.

LaRock, K. L., et al.: What to do for the decubitus patient—post-op. R.N., 38: 31, 36, Sept. 1975.

Lee, L. K., et al.: Collagenase therapy for decubitus ulcers. Geriatrics, 30: 91–93, 97–98, May 1975.

Malament, I. B., et al.: Pressure sores: An operant conditioning approach to prevention. Arch. Phys. Med. Rehabil., 56: 161–164, Apr. 1975.

Paradis, R., et al.: Flotation pad therapy for decubitus ulcers. Arch. Phys. Med. Rehabil., 56: 40–43, Jan. 1975.

Yentzer, M.: Conquering those obstinate decubiti: Foam leg supports. Nursing '75, 5: 25, Mar. 1975

4

Assistência ao
Paciente Cirúrgico

TIPOS DE CIRURGIA

1. *Opcional*

   A cirurgia é completamente programada de acordo com a preferência do paciente; e.g., cirurgia estética.

2. *Eletiva*

   A época apropriada para a cirurgia é determinada segundo a conveniência do paciente; sua não realização de modo algum é catastrófica; e.g., cisto superficial.

3. *Necessária*

A condição requer cirurgia dentro de poucas semanas; e.g., catarata ocular.

4. *Urgente*

O problema cirúrgico requer providências dentro de 24/48 horas; e.g., câncer.

5. *De Emergência*

Requer atenção cirúrgica ímediata, sem retardo; e.g., obstrução intestinal.

REGIÕES E INCISÕES ABDOMINAIS

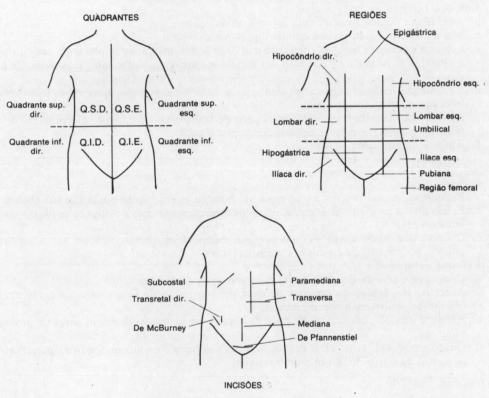

Figura 4-1. Regiões e incisões abdominais.

AVALIAÇÃO INICIAL E PRIMEIRO PREPARO FÍSICO DO PACIENTE CIRÚRGICO

Exame Físico Geral e Determinações Diagnósticas

1. Observe o paciente com relação a lesões da pele, exantemas, escaras de decúbito e outras anormalidades.
2. Incentive-o a conversar, para determinar suas reações e preocupações com relação à hospitalização e à cirurgia a ser realizada.
3. Prepare o paciente para os vários testes diagnósticos, explicando o porquê, como são feitos e como ele poderá contribuir para o sucesso dos testes.
4. Registre suas reações aos testes, assin, como o resultado dos mesmos.

Condições Específicas e seus Efeitos sobre a Cirurgia

A. *Obesidade*

1. Perigo
   a. Aumenta a dificuldade com relação aos aspectos técnicos da cirurgia (e.g., a sutura é difícil devido às secreções gordurosas); a probabilidade de deiscência da ferida é maior.

b. Aumenta a possibilidade de infecção devido à diminuição da resistência.

c. No pós-operatório, torna-se mais difícil virar e ventilar o paciente quando deitado de lado. Este fator pode acarretar hipoventilação, pneumonia e outros problemas pulmonares.

d. Aumenta o trabalho cardíaco, acarretando dificuldade cardiovascular.

e. Aumenta a probabilidade de desordens renais, biliares, hepáticas e endócrinas.

2. Enfoque Terapêutico

Incentive a redução do peso, se o tempo o permitir.

B. *Estado Hidreletrolítico e Nutricional*

1. Perigo

A desidratação e a desnutrição têm efeitos adversos em termos de anestesia geral, choque cirúrgico e recuperação pós-operatória — podem perturbar o equilíbrio hidreletrolítico e levar ao choque.

2. Enfoque Terapêutico

a. Administre fluidos (parenterais) segundo prescrição.

b. Mantenha um registro detalhado da ingestão e excreção.

c. Forneça uma dieta hipercalórica para combater a desnutrição; complemente com proteínas e vitamina C — auxiliam o reparo dos tecidos e funcionam como fator dissuasivo de infecção.

d. Recomende o reparo das cáries dentárias e uma higiene bucal apropriada para prevenir infecção do trato respiratório.

e. Auxilie com administração (e supervisão) de transfusão de sangue, hidrolisados de proteína ou plasma, se houver deficiência de proteínas.

f. Ajude com hiperalimentação.

C. *Envelhecimento*

1. Perigo

a. Reconheça que as reações às agressões têm aparecimento lento e não são tão óbvias.

b. Esteja atenta ao efeito mais cumulativo dos medicamentos nas pessoas mais idosas que nas mais jovens.

c. Observe que medicamentos como morfina, escopolamina e barbitúricos, nas dosagens habituais, podem causar confusão e desorientação.

2. Enfoque Terapêutico

a. Considere o uso de doses menores para conseguir o efeito desejado.

b. Antecipe problemas decorrentes de desordens crônicas de longa duração como anemia, obesidade, diabetes, hipopróteinemia.

c. Ajuste a ingestão nutricional de conformidade com as necessidades maiores de proteína e vitamina.

d. Quando possível, tente criar certos padrões nos pacientes idosos (padrões para dormir e comer, para o uso de álcool e de laxativos).

D. *Presença de Doença*

1. *Cardiovascular*

a. Requer maiores cuidados quando o problema cirúrgico é complicado por um problema cardiovascular.

b. Evite sobrecarregar o organismo do paciente com fluidos (oral, parenteral, sangue) devido à possível insuficiência congestiva e edema pulmonar.

c. Evite a imobilização prolongada, que resulta em estase dos fluidos circulantes.

d. Incentive a mudança de posição mas evite o esforço súbito.

e. Observe a evidência de hipoxia e inicie a terapia.

2. *Diabetes*

a. Saiba que a hipoglicemia decorrente de ingestão inadequada de carboidratos ou superdosagem de insulina implica em ameaça de vida no diabetes não controlado.

b. Reconheça os sinais e sintomas da cetoacidose e da glicosúria (Cap. 12), que podem ser uma ameaça em uma experiência cirúrgica fácil.

c. Tranqüilize o paciente diabético dizendo-lhe que sua doença, quando controlada, não representa risco cirúrgico maior do que para uma pessoa não diabética.

3. *Alcoolismo*

a. Antecipe o problema adicional da desnutrição no paciente alcoólatra pré-cirúrgico.

b. Reconheça que a pessoa intensamente intoxicada fica mais suscetível aos traumatismos e pode sofrer lesões graves sem estar ciente das mesmas.

    c. Prepare-se para fazer lavagem gástrica no paciente intoxicado se a cirurgia não puder ser adiada; este procedimento pode diminuir a probabilidade de vômito e aspiração durante a indução anestésica.

    d. Observe que o risco cirúrgico é maior para o alcoólatra crônico.

    e. Preveja a síndrome de abstinência aguda (delirium tremens).

4. *Doença Pulmonar e do Trato Respiratório Superior*

    a. A cirurgia pode estar contra-indicada no paciente com infecção do trato respiratório superior, já que pode desencadear uma doença mais séria, como pneumonia.

    b. Pacientes com problemas pulmonares crônicos, como enfisema, bronquiectasia etc., devem ser tratados por vários dias antes da operação, com broncodilatadores, medicamentos em aerossóis, drenagem postural e cuidado bucal consciencioso.

5. *Farmacoterapia Simultânea ou Prévia*

    a. Existem riscos quando certos medicamentos são administrados concomitantemente com outros; portanto, é essencial ter conhecimento da terapia medicamentosa anterior. (Exemplo: a interação de algumas drogas com anestésicos pode ocasionar hipotensão arterial e colapso circulatório).

    b. Notifique o anestesista se o paciente estiver recebendo qualquer das seguintes drogas:

        (1) Certos antibióticos* — podem, quando combinados com um relaxante muscular tipo curare, interromper a transmissão nervosa, causando paralisia respiratória e apnéia.

        (2) Os antidepressivos, particularmente os inibidores da monoaminoxidase (MAO), aumentam os efeitos hipotensivos da anestesia.

        (3) As fenotiazinas acentuam a ação hipotensiva dos anestésicos.

        (4) Os diuréticos, particularmente as tiazidas, provocam desequilíbrio eletrolítico e depressão respiratória durante a anestesia.

CONSENTIMENTO NOTIFICADO (Autorização Operatória)

Um *consentimento notificado* (autorização operatória) é um formulário assinado pelo paciente (e testemunhado), dando permissão para a realização do procedimento cirúrgico conforme descrito ao paciente pelo médico; é uma exigência médico-legal.

Antes de assinar uma autorização operatória (consentimento formal), o paciente deve:

1. Receber uma explicação do cirurgião, em termos claros e simples, acerca do que deve ser feito (os desenhos e os meios audiovisuais podem ajudar).
2. Estar ciente dos riscos, das possíveis complicações e deformações e da retirada de certas partes.
3. Ter uma idéia geral do que poderá esperar nos períodos pós-operatórios imediato e tardio.
4. Ter uma idéia geral do período de tempo necessário desde a cirurgia até a recuperação.
5. Ter oportunidade de formular quaisquer perguntas.
6. Assinar um formulário separado para cada operação.

Finalidades

1. Proteger o paciente contra procedimento não autorizado.
2. Proteger o cirurgião e o hospital contra a ação legal de um paciente que alegue ter sofrido um procedimento não autorizado.

Circunstâncias que Requerem uma Autorização

1. Qualquer procedimento cirúrgico onde bisturi, tesoura, sutura, hemostáticas ou eletrocoagulação possam ser utilizados.
2. Para penetração em uma cavidade do corpo — paracentese, broncoscopia, cistoscopia.
3. Para anestesia geral, infiltração local e bloqueio regional — i.e., redução de uma fratura.

Obtenção do Consentimento Notificado

1. A permissão *escrita* é legalmente aceita e mais conveniente.
2. A assinatura é obtida com a completa compreensão do paciente acerca do que ocorrerá; é obtida sem pressão ou coação antes que o mesmo seja sedado.
3. É conveniente uma testemunha — enfermeira, médico ou outra pessoa autorizada.
4. Em casos de emergência, a permissão por telefone ou telegrama é aceitável.

---

*Neomicina, estreptomicina, diidroestreptomicina, polimixina A e B, colistina, viomicina, paromomicina e kanamicina.

5. Para um menor (ou pessoa inconsciente ou irresponsável), a permissão é requerida junto a um membro responsável da família — pai ou tutor legal ou parente.
6. Para um menor casado, a permissão do cônjuge é aceitável.
7. Se o paciente for incapaz de escrever, um "X" a indicar sua assinatura é aceitável, caso haja duas testemunhas corroborando este sinal.

ORIENTAÇÃO PRÉ-OPERATÓRIA DO PACIENTE

A *orientação pré-operatória do paciente* consiste em dar informação ao paciente que será submetido a uma operação; esse tipo de instrução pode ser ministrado numa conversa, numa discussão, pelo uso de meios audiovisuais e pela demonstração. Destina-se a ajudar o paciente a compreender o que está prestes a experimentar, para que possa participar inteligentemente numa recuperação mais eficaz da cirurgia e da anestesia.

Valor para o Paciente

1. A recuperação é mais rápida.
2. Menor necessidade de medicação para a dor e o desconforto.
3. As complicações são reduzidas.
4. A hospitalização é menor.

Abordagem para a Orientação do Paciente

A. *Obtenha dados básicos e um plano para a maneira de operar.*

1. Determine o que o paciente já sabe. Isso pode ser obtido lendo-se a papeleta do paciente, entrevistando-o e comunicando-se com seu médico, família e outros membros da equipe médica.
2. Planeje essa apresentação ou série de apresentações para um determinado paciente ou para um grupo de pacientes.
3. Encoraje a participação ativa do paciente em seu cuidado e recuperação.
4. As técnicas essenciais devem ser demonstradas e, além disso, deve-se dar oportunidade para que o paciente recapitule a demonstração.
5. Deve-se permitir que o paciente faça perguntas e exprima suas preocupações; deve-se responder a todas as perguntas com sinceridade e em concordância básica com o plano médico de terapia.

B. *Avalie constantemente as necessidades do paciente à medida que a orientação progride.*
1. Comece em seu nível de compreensão e proceda a partir daí.
2. Corrija as informações errôneas — crie oportunidades para o mesmo se expressar.
3. Dê informação geral e esteja alerta para as necessidades do paciente à medida que ocorrer a intercomunicação. Avalie sua capacidade de compreensão, seu interesse e a existência ou falta de curiosidade.
   a. Explique os detalhes do preparo pré-operatório.
   b. Ofereça informação geral acerca de sua cirurgia específica.
   c. Diga-lhe para quando foi programada a cirurgia (se já o souber) e quanto tempo demorará; explique-lhe que depois da mesma será levado para a Sala de Recuperação.
   d. Avise-o que sua família será informada e que saberá onde esperar e quando poderá vê-lo; anote as horas de visita.
   e. Descreva a Sala de Recuperação; fale dos equipamentos que poderão ser usados: drenos, tubos, monitores.
   f. Explique a importância de sua participação para a recuperação pós-operatória. Diga-lhe que você irá demonstrar algumas das atividades que ele terá de realizar no pós-operatório.
   g. Utilize outras pessoas do ambiente: médicos, terapeutas, capelão etc.
   h. Documente em forma de esboço o que foi ensinado e a reação do paciente.

C. *Utilize Meios Audiovisuais, quando disponíveis.*

1. Vídeo-tapes sonoros ou filmes narrados conseguem dar informação básica a um só paciente ou a um grupo deles.
2. Livrinhos e folhetos, quando disponíveis, são valiosos.
3. Demonstre qualquer equipamento que seja específico a determinado paciente. Exemplos:

| Equipamento de drenagem | Bolsa de estomia | Garrafa de soprar/ |
| Grades laterais | Equipamento de monitorização | espirômetro auxiliar |

> ALERTA À ENFERMAGEM: A extensão do ensino pré-operatório do paciente é determinada numa base individual; como determinantes temos o conhecimento prévio do paciente, seu desejo de aprender e vontade de usar esse novo conhecimento, sua condição psico-emocional e física, o tempo disponível e a qualidade do ensino.

Prática Pré-Operatória das Atividades Pós-Operatórias

As atividades que o paciente praticará e realizará no pós-operatório incluem as seguintes:

A. *Respiração Diafragmática.*

Esta é uma forma de respiração na qual a cúpula diafragmática se retifica durante a inspiração, resultando em alargamento do abdome superior quando o ar é impelido para dentro do tórax. Durante a expiração, os músculos abdominais e o diafragma se contraem.

Para o paciente:

1. Adote uma posição na cama semelhante àquela mais provável de ser usada no pós-operatório; (semi-Fowler).
2. Ponha ambas as mãos sobre a parte inferior do gradil costal; feche a mão fracamente e apoie a superfície das unhas contra o tórax (para sentir o movimento torácico).
3. Expire suave e completamente; as costelas se inclinarão para baixo e para dentro, na direção da linha média.
4. Inspire profundamente pela boca e pelo nariz; permita que o abdome suba à medida que os pulmões se enchem de ar.
5. Mantenha a respiração enquanto conta até 5.
6. Expire e expulse *todo* o ar pela boca e nariz.
7. Repita 15 vezes, com um breve descanso após cada grupo de cinco.
8. Pratique isso duas vezes por dia no pré-operatório.

B. *Espirometria com Estímulo.*

Este é um método pelo qual um paciente, no pré-operatório, usa um espirômetro para medir sua respiração profunda (ar inspirado) enquanto exerce seu esforço máximo (ver Cap. 5).
Essa quantidade se transforma no objetivo a ser alcançado o mais cedo possível no pós-operatório.

1. No pós-operatório, o paciente é encorajado a usar o espirômetro de estímulo cerca de 10-12 vezes por hora. (Faz isso sozinho.)
2. A atelectasia e outras complicações pulmonares podem ser prevenidas quando os alvéolos estão permeáveis.
3. Existem espirômetros de estímulo no comércio.

C. *Tosse* — para promover a retirada das secreções do tórax.

1. Entrelace os dedos e ponha as mãos sobre o local da incisão proposta; isso agirá como uma imobilização durante a tosse.
2. Incline-se ligeiramente para a frente ao sentar-se na cama.
3. Respire usando o diafragma, como foi descrito na respiração diafragmática.
4. Inale completamente com a boca ligeiramente aberta.
5. Realize 3 ou 4 "tossidelas" rápidas.
6. A seguir, com a boca aberta, realize uma respiração profunda e dê rapidamente 1 ou 2 tossidas fortes.
7. As secreções devem ser totalmente eliminadas do tórax; a imobilização da incisão reduzirá a dor e evitará que a mesma seja perturbada.

D. *Mudança de Posição* — a circulação é estimulada, a respiração profunda é encorajada e as áreas de pressão são aliviadas quando o paciente é estimulado a mudar da posição de costas para a lateral.

1. O paciente poderá precisar de ajuda para se virar de lado; os travesseiros terão de ser reajustados.
2. Ponha a perna que fica por cima numa posição de maior flexão do que a perna de baixo e, entre as duas, coloque um travesseiro.
3. O paciente é mudado de um lado para a posição de costas, e daí para o outro lado, a cada 2 horas.

E. *Exercícios com as Pernas* — para aumentar a circulação.
  1. Enquanto deitado de costas, encurve o joelho e levante o pé — mantenha-o assim por alguns segundos, estenda a perna e abaixe-a.
  2. Repita esse movimento cerca de 5 vezes com uma perna e a seguir faça-o com a outra perna. A cada 3-5 horas repita 5 vezes esse conjunto.
  3. Quando deitado de lado, exercite as pernas simulando pedalar uma bicicleta.
  4. Enquanto uma perna se exercita, trace um círculo completo com o grande artelho.

PROFILAXIA PRÉ-OPERATÓRIA PARA PREVENIR A TROMBOEMBOLIA VENOSA PÓS-OPERATÓRIA*

A heparina administrada em pequenas doses a todos os pacientes *hemostaticamente competentes* com mais de 40 anos e que serão submetidos a grandes procedimentos eletivos abdominais ou torácicos realizará uma redução de 80 por cento nos êmbolos pulmonares pós-operatórios.

Significado

Isso poderá prevenir 4.000-8.000 mortes pós-operatórias por ano.

Seleção Pré-Operatória

  1. Não administrar aspirina nem outras drogas que impeçam a agregação das plaquetas por 5 dias antes de uma operação.
  2. Não administrar terapêutica cumarínica por ocasião da operação.
  3. O hematócrito, o tempo de protrombina, o tempo de tromboplastina parcial e a contagem de plaquetas devem estar dentro da variação normal antes da operação.

Dose e Duração da Profilaxia

  1. Administre 5.000 unidades USP de heparina (s.c.) 2 horas antes da operação.
  2. Repita essa dose a cada 12 horas, até a alta hospitalar.

Limitações e Contra-Indicações

  1. De valor limitado em:
     a. Reparo de fratura do fêmur   c. Prostatectomia aberta
     b. Reconstituição articular do quadril e do joelho
  2. Não recomendada para operações:
     No olho   Com anestesia raquiana
     No cérebro
  3. *Este esquema é ineficaz nos pacientes com um processo trombótico ativo.*

Monitorização da Terapia Heparínica

  1. Não é necessário nenhum teste laboratorial (tempo de coagulação do sangue total, tempo de tromboplastina parcial, tempo de trombina, ensaio de antitrombina III) durante a terapêutica para determinar a dose de medicamento nem para prevenir hemorragia.
  2. Com este esquema, poderá haver um *ligeiro aumento nos pequenos hematomas das feridas.* Relate isso imediatamente.
  3. Este esquema é mantido de acordo com a vontade do médico.

PREPARO DE ÁREAS OPERATÓRIAS ESPECÍFICAS

Cirurgia craniana   Obter instruções específicas do cirurgião com relação à área a ser raspada.

Outras Cirurgias   Ver figuras (págs. 88-89).

ORIENTAÇÕES: Preparo da Pele do Paciente para a Cirurgia

Finalidade

Limpar e reduzir o número de organismos na pele do paciente de modo a eliminar, na medida do possível, a transferência de tais organismos para o local da incisão.

---

*Conselho sobre Trombose da American Heart Association: Special Report — Prevention of Venous Thromboembolism in Surgical Patients by Low-dose Heparine. Circulation, Vol. 55, n.º 2, fev. 1977.

ALERTA À ENFERMAGEM: A menos que contra-indicado, pode ser desejável, para pacientes que não constituem casos de emergência, o banho com sabão antisséptico durante vários dias antes da cirurgia.

Ênfase Fisiofarmacológica

1. Por natureza, a pele humana abriga uma flora bacteriana transitória e residente, sendo alguns desses organismos patogênicos.
2. A pele não pode ser esterilizada sem destruição de suas células.
3. A fricção acentua a ação dos antissépticos detergentes.
4. Nenhum antisséptico existente produz desinfecção instantânea da pele.

Material

Bandeja descartável com equipamentos essenciais, ou uma bandeja contendo:

Duas vasilhas para detergente-germicida	Seis ou oito compressas de gaze de 10 × 10 cm
Uma bacia de emese	Barbeador e lâminas
Dois aplicadores	Tesoura para aparar pêlos longos, se necessário

Procedimento

Fase Preparatória

1. Explique ao paciente o propósito da atividade.
2. Instrua-o para assumir uma posição confortável e satisfatória ao necessário preparo da pele.
3. Cubra-o com uma toalha de banho, proteja a roupa de cama e exponha a área a ser raspada.

Ação de Enfermagem	*Justificativa*
Fase de Execução	
1. Aplique o detergente-germicida morno com tampões de gaze e limpe a área com uma fricção leve; comece pelo local da incisão e, com um movimento circular, trabalhe afastando-se do centro.	1. Oleosidade, sujeira e organismos são removidos da superfície da pele. Trabalhar afastando-se do local da incisão evita que a área limpa seja recontaminada.
2. Corte os pêlos longos com tesoura.	2. Mais fácil e rápido do que com o barbeador.
3. Dedique atenção especial às áreas onde existem pregas cutâneas, por exemplo, axila, região pubiana, umbigo. Estique a pele. Utilize aplicadores com ponta de algodão onde for necessário.	3. Um grande número de organismos abriga-se nas pregas cutâneas, requerendo um esforço adicional para sua remoção.
4. Se a área operatória incluir áreas com calosidades ou unhas, utilize uma escova.	4. Facilita a limpeza das áreas de difícil acesso.
5. Com a mão livre, aplique uma tração suave em direção oposta; com a outra mão corte o pêlo ensaboado com movimentos regulares e firmes.	5. A tração propicia uma superfície mais lisa e permite que os pêlos assumam uma posição mais ereta, o que facilita o corte.
6. Utilize um barbeador descartável ou esterilizado e uma lâmina afiada e nova.	6. Evita o risco de hepatite infecciosa causada por barbeador contaminado.
7. Em áreas glabras ou sensíveis, ensaboe suavemente com detergente e lave completamente com solução salina ou água estéril.	7. Previne o traumatismo adicional.
8. Evite machucar a pele; relate qualquer abrasão cutânea.	8. Uma abertura na pele aumenta o risco de infecção.
9. Esfregue a pele após a raspagem; enxágüe cuidadosamente e seque com uma esponja.	9. Previne irritação e rachaduras.

Fase Subseqüente

1. Remova todo o equipamento e desfaça-se dos materiais descartáveis, de acordo com as normas do hospital.
2. Previna o paciente da necessidade de manter limpa a área preparada para a cirurgia; encarregue-se de seu conforto.

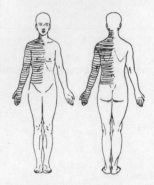

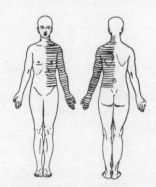

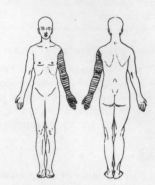

Preparo para ombro. Limpe desde a ponta dos dedos até a linha de implantação dos cabelos, da linha média do tórax até a linha média da coluna do lado a ser operado, indo até a crista ilíaca, incluindo a axila.

Preparo para braço. Limpe desde a ponta dos dedos até a linha cervical (linha dos cabelos), no lado operatório; da linha média do tórax até a linha média da coluna do lado operatório, indo desde a axila até a crista ilíaca. Corte e limpe as unhas. Use escova para a mão e unhas.

Preparo para mão. Limpe desde as pontas dos dedos até o ombro. Corte e limpe as unhas. Use escova para a mão e unhas.

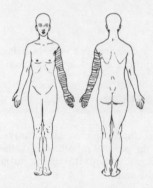

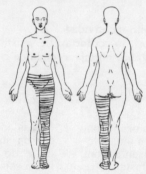

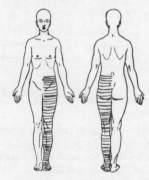

Preparo para antebraço e cotovelo. Limpe desde as pontas digitais até o ombro, incluindo a axila. Corte e limpe as unhas. Use escova para a mão e unhas.

Preparo para ligadura da safena. Limpe desde o umbigo até os artelhos no lado indicado, ou em ambas as pernas. Inclua o púbis e a área perineal. Prepare toda a perna posteriormente.

Preparo para coxa. Limpe desde os artelhos até 7,5 cm acima do umbigo, indo até a linha média por diante e por trás. Complete a tricotomia pubiana. Limpe e corte as unhas. Use escova no pé e unhas.

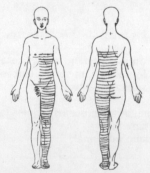

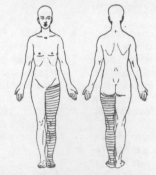

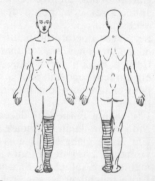

Preparo para quadril. Limpe desde os artelhos até o mamilo, com pelo menos 7,5 cm além da linha média na frente e atrás. Complete a tricotomia pubiana. Limpe e apare as unhas. Use escova para o pé e unhas. Fraturas do quadril — todos os preparos feitos na sala de operações.

Preparo para joelho e perna. Limpe toda a extremidade inferior, desde os artelhos até a virilha. Limpe e apare as unhas. Use escova para pé e unhas.

Preparo para tornozelo e pé. Limpe toda a perna, desde os artelhos até 7,5 cm acima do joelho. Limpe e apare as unhas. Use escova para pé e unhas.

Figura 4-2. Preparo pré-operatório do paciente.

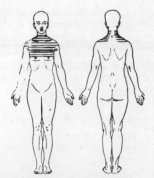

Preparo para tireóide. Limpe desde a linha do queixo até os mamilos, incluindo a região axilar. Prolongue até atrás, no pescoço e nos ombros, conforme desenho.

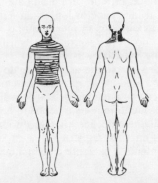

Preparo para paratireóide (como para esternotomia). Limpe desde a linha do queixo até o umbigo, de ombro a ombro, pela frente. Prolongue para trás, no pescoço e parte superior dos ombros, conforme o desenho. Prepare lateralmente para tubos de tórax, se for prescrito.

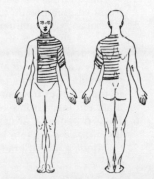

Preparo para toracotomia. Limpe desde a linha do queixo até a crista ilíaca, desde o mamilo do lado não afetado até pelo menos 5 cm além da linha média nas costas. Inclua a axila e o braço até o cotovelo.

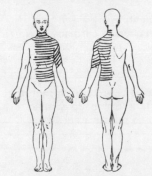

Preparo para mastectomia. Limpe desde a parte superior do pescoço até a crista ilíaca, desde a linha mamilar do lado não afetado até a linha média das costas (lado afetado). Prepare a axila e o braço até o cotovelo do lado afetado.

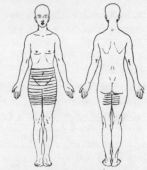

Preparo para o baixo abdome (como para hérnia, ligadura da veia femoral, embolectomia femoral). Limpe desde 5 cm acima do umbigo até a parte média da coxa, incluindo a área pubiana. Ligadura da femoral — limpe até a linha média da coxa posteriormente. Hérnia e embolectomia — limpe até a reborda costal e inferiormente até o joelho, conforme prescrito.

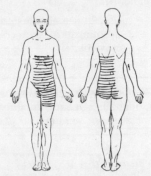

Preparo do flanco (como para procedimentos renais, adrenalectomia, simpatectomia). Limpe desde a linha mamilar até o púbis e 7,5 cm além da linha média nas costas. Limpe a área pubiana. Limpe a parte superior da coxa do lado afetado.

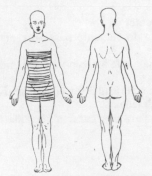

Preparo abdominal. Limpe desde 7,5 cm acima da linha mamilar até a parte superior das coxas, incluindo o púbis.

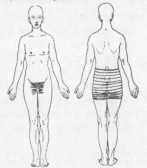

Preparo perineal (como para a hemorroidectomia, fístula anal). Limpe o púbis, o períneo e a área perineal. Limpe desde a cintura, nas costas, até pelo menos 7,5 cm abaixo da virilha.

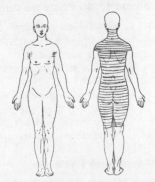

Preparo para a coluna. Limpe inteiramente as costas, incluindo ombros e pescoço, até a linha dos cabelos e abaixo, até os joelhos, de ambos os lados, incluindo as axilas.

PREPARO PRÉ-OPERATÓRIO IMEDIATO DO PACIENTE

Assistência Física e Psicológica ao Paciente

1. Forneça ao paciente uma bata curta, que será usada até a sala de operações.
2. Remova grampos de cabelo; trance cabelos longos da mulher; cubra o cabelo com um gorro.
3. Remova chapas ou dentaduras postiças (a menos que o anestesista solicite que sejam deixadas para reduzir a obstrução do trato respiratório); verifique a existência, na boca, de materiais estranhos, como goma de mascar.
4. Remova as jóias, identifique-as e coloque-as no cofre do hospital; se a aliança não puder ser removida, envolva-a com uma atadura de gaze fixada em torno do pulso.
5. Remova lentes de contato; peça ao paciente que as deposite em um recipiente adequadamente marcado (esquerda e direita), identifique-as e deposite no cofre do hospital.
6. Faça o paciente urinar imediatamente antes de se dirigir para a sala de operações; meça a quantidade e anote a hora da micção; registre.
7. Continue a apoiar emocionalmente o paciente e corrija qualquer concepção errônea que possa ter.

Medicação Pré-Anestésica

(prescrita para satisfazer as necessidades individuais)

Finalidades

1. Facilitar a administração de qualquer anestésico e relaxar o paciente.
2. Minimizar as secreções do trato respiratório, as alterações na freqüência cardíaca e reduzir a ansiedade.

ALERTA À ENFERMAGEM: Administre a medicação pré-anestésica na hora precisa em que for solicitada. Quando administrada muito cedo, sua potência máxima já terá terminado quando for necessária; se administrada muito tarde, sua ação não terá começado ao iniciar a anestesia.

Medicamentos "Exigíveis"

1. Tenha prontos os medicamentos e administre-os assim que solicitados.
2. Prossiga com as atividades preparatórias restantes.
3. Indique na papeleta ou lista de verificação pré-operatória a hora em que o medicamento foi administrado.

Transporte do Paciente para a Sala de Operações

1. Seja fiel ao princípio de manter o conforto e segurança do paciente.
2. Acompanhe as assistentes da sala de operações até a cabeceira do paciente para apresentações e identificação.
3. Auxilie na transferência do paciente do leito para a maca (a menos que a cama vá até o andar da S.O.)
4. Complete a papeleta e a lista de verificação pré-operatória; inclua os resultados laboratoriais e as radiografias que possam tornar-se necessários na sala de operações.
5. Reconheça a importância de coordenar um trabalho de grupo para assegurar a chegada do paciente na sala de operações na hora apropriada.

A Família do Paciente

1. Conduza a família do paciente à sala de espera.
2. Informe-a que o cirurgião provavelmente passará por esta sala imediatamente após a cirurgia para inteirá-la sobre a operação.
3. Comunique aos parentes que um longo período de espera não implica no fato de o paciente estar na sala de operações todo o tempo; a preparação e indução anestésica tomam tempo e, após a cirurgia, o paciente será conduzido à sala de recuperação.
4. Informe ainda sobre o que deverão esperar quando virem o paciente após a cirurgia — sondas, equipamento de monitorização, transfusão sangüínea, aspiração e oxigênio.

ASSISTÊNCIA PÓS-OPERATÓRIA IMEDIATA

Objetivo

Auxiliar o paciente a recuperar-se da cirurgia e dos efeitos do agente anestésico tão rápida, segura e confortavelmente quanto possível.

ALERTA À ENFERMAGEM: Esta fase de assistência tem como finalidade *reconhecer* a importância dos sinais e *antecipar* e *prevenir* as dificuldades pós-operatórias.

Observe cuidadosamente o paciente recuperando-se da anestesia até que:

1. Os sinais vitais estejam estáveis por pelo menos 30 minutos e estejam dentro de *sua* variação normal.
2. O paciente esteja respirando com facilidade.
3. Os reflexos tenham se normalizado.
4. O paciente tenha saído da anestesia, que responda e esteja orientado no tempo e no espaço.

Para o paciente com anestesia regional observe atentamente até

1. Que a sensibilidade tenha sido recuperada.
2. Que os reflexos tenham voltado.
3. Que os sinais vitais estejam estabilizados por pelo menos 30 minutos.

Avaliação de Enfermagem Imediata

Após receber um paciente na Sala de Recuperação, são adotados os seguintes procedimentos:

1. Avalie o estado respiratório do paciente e observe a cor de sua pele.
2. Verifique a identidade do paciente, o procedimento operatório e o cirurgião que realizou a intervenção.
3. Peça um resumo dos problemas encontrados na sala de operações e dos que podem surgir no período de recuperação.
4. Determine os sinais vitais e estabeleça com o anestesiologista um acordo quanto ao seu significado.
5. Examine a área operatória e a presença de secreções nos curativos.
6. Faça as verificações de segurança para certificar-se se as grades laterais acolchoadas estão no lugar e se as contenções estão corretamente aplicadas para as infusoes, transfusões etc.

Conduta da Enfermagem

A. *Assegurar a Manutenção de uma Via Aérea Permeável*

1. Coloque o paciente em posição lateral com o pescoço estendido — este procedimento permite uma ótima expansão dos pulmões.
2. Deixe a cânula de ventilação de metal, borracha ou plástico no local até que o paciente desperte e tente expeli-la.
   a. A cânula de ventilação mantém aberta a passagem e impede que a língua se retraia e obstrua as vias aéreas.
   b. Deixar a cânula de ventilação no local após o retorno do reflexo faríngeo pode levar o paciente a ter náuseas e vomitar.

NOTA: Muitos paciente seriamente doentes retornam da sala de operações com uma sonda traqueal; esta pode ser deixada no local por horas ou dias e requer um cuidado especial.

3. O paciente, quando parcialmente acordado por ocasião da remoção da cânula de ventilação, pode apresentar sinais de náuseas ou vômito; coloque-o em posição lateral, com a parte superior do braço apoiada em um travesseiro.
   a. Essa manobra promoverá a expansão do tórax.
   b. Vire o paciente a cada 1 ou 2 horas para facilitar a respiração e a ventilação.
4. Aspire as secreções excessivas quando puder ouvi-las na nasofaringe e orofaringe.
   a. Utilizando um tubo conector em Y com cateter, ligue o aparelho de aspiração, introduza o cateter na faringe (15-20 cm) e feche com o dedo a saída do tubo em Y para ativar a aspiração; retire devagar, à medida que o cateter for sendo girado.

b. A aspiração intratraqueal pode ser necessária se as secreções estiverem na parte inferior da árvore traqueobrônquica.

5. Incentive o paciente a respirar profundamente para ventilar os pulmões e prevenir a pneumonia hipostática; use recipiente de sopro ou espirômetro de estímulo para facilitar esta função (Fig. 4-3).

6. Administre oxigênio umidificado, se necessário.

a. Calor e umidade são normalmente perdidos durante a expiração.

b. Pacientes desidratados podem necessitar de oxigênio e umidade, devido à maior incidência de passagens respiratórias irritadas nesses pacientes.

c. As secreções devem ser mantidas fluidas para facilitar a remoção.

7. Empregue ventilação mecânica para manter uma boa ventilação pulmonar, se necessário (ver Cap. 5).

B. *Avalie o Estado do Sistema Circulatório*

1. Examine os sinais vitais (pressão arterial, pulso e respiração) freqüentemente, conforme a condição clínica indicar, até que o paciente esteja compensado. A partir de então, verifique a cada 4 horas.

a. Esteja a par da pressão arterial pré-operatória do paciente, a fim de poder fazer comparações significativas.

b. Relate imediatamente uma queda na pressão sistólica.

c. Variações na pressão arterial ou arritmias cardíacas devem ser relatadas.

d. Respirações acima de 30 devem ser relatadas.

2. Reconheça a variedade de fatores que podem alterar o volume sangüíneo circulante.

a. Reações à anestesia e medicamentos.

b. Perda de sangue e manipulação de um órgão durante a cirurgia.

c. Movimentar o paciente de uma posição na mesa de operações para outra na maca.

3. Verifique de hora em hora a temperatura, para evitar a hipertermia maligna (mais significativa na pediatria).

Temperaturas acima de 37,7°C ou abaixo de 36,1°C devem ser relatadas.

4. Conheça os sintomas precoces de choque ou hemorragia.

a. Pulso rápido e fraco e queda na pressão arterial podem indicar hemorragia, acarretando um decréscimo no volume sangüíneo.

b. Inicie terapia com oxigênio para aumentar sua disponibilidade no sangue circulante.

c. Coloque o paciente em posição de choque com os pés elevados (a menos que contra-indicado).

d. Ver pág. 140 para considerações mais detalhadas sobre choque.

C. *Promova o Conforto e Mantenha a Segurança*

1. Forneça um ambiente terapêutico, com temperatura e umidade apropriadas; remova cobertores desnecessários que poderiam causar perda de fluidos corporais através do excesso de perspiração.

2. Coloque grades laterais em posição protetora até que o paciente esteja completamente acordado.

3. Proteja a extremidade na qual os líquidos intravenosos estão sendo administrados, de modo que a agulha não se desloque acidentalmente.

4. Vire o paciente freqüentemente e mantenha um bom alinhamento do corpo.

5. Evite dano aos nervos e distensão muscular, apoiando e acolchoando convenientemente as áreas de pressão.

D. *Prossiga na Vigilância Constante ao Paciente até que este se Recupere Completamente da Anestesia*

1. Lembre-se de que o paciente não pode se queixar de lesões como a picada de um alfinete de segurança aberto, um grampo exercendo pressão ou a queimadura de uma bolsa de água quente.

2. Examine os curativos com relação a secreções ou sangramento inesperados.

3. Verifique se os curativos não estão muito apertados.

4. Observe os drenos e cateteres com relação a conexão e permeabilidade.

5. Observe o funcionamento apropriado dos dispositivos de monitorização e aspiração, equipamento de terapia com oxigênio etc.

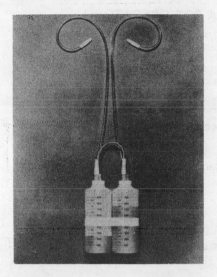

Figura 4-3. Os frascos para soprar são dispositivos baratos e não mecânicos para estimulação respiratória. Possibilitam o exercício de expiração forçada mais comumente usado e eficaz. A água nos frascos fornece resistência, dá ao paciente o benefício da expiração prolongada e ajuda a exercitar os músculos relativamente pouco usados do abdome — todos vitais na promoção de ventilação máxima para o paciente. (Chesebrough-Pond's Inc.)

COMO USAR OS FRASCOS PARA SOPRAR

1. Retire o conteúdo do pacote. Encha uma garrafa com água. Retire o tablete corante do invólucro de folha e coloque-o na garrafa cheia de água.

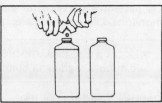

2. Introduza os tubos rígidos dos tampões dentro de cada garrafa e aparafuse-os com firmeza nas garrafas.

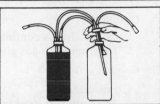

3. Una as duas garrafas com correia elástica.

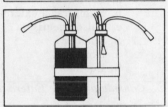

4. O paciente sopra no bocal da garrafa cheia de água para transferir a água para dentro da segunda garrafa. O processo pode ser invertido assoprando no tubo conectado com a segunda garrafa e pode ser repetido à vontade.

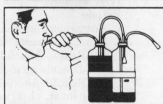

6. Observe o paciente para distensão vesical (ver Fig. 9-9).
7. Examine a pele e o tecido em torno das agulhas intravenosas para detectar o início de uma infiltração.
8. Avalie periodicamente o estado de orientação do paciente — como responde ao ser chamado pelo nome ou se faz movimentos simples quando recebe uma ordem.
9. Determine o retorno do controle motor após a raquianestesia — indicado pela maneira como o paciente responde a uma picadinha de alfinete ou a um pedido para movimentar um membro.

E. *Reconheça os Fatores de Stress que Podem Afetar o Paciente na Sala de Recuperação e Tente Minimizar esses Fatores*

1. Saiba que o sentido da audição volta mais rapidamente do que os demais quando o paciente emerge da anestesia.
2. Evite dizer algo na presença do paciente que possa perturbá-lo; ele pode parecer estar dormindo e ainda assim ouvir o que for dito.
3. Explique os procedimentos e as atividades de acordo com seu nível de compreensão.
4. Minimize sua exposição ao tratamento de emergência dos pacientes contíguos, fechando as cortinas, abaixando a voz e diminuindo a intensidade do barulho.
5. Trate-o como uma pessoa que necessita de tanta atenção quanto o equipamento e os aparelhos de monitorização.
6. Respeite sua sensação de privação sensorial e de simultâneo bombardeio por estímulos sensoriais; faça todas as ajustagens necessárias para minimizar esse problema.
7. Envide todos os esforços para demonstrar interesse e compreensão por este paciente — antecipe-se às suas necessidades e sentimentos.

MONITORIZAÇÃO HEMODINÂMICA BÁSICA PÓS-OPERATÓRIA

Os pacientes gravemente enfermos ou o paciente pós-operatório traumático podem requerer uma monitorização que utiliza técnicas invasivas.

ALERTA À ENFERMAGEM: O sistema de monitorização eletrônica mais sofisticado não consegue substituir a vigilância clínica conscienciosa.

Cateter Arterial (cânula) — a artéria radial é o local mais comum.

A. *Finalidade*

1. Obter leituras contínuas da pressão arterial   3. Medição do débito cardíaco
2. Determinação dos gases sangüíneos

B. *Complicações*

1. Principais
   a. Obstrução local com isquemia distal   d. Equimose extensa
   b. Hemorragia externa   e. Dissecção
   c. Falso aneurisma
2. Secundárias
   a. Dor   c. Perda temporária de pulso
   b. Equimose   d. Infecção

C. *Considerações de Enfermagem Especiais*

1. *Teste de Allen* — este é feito para avaliar a circulação cubital-palmar. (Ver também Cap. 7.) Método:
   a. Comprima a artéria radial no pulso.
   b. Simultaneamente, faça o paciente abrir e fechar a mão algumas vezes.
      Reação Normal — observa-se uma ligeira isquemia transitória; esta desaparece rapidamente quando a mão é mantida em repouso e a compressão é mantida.
      Reação Anormal — a artéria cubital é incapaz de proporcionar uma boa circulação palmar, observando-se sinais de isquemia persistente.

NOTA: Durante a parte final do teste os dedos não devem ficar em hiperextensão, pois isso poderia resultar numa reação falso-positiva.

2. É obrigatória a técnica asséptica.
3. Um menor tamanho do cateter com relação à artéria provavelmente está associado a um menor risco de formação de trombos.
4. A irrigação intermitente com volume alto dos cateteres da artéria radial pode resultar em embolização distal e até mesmo proximal.
5. A retirada da cânula deve ser seguida por compressão do local de punção por 5-10 minutos.

Cateteres Venosos Centrais e da Artéria Pulmonar

A. *Definições*
1. A *Pressão Venosa Central (PVC)* é obtida através de um cateter introduzido na veia cava superior; reflete a pressão auricular direita (ver Orientações: *PVC*, Cap. 7).
2. *Pressão da Artéria Pulmonar (AP) e Pressão Encunhada dos Capilares Pulmonares (PECP)*
   a. O cateter de Swan Ganz é posicionado na artéria pulmonar para medir a pressão da artéria pulmonar.
   b. Quando o balão é inflado, com o cateter penetrando até uma posição encunhada, a pressão transmitida mede as alterações de pressão na aurícula esquerda. (Na ausência de doença cardíaca valvular, essa PECP reflete também a pressão ventricular de enchimento diastólico terminal.)

B. *Indicações para os Cateteres da Artéria Pulmonar*

A PAP indica a eficácia com a qual o ventrículo direito está enfrentando o retorno venoso apresentado ao lado direito do coração no momento da medição.
1. Aumento da resistência vascular pulmonar — doença pulmonar obstrutiva crônica (DPOC)
2. Doença arterial coronária que requer um esquema complicado de fluidos endovenosos

---

*Adaptado de Horowitz e Luterman: Postoperative monitoring following critical trauma. Heart and Lung, 4:269, mar-abr. 1975.

3. Cirurgia e traumatismos cardíacos
4. Diminuição da função ventricular esquerda secundária à anoxia, acidose ou distúrbio eletrolítico
5. Cirrose descompensada, pancreatite grave, peritonite generalizada e politraumatismos graves
6. Transfusões maciças
7. PVC alta na presença de perfusão inadequada dos tecidos periféricos

C. *Complicações Associadas a Cateteres Venosos Centrais e da Artéria Pulmonar.*

1. Cateteres da PVC
   a. Infecção, perda do cateter, complicações tromboembólicas
   b. Complicações específicas ao local de introdução
   c. Embolia gasosa
   d. Perfuração do ventrículo direito
2. Cateter da AP
   a. Perfuração da artéria pulmonar
   b. Lesões pulmonares isquêmicas
   c. Torção do cateter e formação de nó dentro do coração
   d. Murmúrios cardíacos

D. *Orientações para o Uso Seguro do Cateter da PVC.* (Ver Orientações: *PVC*, Cap. 7.)

1. Evite a canulação venosa na perna em todos os pacientes, exceto nos bebês.
2. Realize um preparo cirúrgico da pele para todas as canulações, quer sejam percutâneas ou por incisão direta.
3. Certifique-se de que existe um bom encaixe adaptador-cateter antes da introdução.
4. Abaixe a cabeça do paciente ao introduzir cateteres na subclávia ou na jugular, para evitar embolia gasosa.
5. Quando não se consegue a punção da subclávia, peça uma radiografia do tórax antes de tentar a punção no outro lado.
6. Use somente cateteres radiopacos.
7. Deve-se usar infusões contínuas de heparina diluída para manter a permeabilidade em todas as cânulas endovenosas de monitorização.
8. Quando o cateter não avançar com facilidade através da agulha, remova a agulha e o cateter simultaneamente. Nunca tente retirar o cateter através da agulha.
9. Remova o cateter quando existir febre inexplicável ou inflamação local, ou o mais cedo possível, quando o cateter deixou de contribuir no cuidado do paciente.
10. Realize cultura da extremidade distal do cateter.

GUIA DE REGISTRO DA SALA DE RECUPERAÇÃO PÓS-ANESTESIA*

Muitos hospitais usam um sistema de registro para determinar o estado geral do paciente e verificar se está apto para deixar a Sala de Recuperação. À medida que o paciente evolui no período de recuperação, seus sinais clínicos são observados e avaliados por meio de um guia de registro objetivo.

Objetivo:

Fornecer ao pessoal da sala de recuperação um guia para a condição do paciente após a cirurgia e anestesia. Este sistema de avaliação constitui uma modificação do registro Apgar.

Sinais Físicos e Critérios para sua Avaliação

1. ATIVIDADE

   A atividade muscular é avaliada observando-se a capacidade do paciente em mover suas extremidades espontaneamente ou quando solicitado.
   Grau: 2 — capaz de mover todas as extremidades
        1 — capaz de mover 2 extremidades
        0 — incapaz de mover qualquer extremidade

2. RESPIRAÇÃO

   Eficácia respiratória avaliada numa forma que permita uma determinação precisa e objetiva, sem testes físicos complicados.

---

*Margaret Furay Rozman: Introduction to Recovery Room Nursing, Denver, Association of Operating Room Nurses, 1977.

Grau: 2 — capaz de respirar profundamente e de tossir

1 — esforço respiratório limitado (dispnéia ou imobilidade)

0 — ausência de esforço respiratório espontâneo

3. CIRCULAÇÃO

Utilize as alterações na pressão arterial com base nos níveis pré-anestésicos.

Grau: 2 — pressão arterial sistólica entre mais ou menos 20 por cento do nível pré-anestésico (método de Riva-Rocci)

1 — pressão arterial sistólica entre mais ou menos 20 a 50 por cento do nível pré-anestésico

0 — pressão arterial sistólica entre mais ou menos 50 por cento ou mais do nível pré-anestésico

4. NÍVEL DE CONSCIÊNCIA

Determinação do nível de consciência do paciente:

Grau: 2 — alerta total confirmada pela capacidade do paciente em responder perguntas e reconhecer sua localização

1 — desperta quando chamado pelo nome

0 — não consegue responder ao estímulo auditivo

O estímulo físico não deve ser considerado fidedigno, pois até mesmo um paciente descerebrado pode reagir ao mesmo.

5. COR

Este é um sinal objetivo fácil de reconhecer.

Grau: 2 — cor e aspecto da pele normais

1 — qualquer alteração na cor da pele: pálida, escura, manchada, ictérica etc.

0 — cianose franca

Implicação dos Graus

1. O grau do paciente é determinado a intervalos estabelecidos, como a cada 15 ou 30 minutos, e anotado na folha de registro oficial (Fig. 4-4).
2. Os pacientes com um grau total inferior a 7 devem permanecer na Sala de Recuperação até melhorarem ou serem transferidos para uma área de tratamento intensivo.
3. Este guia permite uma avaliação mais objetiva do estado físico do paciente na área de recuperação (Fig. 4-4).

O PACIENTE EM TERAPIA ENDOVENOSA

Objetivos

1. Manter ou repor as reservas orgânicas de água, eletrólitos, vitaminas, proteínas, calorias e nitrogênio no paciente que não pode manter uma ingestão oral adequada.
2. Restaurar o equilíbrio ácido-básico.
3. Reabastecer o volume sangüíneo.
4. Propiciar vias para administração de medicamentos.

Assimilação Fisiológica de Soluções Intravenosas

A. *Princípios*

1. As células sangüíneas (eritrócitos etc.) são envolvidas por uma membrana semipermeável.
2. A pressão osmótica é a observada quando um solvente passa, através de uma membrana semipermeável, de concentrações mais fracas para concentrações mais fortes.
3. As características osmóticas das diferentes soluções costumam ser determinadas pelo modo como afetam as hemácias.

B. *Tipos de Fluidos*

1. *Isotônico* — uma solução que externamente tem a mesma pressão osmótica que a encontrada através da membrana semipermeável dentro da célula.
   a. Solução salina normal, a 0,9%
   b. Dextrose a 5% em água

FOLHA DE GRADUAÇÃO DA SALA DE RECUPERAÇÃO PÓS-ANESTÉSICA

Paciente: Smith, Raymond
Quarto: B 1083
Data: 3/7/78

Grau final: 10
Médico: Dr. J. Evans
Enfermeira: Mrs. Peggy Fay R.N.

Sinais físicos / TEMPO	ATIVIDADE Grau	Comentário	RESPIRAÇÃO Grau	Comentário	CIRCULAÇÃO Grau	Comentário	CONSCIÊNCIA Grau	Comentário	COR Grau	Comentário	GRAU TOTAL
Admissão Manhã/Tarde 11:15	1	Anestesia na guiana	1	Dor no tórax e abdome	1		1	Semi-consciente	1		5
½ Hora Manhã/Tarde 11:45	1		1		2		1		1	Ligeira palidez	6
½ Hora Manhã/Tarde											
Alta Manhã/Tarde 12:15	2		2		2		2	Alerta responde verbalmente	2	Cor melhorada	10
GRAU FINAL Manhã/Tarde	2		2		2		2		2		10

Figura 4-4. Folha de graduação da sala de recuperação.

  c. Solução de Ringer com lactato

  d. Isotônica balanceada

 2. *Hipotônico* — uma solução com pressão osmótica menor que a do soro sangüíneo, levando a célula a expandir-se ou dilatar-se.

  Cloreto de sódio a 0,45%

 3. *Hipertônico* — uma solução que tem pressão osmótica maior que a do soro sangüíneo, levando a célula a encolher-se.

  a. Dextrose a 5% em solução salina

  b. Dextrose a 10% em solução salina

  c. Dextrose a 10% em água

  d. Dextrose a 5% em solução salina de meia concentração

  e. Dextrose a 20% em água

C. *Composição dos Fluidos*

 1. Solução salina — fluidos e eletrólitos (Na^+ Cl^-)

 2. Dextrose — fluidos e calorias

 3. Solução de Ringer com lactato — fluidos, eletrólitos (Na^+, K^+, Cl^-, Ca^{++}, Lactato)

 4. Isotônica balanceada — fluidos, eletrólitos, algumas calorias (Na^+, K^+, Mg^{++}, Cl^-, HCO_3 , gliconato)

 5. Fluidos derivados do sangue

  a. Sangue total

   (1) Aproximadamente 45% celular — hemácias, leucócitos, plaquetas

   (2) Aproximadamente 55% de plasma

    (a) 90% de água

    (b) 7% de proteína (albumina, globulina, fibrinogênio)

    (c) 2% de lipídios, vitaminas, carboidratos, sais inorgânicos

   (3) O sangue total é utilizado para repor o sangue perdido numa hemorragia aguda.

  b. Papa de hemácias — hemácias obtidas pela centrifugação do sangue total, do qual foi retirado o plasma.

   As papas de hemácias são utilizadas no tratamento da anemia ou no paciente com risco de sobrecarga circulatória (insuficiência cardíaca congestiva).

  c. Plasma fresco congelado

   (1) Repor o volume sangüíneo no choque

   (2) Corrigir a hipoproteinemia

   (3) Tratar os distúrbios da coagulação (ver também Cap. 7)

 6. Expansores plasmáticos: albumina, dextran, sucedâneos do plasma

  Aumentar o volume sangüíneo circulante

 7. Nutrientes por hiperalimentação parenteral

Avaliação da Enfermagem

A. *Diagnóstico e Necessidades de Terapêutica por Fluidos*

 Conheça os problemas médicos principais e secundários do paciente, conforme indicado pelo médico em sua avaliação diagnóstica, e pela enfermeira, em sua avaliação do paciente.

 1. Pode a doença do paciente afetar seu equilíbrio hídrico?

 2. Que medicamentos ou tratamento está o paciente recebendo que possam afetar os componentes hídricos? Como?

 3. Qual a relação entre sua ingestão e excreção de líquidos?

 4. Está submetido a restrições dietéticas?

 5. Tem uma dieta líquida oral adequada?

 6. Qual o plano médico de tratamento?

B. *Evidências de Desequilíbrio Hídrico no Paciente*

 1. Determine a temperatura — condições febris sugerem perda de fluidos pela transpiração.

 2. O paciente sente sede? Possível desidratação.

 3. Observe características tais como pele seca e quente, lábios rachados — sinais de desidratação.

 4. Examine a elasticidade da pele — levante a pele com suavidade, liberte-a. A pele levantada retorna rapidamente a sua posição normal?

5. Observe a cor e a quantidade da urina — a urina concentrada e escassa indica deficiência de fluidos.
6. Compare o peso atual com o peso na admissão — pode indicar alteração hídrica.

C. *Inspeção do Fluido Prescrito e do Equipamento a Ser Usado para a Infusão*

1. Observe o fluido para qualquer coloração, partículas estranhas, turvação, película — se presentes, não o use.
2. Fluido num frasco plástico:
Comprima suavemente e observe se existe algum vazamento.
3. Fluido num frasco de vidro:
a. Levante o frasco na direção da luz.
b. Gire lentamente o frasco, primeiro na posição vertical, e a seguir na horizontal; inspecione atentamente por algum brilho de luz que poderia indicar uma fenda.
4. Observe o equipo para coloração anormal ou defeito; se identificar algo, consiga um equipamento novo.
5. Siga as instruções para montar o equipamento usando técnica asséptica ao introduzir a ponta da câmara conta-gotas no frasco; lave o equipo com 20-30 ml de fluido do frasco antes de usá-lo.
(Ver Orientações, pág. 106.)

Critérios para Selecionar uma Veia Adequada para a Venopunção

1. Use ramos distais de uma grande veia ao invés de escolher os melhores locais — estes são deixados para as emergências.

> ALERTA À ENFERMAGEM: Escolha inicialmente uma boa veia das mais distais na mão ou braço para a venopunção ou a infusão. Se, com as venopunções subseqüentes, a área apresentar dificuldade para ser penetrada, vá para a parte mais alta do braço. Ao contrário, se a fossa antecubital for usada primeiro e a seguir tornar-se difícil o acesso nessa área, não se poderá usar nenhuma das veias mais distais.

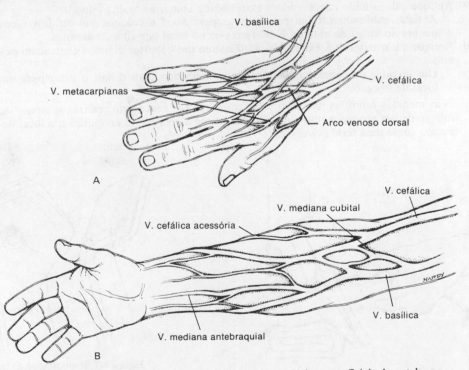

Figura 4-5. *A*. Veias superficiais, face dorsal da mão. *B*. Veias superficiais do antebraço.

2. As veias mais convenientes incluem as seguintes:
   a. Dorso da mão — veia basílica ou cefálica (ver Fig. 4-5A).
      (1) A vantagem desse local está em permitir o movimento do braço.
      (2) Se mais tarde surgir um problema com a veia nesse local, pode-se usar uma outra veia da parte mais alta do braço.
   b. Antebraço — veia basílica ou cefálica (Fig. 4-5B).
   c. Face interna do cotovelo, fossa antecubital — basílica média e cefálica média para uma infusão de duração relativamente curta.
      (1) São grandes e de fácil acesso.
      (2) Observe, entretanto, que esta escolha impossibilita a movimentação do braço.
      (3) Escolha um local abaixo da dobra do cotovelo, para conforto do paciente.
3. Caso contrário, escolha outras veias disponíveis.
   a. Coxa — as grandes veias safena e femoral
   b. Tornozelo — grande safena
   c. Pé — plexo venoso do dorso, arco venoso dorsal, veia marginal mediana.

ALERTA À ENFERMAGEM: Evite as veias da perna se houver grau acentuado de varicosidade em/ou sobre o local proposto para a injeção. Caso contrário, as soluções injetadas poderiam estagnar-se ao longo dos vasos varicosos.

Métodos de Distender uma Veia

1. Exerça pressão manual acima do local de introdução da agulha.
2. Peça ao paciente para fechar periodicamente o punho (se for utilizado o braço).
3. Massageie a área na direção do fluxo venoso.
4. Aplique o manguito do esfigmomanômetro (mantenha a pressão logo abaixo da pressão sistólica).
5. Fixe o tubo dc borracha maleável com uma hemostática.
6. Amarre o tubo de borracha maleável com um nó corrediço.
7. Aplique pequenos golpes, com a mão, no local da veia; isso deve ser feito com suavidade, para não lesar a veia.
8. Faça com que a extremidade fique pendente por alguns minutos.
9. Aplique calor úmido envolvendo a extremidade com uma toalha felpuda.
   Aplique externamente um envoltório impermeável e coloque um ou dois sacos de água quente ao longo da extremidade. Deixe-os no local por 10 a 20 minutos.
10. Aplique calor externo à extremidade utilizando um cobertor elétrico controlado pelo termostato.
    Um secador de cabelos manual pode ser utilizado para dirigir o calor para um possível local de injeção.

NOTA: Se as medidas referidas não surtirem efeito pode ser necessário realizar-se uma "incisão" — trata-se de um procedimento cirúrgico que expõe a veia para venopunção; o local de incisão é tratado como uma ferida cirúrgica.

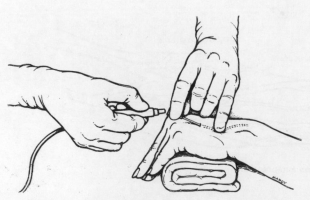

Figura 4-6. Palpação digital do arco venoso dorsal.

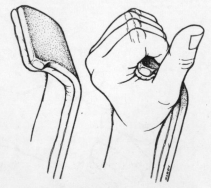

Figura 4-7. Imobilização da mão e do braço durante a infusão.

Estabilização da Extremidade com uma Tala Acolchoada

1. Isso é feito se o paciente está inquieto, desorientado, se for idoso ou uma criança, e se o movimento puder resultar em infiltração nos tecidos ou em flebite.
2. Existem vários tipos de suportes; um suporte deve ser acolchoado.

ALERTA À ENFERMAGEM: Quando se deve imobilizar a mão e o braço, ponha-os na posição funcional normal. *Podem ocorrer contraturas se a mão for imobilizada em posição esticada.*

Para a mão: Dorsiflexão do punho de aproximadamente 20-25 graus.
(Fig. 4-7)   Flexão da articulação metacarpofalangiana de aproximadamente 45-50 graus. Palma ligeiramente fechada com a flexão dos dedos aumentando do indicador até o mínimo.
O polegar deve ficar estendido numa posição relaxada e não flexionado debaixo dos dedos.

---

3. Previna a compressão dos nervos ou dos vasos sangüíneos; verifique o pulso e pergunte ao paciente se a pressão é exagerada.

Limpando a Área da Infusão

1. Use um bom sabão cirúrgico para limpar meticulosamente a área da infusão. Pele suja ou morta, sangue, muco e óleo devem ser removidos, para que a ação do antisséptico não seja dificultada.
2. Enxagüe a área com um chumaço de algodão embebido em álcool.
3. Aplique um antisséptico com base iodada; iodo a 1 ou 2% em água ou em álcool a 70% é eficaz. Após 30 segundos o iodo pode ser retirado com álcool.
   a. Nos pacientes sensíveis ao iodo, pode-se usar iodofórmio. Não retire o iodofórmio, pois proporciona uma liberação contínua de iodo livre, que pode exacerbar a ação germicida.
   b. Quando não se dispõe de preparados iodados, o álcool a 70% constitui uma alternativa, caso aplicado vigorosamente por 1 minuto depois que a área estiver limpa.
4. Espere até que a área esteja seca para introduzir a agulha; tal procedimento visa não levar solução antisséptica para dentro da veia.

ALERTA À ENFERMAGEM: Ao aplicar o antisséptico, esfregue primeiro o local da infusão; a seguir, abrangendo uma área circular cada vez maior, desloque-se para a periferia.

Aplicação de Anestesia Local em Crianças ou Pacientes Anormalmente Sensíveis

1. Levante uma prega de pele, bem acima da veia, injetando 0,5 ml de solução de cloreto de procaína a 1%.
2. Faça penetrar a agulha próximo à parede da veia, de modo que essa área também fique anestesiada.

Material

A. *Agulha ou Cateter*

A infusão pode ser administrada através de uma agulha (rápida) ou através de um cateter (demorada).

1. *Agulha*
   a. *Cânula metálica*, geralmente uma agulha calibre 18, 19 ou 20 com 2,5 a 4 cm de comprimento. Essa agulha endovenosa tradicional, foi, em grande parte, substituída pelo cateter sintético, que se presta melhor para o uso a longo prazo, para a administração I.V. de antibióticos e de outros medicamentos.

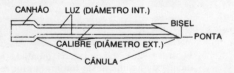

Figura 4-8. Diagrama de uma agulha endovenosa metálica oca. (Abbott Laboratories.)

b. *Agulha "alada" (scalp vein)* — semelhante à cânula metálica; no entanto, o encaixe saliente é substituído por duas asas flexíveis. Os tamanhos variam do calibre 16 ao 23 e o comprimento é de aproximadamente 2 cm. Existem dois tipos:

(1) Pequena extensão de tubo plástico tendo presa permanentemente uma área para injeção, para a administração de medicamentos e/ou fluidos.

(2) Extensão variável de tubo plástico presa ao adaptador Luer — isso acomoda o equipamento de administração.

Vantagens:

(1) O bisel curto reduz o risco de:
  (a) Traumatismo da parede endotelial
  (b) Extravasamento ou hematoma quando a agulha entra na veia
  (c) Infiltração da parede oposta da veia a partir do ponto de punção

(2) As asas plásticas permitem:
  (a) Uma pegada firme ao introduzir a agulha
  (b) Melhor fixação na pele

2. *Cateter* — radiopaco; feito de polivinilcloreto sintético (PVC), de Teflon, ou de Silastic
  a. *Agulha plástica* — o cateter é montado na agulha. Depois de feita a punção, a agulha e a seringa são retiradas, deixando o cateter na veia; o tubo do frasco endovenoso é conectado ao cateter (Fig. 4-9). (Ver Orientações, pág. 108.)
  b. *"Intracath"* — o cateter é introduzido através da agulha. Faz-se a venopunção e a seguir o cateter plástico é introduzido através da agulha para dentro da veia, no comprimento desejado. Existe menos risco de infiltração com este método do que com a agulha metálica; no entanto, devido a outros riscos, *somente um profissional muito experiente pode introduzir um intracateter.* (Ver Orientações. pág. 108.)
  c. *Cateter embutido* requer uma incisão e é útil para manter uma veia aberta no paciente com vasos apagados ou colabados.

B. *Bisel*

Para facilitar a penetração em uma veia com lesão mínima da pele, o bisel deve estar voltado:

1. Para cima — quando penetra na luz de uma vaso que é maior do que a agulha (Fig. 4-10*A*).
2. Para baixo — quando penetra numa veia pequena com uma luz do tamanho aproximado ao da agulha (Fig. 4-10*B*).

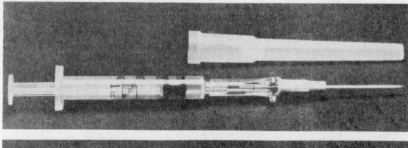

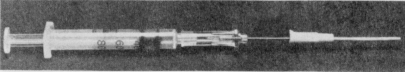

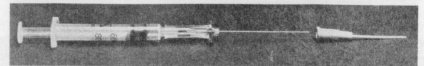

Figura 4-9. *A*. Uma agulha montada num cateter. A bainha protetora da agulha (acima da agulha nesta fotografia) foi removida. *B*. Depois que a agulha e o cateter tiverem sido introduzidos na veia, a agulha e a seringa são retiradas com cuidado, deixando o cateter dentro da veia. *C*. Após a retirada completa da agulha, o tubo da solução endovenosa é conectado ao cateter.

(Lewis, L. W.: Fundamental Skills in Patient Care, J. B. Lippincott, 1976, pág. 356.)

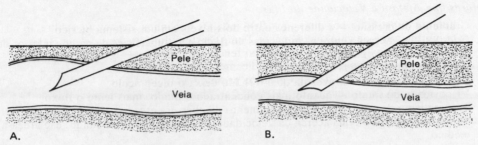

Figura 4-10. Posição da agulha na veia.

Velocidade do Fluxo dos Fluidos na Terapêutica por Infusão

O médico prescreverá a velocidade do fluxo. No entanto, a enfermeira é responsável pela regulação e manutenção da velocidade apropriada. Quando a velocidade não foi prescrita, a enfermeira faz essa determinação.

A. *Fatores Determinantes no Paciente*

1. Área superficial do paciente
   Quanto maior a pessoa maior será a quantidade de fluido necessário e a velocidade de sua utilização.
2. Condição do paciente
   Se o paciente apresenta problemas cardiovasculares ou renais, a velocidade deve ser especificada pelo médico.
3. Idade do paciente
   Administre fluidos mais lentamente no paciente idoso, para prevenir o aumento da pressão venosa.
4. Tolerância às soluções
   Exemplo — Teste a sensibilidade protéica administrando lentamente os hidrolisados protéicos.
5. Composição hídrica para esse paciente específico
   Quando se administram medicamentos por infusão, o efeito desejado muitas vezes depende da velocidade de administração.

Quadro 4-1. *Calibrando os Fluidos I.V.*

Prescrição	Regular (15 gotas/ml) gotas/min	Regular (15 gotas/ml) gotas/¹/₄ min	Microgotejamento (60 gotas/ml) gotas/min	Microgotejamento (60 gotas/ml) gotas/¹/₄ min	Macrogotejamento (10 gotas/ml) gotas/min	Macrogotejamento (10 gotas/ml) gotas/¹/₄ min
40 ml/hora	10	2¹/₄	40	10	7	2
50 ml/hora	12	3	50	12¹/₂	8	2
60 ml/hora	15	4	60	15	10	2¹/₂
80 ml/hora	20	5	80	20	13	3
100 ml/hora	25	6	100	25	16	4
125 ml/hora	30	7¹/₂	125	30	20	5
150 ml/hora	38	9¹/₂	150	38	25	6

Fluidos 24 Horas

ml/24 horas	ml/hora
1.000	40
1.500	60
2.000	80
2.500	100
3.000	125
3.500	145

Fonte: Norcross, M.B.: Amer. J. Nurs., 75:2.003, nov. 1975.

B. *Fatores que Afetam a Velocidade do Fluxo*

1. Gradiente de pressão — a diferença entre dois níveis em um sistema hídrico
2. Fricção — a interação entre as moléculas do fluido e as superfícies da parede interior do tubo
3. Diâmetro e comprimento do tubo
4. Altura da coluna líquida
5. Tamanho da abertura através da qual o fluido deixa o receptáculo
6. Viscosidade do fluido — quanto mais concentrado o fluido, mais lento o fluxo
7. Traumatismo da veia, coágulos, entupimento da abertura etc.
8. Se houver alguma dúvida acerca da velocidade de administração do fluido, esclareça-a com o médico.

C. *Cálculo da Velocidade do Fluxo**

1. As gotas por milímetro variam dependendo dos dispositivos parenterais comerciais. (Verifique as instruções no dispositivo ou calcule observando o número de gotas por minuto.) (Ver também o Quadro 4-1, Calibração dos Fluidos I.V.)
2. Utilize a seguinte fórmula:

$$\text{Gotas/min} = \frac{\text{Volume total infundido} \times \text{gotas/ml}}{\text{Tempo total para infusão em minutos}}$$

Exemplo:

Infundir 1.000 ml de D/A a 5% em 2 horas e meia $\dfrac{1.000 \times 10}{150 \text{ min}} = 60$ gotas/min
(O dispositivo indica 10 gotas em 1 ml.)

NOTA: Existem bons calculadores produzidos pelos fabricantes das soluções parenterais.

ORIENTAÇÕES: Venopunção

Venopunção é a punção de uma veia com uma agulha (aço ou plástico) presa numa seringa.

Finalidade

1. Obter amostras de sangue para análise, prova cruzada
2. Administrar fluidos, sangue, medicamentos
3. Realizar testes que exigem a existência de uma agulha numa veia

Material

Garrote, geralmente um tubo ou uma cinta de borracha, com cerca de 37,5 cm. (O manguito do aparelho de pressão também serve, pois pode ser inflado até os desejados 100 mm Hg.)
Compressas de gaze esterilizada ou chumaços de algodão com antisséptico de base iodada.
Seringa esterilizada: 10 ou 20 ml, dependendo da quantidade de sangue desejada.
Agulha n.º 18 — com as agulhas plásticas, a probabilidade de uma irregularidade é praticamente inexistente. Se houver alguma dúvida, faça deslizar a agulha sobre uma gaze esterilizada — uma irregularidade arrancará fiapos. Uma agulha com irregularidades deve ser descartada.

Procedimento

Ação de Enfermagem	Justificativa
Fase Preparatória	
1. Lave bem as mãos.	
2. Explique o procedimento ao paciente.	2. Muitos pacientes já tiveram experiência com retirada de sangue.
3. Escolha o local:	
Utiliza-se o dorso da mão, o dorso do braço ou a veia antecubital (em ordem de preferência).	
A escolha da veia é determinada pelo tamanho, elasticidade e distância abaixo da pele. (Corte os pêlos, se necessário.)	
A veia deve ser nítida, facilmente observável e palpável; seu calibre deve ser suficiente para permitir a entrada da agulha.	

*Metheny, N.M., e Snively, W.D., Jr.: Nurse's Handbook of Fluid Balance, 2nd ed. Philadelphia, J. B. Lippincott Co., 1974, pág. 119.

4. Observe se existe distensão satisfatória da veia.

5. Decida se vai ou não usar um garrote.

6. Quando usar o garrote, não o aperte demais — o fluxo venoso deve ser bloqueado, porém o fluxo arterial deve continuar (o pulso radial deve continuar palpável).

7. Esfregue a área com antisséptico iodado. Deixe secar.

8. Se a veia é proeminente, não será necessário pedir ao paciente para fechar a mão.

4. Isso é feito pela observação ou pela saliência da veia sobre a pele.

5. Manter a pele esticada sobre a veia em geral torna a mesma bastante proeminente.

6. Um garrote mal aplicado pode causar estase sangüínea e resultar em alterações da química do sangue. É por esse motivo que alguns preferem usar um manguito de pressão com 100 mm Hg.

7. Para reduzir o número de microrganismos

8. O fechamento da mão pode aumentar a concentração de amônia no sangue.

Fase de Execução

1. Introduza a agulha, com o bisel para cima, através da pele, paralela à veia.

2. Se o vaso balança, poderá ser necessário penetrar primeiro a pele num ângulo de 30 graus e a seguir aplicar um segundo golpe paralelo à pele para entrar na veia.

3. Dirija a agulha para dentro da veia; em geral isso implica uma ligeira mudança de direção, para evitar que vá para o outro lado do vaso.

4. Para a coleta de sangue:
Aspire a quantidade desejada de sangue dentro da seringa.

1. Em geral basta um único golpe para penetrar a pele e a veia.

2. Uma introdução satisfatória é evidenciada pelo aparecimento de sangue, que penetra na seringa.

3. Quando usar um garrote, retire-o nesse momento, para prevenir o extravasamento de sangue.

4. O sangue deve fluir facilmente; se for necessário aspirar, acerte a posição da agulha para evitar a hemólise.

Fase Subseqüente

1. Coloque um chumaço de algodão sobre a veia no local da punção e retire a agulha.

2. Injete lentamente a amostra de sangue num frasco apropriado, identifique-o e providencie para que a amostra seja entregue no laboratório respectivo.

1. Instrua o paciente para manter o chumaço de algodão no lugar com uma ligeira pressão por 2-3 minutos. Se o sangramento continuar, aplique uma tira de esparadrapo sobre um novo chumaço de algodão esterilizado.

2. Registre a venopunção e a finalidade da amostra de sangue.

ORIENTAÇÕES: Punção Arterial

Uma *punção arterial* consiste na penetração de uma artéria com a finalidade de colher sangue para a determinação dos gases sangüíneos ou para outros estudos laboratoriais.

Material

Antisséptico iodado
Lidocaína (0,5%) 0,5 ml numa seringa de 1,0 ml
Seringa heparinizada com agulha n.º 25 (punção radial)
Seringa heparinizada com agulha n.º 22 (punção femoral ou braquial)

Procedimento

Ação de Enfermagem	Justificativa
1. Lave as mãos meticulosamente.	1. Para minimizar a possibilidade de infecção.
2. Verifique a cor e a temperatura do braço e os pulsos para a adequação da circulação.	2. Observe especialmente os pulsos braquial, radial e cubital. Se houver alguma dúvida acerca da circulação confira com o médico.
3. Informe o paciente que primeiro será injetado um anestésico local, para que a retirada do sangue cause pouco desconforto.	3. Se a preocupação do paciente não for eliminada, a hiperventilação poderá produzir valores sangüíneos atípicos.
4. Ponha o paciente numa posição confortável.	4. É aceitável tanto a posição sentada numa cadeira como a posição semi-Fowler na cama.

5. Limpe o local da punção; prossiga com o antisséptico iodado.

5. Certifique-se de que a pele está livre de sujeira, de pele mortificada, ou de resíduos que poderiam interferir na ação do anti-séptico.

6. Dorsiflexione o punho do paciente ligeiramente — determine o pulso mais forte.

6. Para determinar melhor o local da punção.

7. Puncione a artéria, penetrando num ângulo de 45 graus sobre a área com pulso mais forte.

7. Segurando a agulha com o bisel para cima, perfure a pele e a artéria, usando a mesma técnica descrita para a punção venosa (pág. 105).

8. Observe o ''jato retrógrado'', mantenha a agulha firme e retire a amostra necessária; retire a agulha.

8. Isso indica penetração na artéria.

9. Aplique pressão constante sobre o local de punção por pelo menos 5 ou 6 minutos.

9. O tempo poderá ser prolongado se houver um problema de coagulação; a pressão é aplicada até que o sangramento pare.

10. Mantenha a seringa e a agulha em posição vertical e retire todo o ar; tampe a agulha com sua cobertura.

10. O ar pode alterar o conteúdo gasoso do sangue.

11. Transporte imediatamente a seringa e a agulha com a amostra de sangue para o laboratório.

11. Se a análise não vai ser feita dentro de 5 minutos, a seringa inteira é colocada em água gelada para preservar a condição do sangue.

ORIENTAÇÕES: Administração de Infusão Intravenosa Utilizando a Fossa Cubital

Procedimento

Ação de Enfermagem

Justificativa

Fase Preparatória

1. Coloque o paciente no leito na posição de semi-Fowler.

   Informe-o sobre o procedimento e sua finalidade.

1. É confortável para o paciente e permite que o braço assuma uma posição fletida confortável.
   Para conseguir sua compreensão e cooperação.

2. Retire o braço do paciente da manga da vestimenta.

2. Para permitir a remoção da parte superior da vestimenta, se necessário, durante a infusão (sem cortar a manga).

3. Aplique (mas não aperte) o garrote sob a extremidade inferior do braço (5 cm acima da articulação).

3. Para imobilizar o braço enquanto a agulha ou cateter estiverem na veia; o procedimento prevenirá a deslocação da agulha e a lesão da veia.

4. Coloque a tala acolchoada sob o braço; fixe o braço à tala com ataduras firmes (veja pág. 100).

4. O acolchoamento prevenirá a constrição dos nervos ou vasos sangüíneos.

5. Ligue os materiais intravenosos; pendure o recipiente de fluido, após verificar no rótulo se se trata da solução apropriada.

5. Os fluidos intravenosos são considerados medicamentos; o rótulo deve ser verificado.

6. Permita que o fluido escoe através do sistema; aperte o clampe; coloque a agulha estéril dentro ou sobre uma superfície estéril até que o braço esteja preparado.

6. Para eliminar bolhas de ar que poderiam causar embolia gasosa no sistema circulatório.

Fase de Execução

1. Aperte o garrote.

   As extremidades do tubo deverão estar afastadas ou voltadas em direção oposta ao local da infusão.

1. Para distender as veias (melhor visualização), impedindo o fluxo sangüíneo retrógrado para o coração.
   Para prevenir contaminação da área da injeção pelas extremidades do tubo.

2. Solicite ao paciente para abrir e fechar a mão.

2. Contraindo os músculos da extremidade inferior do braço, o sangue é forçado no interior das veias, distendendo-as.

Apalpe e procure uma veia adequada para a infusão.

3. Limpe completamente a pele usando um antisséptico (na temperatura ambiente) num chumaço de algodão; aplique fricção com um movimento circular afastando-se do local da injeção.

3. Remover os organismos patogênicos e a gordura da pele que, de outro modo, poderiam penetrar no tecido subcutâneo ou na veia quando a agulha é introduzida. Evite aplicar a solução antisséptica fria, particularmente se o paciente tiver veias muito pequenas; a aplicação fria contrairia os vasos.

4. Utilize o polegar para aplicar tensão no tecido e veia a cerca de 5 cm distais do local da injeção.

4. Para auxiliar na fixação da veia conforme a agulha for introduzida.

5. Sustente a agulha em um ângulo de 45 graus ao longo da parede da veia na direção e próximo ao local pretendido para a injeção; perfure a pele.

5. Este ângulo permite maior facilidade e exatidão na penetração da veia.

6. Diminua o ângulo da agulha até que esteja quase paralela à pele e perto de um dos lados da veia; aplique pressão na mesma direção da punção e penetre na veia.

7. Se ocorrer um refluxo de sangue através da agulha, a veia terá sido perfurada; avance a agulha vagarosamente cerca de 2,5 cm enquanto levanta a veia.

7. Evita que a agulha se desloque e perfure a parede posterior da veia.

8. Desaperte o garrote.

8. Permite que a infusão penetre no sistema circulatório.

9. Solte o clampe do tubo de infusão e relaxe a tensão na pele.

9. Permite o fluxo da solução e evita que o sangue coagule na agulha.

10. Coloque uma compressa de gaze estéril (7,5 × 7,5 cm) sob a agulha (dobre-a se necessário) para fixá-la na posição apropriada.

10. Evita que o orifício da agulha pressione a parede da veia e a perfure.

11. Fixe a agulha em posição usando esparadrapo (Fig. 4-11); fixe uma alça de tubo para prevenir que a agulha se desprenda (Figs. 4-12 e 4-13).

11. A fixação eficiente com esparadrapo permite alguma mobilidade para o paciente e garante um influxo seguro da solução.

12. Regule a velocidade do fluxo da solução.

12. A observação contínua da solução prevenirá sobrecarga do sistema circulatório.

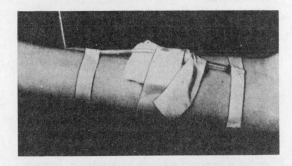

Figura 4-11. Método para firmar agulha e tubo para infusão I.V. ou transfusão de sangue. A agulha é introduzida na veia antecubital, com o braço fixado por uma tala acolchoada. Depois da introdução da agulha, esta é fixada por tiras largas de fita adesiva de 1,3 cm. Uma camada de gaze estéril pode ser utilizada para manter o ângulo de introdução.

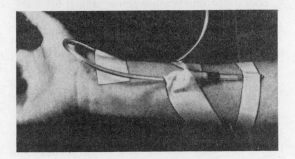

Figura 4-12. Método simples para manter com fita adesiva a agulha e o tubo na veia do antebraço, para prevenir a tração sobre a agulha.

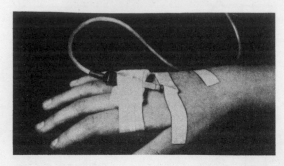

Figura 4-13. Método para fixação do tubo e da agulha com fita adesiva na veia das costas da mão.

(Figuras 4-11, 12, 13: © Johnson and Johnson. Utilizadas com permissão especial de Johnson and Johnson, proprietários dos direitos autorais, não devendo ser reproduzidas, para nenhum propósito, sem a sua permissão.)

Fase Subseqüente

1. Liberte gentilmente o esparadrapo e a fixação próxima ao local de injeção.
2. Coloque uma compressa de gaze estéril sobre a agulha ou cânula onde estes penetram a veia; retire a agulha (ou cânula) e *exerça pressão no local*. Se o sangramento persistir, aplique gaze ou Band-Aid e eleve o membro.
3. Remova as marcas do adesivo com solvente.
4. Registre:
   a. A natureza da terapia e o tempo gasto
   b. O tipo de solução e a velocidade do fluxo
   c. A quantidade total da solução
   d. Quaisquer problemas
   e. A reação do paciente

ORIENTAÇÕES: Infusão Endovenosa por Introdução de Cateter Plástico (Montado em Agulha Metálica)

Material

Conjunto de infusão contendo: (estéril)
Garrote
Compressas de gaze
Chumaços de algodão ou antisséptico iodado
Agulha oca para veia com cateter (Teflon, Silastic ou polivinilcloreto) preso ao canhão rígido

NOTA: É aconselhável a lavagem meticulosa das mãos seguida do uso de luvas esterilizadas.

Procedimento

Conforme descrito na pág. 104 seguido por:

Ação de Enfermagem	*Justificativa*
1. Quando a agulha tiver puncionado a parede venosa, empurre suavemente a agulha mais 1,2 cm.	1. Garantir a entrada do cateter dentro da luz da veia.
2. Mantenha a agulha no local; avance lentamente o canhão do cateter até chegar à posição desejada.	2. Precaução: Depois que o cateter é avançado, não reintroduza a agulha metálica, pois poderia cortar o cateter.
3. Retire lentamente a agulha, mantendo o canhão do cateter no local.	3. Se o cateter não for seguro no local, é possível puxar o cateter para fora da veia.
4. Aplique pressão sobre a veia além do cateter, com o dedo mínimo ou anular (Fig. 4-6).	4. Isso reduzirá o vazamento de sangue enquanto se remove a agulha e se conecta o tubo ao conjunto de infusão.
5. Conecte o tubo de infusão ao canhão do cateter.	
6. Aplique ungüento iodado.	6. Para prevenir infecção.
7. Fixe o cateter após cobrir o local da injeção com um curativo estéril.	7. Para prevenir o movimento do cateter, que poderia irritar a veia e resultar em flebite.
8. Faça uma alça no tubo e fixe ao braço (Fig. 4-13.)	8. Para evitar que qualquer tensão sobre o tubo possa afetar ou mover o cateter na veia.

Subseqüente

1. Inspeção freqüente do local de venopunção.	1. Verificar o bom funcionamento da infusão.

2. Registre os dados relativos à introdução, tamanho e tipo do cateter.

3. Mude o curativo e aplique pomada antisséptica a cada 24 horas.

4. Mude o cateter a cada 24 horas.

2. Isso é feito na papeleta do paciente, assim como num pedaço de esparadrapo colocado perto do local da punção para infusão.

3. Minimizar a possibilidade de infecção.

4. É preferível trocar todo o conjunto a cada 24 horas; quanto mais longo o conjunto endovenoso usado, maior a possibilidade de contaminação pelos microrganismos do ar ou por aqueles introduzidos pela manipulação do equipamento.

ORIENTAÇÕES: *Infusão Endovenosa por Introdução de Cateter Através de Agulha (Intracateter)*

Material

Conjunto de infusão contendo: (estéril)
    Garrote
    Compressas de gaze
    Chumaços de algodão ou antisséptico iodado
    Agulha para veia com cateter plástico que passe através da mesma

NOTA: Recomenda-se a lavagem meticulosa das mãos seguida do uso de luvas esterilizadas.

Procedimento

Conforme descrito na pág. 104, seguido por:

Ação de Enfermagem	*Justificativa*
1. Depois que a agulha tiver puncionado a parede da veia, enfie suavemente o cateter através da agulha até introduzir na veia a extensão desejada de cateter.	1. Garantir a entrada do cateter na veia.
2. Ponha o dedo indicador sobre a veia (com o cateter no local) e retire a agulha.	2. Manter o cateter na posição certa.
3. Aplique pressão no local da punção por alguns segundos.	3. Controlar o sangramento.
4. Faça deslizar o protetor da agulha para recobrir o bisel da mesma.	4. Evitará que a agulha corte o cateter.
5. Uma boa imobilização para a agulha (e de sua junção com o cateter) é feita prendendo-se um abaixador de língua de madeira na agulha e no cateter.	5. Isso evitará o acotovelamento do cateter e a possibilidade de ser cortado ao nível do bisel da agulha.

> ALERTA À ENFERMAGEM: Se a introdução do cateter através da agulha for mal sucedida, retire tanto o cateter quanto a agulha *ao mesmo tempo*. Do contrário, se o cateter é puxado através da agulha, *poderá quebrar-se e penetrar no sistema circulatório*.

Subseqüente

1. A inspeção freqüente do local da venopunção garantirá o bom funcionamento da infusão.

2. Registre a data de introdução, o tamanho e o tipo de cateter.

3. Troque o curativo e aplique pomada antisséptica a cada 24 horas.

4. Troque o cateter a cada 24 horas.

2. Isso é feito na papeleta do paciente e também num pedaço de esparadrapo perto do local da punção.

3. Minimizar a possibilidade de infecção.

4. É preferível trocar todo o conjunto a cada 24 horas; quanto mais longo o cateter em uso, maiores serão as possibilidades de contaminação por microrganismos do ar ou pela manipulação do equipamento.

ORIENTAÇÕES: Uso do Conjunto "Alado" de Infusão (Venopunção) "Butterfly"

Infusão "Alada" consiste na punção de uma veia com uma agulha que possui um par de asas plásticas presas a um canhão achatado (Fig. 4-14).*

Vantagens

1. As asas podem ser dobradas para cima, facilitando a manipulação e o controle da agulha durante a introdução na veia.
2. A ausência de canhão permite que a agulha seja manobrada perto da superfície cutânea.
3. Em geral esse tipo de conjunto comercialmente preparado possui uma agulha mais curta com um bisel curto que reduz a possibilidade de puncionar a parede oposta da veia.
4. Após a introdução da agulha, as asas são soltas; adaptam-se à pele do paciente e fornecem duas superfícies de ancoragem para o esparadrapo. A ausência de canhão reduz a possibilidade de irritação por pressão.

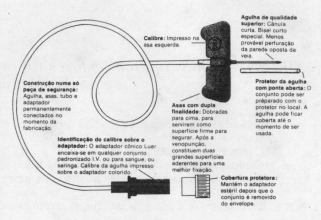

Figura 4-14. Conjunto de infusão alado "Butterfly"

Procedimento

Conforme descrito na pág. 104, seguido por:

Ação de Enfermagem	*Justificativa*
1. Posicione o conjunto de asas de forma que o bisel da agulha fique para cima.	1. Permite uma boa introdução da agulha através da pele e para dentro da veia.
2. Observe o calibre da agulha na asa esquerda.	2. A maioria dos conjuntos é marcada, para um fácil reconhecimento do calibre da agulha.

3. Pince as asas juntas com firmeza entre o polegar e o indicador. A agulha é mantida firme e confortavelmente para a introdução.

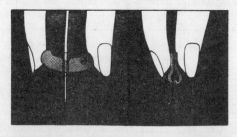

4. Continue com o procedimento habitual, descrito na pág. 105, para introduzir a agulha.

5. Empurre a agulha côm cautela para dentro da veia; simultaneamente, levante ligeiramente as asas — para não perfurar a parede venosa oposta.

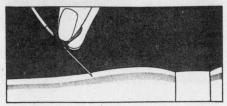

---

*As figuras são cortesia de Abbott Laboratories.

6. Libere o garrote e solte as asas; fixe-as na pele do paciente e deixe o fluido correr temporariamente.

Isso servirá para ancorar a agulha na veia e permitirá verificar o fluxo do fluido.

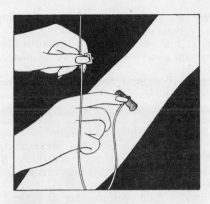

7. Aplique esparadrapo paralelamente de cada lado. Faça uma alça protetora e prenda-a ao braço com esparadrapo — para manter a agulha em posição.

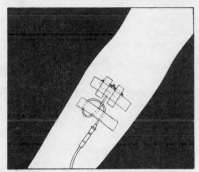

ORIENTAÇÕES: Formando um "Piggyback" I.V. Automático

A administração intravenosa "Piggyback" (dorso de porco) constitui um meio de administrar uma medicação através dos líquidos de uma linha de infusão primária já instalada.

Características e Vantagens

1. Os medicamentos podem ser administrados intermitentemente através de uma infusão "mantida aberta".
2. O frasco secundário contém o medicamento; este pode ser em dose única ou múltipla.
3. Quando desejado, a infusão primária é clampeada e a quantidade prescrita de medicamento do frasco secundário é administrada.
4. Uma válvula-controle desempenha as seguintes funções:
   a. Permite o fluxo da infusão primária após a administração do medicamento
   b. Evita a penetração de ar no sistema
   c. Impede que o fluido secundário "corra em seco"
   d. Torna possível uma menor mistura do fluido primário com a solução secundária
5. Podem-se conseguir velocidades de fluxo maiores elevando-se ambos os frascos.

Material

Conjunto de infusão (Primário)
Conjunto de infusão com a mistura (Secundário)
Compressas de gaze e antisséptico iodado
Garrote   Esparadrapo

Procedimento

Siga o procedimento de cada fabricante de conjunto de infusão "Piggyback".

Em geral, a maioria dos procedimentos é semelhante ao seguinte:

Ação de Enfermagem	Justificativa
1. Lave as mãos meticulosamente.	1. Minimiza as possibilidades de infecção.
2. Construa o conjunto de infusão Primária con-	2. O conjunto Primário deve estar funcionando

forme descrito na pág. 106; este deve possuir uma válvula-controle (Fig. 4-15A).

3. Abaixe o frasco Primário no suporte I.V.; em geral um gancho adicional acompanha o conjunto.

4. Prepare o conjunto Secundário; pendure-o no suporte I.V.

5. Use uma mecha antisséptica para limpar cuidadosamente o local da injeção.

6. Abra o clampe no conjunto Secundário; confira a válvula-controle para se certificar de que fecha o fluxo da solução proveniente da fonte Primária (Fig. 4-15C).

7. Quando o fluido proveniente da fonte Secundária alcança o nível do fluido na câmara de gotejamento do conjunto Primário, a pressão hidrostática entre os dois conjuntos se iguala (Fig. 4-15D).

efetivamente antes de ser ligado o conjunto Secundário (Piggyback).

3. Isso permitirá o funcionamento da válvula-controle (Fig. 4-15A).

4. Este pode ser um frasco parcialmente cheio ou um recipiente com aditivo especial. O preparo expulsa todo o ar do sistema.

5. Em geral essa é uma conexão em Y no local Primário.

6. A pressão é maior na fonte Secundária, pois fica mais elevada; essa maior pressão força o disco para cima na válvula-controle. Isso fecha o fluxo proveniente da fonte Primária.

7. Isso libera a válvula-controle (Fig. 4-15B), e a seguir o fluxo recomeça automaticamente na fonte Primária.

Subseqüente

1. Siga as instruções específicas do fabricante do conjunto para substituir a fonte Secundária.
2. A interrupção da fonte Primária é igual a do conjunto de infusão convencional.

"Jato" Endovenoso

"Jato I.V. se refere à administração de um medicamento a partir de uma seringa e agulha diretamente dentro de uma infusão endovenosa contínua. Pode também ser administrado diretamente numa veia ou numa derivação para heparina. Embora denominado "jato", é administrado *lentamente*, e o paciente é observado atentamente durante todo o procedimento.

NOTA: A medicação por "jato" I.V. em geral está restrita às unidades de tratamento intensivo, sendo administrada por pessoal especialmente preparado.

Vantagens

1. Evita os problemas de incompatibilidade que ocorrem quando se misturam vários medicamentos numa garrafa.
2. Reduz o desconforto do paciente, pois haverá menos injeções I.M. e I.V.
3. Torna possível a absorção imediata dos medicamentos; os efeitos são rápidos e observáveis.
4. Permite uma rápida concentração de um medicamento na corrente sangüínea do paciente.

Precauções e Recomendações

1. Determine a condição do paciente e sua capacidade de aceitar o medicamento.
   Talvez esteja indicado um medicamento mais diluído.
   Por exemplo: Será que o paciente sofre de doença cardíaca? de débito cardíaco limitado? de diminuição do débito urinário? de congestão pulmonar?

2. Muitos medicamentos exigem diluição por causa de seu efeito irritante sobre as veias.
   Um bom programa consiste em usar uma seringa que comporta cerca de 3 ml a mais do que a quantidade de medicamento prescrito.
   Exemplo: Quando necessário administrar 2 ml de medicamento, use uma seringa de 5 ml. Quando esta for conectada com a linha I.V., aspire mais 3 ml do fluido I.V., perfazendo um total de 5 ml (2 ml de medicamento mais 3 ml de fluido I.V.).

3. Administre o medicamento *lentamente*. O menor tempo gasto para esvaziar uma seringa deveria ser de 1 minuto; o maior pode chegar a 6 ou 7 minutos. A administração lenta dá a oportunidade de observar o paciente; se ocorrerem efeitos indesejáveis, pare a injeção.

4. Verifique a lista de medicamentos incompatíveis; muitas vezes, a farmácia do hospital prepara essa lista em colaboração com a equipe médica, baseada nos medicamentos usados pelo hospital. É necessária uma atualização freqüente, por causa de novos medicamentos e pesquisas.

5. Fique alerta para as principais reações do paciente, tais como anafilaxia, angústia respiratória, taquicardia, bradicardia, convulsões. Observe também as pequenas reações, tais como náuseas, exantema, vômitos, erupção cutânea, confusão, mal-estar gastrintestinal.

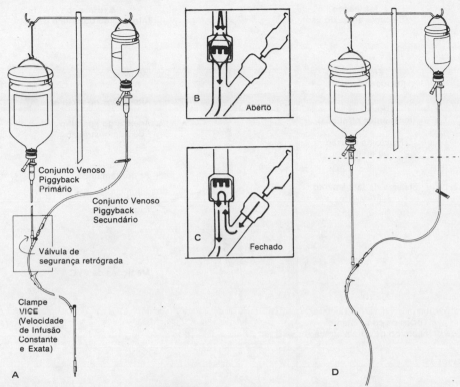

Figura 4-15. *A*. "Piggyback" I.V. À esquerda está o frasco de Infusão Primária. Observe o uso do gancho de extensão (pendurado do pólo I.V.) para suspender o frasco Primário. A válvula de segurança retrógrada é vista mais nitidamente em *B* e *C*. A fonte do "piggyback" Secundário é vista à direita. *B*. Válvula de segurança *aberta*. O fluido proveniente da fonte Primária escorre de ambos os lados do disco móvel. O fluido da fonte Secundária está fechado com um clampe (não é visto na figura). *C*. Válvula de segurança *fechada*. Observe que a fonte de fluido proveniente do frasco Secundário (onde a pressão é maior porque o fraco-fonte está mais alto) está forçando o disco móvel para cima, fechando assim o fluido proveniente da fonte Primária. *D*. Quando a parte final do fluido proveniente da fonte Secundária alcança o nível do fluido existente na câmara de gotejamento do conjunto Primário (conforme indicado pela linha interrompida), a pressão hidrostática entre ambos os conjuntos será igual. Isso acarreta a abertura da válvula de segurança; o fluxo se desviará da fonte Secundária para a Primária. (Adaptado de Abbott Laboratories.)

Se ocorrer uma reação principal ou se uma pequena reação aumentar de intensidade, pare a medicação e notifique o médico.

6. Familiarize-se com os antídotos para os efeitos colaterais e esteja preparada para administrá-los, se prescritos:

    Exemplo: Reações cutâneas — Benadryl   Vômitos — Tigan
             Anafilaxia — Adrenalina   Diarréia — Lomotil

Os medicamentos de emergência devem ser acessíveis em "carrinhos protetores".

7. Os procedimentos de reanimação cardiopulmonar devem ser familiares às enfermeiras que administram medicamentos I.V. a "jato".

Métodos para o Procedimento

1. Diretamente na veia (ver Orientações: Venopunção, pág. 104)
2. Num tubo I.V. ("Jato")
   a. Como na venopunção, a técnica asséptica é observada rigidamente.
   b. O tubo é cuidadosamente esfregado com álcool antes de ser puncionado.
   c. Em geral utilizam-se 10 cm para as medicações I.V. a "jato".
3. Através do "Piggyback" (ver Orientações: "Piggyback" I.V., pág. 111)
4. Numa "derivação para heparina " (Butterfly-21 Abbott)
   a. Isso é semelhante ao "Butterfly" mostrado na Fig. 4-14.

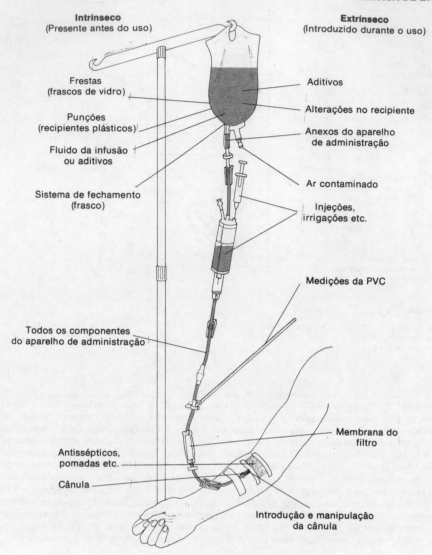

Intrínseco
(Presente antes do uso)

Extrínseco
(Introduzido durante o uso)

Frestas
(frascos de vidro)

Aditivos

Punções
(recipientes plásticos)

Alterações no recipiente

Fluido da infusão
ou aditivos

Anexos do aparelho
de administração

Sistema de fechamento
(frasco)

Ar contaminado

Injeções,
irrigações etc.

Medições da PVC

Todos os componentes
do aparelho de administração

Membrana do
filtro

Antissépticos,
pomadas etc.

Cânula

Introdução e manipulação
da cânula

Figura 4-16. Possíveis mecanismos para a contaminação dos sistemas de infusão I.V. (Maki, D.G.: Preventing infection in intravenous therapy. Hospital Practice, abril, 1976.)

b. Uma agulha com asas é posicionada numa veia; ao canhão alado fica preso um tubo plástico com 9-10 cm de comprimento.
c. Na extremidade desse curto tubo existe permanentemente preso um local para injeção de
látex que volta a se lacrar após cada injeção.
d. Isso é usado para injetar medicamentos ou para colher amostras periódicas de sangue.
   Para os conjuntos de agulha ou cateteres de demora usados para procedimentos intermitentes deve-se *heparinizar* o conjunto da venopunção. Se assim não for feito, corre-
   se o risco de oclusão da luz por acúmulo de material fibrinoso. Injeta-se heparina
   suficiente para encher a agulha e o tubo. Após a administração de cada medicamento,
   substitua a solução salina heparinizada.

Complicações da Terapia Endovenosa

Infecção

Uma reação local devida à contaminação; esta pode disseminar-se sistemicamente.
   1. Causas (Fig. 4-16)

a. Contaminação do fluido; esta pode ser devida a um preparo incorreto, a fendas no frasco, a uma punção no recipiente plástico, aos aditivos do fluido.

b. Quanto mais tempo o cateter I.V. é deixado no paciente, maior será o risco de infecção.

c. Não limpar a pele meticulosamente — para remover pele mortificada, sujeira, muco etc., antes de aplicar o agente antisséptico no local da infusão.

d. Deixar de lavar as mãos vigorosamente antes e depois de cada contato com os pacientes por parte do pessoal hospitalar.

e. Uso de loção contaminada para as mãos após a lavagem das mesmas pelo pessoal que entra em contato com o paciente.

f. Pode ser transmitida dentro do paciente, a partir de outra área infectada de seu corpo até o local do cateter.

g. A prática de irrigar ou de manipular de qualquer outra forma um cateter ocluído, com vazamento ou infiltrado, pode criar a oportunidade para a introdução de contaminantes.

2. Medidas de Enfermagem Preventivas

a. Adote uma técnica asséptica rígida ao iniciar uma infusão; use luvas descartáveis esterilizadas e considere o procedimento como sendo uma pequena operação.

b. Limpe minuciosamente o local da infusão; complemente com um antisséptico iodado.

c. Evite o uso de cloretos de benzalcônio aquosos, pois demonstrou-se serem ineficazes contra alguns organismos Gram-negativos, especialmente o *Pseudomonas*.

d. Tome cuidado em ancorar firmemente o cateter/cânula, para prevenir o movimento excessivo que pode traumatizar a veia canulada e com isso facilitar a entrada de organismos no local da infusão.

e. Anote a data de introdução do cateter ou da cânula na papeleta do paciente e também perto do curativo.

f. Examine (diariamente) a veia canulada por palpação suave, para detectar evidência de hipersensibilidade ou dor; anote qualquer episódio febril inexplicável. Se esses sinais estiverem presentes, retire os curativos e procure os sinais de inflamação. Interrompa a infusão se estiverem presentes.

g. Aplique pomada antimicrobiana (contendo neomicina, bacitracina e polimixina) no local da infusão, tanto no momento da introdução quanto a seguir, em intervalos periódicos.

h. O uso de agulhas com asas (scalp-vein) com orifícios menores parece estar associado a menor incidência de infecção do que o uso de cateteres plásticos.

Falhas Mecânicas

(retardo ou interrupção no fluxo da solução etc.)

1. Causas

a. A agulha pode estar encostada à parede da veia, interrompendo o fluxo do fluido. (O paciente pode ter movido o braço.)

b. O nível do recipiente intravenoso pode alterar a velocidade do fluxo (gravidade):
(1) Mais alto — mais rápido
(2) Mais baixo — mais lento

c. A agulha pode estar obstruída por um coágulo.

d. O regulador da velocidade do fluxo pode estar defeituoso; o clampe com um encaixe cônico em forma de V parece fornecer maior segurança que o clampe comum.

2. Avaliação e Conduta da Enfermagem

a. Observe se existe tumefação no local da agulha; a presença de edema sugere infiltração (ver adiante).

b. Remova o esparadrapo e observe se o tubo não está torcido.

c. Gire levemente a agulha — o bisel pode estar encostado à parede da veia.

d. Mova o braço do paciente para uma nova posição.

e. Eleve ou abaixe a agulha para prevenir oclusão do bisel; se necessário, para manter uma posição um pouco diferente, use um tampão de gaze ou chumaço de algodão como apoio e conserve a posição com esparadrapo.

f. Experimente puxar um pouco a agulha ou cateter, pois podem estar ocluídos numa bifurcação.

g. Verifique a permeabilidade da agulha mantendo o recipiente em um nível inferior ao da mesma; um refluxo de sangue do paciente para o tubo intravenoso indica permeabilidade.

h. Nunca injete solução salina estéril numa cânula ou agulha, com seringa e agulha, diretamente no tubo, pois pode forçar um coágulo de sangue para dentro da circulação.

i. Se nenhum dos procedimentos acima citados produzir o fluxo desejado, remova a agulha e reinicie a infusão.

ALERTA À ENFERMAGEM: Água destilada estéril nunca deve ser acrescentada a um conjunto intravenoso, pois é hipotônica.

Reação Pirogênica

Reação generalizada decorrente da utilização de equipamentos ou soluções contaminados (menos comum com equipamento descartável).

1. Sintomas (ocorrem por volta de 30 minutos a 1 hora após o início da infusão)
   a. Elevação abrupta da temperatura, calafrios   d. Náuseas e vômitos
   b. Ruborização da face, alteração súbita no pulso   e. Hipotensão — colapso vascular
   c. Queixas de dor lombar, cefaléia   f. Cianose — colapso vascular
2. Medidas Preventivas
   a. Aplique pomada de antibiótico na pele, no local da penetração da agulha ou cateter.
   b. Utilize cateteres permanentes apenas quando absolutamente necessários; a probabilidade de infecção aumenta significativamente com a duração do cateterismo venoso.
   c. Para infusões prolongadas, altere o local de infusão a cada 48 horas; marque o cateter para indicar quando deve ser trocado.
   d. Para cateterismo prolongado, a utilização de uma agulha maior (i.e., uma agulha n.º 14, com um cateter n.º 16 de 20 cm ou 8 polegadas de comprimento) na veia jugular externa ou veia subclávia, dirigida à veia cava superior, parece minimizar as complicações.
      (1) Menor disparidade entre os diâmetros do tubo e do vaso
      (2) Diluição rápida de fluidos irritantes
3. Medidas Terapêuticas
   a. Interrompa a infusão
   b. Verifique os sinais vitais; tranqüilize o paciente.
   c. Notifique o médico.
   d. Guarde o equipamento para posterior estudo de laboratório.
   e. Registre nome, número de identificação do produto e outras informações — i.e., fabricante da solução e quaisquer medicamentos que tenham sido acrescentados.

Infiltração

O deslocamento da agulha provocará infiltração do fluido nos tecidos.

1. Sintomas Locais
   a. Edema, descoloração da pele — observe também a superfície inferior do braço para inchação.
   b. Desconforto, dependendo da natureza da solução.
   c. O fluido corre mais lentamente ou pára.
   d. Observe a temperatura da pele; já que a solução é muito mais fria do que o paciente, o local com infiltração dará uma sensação fria ao toque.
   e. Com um vasoconstritor, como a noradrelina (Levophed), a infiltração pode causar lesão séria, acarretando necrose ou escarificação dos tecidos.
2. Medidas de Enfermagem Preventivas
   a. Fixe a agulha com segurança.
   b. Limite o movimento do braço com aplicação imediata de tala.
   c. Verifique se o tubo está torcido.
   d. Evite alças do tubo abaixo do nível da cama.
3. Medidas Terapêuticas
   a. Interrompa a infusão.
   b. Notifique o terapeuta, médico etc.
   c. Coloque um tampão de gaze de 7,5 x 7,5 cm sobre a agulha e veia; retire a agulha e exerça pressão firme sobre o local de venopunção por vários minutos.
   d. Aplique compressas mornas para aumentar a absorção hídrica.
   e. Reinicie a infusão em outro local.
   f. Utilize cânulas plásticas para reduzir o traumatismo quando o local for mexido.
   g. Se foi usada noradrenalina (Levophed):

(1) Notifique o médico acerca da infiltração:
(2) Prepare o antídoto — fentolamina (Regitina). Quando esta é injetada com liberalidade no local, pode-se prevenir a necrose tissular e a queda da escara.

Sobrecarga Circulatória

O paciente recebe uma quantidade excessiva da solução (acontece mais freqüentemente em pacientes idosos ou crianças).

1. Sintomas
   a. Cefaléia, pele ruborizada, pulso rápido
   b. Distensão venosa
   c. Pressão arterial aumentada
   d. Pressão venosa aumentada
   e. Tosse, falta de ar, aumento da freqüência respiratória
   f. Síncope, choque
   g. Edema pulmonar, ocasionando dispnéia e cianose
2. Medidas Preventivas
   a. Verifique se o paciente tem alguma afecção cardíaca preexistente — mais sujeito a desenvolver edema pulmonar agudo.
   b. Controle o fluxo da solução.
   c. Coloque o paciente em posição semi-sentada durante a infusão.
   d. Dispense especial atenção às pessoas idosas ou crianças.
3. Medidas Terapêuticas
   a. Interrompa a infusão; notifique o médico.
   b. Eleve o paciente para a posição sentada — melhorará o problema respiratório.

Sobrecarga Medicamentosa

O paciente recebe uma quantidade excessiva de fluido contendo medicamentos.

1. Concentrações tóxicas do medicamento ficam coletadas nos principais órgãos: cérebro e coração.
2. Sintomas
   a. Vertigem, desmaio, podendo progredir para choque
   b. Sintomas específicos relacionados com a droga responsável
3. Medidas Preventivas — observe cuidadosamente a velocidade do fluxo.
4. Tratamento — relacionado à natureza do medicamento.

Tromboflebite

1. Causas
   a. O uso excessivo de uma veia pode causar vasoespasmo, que pode progredir para um processo inflamatório.
   b. Infusão de solução irritante (ácidos ou álcalis fortes, soluções hipertônicas de glicose e certos medicamentos, como os agentes citotóxicos, a metacilina e os barbitúricos).
   c. Formação de coágulo em uma veia inflamada.
   d. Localização anatômica — as veias da extremidade inferior (fluxo sangüíneo relativamente lento) são mais vulneráveis do que os vasos mais cefálicos.
   e. Período de tempo em que a cânula está no local — quanto mais demorada a canulação maior a possibilidade de infecção.
   f. Os cateteres de polivinilcloreto parecem estar associados a infecção mais freqüentemente do que as agulhas de aço.
   g. Diâmetro do cateter; os cateteres de orifício grande estão associados a flebite mais freqüentemente do que os de orifício pequeno.
2. Sintomas
   a. A princípio, hipersensibilidade, depois, dor ao longo do trajeto da veia
   b. Edema e vermelhidão no local da injeção
   c. Um braço parece mais quente que o outro
3. Medidas Preventivas
   a. Se a cefalotina tiver que ser administrada durante vários dias por infusão, mude as veias usadas.
   b. Acrescente um pequeno volume (20 ml) de bicarbonato de sódio estéril a 1%* imediatamente antes da infusão, para elevar o nível do pH para um nível aceitável (com prescrição médica).

*Pederson, B.M.: A Solution for post-infusion thrombophlebitis. Amer. J. Nurs., 70:325, fev. 1970.

4. Medidas Terapêuticas
   a. Aplique imediatamente compressas frias para aliviar a dor e a inflamação.
   b. A seguir, prossiga com compressas quentes e úmidas para estimular a circulação e promover a absorção.

Embolia Gasosa

O ar consegue penetrar no sistema circulatório.

> ALERTA À ENFERMAGEM: Reconheça a grande possibilidade de embolia gasosa quando o médico injeta sangue sob pressão (como 500 ml em 10 minutos), pois este procedimento gera uma alta pressão no frasco de sangue.

1. Sintomas
   a. Hipotensão, cianose, taquicardia
   b. Pressão venosa aumentada, perda da consciência
2. Medidas Preventivas
   a. Substitua o frasco inicial, antes que esteja completamente vazio, por um novo; verifique a junção para certificar-se de que está firme.
   b. Em dispositivos tipo "Y", prenda firmemente com o clampe o frasco quase vazio, para evitar que o ar seja sugado pelo tubo.
   c. Permita que o líquido flua através do tubo e agulha ou cateter, para forçar a saída do ar — antes de iniciar a infusão.
3. Medidas Terapêuticas
   A menos que se adote uma ação imediata, o paciente morrerá em questão de minutos.
   a. Vire *imediatamente* o paciente sobre o lado esquerdo, com a cabeça para baixo — o ar subirá para o ventrículo direito, permitindo a passagem do sangue para os pulmões. O ar retido se dissipará lentamente pelo sistema pulmonar.
   b. Administre oxigênio.

Dano Nervoso

Pode ser o resultado de um braço amarrado muito firmemente a uma tala.

1. Sintomas
   Entorpecimento dos dedos ou das mãos
2. Medidas Preventivas
   Acolchoe o braço em que a atadura deve ser aplicada.
3. Medidas Terapêuticas
   a. Massageie o braço e movimente o ombro em toda sua amplitude.
   b. Instrua o paciente para abrir e fechar a mão várias vezes a cada hora.
   c. Poderá ser necessário fazer fisioterapia.

CUIDADOS COM A FERIDA

Uma *ferida* é uma lesão dos tecidos do corpo, provocando ruptura em seu padrão normal; essa lesão é causada por meios físicos.

Classificação

De acordo com a maneira como é produzida

Incisa — produzida por um corte limpo com um instrumento afiado; e.g., a incisão feita por um cirurgião com um bisturi.
Contusa — produzida por uma força irregular, que não rompe a pele mas causa dano considerável aos tecidos moles; por exemplo, uma pedra que, quando jogada, contunde o indivíduo.
Lacerada — produzida por um objeto que rasga os tecidos, originando bordos denteados e irregulares, como faca cega, arame farpado, vidro.
Puntiforme — produzida por um instrumento pontiagudo, como um furador de gelo, projétil, punhal, prego.

Classificação Cirúrgica

Limpa — uma ferida produzida em condições assépticas, como na cirurgia, na qual todos os vasos sangüíneos foram ligados (amarrados).

Contaminada — exposta a uma quantidade excessiva de bactérias; por exemplo, a cirurgia do cólon sem preparo, uma laceração suja. Essas feridas não estão macroscópicamente infectadas, porém foram expostas às bactérias (contaminadas) e correm maior risco de infecção.

Infectada — uma ferida que não pode ser fechada pode conter material desvitalizado ou infectado.

Desbridamento — processo pelo qual o tecido desvitalizado ou necrótico é retirado e o local limpo com solução salina.

Fisiologia da Cicatrização da Ferida

A. *Cicatrização por Primeira Intenção (União Primária)*

Cicatrização que ocorre sob condições assépticas, com um mínimo de dano e reação dos tecidos; é este o ideal procurado pela equipe cirúrgica; cirurgicamente fechada (pontos ou adesivos cirúrgicos).

B. *Cicatrização por Segunda Intenção (Granulação)*

As feridas que são deixadas abertas para cicatrização espontânea; não são fechadas cirurgicamente. Não são necessariamente infectadas.

1. Quando infectadas, forma-se pus; a drenagem é feita por incisão e, talvez, por introdução de drenos.
2. O material necrótico se desintegra e descama.
3. A cavidade é preenchida por um tecido vermelho, mole e sensível, que sangra com facilidade.
4. Brotos, denominados tecido de granulação, crescem para preencher a área anteriormente destruída, formando, assim, uma crosta (cicatriz).

C. *Cicatrização por Terceira Intenção (Sutura Secundária)*

1. Ocorre quando uma ferida se abre e é ressuturada ou quando uma ferida foi deixada aberta, encheu-se com tecido de granulação e posteriormente foi fechada com pontos (as duas faces do tecido de granulação são aproximadas).
2. A formação de tecido cicatricial é mais profunda, ampla e pronunciada.

Fatores que Afetam a Cicatrização da Ferida

A. *Fatores Locais* (importantes)

1. Tensão nas bordas da ferida
2. Vascularidade local, i.e., adequação do suprimento sangüíneo nos tecidos da ferida
3. Presença ou ausência de contaminação
4. Edema
5. Espaço morto — permite o acúmulo de sangue e serosidades, impedindo a aposição e favorecendo a infecção

B. *Fatores Sistêmicos* (menos importantes)

1. Nutrição adequada com uma dieta apropriada
   As proteínas e a vitamina C são particularmente úteis para uma boa cicatrização.
2. Administração de sangue total — para manter níveis adequados de hemácias
3. Idade
   Os tecidos dos indivíduos mais jovens cicatrizam mais rapidamente do que os de indivíduos idosos.
4. Outros — tratamento com esteróides, diabetes mellitus.

Finalidades dos Curativos

1. Proteger a ferida de traumatismo mecânico.
2. Entalar ou imobilizar a ferida (Fig. 4-17).
3. Absorver as secreções e resíduos líquidos.
4. Promover a homeostase e minimizar o acúmulo de fluidos, como nos curativos compressivos.
5. Prevenir a contaminação por secreções corporais.
6. Promover o conforto físico e psicológico do paciente, assim como um ambiente psicológico que facilite a cicatrização da ferida.
7. Desbridar uma ferida combinando a ação capilar e o aprisionamento do tecido necrótico dentro de sua malha.
8. Inibir ou matar organismos utilizando curativos que contêm substâncias antissépticas.

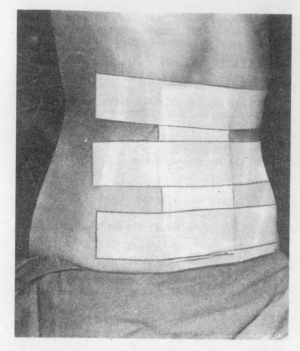

Figura 4-17. Curativos de laparotomia. Os curativos de laparotomia são de vários tipos, dependendo da natureza da cirurgia; o uso mais freqüente da fita adesiva no abdome é na aplicação de curativos pós-operatórios.

Na laparotomia comum são, de modo geral, aplicadas tiras de adesivo com largura de 5 ou 8 cm, distribuídas próximas umas das outras e transversalmente sobre o curativo; as pontas das tiras deverão estender-se pelo menos até a linha médio-axilar, a fim de proporcionar bom apoio e fixação. A ilustração apresenta um método eficaz de fixar um curativo abdominal padrão.

Alguns cirurgiões costumam cobrir solidamente o curativo com fita adesiva, enquanto outros condenam esta prática por crerem que interfere na transpiração do vapor d'água da área em torno da ferida e, portanto, podendo produzir maceração e facilitando o surgimento de infecção. (© Johnson and Johnson. Utilizada com permissão especial de Johnson and Johnson, proprietários dos direitos autorais, não devendo ser reproduzida, para nenhum propósito, sem sua permissão.)

9. Proteger uma fratura ou uma área reconstituída.
10. Fornecer informação acerca da natureza da ferida subjacente.

Cicatrização da Ferida sem Curativos

Preferida por alguns cirurgiões e até desejável em uma ferida simples e limpa.

A. *Vantagens*

1. Permite uma melhor observação e uma detecção precoce dos problemas.
2. Promove a limpeza e facilita a lavagem.
3. Elimina as condições necessárias para o desenvolvimento de organismos.
   a. Calor   b. Umidade   c. Escuridão
4. Evita reações à fita adesiva.
5. Facilita a atividade do paciente.
6. É econômica.

B. *Desvantagens*

1. Psicologicamente, o paciente pode fazer objeção a uma ferida exposta.
2. A ferida fica mais vulnerável aos traumatismos.
3. A roupa de cama e a roupa do paciente podem prender-se aos pontos da sutura.

ORIENTAÇÕES: Ajudando na Substituição de Curativos Cirúrgicos

Técnica do Curativo Cirúrgico

A maneira de substituir curativos, examinar e limpar a ferida, utilizando princípios de assepsia.

1. Uma equipe trabalha em conjunto para substituir o curativo de um paciente — enfermeira com cirurgião ou enfermeira com uma colega.
2. A condição da ferida é observada, a fim de se entender melhor a natureza da recuperação cirúrgica do paciente.
3. O processo de cicatrização é facilitado quando se mantém a ferida limpa.
4. **Os pontos da sutura ou os agrafes são removidos após o 5.º ou 6.º dia, pois as bordas da ferida começaram a se unir.**

Material

Estéril

Luvas — descartáveis
Pacote contendo tesoura, pinças, tentacânula, curativos, cotonetes, cuba para soluções
Solução antisséptica, solução salina estéril
Tubos para cultura
Para feridas com secreção: acrescente alfinete de segurança estéril, tampões e conjunto para irrigação

Não Estéril

Saco plástico para os curativos descartados
Adesivos, de tamanho apropriado
Almofadas para proteger o leito do paciente
Avental para a enfermeira, se a ferida é purulenta

Procedimento

Fase Preparatória

1. Informe ao paciente que seu curativo será substituído. Explique-lhe o procedimento. Faça-o deitar-se no leito.
2. Evite a troca dos curativos no horário das refeições.
3. Garanta a privacidade do paciente fechando as cortinas ou a porta; exponha o local para o curativo.
4. Se o curativo apresentar um odor fétido, talvez seja necessário substituí-lo em uma área de tratamento separada e adequadamente ventilada.
5. Evite exposição desnecessária do paciente; respeite seu recato e acautele-se para que não fique resfriado.
6. Lave suas mãos meticulosamente; isso deve ser feito antes e depois do contato com cada paciente.

Ação de Enfermagem	Justificativa
Remoção da Fita Adesiva	
1. Remova a fita ao longo do eixo longitudinal, devagar e suavemente.	1. A remoção da fita no mesmo plano é menos prejudicial e dolorosa.
2. Retire as extremidades, mantendo a pele esticada e afastando-a do adesivo.	2. É menos traumatizante afastar a pele da fita que afastar a fita da pele.
3. Remova a fita próxima à ferida, puxando na direção da mesma.	3. Puxar em direção contrária à ferida pode lesar alguns dos tecidos recém-formados e delicados.
4. Utilize um solvente adequado, como óleo mineral, se a fita não se desprender com facilidade.	4. O óleo é uma substância segura, funciona como um verdadeiro solvente e, além disso, lubrifica e amacia a pele sensível.
Removendo Curativos Velhos	
MÉTODO A (Usando luvas descartáveis)	
1. Calce luvas descartáveis; retire as primeiras camadas do curativo com cuidado e jogue-as em saco plástico.	1. Os curativos não devem ser manuseados com mãos desenluvadas, pela possibilidade de transmissão de organismos patogênicos.
2. Solte paulatinamente o restante do curativo e observe a pele e a área da ferida.	2. Se os curativos estão aderidos, umedeça-os com solução salina estéril e puxe-os lentamente.
3. Retire e jogue as luvas descartáveis no saco plástico.	3. Este irá a seguir para o incinerador.
MÉTODO B (Usando um saco plástico estéril)	
1. Após lavar as mãos, abra o pacote que contém o saco plástico estéril.	1. O saco deve se estender vários centímetros acima do punho.
2. Ponha a mão direita dentro do saco plástico, tomando cuidado para não tocar na parte externa do mesmo (este saco age como uma luva esterilizada).	2. O saco age como uma luva, isolando as mãos do curativo.
3. Retire todos os curativos sujos conforme descrito acima e segure-os na mão direita; use a mão esquerda para segurar a borda superior do saco e abaixe-o por sobre a mão e os curativos.	3. Com isso recolhem-se os curativos num recipiente plástico; esse saco pode ser usado para receber os chumaços de algodão ou as gazes usadas para limpar a ferida.

Enfermeira-Auxiliar	Enfermeira ou Cirurgião	Justificativa
Limpeza da Ferida Simples e Colheita de uma Cultura da Ferida		
1. Use técnica asséptica.		1. Para prevenir contaminação de uma ferida limpa ou evitar maior contaminação de uma ferida "suja". Também para prevenir transmissão dos organismos patogênicos para áreas limpas.
2. Abra o pacote estéril de luvas.	2. Use luvas estéreis.	
3. Abra o pacote contendo seringa e agulha estéreis.	3. Aspire boa quantidade do material líquido na seringa; injete-o dentro do tubo anaeróbio.	3. Colha o material antes de limpar a ferida, para conseguir uma amostra verdadeira dos microrganismos presentes.
4. Receba o material e providencie sua chegada ao laboratório.		
5. Abra um pacote estéril contendo uma tesoura, pinças, uma tentacânula, curativos e bacia para solução.	5. Levante o curativo com uma pinça e mantenha-o sobre a bacia para emese.	
6. Derrame solução antisséptica sobre o curativo.	6. Limpe a ferida com suavidade mas meticulosamente.	
	7. Use pinça para segurar cada ponto, corte com tesoura e retire o ponto (Fig. 4-18). Deposite-os na bacia de emese ou sobre uma gaze esterilizada.	7. Após o 5.º ou 6.º dia, os pontos deixam de ser úteis. Se deixados no local, podem agir como pavios que carreiam organismos patogênicos provenientes da pele.

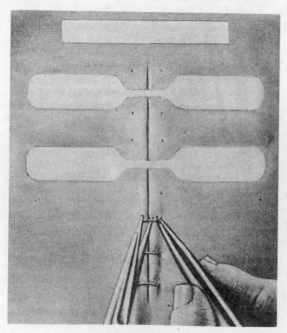

Figura 4-18. Retirada dos pontos. É sempre conveniente utilizar tiras em borboleta ou adesivos de papel (e.g., Steristrips® —Band-Aid) após a remoção dos pontos, para prevenir a separação das bordas e a possível formação de uma cicatriz larga, devido à tração lateral dos tecidos. As tiras devem ser deixadas no local por pelo menos uma semana, recobertas por um curativo de gaze mantido no local apenas por tiras de esparadrapo longas e estreitas. As tiras apresentadas nesta página são ligaduras em borboleta, estéreis, à prova d'água e prontas para o uso.

NOTA: Ao remover um ponto, a tesoura é introduzida por debaixo e à esquerda ou à direita, o mais afastado possível. O ponto é seguro pelo nó com pinça e puxado. (© Johnson and Johnson. Utilizada com permissão especial de Johnson and Johnson, proprietários dos direitos autorais, não devendo ser reproduzida, para nenhum propósito, sem sua permissão.)

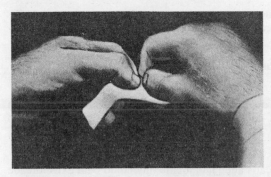 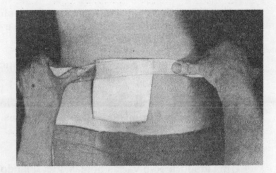

Figura 4-19. Aplicação de fita adesiva. Quando não dispuser de uma tesoura, rasgue facilmente a fita adesiva segurando-a entre a unha do dedo polegar e os dedos indicadores, conforme mostra a ilustração. Comece a rasgar com um movimento giratório rápido das mãos em direções opostas.

Para evitar tração desnecessária da pele sob a fita adesiva e, portanto, para diminuir o traumatismo e reduzir a possibilidade de irritação, fixe a fita adesiva no curativo e afixe-a à pele em ambos os lados da ferida, de modo que a tensão seja uniforme e afastada da linha média do curativo. (© Johnson and Johnson. Utilizada com permissão especial de Johnson and Johnson, proprietários dos direitos autorais, não devendo ser reproduzida, para nenhum propósito, sem sua permissão.)

Conclusão do Curativo

1. Escolha um adesivo de tamanho e tipo apropriados para firmar o curativo; adesivo com base de borracha ou acrílico.

1. Coloque um curativo mínimo sobre a ferida.

1. O curativo *com base de borracha* (forro de pano ou de plástico) é usado principalmente para fornecer maior apoio e onde um grande nível de aderência é necessário. O *curativo de acrílico* (forro liso ou de tecido) é geralmente usado para oclusão cirúrgica devido à sua característica antialérgica.

2. Aplique uma quantidade mínima de adesivo necessária para manter o curativo no local (Fig. 4-19).
3. Evite colocar adesivo em áreas com numerosas glândulas sudoríparas.

2. Remova as luvas e complete a fixação do curativo com adesivo.

3. O adesivo não adere facilmente; ao ser removido traumatiza mais.

Ação de Enfermagem

Justificativa

Cuidados Subseqüentes

1. Providencie para que o paciente fique confortável.
2. Remova a bacia de emese e jogue os curativos sujos em um recipiente apropriado. Rejeite os itens descartáveis e limpe o equipamento a ser reutilizado.
3. Registre a natureza do procedimento e a condição da ferida, assim como a reação do paciente.

2. Prevenir a transmissão de organismos patogênicos.

ORIENTAÇÕES: *Curativo de Ferida com Secreção*

Reforço dos Curativos

As *feridas exsudativas* podem requerer mudanças freqüentes de curativos.

As camadas exteriores poderão ser removidas e curativos novos aplicados sem perturbar o local da ferida.

    a. Curativos saturados causam desconforto ao paciente.
    b. As bordas do curativo podem tornar-se secas, duras e irregulares.
    c. O odor pode ser desagradável.

Recursos Auxiliares para Facilitar a Mudança dos Curativos

A. *Tiras de Montgomery*

Tiras de fita adesiva, cujas extremidades foram dobradas numa pequena extensão, tendo aí um pequeno orifício por onde são introduzidas tiras de gaze ou algodão. As duas tiras opostas são unidas e amarradas (Fig. 4-20).

B. *Ataduras de Scultetus*

Uma atadura com várias pontas que, quando aplicada adequadamente (iniciando pela extremidade inferior), dá apoio confortável e homogêneo ao paciente (Fig. 4-21).

A bandagem deve ser colocada suficientemente baixa no abdome para proporcionar apoio abdominal sem prejuízo da respiração.

Remoção de Curativos Aderentes

1. Para prevenir o desconforto na remoção de curativos aderentes e secos, umedeça-os com água oxigenada, utilizando uma seringa esterilizada.
2. Providencie uma bacia de emese para aparar o excesso do líquido.

Fixação e Retirada Gradual de Drenos

1. Em cada mudança de curativo, o dreno costuma ser puxado da ferida alguns centímetros e seu excesso cortado.
2. Drenos ocos, de borracha dura ou de polietileno são ocasionalmente usados para drenar uma cavidade. Depois de fixado com um ponto, o dreno é preso à pele com fita adesiva.

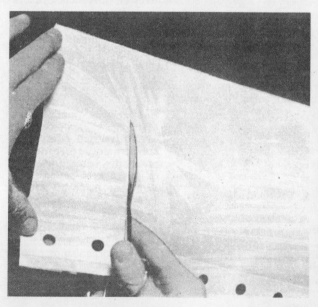 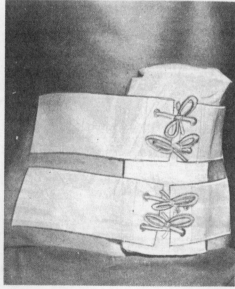

Figura 4-20. Uso das tiras de Montgomery. As tiras de Montgomery consistem de faixas de fita adesiva com as extremidades dobradas, perfuradas e transpassadas por fitas de gaze ou algodão. As duas fitas opostas são unidas e amarradas. Este tipo de ligadura dispensa novas tiras adesivas a cada troca de curativos e é especialmente útil quando estes necessitam ser trocados com freqüência. Já estão à venda no formato conveniente, fornecendo a vantagem extra de ser uma massa antialérgica de acrílico revestida por tecido permeável.

Um outro método freqüentemente usado para unir as tiras de Montgomery consiste em colocar alfinetes de segurança através dos orifícios de cada lado e enganchar uma banda de borracha forte entre os alfinetes opostos. A borracha permite alguma liberdade de movimento e os curativos podem ser prontamente trocados, simplesmente abrindo-se um lado do alfinete. (© Johnson and Johnson. Utilizada com permissão especial de Johnson and Johnson, proprietários dos direitos autorais, não devendo ser reproduzida, para nenhum propósito, sem sua permissão.)

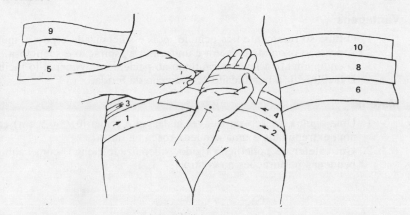

Figura 4-21. Procedimento para aplicação de uma atadura de várias pontas. (De Fuerst, E. V., e Wolff, L.: Fundamentals of Nursing, 5th ed. Philadelphia, J. B. Lippincott.)

a. Corte uma tira de fita adesiva de 5 cm; trifurque-a até o meio, no sentido do comprimento.
b. Fixe a metade direita da fita à pele até o ponto onde emerge o dreno de borracha; enganche o tubo com as duas pontas externas da fita e fixe-o, enrolando-o com a ponta restante em um movimento espiral.
c. Repita o processo na direção oposta. Coloque, depois, duas tiras cruzadas de 5 cm de fita adesiva em cada lado do dreno.

3. Dreno de Penrose com alfinete de segurança ou "Safety Klip".
   Num dreno, como o de Penrose, que é retirado da ferida alguns centímetros a cada dia, coloca-se um alfinete de segurança ou um "Safety Klip" para evitar que deslize novamente para dentro da ferida (ver Fig. 4-22).
   O alfinete ou clipe deve ser colocado em sua nova posição *antes* de se cortar o dreno.

Cuidados com a Pele

1. A secreção costuma ser irritante para os tecidos cutâneos circundantes, particularmente quando contêm secreção gastrintestinal.
2. Aplique uma pomada protetora quando indicado (atenção — as pomadas podem causar maceração e impedir a drenagem)
   a. Gaze com vaselina
   b. Pomada de óxido de zinco
3. Reconheça o valor da aspiração portátil das feridas na manutenção de limpeza dos tecidos circundantes (ver adiante).
4. Ligue o dreno ao dispositivo de aspiração.
   Verifique freqüentemente o tubo; uma torção ou alça restringiriam o fluxo da drenagem.

ORIENTAÇÕES: *Utilização de Aspiração Portátil em Feridas (HemoVac, Porto-Vac)*

A *aspiração portátil* é um sistema de aspiração que remove o líquido e os detritos adventícios de uma ferida por meio de um cateter perfurado ligado a uma aparelhagem de aspiração portátil.

Finalidade

Acelerar a cicatrização da ferida removendo os fluidos que poderiam retardar o tecido de granulação **e exercendo pressão negativa que permite a aderência das duas camadas de tecido, eliminando, assim, o espaço morto.**

Vantagens

1. O tubo só raramente fica ocluído, pois é siliconizado e possui múltiplas perfurações.
2. A pressão exercida é ligeira e uniforme; a aspiração é silenciosa.
3. O equipamento é leve, permitindo ao paciente movimentá-lo facilmente.
4. É fácil medir a quantidade de secreção da ferida.

Material

1. Uma agulha de aço inoxidável maleável e longa (0,25-0,5 cm) com uma borda cortante em uma extremidade e uma pequena rosca na outra.
2. Um cateter de polietileno rígido, siliconizado, longo, com calibre de 0,25 cm e com várias pequenas perfurações no centro.

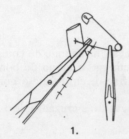
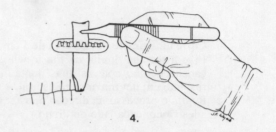

1.   **4.**

Segure o alfinete com uma hemostática e o dreno com uma pinça de curativo. Introduza o alfinete no dreno distalmente ao ponto onde está sendo segurado pela pinça.

Empurre o dreno com uma pinça de curativo.

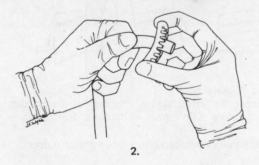
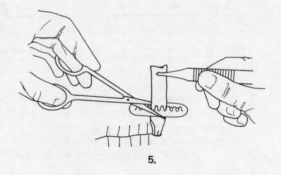

2.   **5.**

Encurve o "Safety Klip" para afastar os dentes. Empurre o dreno através dos dentes abertos.

Usando uma tesoura cirúrgica aberta, faça deslizar para baixo o "Safety Klip". Pode-se colocar um curativo entre o "Klip" e a ferida.

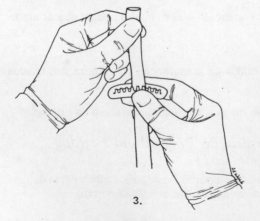
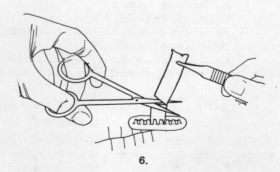

3.   **6.**

Puxe o dreno através do "Safety Klip" até a posição desejada.

Corte o excesso de dreno.

Figura 4-22. Fixação de um dreno com "Safety Klip". (Cortesia de Taut, Inc. for American Hospital Supply.)

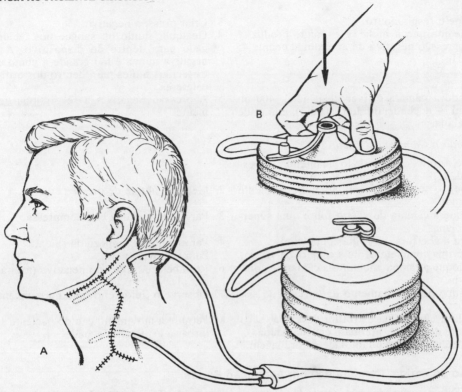

Figura 4-23. *A*. Dois cateteres perfurados estão drenando a área incisional — após uma dissecção radical do pescoço. Por meio de um tubo em Y, a drenagem é levada até o recipiente de aspiração portátil. Quando estiver cheio, abra a tampa e esvazie-o. *B*. Para restabelecer a pressão negativa, comprima o recipiente conforme indicado, e recoloque a tampa; a drenagem por aspiração será restabelecida.

3. Um tubo de conexão de polietileno, siliconizado e rígido. O cateter ajusta-se perfeitamente à luz deste tubo.
4. Uma fonte de vácuo (câmara de vácuo) consistindo de um recipiente de plástico inquebrável com extremidades rígidas e lados dobráveis (o tamanho varia, podendo coletar 200, 400 ou 800 ml de fluido).

   O recipiente possui um orifício em manguito, no qual o tubo de conexão ajusta-se perfeitamente, e um respiradouro provido de tampa. Este recipiente pode ser de plástico dobrável, em forma de acordeão, ou pode possuir molas espirais internas de aço para manter as extremidades afastadas.
5. Se necessário, um conector em Y de plástico que se ajusta entre os cateteres da ferida e o tubo conector e permite que dois tubos da ferida sejam ligados a uma câmara evacuadora.

Método de Introdução do(s) Dreno(s)

1. Na sala de operações o cirurgião introduz o dreno perfurado na área desejada da ferida.
2. Uma nova incisão é produzida com a extremidade da agulha, sendo nela introduzido o excesso de dreno (a nova incisão é preferível, porque fornece uma via de entrada mais justa; se a abertura da ferida principal fosse utilizada, a drenagem poderia infiltrar-se na linha de incisão).
3. A agulha é retirada e o dreno ligado, via adaptador, ao tubo da câmara de vácuo (Fig. 4-23).

Método para Início da Aspiração

Ação de Enfermagem	*Justificativa*
1. Ligue os drenos à câmara de vácuo.	
2. Comprima ambas as extremidades do recipiente.	2. Expelir o ar.

3. Tampe o respiradouro.

4. À medida que a mola se expande produz-se uma pressão negativa de aproximadamente 45 mm Hg.

5. Quando a câmara estiver cheia (200, 400 ou 800 ml — dependendo do tamanho), é hora de esvaziá-la.

3. Criar pressão negativa.

4. Qualquer fluido ou sangue nos tecidos é sugado para dentro do dispositivo. A pressão negativa nunca é tão grande a ponto de sugar os tecidos moles para dentro dos orifícios dos cateteres.

5. A pressão negativa já se dissipou completamente.

Esvaziando a Câmara de Vácuo

1. Retire a rolha com cuidado, mantendo sua esterilidade.

2. Despeje o conteúdo da câmara num recipiente calibrado.

3. Coloque a câmara de vácuo sobre uma superfície plana.

4. Limpe a abertura e a rolha com álcool.

5. Comprima completamente a câmara de vácuo.

6. Recoloque a tampa enquanto a câmara é comprimida.

7. Verifique o funcionamento apropriado do sistema.

8. Prenda a câmara na estrutura da cama; se o paciente deambula, prenda-a em sua roupa.

9. Registre natureza e quantidade da drenagem.

2. Meça o volume de drenagem.

3. Para permitir uma boa compressão.

4. Para manter a limpeza da saída.

5. Para remover o ar.

6. Restabelece a pressão negativa (aspiração).

7. Observe o fluido entrando no recipiente.

8. Permite a movimentação do paciente sem perturbar a aspiração fechada.

Irrigação da Ferida, Combinada com Aspiração Portátil

1. Tubos perfurados são colocados lado a lado na ferida (Fig. 4-24*A*). Um é ligado ao fluido de irrigação (ou solução antibiótica) e outro à aspiração portátil.

2. Pelo menos 30 por cento da secção perfurada de um tubo devem estar paralelos à área perfurada do outro.

3. Quando os tubos tiverem que permanecer por algum tempo, dá-se um ponto (geralmente fio de aço inoxidável) (observe a seta na Fig. 4-24*B*).

4. Quando o dreno sai através de uma incisão separada (afastada da linha da incisão principal), é conveniente manipulá-lo e removê-lo sem afetar o curativo da ferida.

5. Após o término da irrigação, todos os tubos restantes devem permanecer em aspiração por pelo menos 48 horas.

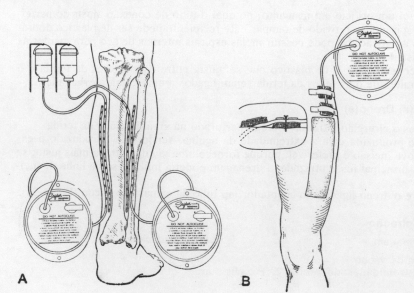

Figura 4-24. *A.* Exemplo de um sistema eficiente de irrigação com antibiótico e aspiração. Observe que os tubos perfurados estão paralelos um ao outro (entrada e saída). *B.* Quando se prevê uma drenagem de longa duração, o dreno pode ser fixado (de modo a não escorregar da ferida) por um ponto de aço (tamanho 40 ou 50), como mostra a ampliação da figura. O dreno é acolchoado sobre um tampão de gaze. (Cortesia de Zimmer, U.S.A., Warsaw, Ind.)

Remoção dos Tubos

1. Após o uso, descarte os tubos e a câmara, colocando-os em um saco de papel e depositando-os no recipiente do lixo, para incineração.
2. Ver Orientação: Ajudando na Substituição de Curativos Cirúrgicos (pág. 120).

Infecção da Ferida

A *infecção* numa ferida ocorre quando existe crescimento de bactérias; pode ficar limitada a uma única área ou afetar um paciente sistemicamente.

Fatores que Afetam a Extensão de uma Infecção

1. Tipo, virulência e quantidade de microrganismos contaminantes
2. Presença de corpos estranhos ou de tecido desvitalizado
3. Localização e natureza da ferida
4. Tamanho do espaço morto ou presença de hematoma
5. Resposta imunológica do paciente
6. Presença de isquemia que gera compressão da ferida
7. Condições do paciente, como o fato de ser idoso, alcoólatra, diabético, desnutrido

Manifestações Clínicas

1. Locais
   Induração (endurecimento da área), eritema, dor
2. Sistêmicas
   Temperatura elevada

ALERTA À ENFERMAGEM: uma regra simples e útil preceitua que uma temperatura elevada que se manifesta dentro de 24 horas sugere infecção pulmonar; dentro de 48 horas sugere infecção do trato urinário; após 72 horas sugere infecção da ferida.

Medidas Preventivas Médicas e de Enfermagem

A. *Pré-Operatórias*

1. Estimule o paciente a obter um ótimo padrão nutricional.
   Tratando-se de um hipoproteinêmico com perda ponderal, providencie alimentação oral ou parenteral.
2. Limite a hospitalização pré-operatória ao mínimo possível, para não contrair "infecção hospitalar".
3. Trate as infecções existentes.
4. Evite os traumatismos cutâneos durante o preparo cirúrgico pré-operatório.
   O intervalo de tempo entre a tricotomia e a operação deve ser reduzido ao mínimo.
5. Limpe a área operatória com detergente-antisséptico.
6. Quando possível, dispense a tricotomia, para evitar escoriações e arranhões; utilize cremes depilatórios.
7. Administre antimicrobianos sistêmicos, quando prescritos.

B. *Intra-Operatórias*

1. Adote uma técnica asséptica estrita e monitorize constantemente as transgressões que devam ser corrigidas.
2. Ajude o cirurgião a manter uma hemostasia meticulosa.
3. Saiba que os drenos em feridas cirúrgicas limpas estão associados a infecção.
4. Retire da sala de operações pessoas portadoras de infecções.

C. *Pós-Operatórias*

1. Adotar uma técnica asséptica meticulosa ao cuidar dos curativos, cateteres e drenos.
2. Recorra às mudanças constantes, à tosse e à deambulação precoce, logo que exeqüível.
3. Remova a sonda vesical assim que o paciente puder dispensá-la.
4. Administre antimicrobianos local ou sistemicamente, quando indicados, para prevenir as infecções; evite, por outro lado, a administração prolongada que pode estimular o crescimento de cepas resistentes de bactérias.

SUTURAS

ORIENTAÇÕES: Suturas para Fechamento de Feridas Simples

Finalidade

Fechar uma pequena ferida usando fios inabsorvíveis tipo seda preta ou fio dérmico.

Material

    Luvas esterilizadas
    Conjunto esterilizado de sutura contendo:
        Campo fenestrado
        Porta-agulhas para agulhas curvas
        Agulhas: prismáticas — retas e/ou curvas
        Pinça dente-de-rato
        Tesoura para cortar fios
        Fios
        Curativos
    Solução salina para limpar a linha de sutura
    Solução ou sabão antisséptico e água para limpar·a área que circunda a ferida

Procedimento

Ação de Enfermagem	*Justificativa*
1. Limpe meticulosamente as pequenas feridas com sabão detergente-germicida.	1. Remover corpos estranhos, detritos, crostas de sangue; minimizar a possibilidade de contaminação.
2. Aplique um antisséptico não irritante nos tecidos subcutâneos expostos.	2. Reduzir a contaminação microbiana.
3. Calce luvas esterilizadas e aplique campo com abertura centrada sobre a ferida.	3. Isso criará um campo estéril.
4. Em geral é preferível uma agulha prismática reta para suturar a pele.	4. É necessário menos movimento com uma agulha reta; se a ferida é mais profunda, uma agulha curva é mais eficaz.

5. Monte a agulha com o material de sutura desejado.
   37,5 cm são um comprimento de fio conveniente; quando montado, 30 cm ficam de um lado da agulha e 7,5 cm do outro lado.
   Uma agulha curva é montada da parte interna para a externa da curva.
   Este método evita que o fio saia da agulha.

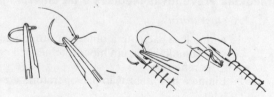

6. Segure a borda da ferida com a pinça dente-de-rato.

6. Fixa os tecidos quando a agulha passa através dos mesmos.

7. Os pontos podem ser interrompidos ou contínuos. Os pontos interrompidos são independentes uns dos outros; as suturas contínuas são aplicadas mais rapidamente; porém, se houver uma falha na linha de sutura, será afetada toda a ferida.

   A figura mostra uma agulha prismática reta que é segura pelos dedos enluvados (não pelo porta-agulha).

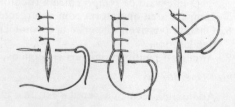

8. Os pontos devem ficar uniformemente espaçados; dê um nó quadrado (Fig. 4-25). *É suficiente aproximar os tecidos*.	8. Não amarre os nós com excessiva tensão, pois isso traumatizaria a ferida. Se amarrados com muita força, os pontos estarão ainda mais apertados no dia seguinte, devido ao edema.
9. Ao cortar os fios, segure a tesoura quase fechada na mão direita; segure as extremidades do fio esticadas e formando um ângulo reto com a pele. Faça deslizar a tesoura para baixo, ao longo do fio, mantendo-a paralela à pele.	9. Permite um maior controle ao cortar e evita que se corte a pele ou o tecido.

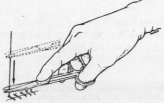

10. Corte o fio, deixando 0,65 cm de cauda a partir do nó.

10. Evita que o nó se desfaça; esse corte do fio facilitará segurá-lo no momento da retirada do ponto.

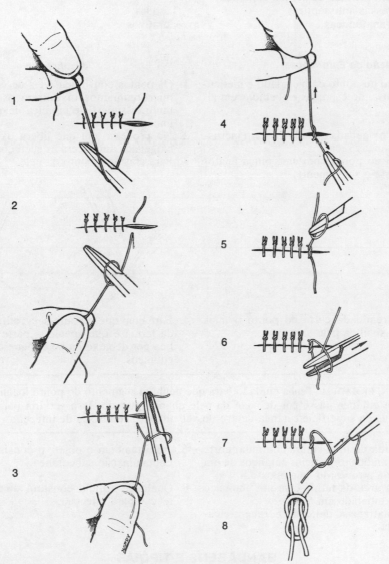

AMARRANDO UM NÓ QUADRADO

Figura 4-25. (1) Depois que o ponto passa através de ambos os lados da incisão, deixe sobrar uma pequena ponta de fio. (2) Retire a agulha curva do porta-agulhas e, com a parte longa do fio, faça uma alça ao redor do porta-agulhas, começando com este por dentro do fio. (3) Pince a ponta curta do fio com o porta-agulhas que está dentro da alça. (4) Tracione o fio através da alça e amarre com cuidado a primeira parte do nó, usando o porta-agulhas para puxar uma ponta. A tração deve ser paralela à pele, com a ponta pequena virada para você. (5) Para completar o nó quadrado, inverta as pontas do fio de forma que a ponta pequena se afaste de você. (6) Amarre a segunda parte do nó. (7) Tracione novamente, puxando as pontas paralelas à pele. (8) O nó está completo.

11. Continue costurando para fechar a ferida.

12. Limpe a linha de sutura com gaze embebida em solução salina; aplique o curativo.

12. Remova o sangue coagulado para diminuir a irritação da pele.

ORIENTAÇÕES: Retirada dos Pontos

O momento da retirada dos pontos (dos pontos inabsorvíveis) depende de sua localização no corpo: cabeça e pescoço, 3-5 dias; tórax e abdome, 5-7 dias; extremidades inferiores, 7-10 dias.

Material

Bandeja para retirada de pontos contendo:
    Compressas antissépticas   Tesoura
    Pinças anatômicas   Curativos

Procedimento

Ação de Enfermagem	*Justificativa*
1. Limpe a área do ponto com cuidado e meticulosamente, usando esponjas embebidas em álcool.	1. Os pontos constituem vias de entrada para os microrganismos invadirem os tecidos; portanto, a superfície cutânea deve ser limpa ao máximo.
2. Utilize água oxigenada quando existem incrustações sangüíneas secas.	2. No processo em que libera oxigênio, a água oxigenada amolecerá as secreções ressecadas.
3. Segure o nó do ponto com uma pinça anatômica e levante-o suavemente.	3. Para afastar o ponto da pele.

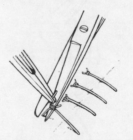 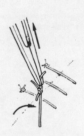

4. Corte a extremidade curta do ponto o mais próximo possível da pele.	4. Fará com que o ponto seja retirado facilmente da ferida e que apenas a parte do ponto que fica por debaixo da pele toque os tecidos subcutâneos.

> ALERTA À ENFERMAGEM: Tenha cuidado para que nenhum segmento do ponto localizado acima da superfície cutânea passe por debaixo da pele quando puxado. Isso serviria para introduzir contaminantes da superfície cutânea dentro do subcutâneo, com risco de infecção.

5. Para a retirada de uma sutura contínua, corte a sutura em ambos os orifícios cutâneos de um lado e retire-a através do lado oposto.	5. Aqui também o objetivo consiste em evitar a contaminação subcutânea.
6. Comprima a área da ferida com um chumaço de algodão embebido em álcool.	6. Qualquer orifício constitui uma área em potencial para infecção.
7. Evite traumatizar a delicada e recém-cicatrizada ferida.	

BANDAGENS E TIPÓIAS

Finalidade: Uma *bandagem* é aplicada para manter um curativo no local, sobre uma ferida.
             Uma *tipóia* é aplicada para imobilizar um braço.

Procedimento Geral

1. Poste-se ante o indivíduo em quem aplicará uma bandagem.
2. (Se for destro) A pessoa que aplica a bandagem segura o rolo na mão direita e a ponta na mão esquerda.

TIPOS DE BANDAGENS

Tira em borboleta

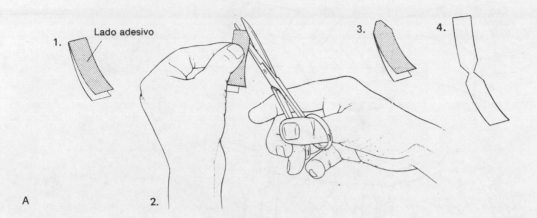

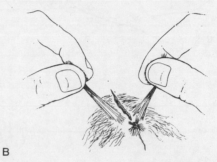

Figura 4-26. *A*. Para confeccionar uma tira em borboleta (butterfly), dobre um pedaço de adesivo com 1,5 cm de largura; corte uniformemente os cantos na extremidade dobrada, para formar grandes entalhes (3) quando a tira é desdobrada (4). *B*. Amarrando tufos de cabelos para fechar um corte. (Blosser, J.: Wilderness Medicine. Emergency Medicine, 7:38, junho de 1975. Desenhista: Shirley Baty.)

Bandagem para dedo

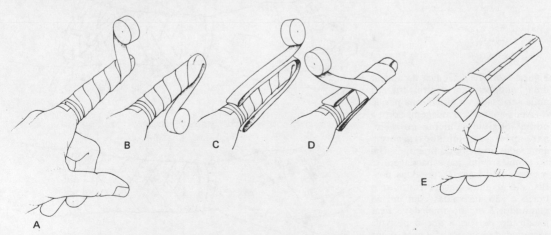

Figura 4-27. O enfaixamento de um dedo é feito usando uma técnica espiral e de alças sucessivas. Observe que o curativo final *E* é completado usando estreitas tiras de adesivo.

Bandagem em espiral cruzada para braço e perna

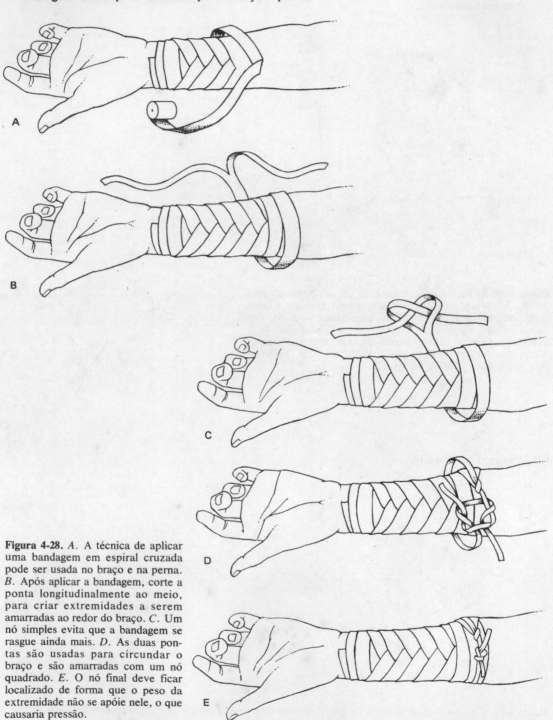

Figura 4-28. *A*. A técnica de aplicar uma bandagem em espiral cruzada pode ser usada no braço e na perna. *B*. Após aplicar a bandagem, corte a ponta longitudinalmente ao meio, para criar extremidades a serem amarradas ao redor do braço. *C*. Um nó simples evita que a bandagem se rasgue ainda mais. *D*. As duas pontas são usadas para circundar o braço e são amarradas com um nó quadrado. *E*. O nó final deve ficar localizado de forma que o peso da extremidade não se apóie nele, o que causaria pressão.

Bandagem compressiva do ouvido

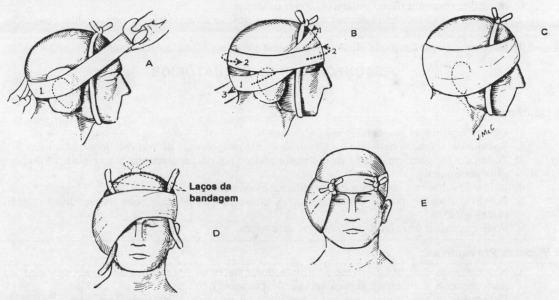

Figura 4-29. Aplicação de curativo compressivo no ouvido. (Ferguson, L. K.: Surgery of the Ambulatory Patient. Philadelphia, J. B. Lippincott, Co.).

Tipóia triangular

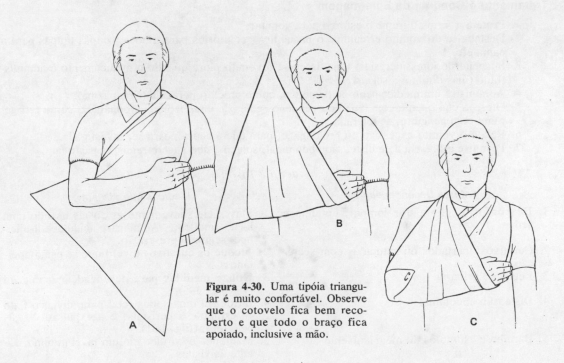

Figura 4-30. Uma tipóia triangular é muito confortável. Observe que o cotovelo fica bem recoberto e que todo o braço fica apoiado, inclusive a mão.

3. Cubra o curativo com uma bandagem que se estenda 5 cm acima e abaixo do mesmo; não comece nem termine uma bandagem sobre a ferida.
4. Aplique a bandagem da extremidade distal para a proximal; de dentro para fora.
5. Aplique cada volta da bandagem com uniformidade e segurança; ultrapasse cada volta em dois terços da largura da bandagem.
6. Separe certas superfícies cutâneas, como os dedos.
7. Observe a área recoberta quanto a sinais de constrição circulatória; se houver uma constrição evidente, reaplique a bandagem.
8. Escolha a largura e a qualidade da bandagem para se adaptar à área a ser envolta.

DESCONFORTOS PÓS-OPERATÓRIOS

Vômito

Incidência

1. Ocorre em muitos pacientes pós-operatórios.
2. Resulta de acúmulo de fluido ou alimento no estômago antes do retorno do peristaltismo.
3. Pode ocorrer como resultado da distensão abdominal que acompanha a manipulação dos órgãos abdominais.
4. Induzido durante a anestesia por ventilação inadequada.
5. Provável ocorrer quando o paciente acredita, antes da operação, que irá vomitar (indução psicológica).
6. Pode constituir um efeito colateral dos narcóticos.

Medidas Preventivas

1. Nas cirurgias do trato gastrintestinal, introduza, antes da operação, uma sonda nasogástrica para prevenir a distensão abdominal que desencadeia o vômito.
2. Determine se o paciente é sensível à morfina e à meperidina (Demerol), pois estas substâncias podem provocar vômito em alguns pacientes.
3. Esteja alerta a comentários significativos como "sei que vou vomitar com a anestesia". Relate tal comentário ao anestesista, que poderá prescrever uma droga antiemética e conversar com o paciente antes da operação.

Tratamento e Conduta da Enfermagem

1. Proteja a ferida durante o esforço para vomitar.
2. Desfaça-se do vômito e reanime o paciente — colutórios para a boca, roupas limpas para a cama etc.
3. Suspeite de idiossincrasia a uma droga se o vômito piora quando o medicamento é administrado (mas diminui a seguir).
4. Administre um medicamento antiemético, como procloroperazina (Compazina).
5. Ofereça chá quente com limão ou pequenos goles de uma bebida carbonatada, como refrigerante com gengibre, se tolerada.
6. Relate o vômito excessivo ou prolongado, para que a causa possa ser investigada.
7. Pesquise a presença de distensão abdominal, soluços, que sugere retenção gástrica.

Inquietação e Insônia

Fatores Desencadeantes	Medidas que Aliviam
1. Desconforto, como dor lombar, cefaléia e sede	1. Massageie suavemente as costas usando uma loção emoliente. Administre ácido acetilsalicílico, segundo prescrição.
2. Curativos apertados ou saturados com secreção	2. Troque os curativos e verifique se estão apertados.
3. Retenção urinária	3. Utilize medidas para desencadear a micção (ver pág. 145).
4. Distensão abdominal	4. Introduza uma sonda retal para aliviar o flato — estimule a peristalse e a expulsão de gás pelo reto. (Fig. 4-31).
5. Barulho e estímulos do meio ambiente	5. Mantenha o barulho em um nível mínimo. Limite as visitas. Para os períodos de repouso, providencie privacidade, escuridão e calma

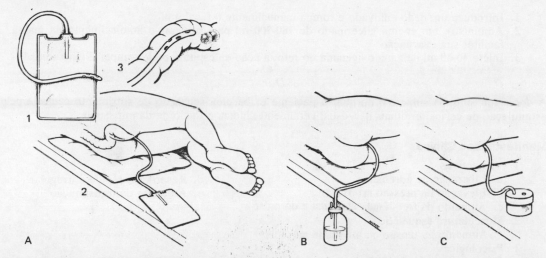

Figura 4-31. Aplicação de sonda retal. *A*. (1) sonda retal ligada ao saco plástico; (2) sonda no local, paciente deitado sobre o lado esquerdo; (3) dilatação da parte inferior do cólon mostrando bolhas de ar que serão eliminadas através da sonda retal. *B*. Tubo ligado a um frasco com água e com saída. *C*. Tubo ligado a um recipiente plástico.

6. Preocupação e ansiedade

6. Tente encontrar a causa da preocupação. Converse com o paciente e permita que externe seus sentimentos. Procure orientação de um conselheiro espiritual ou psicólogo, se necessário. Ofereça sedativos ou hipnóticos quando necessário.

Sede

Causas

1. Inibição das secreções por medicamentos pré-operatórios com atropina.
2. Perda hídrica por transpiração, sangramento.

Tratamento

1. Administre fluidos via venosa ou oral, se tolerados.
2. Ofereça goles de chá quente com suco de limão para dissolver o muco.
3. Aplique, ocasionalmente, uma compressa de gaze umedecida sobre os lábios para umidificar o ar inspirado.
4. Permita ao paciente limpar a boca com colutórios; embrocação com suco de limão e glicerina também é uma medida confortadora.
5. Obtenha doces duros e/ou goma de mascar para estimular o fluxo salivar e manter a boca úmida.

Constipação

Causas

1. Traumatismo e irritação do intestino durante a cirurgia.
2. Inflamação local, peritonite ou abscesso.
3. Problema intestinal crônico: pode resultar na formação de um fecaloma.

Medidas Preventivas

1. Deambulação precoce para auxiliar na promoção da peristalse.
2. Ingestão líquida adequada para manter as fezes moles.
3. Dieta apropriada para promover a peristalse e manter um equilíbrio hídrico adequado.

Tratamento (Fecaloma)

(Veja também Cap. 8.)

1. Introduza um dedo enluvado e rompa manualmente o fecaloma.
2. Administre um enema glicerinado de 180-200 ml para auxiliar o amolecimento da massa facilitar sua evacuação.
3. Injete 30-60 ml de água oxigenada no reto; a ação da espuma pode romper a massa fecal.

Dor

A *dor* é um sintoma subjetivo no qual o paciente exibe uma sensação de sofrimento causada pela estimulação de certos terminais nervosos; geralmente, indica o início de dano tissular.

Manifestações Clínicas

1. Vegetativas
   a. Liberação de adrenalina
   b. Elevação da pressão arterial
   c. Aumento da freqüência cardíaca e do pulso
   d. Respiração rápida e irregular
   e. Aumento da transpiração
2. Musculatura esquelética
   Aumento na tensão ou atividade muscular
3. Psicológicas
   a. Aumento da irritabilidade
   b. Aumento da apreensão
   c. Aumento da ansiedade
   d. Atenção voltada para a dor
   e. Queixas de dor

A reação do paciente depende de:
1. Experiência
2. Ansiedade ou tensão
3. Estado de saúde
4. Sua capacidade para desviar-se do problema ou de ser distraído

Observações Fisiológicas e Psicológicas

1. A dor é um dos primeiros sintomas que o paciente expressa quando retorna à consciência.
2. A dor pós-operatória máxima ocorre entre 12 e 36 horas e, geralmente, desaparece por volta de 48 horas.
3. Os agentes anestésicos solúveis custam mais a serem eliminados pelo organismo e, portanto, controlam a dor por um período de tempo mais longo que os insolúveis; os últimos produzem uma recuperação rápida, mas o paciente mostra-se mais inqüieto e queixa-se mais de dor.
4. Pessoas mais idosas parecem possuir maior tolerância à dor que as mais jovens ou de meia-idade.
5. Não existe nenhuma prova documentada de que um sexo tolere melhor a dor que o outro.
6. O condicionamento psicológico do paciente afeta a tolerância à dor.
7. A qualidade do relacionamento enfermeira-paciente tem uma maior influência no alívio da dor que os medicamentos.
8. A enfermeira pode reduzir a necessidade de alívio para a dor confortando fisicamente o paciente; mudanças freqüentes de posição, fricção lombar e conversar com o paciente, permitindo-lhe expressar suas preocupações, podem auxiliar a diminuir seu nível de ansiedade.
9. Pacientes que foram submetidos a cirurgia abdominal ou torácica têm maior probabilidade de necessitar de narcóticos. A troca dos gases respiratórios pode ser reduzida pela dor que causa contração reflexa dos músculos torácicos.
10. Drogas potentes, como morfina, podem produzir depressão do centro respiratório do paciente, reduzindo, assim, a freqüência e a profundidade respiratórias; além disso, essas drogas tendem a constringir os músculos lisos bronquiolares e a aumentar as secreções traqueobrônquicas, causando atelectasia e pneumonia.

Conduta da Enfermagem

1. Avalie a natureza, localização, qualidade, intensidade e duração da dor, e registre essas avaliações.
   a. Pergunte ao paciente o ponto do centro da dor.
   b. Descubra o que o paciente *entende* como dor.
   c. Determine se a dor está associada a alguma atividade, como o virar-se ou realizar uma inspiração mais profunda.
   d. Incentive o paciente a descrever a dor com suas próprias palavras, e.g., em pontada, constante, surda.

    e. Investigue as possíveis causas da dor, como ataduras ou adesivos muito apertados ou gesso muito justo.

2. Avalie a reação do paciente à dor.
   a. Observe a expressão facial do paciente e os movimentos de seu corpo quando ele experimenta uma crise de dor.
   b. O paciente mostra-se assintomático quando distraído por visitas ou televisão?
   c. O paciente parece queixar-se na expectativa da próxima dose de medicamento?
   d. Incentive o paciente a expressar seus sentimentos negativos com relação à dor e ao desconforto.

3. Empregue medidas confortantes na assistência ao paciente.
   a. Forneça um meio ambiente terapêutico — temperatura e umidade apropriadas, ventilação e visitas.
   b. Aumente o conforto físico do paciente, cobrindo-o com o cobertor se sentir frio, ou descobrindo-o, se sentir calor.
   c. Massageie suas costas com movimentos suaves — movimente-o com naturalidade e delicadamente.
   d. Ofereça atividades recreativas, música suave ou um programa de televisão calmo que o paciente aprecie.
   e. Cuide das necessidades hídricas oferecendo uma bebida fria e um urinol.

4. Adote medidas para reduzir a probabilidade de dor.
   a. Incentive o paciente a virar-se com freqüência.
   b. Massageie as áreas de pressão; proteja as áreas vulneráveis — colocação estratégica de um travesseiro, apoio para os pés, colocação de um travesseiro entre as pernas, na posição lateral de Sims.
   c. Determine a necessidade de micção do paciente e a necessidade de alívio para a distensão intestinal.
   d. Afrouxe os curativos apertados.
   e. Mantenha a roupa de cama limpa, seca e isenta de migalhas de alimentos.
   f. Mantenha o paciente na posição fisiológica correta.
   g. Incentive a verbalização do paciente na tentativa de reduzir a reação e elevar o limiar da dor.
   h. Administre drogas analgésicas como profilaxia para prevenir a dor.

5. Alivie a dor localizada.
   a. Apóie cuidadosamente a área dolorida e eleve as extremidades com dor.
   b. Aplique as medicações e realize as demais manobras suavemente; utilize aplicações quentes ou frias, segundo prescrição.
   c. Incentive e auxilie o paciente a seguir o programa de exercícios prescritos.

6. Reconheça o poder da sugestão de que o alívio da dor ocorrerá quando um método "racional" for selecionado e utilizado.
   a. Combine o método escolhido para mitigação da dor com demonstração verbal de que será efetivo.
   b. Explique ao paciente por que o método escolhido auxiliará no alívio da dor — já está provado que a confiança positiva aumenta o efeito da ação "racional".
   c. Demonstre ao paciente que você compreende que ele sente dor, que tem tempo para ouvi-lo, ajudá-lo e que se importa com ele.

7. Seja seletiva na administração dos agentes que aliviam a dor.
   a. Administre tranqüilizantes para aliviar a ansiedade.
   b. Utilize analgésicos narcóticos onde a dor pós-operatória justificar tal medicação.
   c. Forneça soporíferos para indução do sono.
   d. Administre relaxantes musculares e medicação antiespasmódica para a tensão muscular descontrolada.
   e. Utilize medicamentos específicos para condições específicas, como alívio de náuseas, alívio da tosse indesejável e alívio da cefaléia.

8. Reconheça os efeitos desejados e as reações nocivas de todos os medicamentos utilizados.
   a. Observe o paciente com relação aos efeitos desejados da medicação.
   b. Esteja alerta às manifestações tóxicas e às reações de hipersensibilidade.
   c. Esteja ciente das interações das drogas.
   d. Observe sinais de dificuldade respiratória, sinais vitais adversos, exantemas.

COMPLICAÇÕES PÓS-OPERATÓRIAS
Choque

O *choque* representa uma resposta do organismo a um volume sangüíneo diminuído.

Classificação

1. *Oligêmico* (hematogênico) — choque resultante da perda de plasma ou sangue total; pode ser interna ou externa. Quando ocorre perda de 10 por cento do volume sangüíneo, verifica-se o choque *hipovolêmico*.
2. *Bacteriêmico* (choque séptico ou endotóxico) — caracterizado por uma alteração no endotélio capilar que permite a passagem de sangue e plasma através das paredes dos capilares para os tecidos circundantes; o organismo não sofre nenhuma perda do volume líquido real.
3. *Cardiogênico.* — observado quando existe uma interferência na ação do bombeamento cardíaco, como a que pode ocorrer no infarto do miocárdio e no tamponamento cardíaco que resulta em circulação vascular inadequada.
4. *Neurogênico* (vasogênico) — vasodilatação acentuada e inibição reflexa que resultam em sistema circulante lento, privando os centros vitais de suprimento sangüíneo adequado.
5. *Psíquico* — resulta da dor extrema ou medo profundo.

Fisiologia Alterada e Manifestações Clínicas

1. Perda de volume sangüíneo circulante efetivo — dá início a reações metabólicas e fisiológicas, resultando em perfusão inadequada dos tecidos.
2. Liberação de hormônios da hipófise
   ACTH   (adrenocorticotrópico) — estimula o córtex supra-renal a secretar glicocorticóides.
   ADH   (antidiurético) — estimula uma maior absorção hídrica pelos túbulos renais.
   ASH   (estimulante da aldosterona) — estimula a excreção de potássio pelo rim, estimula a retenção de cloreto de sódio e água.
3. A adrenalina e a noradrenalina promovem a vasoconstrição capilar — aumenta o fluxo nos órgãos vitais, mas diminui nos tecidos periféricos. Posteriormente, a vasoconstrição periférica produz pele *pálida, fria* e *viscosa*.
4. A acidemia leva o pulmão a compensar — aumento no volume e freqüência (taquipnéia).
5. Aceleração da freqüência cardíaca; diástole diminuída.
   A perfusão coronariana ocorre durante a diástole; com o decréscimo da perfusão, o débito cardíaco diminui, resultando em *queda da pressão sistólica, diminuição da pressão do pulso* e vasoconstrição generalizada.
6. Pulso fraco e filiforme e temperatura subnormal.
7. Cianose dos lábios, palidez perioral.
8. A princípio, o paciente mostra-se *nervoso* e *apreensivo;* posteriormente, *apresenta apatia e embotamento das sensações*.

Efeitos do Choque

1. Anoxia — falta de oxigênio no corpo
2. Anoxemia — diminuição da quantidade de oxigênio no sangue
3. Hiperpirexia — febre excessiva, cerca de 42,2 a 42,8°C, que ocorre pouco antes da morte
4. Oligúria — diminuição da secreção renal e do débito urinário
5. Anúria — ausência de secreção urinária
6. Trombose com embolia subseqüente decorrente da estase sangüínea

Tratamento e Conduta da Enfermagem

Objetivo Principal: restaurar o volume sangüíneo circulante.

A. *Prevenção*

1. Prepare adequadamente a condição física e mental do paciente.
2. Antecipe quaisquer complicações que possam ocorrer durante e após a cirurgia.
3. Providencie sangue se houver qualquer indicação de que possa ser necessário.
4. Meça com precisão qualquer perda sangüínea.
5. Mantenha o traumatismo operatório a um nível mínimo; minimize os distúrbios pós-operatórios do paciente.
6. Antecipe a progressão dos sintomas desde as primeiras manifestações.
7. Observe freqüentemente os sinais vitais até que estejam estabilizados.

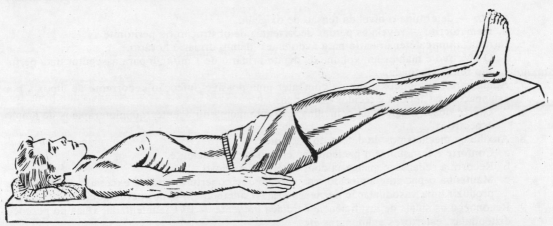

Figura 4-32. Posição correta para o paciente que apresenta sinais de choque. Elevar as extremidades inferiores cerca de 20 graus, mantendo os joelhos esticados, o tronco horizontal e a cabeça levemente elevada.

8. Avalie os desvios nos sinais vitais; avalie a pressão sangüínea em relação a outros parâmetros.
9. Inicie prontamente a terapia após um traumatismo etc., que tenha possibilidade de ocasionar choque.
10. Reconheça que os limites da pressão sangüínea variam de indivíduo para indivíduo; em alguns pacientes uma pressão de 90/60 pode ser normal enquanto que em outros pode indicar choque intenso.

B. *Tratamento Definitivo*

1. Mantenha as vias aéreas permeáveis!
   a. Utilize um conduto de ventilação ou coloque uma sonda endotraqueal.
   b. Remova as secreções orais e traqueais.
   c. Institua medidas de reanimação, se necessário.
2. Controle a hemorragia.
   Determine onde está ocorrendo a hemorragia; se externa, utilize controle por compressão.
3. Coloque o paciente chocado em uma posição o mais fisiológica possível para o choque (Fig. 4-32).
   a. Eleve a cabeça com um travesseiro.
   b. Mantenha o corpo em posição horizontal.
   c. Eleve as extremidades inferiores de 20 a 30 graus, mantendo os joelhos esticados.

ALERTA À ENFERMAGEM: Não utilize a posição de cabeça baixa de Trendelenburg, pois (1) após o aumento inicial do fluxo sangüíneo para a cabeça ocorre uma ação compensatória reflexa que causa vasoconstrição, diminuindo, portanto, o suprimento sangüíneo para o cérebro e (2) as vísceras tendem a cair sobre o diafragma, ocasionando resistência adicional à respiração e ventilação inadequada.

---

4. Assegure um retorno venoso adequado.
   a. Introduza um cateter intravenoso para infusão nas extremidades superiores; podem ser necessários dois.
   b. Coloque um cateter de pressão venosa central (PVC) no ou próximo ao átrio direito. (Ver Fig. 7-32 e Orientações: *PVC*, Cap. 7.)
      (1) Observe a direção e o grau de variação a partir da leitura inicial.
      (2) Utilize a via estabelecida pelo cateter da PVC para reposição de emergência do volume líquido e dos eletrólitos.
   c. Administre expansores plasmáticos, se necessário, até dispor de sangue total.
   d. Inicie transfusão de sangue quando este estiver disponível.
5. Obtenha sangue para determinação de pH, P_{O_2}, P_{CO_2} e hematócrito.
   a. pH — pode indicar acidose resultante de metabolismo anaeróbio.
   b. P_{CO_2} — avalia a função da membrana alveolar pulmonar.

    c. Po2 — determina o nível da tensão de oxigênio.

    d. Hematócrito — revela as perdas decorrentes de obstrução ou peritonite.

6. Introduza um cateter urinário para averiguar o débito urinário horário.

    O objetivo é manter um volume de débito urinário de 1 ml/kg/h para assegurar uma perfusão renal adequada.

7. Administre antibióticos a fim de combater uma possível infecção decorrente de hipoxia por estagnação nas feridas e tecidos periféricos.

    Utilize doses maciças de penicilina, estreptomicina ou agentes quimioterápicos de amplo espectro.

8. Auxilie os mecanismos de defesa do paciente.

    a. Conforte e tranqüilize o paciente, se este estiver consciente.

    b. Recorra a sedação e analgesia com critério minucioso.

    c. Mantenha o paciente aquecido, mas não aplique cobertura externa excessiva, que poderia produzir uma vasodilatação desnecessária, resultando em maior perda líquida.

9. Reconheça os sinais de insuficiência cardíaca iminente — PVC aumentada, veias do pescoço distendidas, estertores pulmonares etc.

    Inicie digitalização profilática.

        Utilize medicamentos de ação rápida em pessoas muito jovens ou muito idosas (digoxina, Cedilanid).

10. Durante todo o quadro de choque iminente continue com a folha de fluxo, registro dos sinais vitais, observações e intervenções.

Hemorragia

A hemorragia é a saída copiosa de sangue de um vaso sangüíneo.

Classificação

A. *Geral*

    1. *Primária* — ocorre durante a operação.

    2. *Intermediária* — ocorre nas primeiras horas após a cirurgia.

        A pressão arterial volta ao normal e provoca a reabertura de vasos mal ligados e a expulsão de coágulos fracos dos vasos não ligados.

    3. *Secundária* — ocorre algum tempo após a cirurgia.

        a. A ligadura escapa do vaso sangüíneo.

        b. Erosão de um vaso sangüíneo.

B. *De Acordo com os Vasos Sangüíneos*

    1. *Capilar* — vazamento lento e generalizado dos capilares.

    2. *Venosa* — vazamento de cor escura que borbulha.

    3. *Arterial* — sangramento de coloração vermelho-vivo que esguicha.

C. *De Acordo com a Localização*

    1. *Evidente ou Externa* — sangramento visível na superfície.

    2. *Oculta ou Interna* — sangramento que não pode ser visto.

Manifestações Clínicas

1. Apreensão, inquietação, sede; pele fria, úmida e pálida.

2. Aumento do pulso, respiração rápida e profunda ("fome de ar"?), queda na temperatura.

3. Com a progressão da hemorragia

    a. Diminuição do débito cardíaco.

    b. Diminuição rápida da pressão sangüínea venosa e arterial e da hemoglobina.

    c. Palidez perioral, manchas que aparecem diante dos olhos, zumbido nos ouvidos.

    d. O paciente torna-se cada vez mais fraco, até advir a morte.

Tratamento e Conduta da Enfermagem

1. Trate o paciente conforme descrito para choque (pág. 140).

2. Examine a ferida, como um possível local de sangramento.

    Se uma extremidade estiver sangrando, aplique um curativo compressivo com tampão de gaze.

3. Administre sangue (tipado) ou um de seus derivados, até que o sangue esteja disponível.

> ALERTA À ENFERMAGEM: Na administração de fluidos pela veia reconheça que, em caso de hemorragia, introduzir uma quantidade muito grande ou administrar os fluidos muito rapidamente pode elevar a pressão arterial a ponto de restabelecer o processo hemorrágico.

Flebite ou Tromboflebite Femoral

A *flebite* ocorre com freqüência após intervenções cirúrgicas no baixo abdome ou durante a evolução de afecções sépticas, como a ruptura de uma úlcera ou peritonite. (Veja o Cap. 7.)

Causas

1. Traumatismo
   a. Dano venoso resultante de ataduras apertadas ou perneiras durante a cirurgia.
   b. Compressão proveniente de um rolo de cobertor sobre os joelhos.
2. Perda líquida ou desidratação ocasionando concentração do sangue.
3. Metabolismo diminuído e depressão circulatória após cirurgia, ocasionando diminuição na velocidade do fluxo sangüíneo.
4. Combinações dos fatores citados.

Manifestações Clínicas

1. A perna esquerda parece ser afetada com maior freqüência do que a direita.
2. Dor ou cãibra na panturrilha, progredindo para tumefação dolorosa de todo o membro.
3. Febrícula, calafrios, transpiração.
4. Sensibilidade acentuada sobre a superfície ântero-interna da coxa.
5. Pode ocorrer coagulação intramuscular sem inflamação acentuada, causando flebotrombose.

> ALERTA À ENFERMAGEM: Uma queixa de pequena dor na panturrilha nunca deve ser ignorada. O perigo iminente de trombose femoral está no fato de um coágulo poder se deslocar e produzir um êmbolo.

Tratamento e Conduta da Enfermagem

A. *Profilaxia*

1. No pós-operatório, hidrate adequadamente o paciente para prevenir concentração sangüínea.
2. Incentive os exercícios para perna e a deambulação do paciente, logo que permitidos pelo cirurgião. (Os exercícios podem ser ensinados no pré-operatório — ver pág. 86.)
3. Evite os dispositivos de contenção, como ataduras apertadas, que podem restringir e prejudicar a circulação.
4. Evite o uso de rolos, amarrilhos e mesmo a posição pendente sobre um lado da cama, devido ao perigo da constrição dos vasos sob o joelho.

B. *Terapia Ativa*

1. Inicie a terapia anticoagulante via intravenosa, intramuscular ou oral (ver pág. 109).
2. Evite a tumefação e a estagnação do fluxo venoso, envolvendo as pernas, dos dedos à virilha, com bandagem ou meias elásticas.
3. Controle a dor nas extremidades com bandagens.

Complicações Pulmonares

Medidas Preventivas

1. Relate ao cirurgião qualquer evidência de infecção no trato respiratório superior.
2. No pós-operatório, inicie medidas para prevenir resfriados.
3. Aspire as secreções que poderiam causar problema respiratório.
4. Reconheça as causas que predispõem para complicações pulmonares:
   a. Infecções — boca, nariz, garganta
   b. Aspiração de vômito
   c. História de tabagismo acentuado, doença respiratória crônica
   d. Obesidade
   e. Efeito irritante do éter sobre as membranas mucosas.

Complicações

1. *Atelectasia* — colapso dos alvéolos pulmonares causado por um tampão de muco que obstrui um brônquio.
2. *Bronquite* — inflamação dos brônquios causando tosse com secreção mucosa considerável.
3. *Broncopneumonia* — é uma complicação torácica com elevação da temperatura, aumento da freqüência do pulso e respiratória, além de uma tosse produtiva.
4. *Pneumonia Lobar* — inicia com um resfriado acompanhado de temperatura elevada, elevação do pulso e da respiração, rosto ruborizado e dificuldade respiratória.
5. *Congestão Pulmonar Hipostática* — mais comum em pacientes debilitados ou idosos cujo coração e sistema vascular enfraquecidos permitem uma estagnação das secreções na base dos pulmões.
6. *Pleurisia* — dor em pontada no lado afetado do tórax, particularmente na inspiração profunda, e aumento de temperatura, pulso e respiração.
   (Para maiores detalhes veja Cap. 5, Afecções do Sistema Respiratório.)

Tratamento e Conduta da Enfermagem

1. Avalie cuidadosamente o progresso do paciente, diariamente, nas primeiras semanas após a cirurgia, para detectar os primeiros sinais e sintomas de dificuldades respiratórias.
   a. Pequenas elevações de temperatura, pulso e respiração
   b. Apreensão e inquietação
   c. Queixas de dor torácica, sinais de dispnéia ou tosse
2. Promova a ventilação completa dos pulmões.
   a. Vire o paciente freqüentemente.
   b. Incentive o paciente a respirar profundamente 10 vezes por hora.
   c. Utilize um espirômetro ou qualquer outro dispositivo que incentive o paciente a ventilar (assoprar em um frasco com água).
   d. Incentive o paciente a tossir, esforçando-se para expelir as secreções mucosas.
   e. Faça o paciente andar logo que o médico o permitir.
3. Inicie medidas específicas para problemas pulmonares particulares.
   a. Forneça névoa fria ou vapor (vaporizador elétrico) ao paciente que mostra sinais de bronquite.
   b. Incentive o paciente a tomar líquidos e expectorantes, se demonstra estar desenvolvendo pneumonia.
   c. Administre antibiótico ao paciente com infecção pulmonar.
   d. Evite distensão abdominal — causa dificuldade pulmonar e circulatória.
   e. Administre analgésicos para o desconforto.
   f. Observe que o paciente com pleurisia e derrame pode necessitar de aspiração torácica; tenha pronta uma bandeja para toracocentese e esteja preparada para auxiliar.
   g. Esteja preparada para administrar oxigênio para ajudar na aeração dos pulmões e para a oxigenação do sangue.

Embolia Pulmonar

Um *êmbolo* é um corpo estranho na corrente sangüínea — geralmente um coágulo sangüíneo que se deslocou do ponto original. Quando carreado para o coração, é forçado para a artéria pulmonar ou para um de seus ramos. (Ver também Embolia Pulmonar, Cap. 5.)

Manifestações Clínicas

1. Dor aguda, em pontada, no tórax
2. Ansiedade e cianose
3. Pupilas dilatadas, transpiração profusa
4. Pulso rápido e irregular, tornando-se imperceptível — leva rapidamente à morte
5. Dispnéia

Tratamento Imediato

1. Administre oxigênio e inalações, com o paciente sentado.
2. Tranqüilize e acalme o paciente.
3. Administre morfina para controlar o pânico.

Dificuldades Urinárias

Retenção Urinária

1. *Incidência* — ocorre mais freqüentemente após cirurgias de reto, ânus, vagina ou baixo abdome, por causa do espasmo do esfíncter da bexiga.
2. *Conduta da enfermagem*
   a. Auxilie o paciente a sentar ou mesmo levantar-se (se permitido), pois muitos pacientes são incapazes de urinar deitados.
   b. Cuide da privacidade do paciente.
   c. Utilize o recurso psicológico de abrir uma torneira e deixar a água escoando — freqüentemente o som ou a visão de água corrente relaxa o espasmo do esfíncter da bexiga.
   d. Cateterize somente quando todas as outras medidas fracassarem.
      (1) Pode ocasionar uma possível infecção da bexiga.
      (2) Cateterizações subseqüentes costumam ser necessárias.

ALERTA À ENFERMAGEM: Reconheça que o fato de o paciente urinar quantidades muito pequenas (30-60 ml a cada 15-30 minutos) pode ser um sinal de bexiga superdistendida ("transbordamento da retenção").

Incontinência Urinária

1. *Causa* — perda do tônus do esfíncter da bexiga.
2. *Incidência* — ocorre como uma complicação nas pessoas idosas após cirurgia ou traumatismo chocante.
3. *Recuperação* — desaparece quando o paciente ganha força e tônus muscular.
4. *Conduta*
   a. Ofereça um urinol de leito de hora em hora (ver Cap. 9 para o tratamento da bexiga neurogênica).
   b. Providencie uma proteção extra sob o paciente; utilize calças descartáveis especiais.
   c. Inicie um plano consistente de assistência especial à pele para evitar lacerações cutâneas.

Obstrução Intestinal

Causas

1. Pode ocorrer após cirurgia do baixo abdome e pelve, especialmente quando houver drenagem.
2. Uma alça intestinal pode sofrer torção devido às aderências inflamatórias.
3. Uma alça intestinal pode introduzir-se no trajeto da drenagem.

Manifestações Clínicas

1. Ocorrem mais comumente entre o 3.º e o 5.º dias do pós-operatório.
2. Dores abdominais agudas, em cólica, com intervalos assintomáticos.
3. A dor é localizada e deve ser registrada, pois poderá tornar-se mais generalizada posteriormente; o local pode apontar a causa da dificuldade.
4. A atividade peristáltica pode ser avaliada auscultando-se o abdome com um estetoscópio.
5. Os intervalos assintomáticos ficam mais curtos com a passagem do tempo.
6. Quando a obstrução se completa, o conteúdo intestinal reflui para o estômago, provocando vômitos.
7. Ocorre distensão abdominal e, às vezes, soluços, mas sem movimento intestinal se a obstrução é completa; se a obstrução é parcial ou incompleta, pode ocorrer diarréia.
8. Após um enema simples, os retornos são claros, indicando que muito pouco do conteúdo intestinal alcançou o intestino grosso.
9. Se a obstrução não for aliviada, o vômito continua, a distensão torna-se mais pronunciada, o pulso aumenta, surge o choque, sobrevém a morte.

Tratamento

1. Alivie a distensão abdominal passando uma sonda de aspiração nasoentérica.
2. Administre os eletrólitos deficientes por infusão intravenosa.
3. Considere a possibilidade de intervenção cirúrgica se a obstrução não for aliviada (ver Cap. 8).

Soluço (Singultus)

Soluços são espasmos intermitentes do diafragma, provocando um som que resulta da vibração das cordas vocais fechadas quando o ar irrompe subitamente nos pulmões.

Causa

Irritação do nervo frênico entre a medula raquiana e as ramificações terminais na superfície inferior do diafragma.

> a. *Direta* — estômago distendido, peritonite, distensão abdominal, pleurisia ou tumores pressionando os nervos
> b. *Indireta* — toxemia, uremia
> c. *Reflexa* — exposição ao frio, beber líquidos muito quentes ou muito frios, obstrução intestinal

Tratamento

1. Remover a causa, se possível.
   a. Lavagem gástrica para a distensão gástrica
   b. Ataduras adesivas na pleurisia
   c. Remoção dos drenos que causam irritação
2. Quando a remoção da causa não for possível, medidas mais simples podem ser experimentadas.
   a. Prender a respiração enquanto se ingere um grande gole de água.
   b. Aplicar pressão com o dedo sobre o globo ocular, com os olhos fechados, por vários minutos.
   c. Inalar dióxido de carbono (inspirando e expirando no interior de um saco de papel).
3. Podem-se prescrever medicamentos (clorpromazina, Benzedrina, quinidina ou barbitúricos). O grau de sucesso que se obtém com essas drogas varia muito.
4. Introduzir um cateter (n.º 16 F) na faringe do paciente até cerca de 7-10 cm; girá-lo suavemente e movimentá-lo para a frente e para trás; esta medida interrompe os impulsos do nervo pneumogástrico e os soluços param (Fig. 4-33).
5. Para os soluços intratáveis, o esmagamento cirúrgico do nervo frênico constitui o procedimento extremo.

Complicações das Feridas

Hemorragia e Hematoma

A. *Manifestações*

1. Examine com freqüência os curativos durante as primeiras 24 horas do pós-operatório.
   a. Observe evidência de sangue vermelho-vivo nos curativos.
   b. Procure por protuberâncias que possam indicar sangramento e formação de coágulo (hematoma) sob a pele.
   c. Examine a roupa de cama diretamente sob o local da incisão, à procura de evidência de pingos de exsudação.
   d. Examine o recipiente de drenagem para quantidade exagerada de drenagem vermelha.
2. Verifique os sinais vitais para evidência de sangramento — pulso elevado, apreensão, falta de ar (ver pág. 142).

B. *Tratamento*

1. Notifique o médico.
2. Se a hemorragia persistir, pode ser necessário levar o paciente de volta à sala de operações para ligadura dos vasos sangrantes, remoção de um grande hematoma ou ressutura da ferida.

Infecção

A. *Organismos Causadores*

1. *Staphylococcus aureus*
2. *Escherichia coli*
3. *Proteus vulgaris*
4. *Pseudomonas aeruginosa*
5. Bactérias anaeróbias, e.g., *Bacteroides fragilis*. Os anaeróbios tornaram-se mais proeminentes nas infecções das feridas, especialmente após a cirurgia intestinal; produzem um cheiro carac-

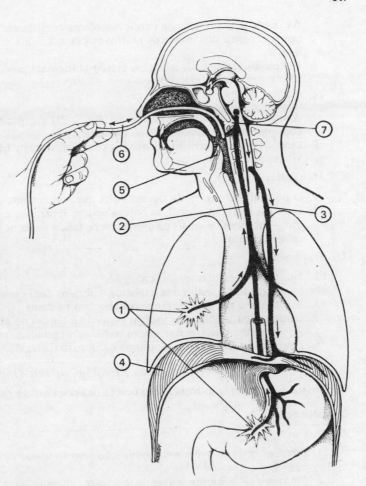

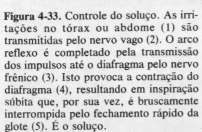

Figura 4-33. Controle do soluço. As irritações no tórax ou abdome (1) são transmitidas pelo nervo vago (2). O arco reflexo é completado pela transmissão dos impulsos até o diafragma pelo nervo frênico (3). Isto provoca a contração do diafragma (4), resultando em inspiração súbita que, por sua vez, é bruscamente interrompida pelo fechamento rápido da glote (5). É o soluço.

A introdução de cerca de 7,5-10 cm de um cateter n.º 16 F na nasofaringe (6) estimula os ramos faríngeos do nervo vago (7) e interrompe o arco reflexo, fazendo parar o soluço.

terístico. Na maioria das vezes essa infecção só é identificada quando se realizam culturas anaeróbias.

B. *Profilaxia*

1. Assepsia rigorosa no momento do ferimento e, posteriormente, durante seu tratamento.
2. Limpeza doméstica e instrução ao paciente com relação aos curativos.

C. *Manifestações Clínicas*

1. Sensibilidade e tumefação da ferida — aparente em 36 a 48 horas
2. Temperatura e pulso elevados

D. *Tratamento*

1. O cirurgião remove um ou mais pontos, separa as bordas da ferida e procura evidência de infecção, usando uma hemostática como sonda.
2. Colhe-se material para cultura, que é enviado ao laboratório de bacteriologia.
3. Pode ser feita a irrigação da ferida; tenha disponível uma seringa asséptica e solução salina.
4. Pode ser introduzido um dreno (borracha ou gaze).
5. Prescrevem-se antibióticos.
6. Pode haver necessidade de curativos úmidos e quentes.

Ruptura (Deiscência, Eventração, Evisceração)

A. *Causas*

1. As feridas dos pacientes mais idosos não cicatrizam com tanta facilidade quanto as de pacientes jovens.

2. As doenças pulmonares e cardiovasculares contribuem para a ruptura da ferida, pois dificultam a chegada dos materiais nutritivos essenciais até a ferida (dificuldades circulatória e pulmonar).

3. Distensão abdominal, infecção, estado nutricional precário e doenças sistêmicas, e.g., diabetes.

B. *Profilaxia*

1. Aplique uma atadura de *Scultetus* (Fig. 4-21) em pacientes idosos ou pesados ou naqueles com parede abdominal fraca ou pendular.
2. Incentive uma nutrição adequada, com ênfase para quantidades apropriadas de proteína e vitamina C.

C. *Manifestações Clínicas*

1. O paciente se queixa de alguma coisa que subitamente cedeu em sua ferida.
2. Em uma ferida intestinal, as bordas podem separar-se e o intestino, gradualmente, faz protrusão — observe os sinais de drenagem de fluido peritoneal nos curativos (fluido claro ou serossanguinolento).

D. *Tratamento*

1. Notifique imediatamente o cirurgião.
2. Se os intestinos estiverem expostos, cubra-os com curativos estéreis e úmidos.
3. Mantenha o paciente em repouso absoluto na cama.
4. Instrua-o para dobrar os joelhos — alivia a tensão no abdome.
5. Assegure-lhe que sua ferida será tratada apropriadamente; mantenha-o calmo e relaxado.
6. Prepare o paciente para a cirurgia e o reparo da ferida.

Distúrbios Psicológicos Pós-Operatórios

O *delírio* é uma aberração mental que ocorre ocasionalmente em alguns pacientes pós-operatórios.

Classificação

A. *Tóxicos*

1. *Incidência* — ocorrem em combinação com sintomas de toxemia geral, e.g., peritonite, septicemia.
2. *Sintomas* — paciente gravemente doente, inquieto, com temperatura e pulso elevados, rosto ruborizado, olhos brilhantes e inquietos — indicam confusão mental.
3. *Tratamento*
   a. Administre líquidos para auxiliar na eliminação das toxinas.

NOTA: Nem todos os pacientes com delírio toleram bem os líquidos. Também é inadequado administrar líquidos se estes puderem causar retenção hídrica cerebral e delírio; o tratamento, neste caso, consiste em restrição hídrica.

   b. Controle a infecção administrando os antibióticos apropriados.

B. *Traumáticos*

1. *Incidência* — surgem após traumatismo súbito, particularmente no indivíduo muito nervoso.
2. *Sintomas* — manifestam-se por excitação violenta, alucinações, ilusões ou depressão metabólica.
3. *Tratamento*
   a. Administre medicamentos tranqüilizantes; cloral hidratado, paraldeído.
   b. Este estado de delírio começa e termina abruptamente.

C. *Delirium Tremens*

1. *Incidência* — os pacientes que usaram álcool em excesso representam grandes riscos cirúrgicos e toleram mal os agentes anestésicos.
2. *Sintomas* — no pós-operatório, após abstinência prolongada de álcool, o paciente apresenta sinais de delirium tremens.
   a. Inquieto, nervoso, irrita-se com facilidade.
   b. Dorme mal, é perturbado por sonhos fantasiosos, parece estar momentaneamente em um local estranho e não conhece a equipe de enfermagem nem o médico.
   c. Posteriormente, perde o controle das funções mentais; sua mente é tomada por alucinações obsessivas que o atormentam constantemente.

    d. Os sintomas adicionais incluem insônia, transpiração excessiva e um tremor acentuado das extremidades. O paciente pode tornar-se apático.

3. *Tratamento Médico e de Enfermagem*

    a. Administre sedativos para manter o paciente calmo e confortável; pode ser necessária, para alcoólatras idosos, a estimulação na forma de uísque ou estricnina.

    b. Administre glicose por via endovenosa e vitaminas concentradas por via oral, para controlar as deficiências nutricionais.

    c. Recomende ao paciente que permaneça no leito; pode ser necessário contê-lo, para que os traumatismos sejam minimizados. (Tenha em mente que a contenção deve ser utilizada como último recurso, pois costuma deixar o paciente muito revoltado.)

    d. Incentive a deambulação assim que a condição cirúrgica o permitir.

    e. Veja também Cap. 20.

BIBLIOGRAFIA

Livros

American College of Surgeons: Manual on Control of Infection in Surgical Patients. Philadelphia, J. B. Lippincott Co., 1976.

Artz, C. P., and Hardy, J. D.: Management of Surgical Complications, 3rd ed. Philadelphia, W. B. Saunders, 1975.

Artz, C. P., et al.: Brief Textbook of Surgery, Philadelphia, W. B. Saunders, 1976.

Ballinger, W. F., et al.: Alexander's Care of the Patient in Surgery. St. Louis, C. V. Mosby, 1972.

LeMaitre, G. D., and Finnegan, J. A.: The Patient in Surgery, 3rd ed. Philadelphia, W. B. Saunders, 1975.

Meltzer, L. E., et al.: Concepts and Practices of Intensive Care for Nurse Specialists. Bowie, Md., Charles Press Pub., 1976.

Nealon, T. F., Jr.: Fundamental Skills in Surgery, 2nd ed. Philadelphia, W. B. Saunders, 1971.

Plumer, A. L.: Principles and Practice of Intravenous Therapy, 2nd ed. Boston, Little, Brown, 1975.

Zschoche, D. A. (ed.): Mosby's Comprehensive Review of Critical Care. St. Louis, C. V. Mosby, 1976.

Assistência Pré-Operatória

Artigos

Balasarascathi, K., and El-Etr, A. A.: Preop evaluation of drug history. AORN Journ. 23: 616–620, Mar. 1976.

Council on Thrombosis of The American Heart Association: Special Report—Prevention of Venous Thromboembolism in Surgical Patient by Low-dose Heparin. Circulation, 55: 423A–426A, Feb. 1977.

Fost, N. C.: A surrogate system for informed consent. JAMA, 233: 800–803, 18 Aug. 1975.

Lindeman, C. A.: Influencing recovery through preoperative teaching. Heart and Lung 2: 515–521, July–Aug. 1973.

Lyons, M. L.: What priority do you give preop teaching? Nursing '77, 7: 12–14, Jan. 1977.

Should propranolol be stopped before surgery? Med. Letter, 18: 41–42, 7 May 1976.

Infusões Endovenosas

Livros

Abbott Laboratories: Needle and Cannula Techniques. North Chicago, Abbott Laboratories, 1975.

Plumer, A. L.: Principles and Practice of Intravenous Therapy, 2nd ed. Boston, Little, Brown, 1975.

Artigos

Egan, A.: Perfecting piggy-back techniques. Nurs. '74, 4: 28–33, Jan. 1974.

Goldman, D. A., et al.: Guidelines for infection controls in intravenous therapy. Ann. Intern. Med., 79: 848–850, Dec. 1973.

Isler, C: IV therapy: The hidden dangers. RN, 36: 23–37, Oct. 1973.

Kividi, W. J.: Refining your IV therapy technique. Nurs. '75, 5: 41–47, Nov. 1975.

McGill, D.: Giving IV push. Nurs. '73, 3: 15–18, Jan. 1973.

Makik, D. G.: Preventing infection in intravenous therapy, Hosp. Pract., 11: 95–104, Apr. 1976.

Miller, R. C., and Grogan, J. B.: Efficacy of in-line bacterial filters in reducing contamination of intravenous nutritional solutions. Amer. J. Surg.: 130: 585, Nov. 1975.

Payne, J. E., and Kaplan, H. M.: Alternative techniques for venipuncture. Amer. J. Nurs., 72: 702–703, Apr. 1972.

Plastic containers for intravenous solutions. Med. Letter, 17: 43–44, 9 May 1975.

Precepts of parenteral therapy. Journ. of Pract. Nurs., 26: 27–38, July 1976.

Tonnisen, A., et al.: Cultures of blood drawn by catheters vs. venipuncture. JAMA, 235: 1877, 26 Apr. 1976.

Cuidados com a Ferida

Artigos

Castle, M.: Wound care. Nurs. '75, 5: 40–44, Aug. 1975.

Fraser, D. W.: Preventing tetanus in patients with wounds (editorial). Ann. Int. Med., 84: 95–98, Jan. 1976.

Guide to the initial care of soft tissue wounds. Committee on Trauma, Amer. College of Surgeons, June, 1974.

Knight, M. R.: A "second skin" for patients with larger, draining wounds. Nurs. '76, 6: 36, Jan. 1976.

Laughlin, V. C.: Stopping the constant drip of draining wounds. Nurs. '74, 4: 26–27, Dec. 1974.

Manson, H.: Exorcising excoriation from fistulae and other draining wounds. Nurs. '76, 6: 57–60, Mar. 1976.

Markgraf, W. H.: Mesh repair of abdominal wound dehiscence. AORN Journ., 22: 272–278, Aug. 1975.

New adhesives help nurses stick to business. Nurs. '75, 5: 65, Oct. 1975.

Noe, J. M., and Laub, D. R.: The functions of a dressing: Wound healing, a dynamic approach. Hosp. Care, 5: 5–13, Feb. 1974.

Rinear, C. E., and Rinear, E. E.: Emergency bandaging, Nurs. '75, 5: 29–35, Jan. 1975.

Wolfer, J. A.: Definition and assessment of surgical patients' welfare and recovery. Nurs. Res., 22: 394–401, Sept.–Oct. 1973.

Wound suction. Nurs. '75, 5: 52–55, Oct. 1975.

Infecção

Artigos

Davies, J., and Pankey, G. A.: Controlling infection: will the microbes beat us yet? Nurs. Update, 5: 10–15, Jan. 1974.

Lauter, C. B.: Opportunistic infections. Heart & Lung, 5: 601–606, July–Aug. 1976.

Nichols, R. L., et al.: Anaerobic infections, Amer. Fam. Phys., 14: 100–110, Oct. 1976.

Peterson, A. F.: The complex problem of cross infection, AORN Journ., 17: 79–85, Jan. 1973.

Polk, H. C., et al.: Dissemination and causes of infection. Surg. Clin. of N. Amer., 56: 817–829, Aug. 1976.

Ryan, G. B.: Inflammation and localization of infection. Surg. Clin. of N. Amer., 56: 831–846, Aug. 1976.

Schilling, J. A.: Wound healing. Surg. Clin. of N. Amer., 56: 859–874, Aug. 1976.

Assistência Pós-Operatória do Paciente

Aldrete, J. A.: Recovery room scorecard. AORN Journ., 17: 79–83, Mar. 1973.

Civetta, J. M.: Recovery room: Past, present, and future. AORN Journ., 21: 806–811, Apr. 1975.

DeLappe, A.: Shhh! "Sleeping" OR patients are listening. AORN Journ., 19: 1334–1348, June 1974.

Haven, L. C., and Haven, G. A., Jr.: Reducing the patient's fear of the recovery room. RN, 38: 28–29, Jan. 1975.

Horovitz, J. H., and Luterman, A.: Postoperative monitoring following critical trauma. Heart and Lung, 4: 269–278, Mar.–Apr. 1975.

Kucha, D. H., et al.: The warming of postoperative patients. Milit. Med., 140: 388–389, May 1974.

Mitchell, M.: Routine postoperative management and immediate recovery room care. Nurs. '76, 6: 30–31, June 1976.

Maykoski, K., and Fabre, D.: Nursing assessment of the surgical intensive care patient, Nurs. Clin. of N. Amer., 10: 83–105, Mar. 1975.

Murray, R. L. E.: Assessment of psychologic status in the surgical ICU patient. Nurs. Clin. of N. Amer., 10: 69–81, Mar. 1975.

Paradis, C. P.: Nursing in the recovery room. AORN Journ., 18: 1117–1126, Dec. 1973.

Desconforto e Complicações Pós-Operatórias

Codd, J., and Grohar, M. E.: Postoperative pulmonary complications. Nurs. Clin. N. Amer., 10: 5–15, Mar. 1975.

Garrett, J. J.: Oliguria in postoperative patients. Nurs. Clin. N. Amer., 10: 59–67, Mar. 1975.

Hudson, L. D.: The acute management of the chronic airway obstruction patient. Heart and Lung, 3: 93–96, Jan.–Feb. 1974.

Parsons, M. C., and Stephens, G. J.: Postoperative complications: assessment and intervention, Amer. J. Nurs., 74: 240–244, Feb. 1974.

Traver, G. A.: The danger of hypostatic pneumonia. Nurs. '74, 4: 67, July 1974.

Van de Water, J. M.: Postoperative pulmonary complications. Amer. Fam. Phys. 11: 104–107, 1975.

Waggoner, L.: Preventing recurring postoperative injuries. Nurs. Care, 9: 15–17, Apr. 1976.

5

Afecções do Trato Respiratório

Retirada do Paciente do Ventilador Mecâ-
   nico
Afecções Clínicas
   Pneumonias
   Pneumonia por Aspiração
   Pleurisia
   Derrame Pleural
   Abscesso Pulmonar
   Bronquiectasia
   Doença Pulmonar Obstrutiva Crônica
     (DPOC)

Bronquite Crônica
Enfisema Pulmonar
Doença Cardiopulmonar (Cor Pulmonale)
Embolia Pulmonar
Sarcoidose.
Câncer do Pulmão (Câncer Broncogênico)
Traumatismos Torácicos
Cirurgia Torácica
   Drenagem Torácica Subaquática
   Orientações: Cuidando do Paciente com
     Drenagem Torácica Subaquática

1. Afecções do Nariz e da Garganta
PROBLEMAS DO NARIZ
Epistaxe (Sangramento Nasal)

Causas

1. Pode resultar de traumatismo
   a. "Esgaravatar" o nariz, ou outro traumatismo
   b. Crosta da mucosa nasal — produzida por ar ressecado
   c. Desvio de septo, perfuração de septo
2. Pode resultar de enfermidade
   a. Febre reumática aguda   c. Hipertensão arterial e doenças hemorrágicas
   b. Sinusite aguda   d. Câncer

Tipos de Epistaxe e Conduta Terapêutica

A. *Epistaxe Anterior*

1. Aplicação de pressão
   a. Faça o paciente sentar-se diante da enfermeira ou examinador; instrua-o para inclinar a cabeça ligeiramente para a frente, para que o sangue não escorra para dentro da nasofaringe.
   b. Instrua o paciente para comprimir por alguns minutos a porção lobular macia do nariz.
2. Aspiração e tamponamento
   a. Se as medidas mencionadas não controlam o sangramento, retire os coágulos sangüíneos por aspiração ou peça ao paciente que assoe o nariz.
     (1) Sature um chumaço de algodão com adrenalina aquosa a 1:1.000 e introduza-o imediatamente no lado sangrante; aplique pressão;
           ou
     (2) Nebulize suavemente a mucosa nasal com cocaína a 2%; isso proporcionará conforto e agirá como vasoconstritor.
   b. Quase sempre o sangramento será controlado por esse método.
3. Cauterização
   a. Utilizando um espelho frontal, um espéculo nasal e aspiração, o examinador pode localizar a área sangrante e cauterizá-la com um bastonete de nitrato de prata.
   b. Quando se usa o cautério elétrico, deve-se injetar um anestésico local.
4. Ressecção submucosa
   Se o septo está muito desviado, poderá ser necessária uma ressecção submucosa. (Ver pág. 156.)

B. *Sangramento Arterial Etmoidário Anterior*

Esse sangramento provém da artéria etmoidária anterior, cuja localização é alta e posterior; não se consegue ver o local de sangramento.

1. Tamponamento
   a. Aplique tamponamento (tampão saturado com vaselina, de tamanho aproximado ao de uma bola de gude) na fenda existente entre o septo e o turbinado médio.

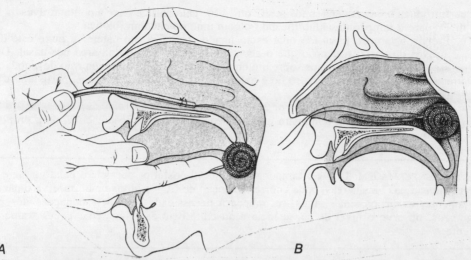

Figura 5-1. Colocação de um tamponamento pós-nasal para epistaxe posterior; introduzir um cateter pelo nariz até dentro da orofaringe e amarrar o tampão posterior em sua ponta. A seguir, puxar de volta o cateter através do nariz, guiando o tampão ao redor do palato mole com o dedo indicador *(A)* e encaixá-lo na nasofaringe *(B)*. Amarrar os dois fios que saem pelo nariz sobre rolos de algodão ou de gaze, para impedir que o tampão deslize posteriormente para dentro da orofaringe; fixar o terceiro fio, que sai pela boca, na parte lateral da face; este fio será usado posteriormente, ao remover o tampão da cavidade nasal. (De Donald, P. J.: Leading with the nose, Emergency Medicine, 7, N.º 11:29, novembro de 1975.)

    b. Reforce esse pequeno tampão aplicando um tamponamento adicional; mantenha o tamponamento no local por 2-3 dias.

    c. Se não for bem sucedido da primeira vez, repita o processo.

  2. Realinhamento ósseo

    a. Poderá ser necessária uma radiografia para determinar a extensão do desvio ósseo e o comprometimento craniano.

    b. Poderá ser necessária anestesia local ou endovenosa para realinhar os ossos.

    c. Em geral, aplica-se tamponamento nasal e realiza-se contenção externa.

    d. Informe ao paciente que se forma um vácuo parcial na garganta ao deglutir, devido à presença do tamponamento nasal.

    e. Administre analgésicos para o conforto e anti-histamínicos para alívio sintomático dos espirros e do prurido. Podem ser prescritos antimicrobianos para prevenir infecção.

  3. *Planejamento da Alta e Orientação Médica*

    a. Explique ao paciente que a contenção poderá ser necessária por um prazo de até duas semanas (tempo durante o qual as fibras colágenas continuam fortalecendo a ferida).

    b. Ensine ao paciente a aplicação correta da imobilização com esparadrapo para a noite, de acordo com a preferência do médico; essa contenção impedirá o edema dos tecidos quando o paciente se deitar à noite.

    c. Diga ao paciente que amoleça as crostas ao redor das narinas, aplicando vaselina.

    d. Informe-o que seu olfato poderá ficar alterado por algumas semanas, o que eventualmente afetará seu apetite; assim sendo, encorage-o a manter uma dieta adequada.

    e. Instrua-o para precaver-se quanto a friagem na cabeça e traumatismos nasais.

    f. Relembre ao paciente as consultas subseqüentes com o médico.

C. *Epistaxe Posterior*

Este sangramento costuma ser mais abundante e ocorre mais freqüentemente em pessoas idosas; em geral não se consegue visualizar a fonte, que é posterior.

  1. Tamponamento posterior

    a. Trate o paciente aplicando um tampão pós-nasal depois de nebulização anestésica inicial ou aplicação de chumaços saturados de cocaína na área.

    b. Enquanto a anestesia faz seu efeito, determine a história do paciente — o sangramento resultou de um traumatismo? o doente sofre de doença cardíaca arteriosclerótica? está fazendo uso de anticoagulantes?

c. Introduza uma pequena sonda n.º 12 ou 14 Fr pelo nariz e puxe a ponta através da boca.

d. Prepare o tampão nasal lubrificando-o com uma pomada antibiótica.

e. Prenda o tampão nasal (ao qual estão ligados três fios) ao cateter e puxe este de volta através do nariz; o tampão que o acompanha é posicionado na área pós-nasal. Dois fios saem pelo nariz; amarre-os sobre um chumaço de gaze ou sobre um rolo de algodão dentário na ponta do nariz. O outro fio é exteriorizado pela boca e preso na parte lateral da face (Fig. 5-1).

f. Mantenha o tampão no local por 2-4 dias.

g. Permita dieta líquida e ministre uma sedação suave, quando prescrita, para proporcionar maior conforto.

ALERTA À ENFERMAGEM: Já que o tamponamento nasal posterior deprime o palato mole e produz resistência nas vias aéreas, pode ocorrer retenção de CO_2 e hipoxemia; observe o paciente atentamente, avalie os sinais vitais, reconheça a necessidade para determinações dos gases sangüíneos, observe o nível de consciência e ausculte o tórax. Não sedar excessivamente o paciente.

---

h. Retire o tamponamento através da orofaringe, segurando o fio com uma pinça. (Ver Conduta da Enfermagem, abaixo.)

i. Se o sangramento continuar, repita todo o processo.

j. Podem ser usados também cateteres com balões infláveis (Fig. 5-2). Se o tamponamento pós-nasal fracassa, talvez seja necessário ligar cirurgicamente a artéria maxilar interna.

D. *Conduta de Enfermagem*

(Relaciona-se com o tamponamento pós-nasal)

1. Coloque o paciente numa posição semi-Fowler; a posição deitada pode permitir que o sangue escorra para a parte posterior da garganta, provocando o engasgamento.

2. Avalie a condição do paciente para determinar o vulto da hemorragia, seu estado geral e qualquer evidência de choque.

3. Inicie as medidas de primeiros socorros, conforme descrito, e avalie sua eficácia.

4. Para a epistaxe posterior, que requer tamponamento pós-nasal, a hospitalização é recomendável.

5. Observe o paciente quanto ao nível de consciência; se parece desmaiar, abaixe sua cabeça.

6. Certifique-se de que os tampões entregues ao médico possuem fios bem amarrados (2 numa extremidade, 1 na outra).

7. Troque o chumaço de gaze na área da narina sempre que necessário. Sangue vermelho rutilante indica que a hemorragia continua; manchas de sangue escuras e secas significam que o sangramento foi controlado.

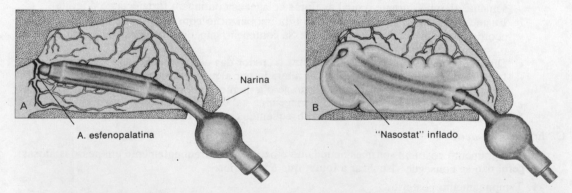

Figura 5-2. *A.* Este é uma balão nasal descartável, de auto-retenção. O "Nasostat" é introduzido pela narina e corretamente posicionado. Existe uma válvula externa automática para inflar e desinflar que se destina a aceitar a ponta de uma seringa Luer. *B.* O balão é desenhado de tal forma que, quando inflado como mostrado, comprime a artéria esfenopalatina ao entrar na cavidade nasal (visível em *A,* porém não em *B*). O bulbo externo é macio mas não colaba, para evitar que o aparelho escorregue posteriormente. (Cortesia do criador, G. Howard Gottschalk M.D.; patenteado por Sparta Instrument Corp.)

8. Informe ao paciente que terá de respirar pela boca; um ruído aspirante poderá ser ouvido quando deglute, porém desaparecerá ao retirar o tamponamento.

9. Encorage a freqüente higiene refrescante da boca, pela necessidade de respiração através da mesma.

10. Providencie desodorantes suaves no quarto, pois os tampões costumam emitir um cheiro forte após 48 horas.

11. Verifique os sinais vitais com freqüência, para detectar a continuação da hemorragia ou os sinais precoces de infecção pelo uso prolongado de tamponamento.

12. Se o tampão obstruir as trompas de Eustáquio, poderá surgir uma otite média; pesquise os sinais precoces de otalgia.

13. Saiba que os valores do hematócrito e da hemoglobina podem estar falsamente altos, em conseqüência da hipovolemia.

14. Ajude o médico durante a remoção do tamponamento; ponha o paciente sentado na cama, com um campo envolto no pescoço.
   a. Providencie uma bacia para receber os tampões.
   b. Instrua o paciente para fechar os olhos no caso de achar que, ao ver os tampões, poderá desmaiar.
   c. Permita-lhe ficar de pé e andar se houver pouco ou nenhum sangramento. É de se esperar um certo gotejamento de sangue na parte posterior da garganta. Qualquer sangramento excessivo (escarros com quantidades excessivas de sangue fresco) deve ser relatado.

15. *Orientação Médica*
   Aconselhe o paciente a evitar atividades que aumentam a pressão no nariz, o que poderia gerar novo sangramento; isto é, espirrar com força, assoar o nariz com força, levantar objetos pesados, realizar exercícios violentos. (Essa advertência é válida para um período de 2 semanas.)

Rinite

Rinite é uma inflamação da membrana mucosa do nariz.

Manifestações Clínicas

1. Por reação alérgica, infecção (coriza) ou estágio inicial de infecção virótica.
2. Membranas mucosas congestas e edemaciadas; quando persistente → "secreção crônica".
3. Rinite crônica → quantidade anormalmente grande de tecido conjuntivo → esporões, pólipos e hipertrofias sobre o septo nasal → atrofia da membrana mucosa e da cartilagem → exsudato abundante e de odor fétido (ozena).

ALERTA À ENFERMAGEM: Instruir o paciente como segue:
1. Não assoar o nariz com muita freqüência ou intensidade; isso acarreta disseminação da infecção, contaminação dos seios e, às vezes, perfuração dos tímpanos.
2. Assoar por ambas as narinas ao mesmo tempo, para equilibrar as pressões.

Obstrução Nasal

Causas

1. Septo defletido
2. Hipertrofia dos cornetos
3. Pólipos
4. Tumores
5. Resfriado comum
6. Corpos estranhos
7. Fraturas
8. Rinite alérgica
9. Hipertrofia das adenóides

Problemas Correlatos

1. Infecção nasal crônica, tipo nasofaringite
2. Sinusite, que pode incluir dor ao nível dos seios da face
3. Otite média recidivante

Atitude Primária da Enfermeira para a Descoberta dos Casos

As enfermeiras escolares e comunitárias, em particular, poderão identificar crianças com obstrução nasal; essas devem ser encaminhadas ao médico.

Tratamento

1. A obstrução nasal deve ser removida.
2. Devem ser adotadas medidas para prevenir a infecção crônica:
   a. Correção da alergia nasal
   b. Drenagem dos seios nasais (pode consistir em procedimento cirúrgico)
   c. Remoção dos pólipos nasais
   d. Retração dos cornetos hipertrofiados com soluções adstringentes
   e. Remoção de adenóides hipertrofiadas
   f. Ressecção da submucosa para exerese de osso e cartilagem defletidos. (Ver abaixo.)

Ressecção Submucosa

A *ressecção submucosa do septo* é uma operação na qual as porções cartilaginosas ou ósseas do septo, localizadas entre as pregas da membrana mucosa e o pericôndrio, são removidas ou retificadas — para criar uma divisão adequada entre as cavidades nasais direita e esquerda, a fim de propiciar uma passagem nasal livre.

Conduta Pós-Operatória de Enfermagem

1. Levante a cabeceira da cama para facilitar a drenagem — para aumentar o conforto do paciente e reduzir o edema.
2. Mantenha o conforto do paciente administrando meperidina ou morfina, segundo prescrição, pois ocorre um prolongado desconforto pós-operatório.
3. Tranqüilize o paciente com relação ao som aspirante que ouve ao deglutir; o tampão nasal impede a passagem do ar pelo nariz e forma-se um vácuo parcial em sua garganta quando deglute.
4. Troque o chumaço de gaze sob o nariz quando ficar ensopado de sangue; isso costuma ser feito 2 ou 3 vezes no primeiro dia. A cada troca deve haver menos sangue. Notifique o cirurgião se o sangramento aumenta em vez de diminuir.
5. Faça higiene bucal freqüente, pois o paciente é obrigado a respirar pela boca.
6. Administre um sedativo — para maior conforto do paciente.
7. Aplique compressas frias durante as primeiras 24 horas — para diminuir o edema e a equimose e para promover o conforto.

Fratura do Nariz

Causa

Resulta de traumatismos diretos, por exemplo, um golpe provocado por um objeto (bola ou punho), ou qualquer traumatismo sofrido numa colisão de veículos.

Avaliação Imediata e Manifestações Clínicas

1. Verifique se existe obstrução e edema nasal→dificuldade em respirar ou obstrução completa.
2. Determine se existe desvio nasal→deformidade estética.
3. Observe se há sangramento — não apenas sangramento externo, como também qualquer gotejamento de sangue dentro da orofaringe.
4. Avalie o estado geral do paciente quanto a outros traumatismos da cabeça e da face; estes poderão merecer prioridade de tratamento sobre uma lesão nasal.

Tratamento e Conduta de Enfermagem

1. Controle sangramento e edema aplicando compressas frias, logo que possível.
2. Ponha o paciente numa posição confortável, com a cabeça ligeiramente elevada, para controlar o sangramento; se ficar sentado, o paciente pode desmaiar durante a manipulação da fratura nasal.
3. O médico determinará se a redução da fratura pode ser realizada sem anestesia; na maioria das vezes pode-se exercer pressão sobre o lado convexo do nariz, recolocando em sua posição os ossos e o septo.

INFECÇÕES ESPECÍFICAS DO TRATO RESPIRATÓRIO SUPERIOR

Considerações Gerais

A. *Condições Predisponentes*
   Patologia do septo nasal e dos cornetos, alergia, problemas emocionais

B. *Medidas Higiênicas Preventivas*

1. Destinadas a aumentar as defesas orgânicas e reduzir a suscetibilidade à infecção.
2. O paciente deve adotar um programa de vida saudável — exercícios adequados, bastante repouso, dieta nutritiva, distrações.
   a. Evitar friagem, particularmente nos pés, o que diminui a resistência.
   b. Adotar medidas que umidificam o ambiente interno durante os meses de inverno.
   c. Evitar experiências emocionalmente perturbadoras.
   d. Diminuir o uso de álcool, fumo e drogas.
   e. Evitar a inalação de substâncias irritantes como aerossóis para cabelo ou similares, poeira, produtos químicos, fumaça etc.

Dor de Garganta Estreptocócica

Manifestações Clínicas

1. Dor de garganta de início súbito, calafrios, temperatura acima de 38,3°C, cefaléia, mal-estar geral.
2. As crianças podem queixar-se (além da sintomatologia acima) de dor abdominal aguda, náuseas e, às vezes, vômitos freqüentes.
3. Faringe avermelhada, amígdalas aumentadas e hipertrofia dos gânglios linfáticos abaixo do ângulo da mandíbula, úvula edemaciada.
4. Amígdalas e faringe podem estar cobertas com exsudato.
5. A dor de garganta pode dificultar a deglutição.
6. O paciente pode apresentar-se com eritema da face e contagem leucocitária acima de 12.000.

Tratamento e Conduta da Enfermagem

A intervenção precoce com agentes quimioterápicos é importante para evitar complicações sérias, como febre reumática aguda e glomerulonefrite aguda.

1. Colha material da garganta para cultura. (Ver abaixo.)
2. Inicie a terapêutica com penicilina por 24 horas.
3. Se a cultura se revela positiva em 24 horas para *estreptococos* β-hemolíticos do grupo A, continue o tratamento por 10 dias.
4. Se a cultura for negativa e não ocorrer nenhuma melhora clínica significativa no paciente, suspenda a penicilina.
5. Se a cultura for negativa e o paciente apresentar melhora clínica, continue a penicilina por 10 dias. (Isso mostra que a penicilina é eficaz; a suspensão prematura da penicilina pode causar uma exacerbação da infecção.)
6. Se a cultura mostrar outra infecção microbiana, utilize o agente antimicrobiano específico.

NOTA: Ver também Cap. 7 para o papel da infecção estreptocócica na doença cardíaca-reumática — tratamento e conduta de enfermagem.

Se o paciente for sensível à penicilina, poderá ser tratado com eritromicina.

ORIENTAÇÕES: Colhendo Material da Garganta para Cultura

Finalidade

Para determinar a natureza da infecção microbiana da garganta, a secreção ou material proveniente de sua superfície mucosa pode ser transferido para um meio que facilita o crescimento dos microrganismos. A seguir esse crescimento é estudado no laboratório.

Material

Abaixador de língua

Algodão esterilizado ou swab Dacron

Placas de ágar-sangue ou meio de cultura necessário

Fonte de luz adequada

Procedimento (Fig. 5-3)

Ação de Enfermagem	*Justificativa*
1. Informe ao paciente a necessidade de uma cultura da garganta.	1. Quando o paciente coopera, o procedimento é facilitado e fica mais aceitável para ele.
2. Ponha o paciente numa posição confortável, sentado ou deitado; instrua-o para inclinar a cabeça para trás.	

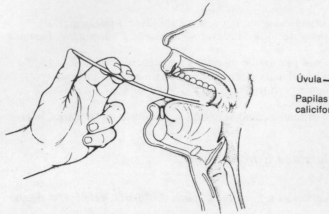
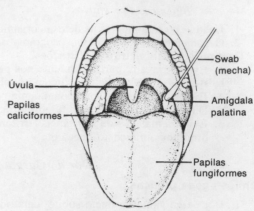

A. Segurar o abaixador de língua de maneira que o polegar empurre a extremidade para cima (como um fulcro), enquanto os dedos pressionam a parte média para baixo.

B. Esfregar vigorosamente uma mecha (swab) de algodão ou de "dacron" sobre cada área amigdalina e faríngea posterior.

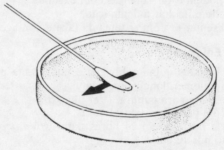

C. Passar o swab sobre a placa de ágar-sangue e colocar numa estufa por 24 horas. A seguir pode-se fazer a leitura macroscópica da placa.

Figura 5-3. Cultura de material de garganta.

Ação de Enfermagem	*Justificativa*
3. Peça-lhe para abrir a boca; dirija a iluminação máxima para a parte posterior da garganta.	3. Uma boa fonte de luz ilumina a parte posterior da garganta e ajuda a enfermeira a identificar as estruturas.
4. Abaixe a língua conforme mostrado na Fig. 5-3*A*. (Alguns pacientes fazem objeção ao uso de um abaixador de língua; se esses pacientes conseguem relaxar a língua ao respirar, isso pode ser suficiente.)	4. Isso permite o acesso do swab até a área amigdalina e faríngea posterior. (O abaixador de língua pode estimular o reflexo do vômito.)
5. Esfregue vigorosamente a área amigdalina afetada e a faringe posterior com o algodão ou o swab Dacron (Fig. 5-3*B*).	5. *Evite* esfregar a língua. Use técnica asséptica ao manusear o swab.
6. Passe imediatamente o swab sobre a placa ou siga as instruções do laboratório para o meio de transporte (Fig. 5-3*C*).	6. Algumas vezes poderá ser necessário examinar o próprio swab; nesse caso, não se deve permitir que o swab seque e deve ser levado ao laboratório num meio transportador.
7. Todas as amostras devem ser rotuladas — inclua o nome e a unidade do paciente; natureza e origem da amostra; data.	7. Isso é registrado no rótulo preso à amostra e também na papeleta do paciente.
8. Permita ao paciente reassumir suas atividades.	

Infecções por Adenovírus

Tipos

A. *Doença Respiratória Aguda (DRA)*

Sintomas

Resfriado	Cefaléia	Mal-estar
Amigdalite	Hipertermia	

B. *Febre Faringoconjuntival*

1. Duração — 1 a 10 dias
2. Sintomas (comuns no verão, em crianças que freqüentam piscinas)

Febre	Gânglios linfáticos cervicais	Rouquidão
Dor de garganta	hipertrofiados e sensíveis	Conjuntivite aguda
Resfriado	Cefaléia	Mal-estar

C. *Infecções por Rinovírus*

Exemplos: Resfriado comum, crupe e bronquite, que podem evoluir para broncopneumonia.

Tratamento

1. Sintomático   2. Nenhum antibiótico ou quimioterápico específico

Infecção por Herpes Simples

Esta infecção causa o herpes labial comum (vesículas febris, úlceras frias, úlceras no canto da boca).

Manifestações Clínicas

1. Pequena vesícula, única ou em grupos, localizada nos lábios, língua, bochechas ou faringe.
2. As vesículas se rompem e se transformam em úlceras cobertas por membrana cinzenta.
3. Sinais associados a outras afecções febris: pneumonia pneumocócica, meningite meningocócica, mal-estar.
4. O vírus permanece latente nas células dos lábios ou nariz, sendo ativado por enfermidades febris.

Tratamento

1. Quimioterápicos e antibióticos parecem sem valor.
2. Analgésicos e, em certas ocasiões, a codeína são de auxílio para aliviar a dor.
3. Essências de nitro ou canfofênico, aplicadas no local, auxiliam a secar as lesões.

SINUSITE

Sinusite é uma inflamação dos seios da face. (Os seios costumam ser acometidos nas infecções do trato respiratório superior.) Ocorre recuperação, desde que não exista obstrução nasal. Se esta se faz presente (bloqueio por desvio de septo, pólipos, esporões, hipertrofia dos cornetos), a sinusite pode tornar-se crônica.

Sinusite Aguda

Manifestações Clínicas

1. Dor
   a. Cefaléia frontal — relacionada com a sinusite frontal
   b. Dentro e perto dos olhos — relacionada com a sinusite etmoidal
   c. Lateralmente ao nariz, nos dentes superiores — relacionada com a sinusite maxilar
   d. Cefaléia occipital — relacionada com a sinusite esfenoidal
2. Congestão e secreção nasal podem ou não estar presentes
3. Febre moderada
4. Infecções supurativas agudas
   Quando o seio frontal é acometido, pode ser grave, pois pode romper posteriormente e resultar em abscesso cerebral.

Tratamento e Medidas de Enfermagem

1. Repouso no leito; analgésicos para a dor; compressas quentes na face

2. Drenagem incruenta dos seios
   a. Instilar vasoconstritor: Neo-Synefrina a 1/4% em "spray" ou gotas.
   b. Use penicilina para apressar a recuperação e diminuir as possibilidades de complicações.
   c. Administre um anti-histamínico.

Sinusite Crônica

Manifestações Clínicas

1. Obstrução nasal persistente
2. Tosse — decorrente da constante drenagem posterior de secreção para a nasofaringe
3. Cefaléia — mais intensa pela manhã

Tratamento e Medidas de Enfermagem

1. Administração de agentes vasoconstritores para facilitar a drenagem
   Reconhecer o perigo do uso prolongado de descongestionantes nasais. Pode resultar em *rinite medicamentosa*, que representa um ciclo vicioso de: congestão nasal → uso de descongestionantes → alívio → nova congestão nasal → mais descongestionantes etc.
2. Reparo das deformidades estruturais
   a. Exerese ou cauterização de pólipos
   b. Remoção de septo desviado
3. Drenagem dos seios
   a. Frontal — incisão pela arcada superciliar
   b. Maxilar — *operação de Caldwell-Luc,* na qual a incisão é realizada ao longo da linha gengival superior, acima dos dentes caninos e por baixo do lábio superior. Faz-se uma abertura na parede anterior do seio para permitir a retirada do conteúdo infectado. Cria-se uma "janela" entre o seio maxilar e o nariz.
   (1) A conduta pós-operatória da enfermagem é semelhante à adotada para um paciente submetido a uma ressecção submucosa. (Ver pág. 156.)
   (2) Esteja preparada para amparar o paciente e ajudar o médico quando o tampão do seio é retirado pelo nariz.
     (a) Cubra o paciente, que está sentado na cama.
     (b) Ponha a bacia para vômito debaixo da área nasal.
     (c) Observe se há sangramento enquanto instrui o paciente para manter os olhos fechados, se parecer suscetível.
   (3) Faça higiene bucal com cuidado; no início isso fica limitado a enxaguar a boca; quando se usa uma escova de dentes, esta deve ser macia, tomando-se cuidado para não traumatizar a área de incisão.
   (4) Aplique compressas frias sobre o lábio, para ajudar a reduzir o edema.
   (5) Informe ao paciente que o edema e um "olho pisado" costumam ficar em evidência durante uma ou duas semanas; o último é devido ao extravasamento de sangue nos tecidos existentes abaixo do olho.
   (6) Ofereça dieta líquida durante os primeiros dias e, a seguir, passe para uma dieta pastosa.

Orientação Médica

1. Avise ao paciente que o entorpecimento na área operatória pode estar presente por várias semanas ou meses.
2. Instrua-o para não assoar o nariz por, pelo menos, 2 semanas após a retirada do tamponamento, para não forçar as secreções nasais de volta para dentro do seio maxilar.
3. Previna a irritação ao longo da linha de incisão por várias semanas; as dentaduras superiores não devem ser usadas, pois poderiam traumatizar a área operatória.

FARINGITE

Faringite Aguda

A *faringite aguda* é uma inflamação da garganta acompanhada por hipertermia.

Manifestações Clínicas

1. Membrana faríngea avermelhada
2. Folículos linfóides da garganta edemaciados
3. Hipertrofia dos gânglios linfáticos cervicais

Evolução Clínica

1. Virótica; não complicada — o paciente pode recuperar-se entre 3 e 10 dias.
2. Bacteriana (*Streptococcus* beta-hemolítico, *Staphylococcus aureus* hemolítico, *Haemophilus influenzae*); leva a enfermidades mais graves e há perigo de complicações sérias:
     Sinusite, otite média, mastoidite, febre reumática, nefrite

Avaliação Diagnóstica

Principalmente por meio de cultura de material da garganta.

Assistência de Enfermagem

1. Repouso para o paciente.
    a. Manter o paciente no leito durante o estágio febril.
    b. Encorajar períodos de repouso quando o paciente já estiver deambulando.
2. Examinar a pele duas vezes ao dia em busca de exantema indicativo de doença contagiosa.
3. Manter assepsia para evitar a disseminação da infecção.
4. Auxiliar na avaliação diagnóstica, obtendo material para culturas da garganta, swabs nasais, amostras de sangue.
5. Administrar gargarejos ou irrigações com solução salina morna à temperatura correspondente ao limite de tolerância individual — não exceder 48,8°C — para reduzir o espasmo muscular faríngeo e aliviar a dor de garganta.
6. Oferecer alívio sintomático.
    a. Colar de gelo
    b. Medicamentos analgésicos — aspirina, codeína e/ou Darvon Compound 65 (hidrocloreto de propoxifeno e aspirina com fenaglicodol)
    c. Medicamentos antitussígenos para controlar a tosse
    d. Soporífero à noite
7. Cuidar adequadamente da cavidade oral para proporcionar alívio e evitar infecções secundárias.
8. Sugerir dieta branda se o paciente for capaz de deglutir sem dor.
9. Encorajar, se possível, uma ingestão líquida de até 2.500 ml diários.

Convalescença e Orientação Médica

1. Aferir a temperatura pela manhã e à noite para detectar infecções de pequena monta ou aparecimento de complicações.
2. Permitir o repouso e o retorno gradual à atividade completa; aconselhar o paciente a evitar os excessos, friagem, fadiga etc. Ficar alerta para o aparecimento de complicações como glomerulonefrite ou febre reumática (o início ocorre de 2 a 3 semanas após o término da faringite, se esta for de origem estreptocócica).
3. Reconhecer o aparecimento de infecções adjacentes à faringe, que podem indicar a extensão da doença à mastóide, ouvido, gânglios linfáticos etc.

Faringite Crônica

Tipos

1. Hipertrófica — espessamento e congestão generalizados da membrana mucosa da faringe
2. Atrófica — caracterizada por uma membrana fina, branca, brilhante e pregueada
3. Granular crônica — Numerosos folículos linfáticos edemaciados

Manifestações Clínicas

1. Sensação de plenitude na garganta, irritação persistente
2. Acúmulo de muco, expelido pela tosse
3. Dificuldade para deglutir

Tratamento e Orientação Médica

1. Tabaco e álcool devem ser eliminados.
2. O paciente deve fazer repouso vocal.
3. Problemas correlatos (tórax ou trato respiratório superior), que podem causar tosse, precisam ser corrigidos.
4. Deve-se usar equipamento para umidificação, pois isso costuma liquefazer as secreções e

facilitar sua expulsão; em casa poderá ser eficaz um umidificador ligado ao sistema de renovação do ar.

DOENÇAS DAS AMÍGDALAS E DAS ADENÓIDES

(Para crianças, ver Cap. 30.)

Amígdalas

As *amígdalas* são estruturas pares de tecido linfático, cada uma situada a cada lado da orofaringe; constituem assentos comuns de infecção focal. Ocasionalmente aumentam tanto que chegam a prejudicar a respiração normal.

Manifestações Clínicas

1. Dor de garganta que varia de leve a aguda, sendo acompanhada por dificuldade de deglutição, febre e gânglios linfáticos hipertrofiados por baixo da mandíbula
2. Mialgia, artralgia e, freqüentemente, cefaléia podem acompanhar a amigdalite
3. Área amigdalina edemaciada e inflamada
4. Pontilhado branco ou amarelado que corresponde a exsudato

Tratamento

1. Analgésicos, como codeína e aspirina; repouso
2. Irrigações mornas da garganta
3. Terapia antimicrobiana que deve ser mantida por 2 dias após a regressão dos sintomas (do contrário existe possibilidade de recidiva)

Indicações para Amigdalectomia

1. Infecções freqüentes, agudas e/ou crônicas, cuja taxa de recidiva não é mais controlada pelos antibióticos
2. Hipertrofia que causa obstrução significativa

Adenóides

As *adenóides* consistem de uma massa de tecido linfóide que, quando hipertrofiada, pode obstruir a passagem nasal e causar cefaléias. Adenóides aumentadas acompanham comumente a amigdalite.

Adenoidite Crônica

Produz resfriados freqüentes, bronquite, amigdalite, obstrução nasal e da trompa de Eustáquio.
  a. Respiração bucal, hálito fétido   c. Otalgias, otite supurada, mastoidite
  b. Dificuldade na fala, ressonância

Indicações para a Adenoidectomia

1. Obstrução nasal persistente   2. Infecção recidivante do ouvido médio

Amigdalectomia e Adenoidectomia

Assistência de Enfermagem

A. *Cuidados Imediatos*

1. Reduzir a possibilidade de sangramento pós-operatório e aspiração do sangue; manter as vias aéreas permeáveis.
   a. Avaliar o tempo de coagulação no pré-operatório para determinar as possíveis necessidades durante e após a cirurgia.
   b. Colocar o paciente sentado no pós-operatório, caso tenha sido submetido a anestesia local.
   c. Colocar o paciente em decúbito lateral, com a cabeça estendida e virada, para permitir a drenagem pelo nariz e pela boca (após anestesia geral).
   d. Observar os sinais vitais e reconhecer as alterações que possam denunciar sangramento. (Atentar para a deglutição excessiva — indica sangramento.)
   e. Manter o paciente o mais quieto possível; a atividade excessiva aumentará a velocidade do fluxo sangüíneo, o que poderá forçar a linha de sutura.
2. Minimizar as secreções locais durante e após a cirurgia e controlar a dor.

a. Administrar atropina no pré-operatório.
b. Dar acetaminofen (Tylenol) ou dextropropoxifeno (Darvon), se prescritos.
c. Colocar um colar de gelo à volta do pescoço para proporcionar conforto e provocar constrição dos vasos sangüíneos.

B. *Assistência de Enfermagem Durante a Convalescença*

1. Auxiliar a cicatrização e permanecer alerta em busca de evidências de complicações pós-operatórias.
   a. Oferecer dieta branda: gelados, sorvetes, gelatina de frutas, cremes, ovos moles e quentes, batatas amassadas, torradas molhadas no leite etc.
   b. Evitar o uso de bebidas excessivamente frias ou quentes, temperos etc.
   c. Encorajar o repouso e as atividades tranqüilas durante a primeira semana.
   d. Adicionar vegetais e carne bem cozidos, se tolerados.
   e. Relatar qualquer evidência de sangramento, particularmente se ocorre no 5.º ou 6.º dia do pós-operatório; chamar o médico.
   f. Atentar para qualquer elevação da temperatura; se estiver com mais de um grau acima do normal, confira com o médico.
2. Manter a cavidade oral limpa para reduzir as infecções e os odores.
   a. Oferecer gargarejos, com freqüência, para alívio.
   b. Fazer com que o paciente escove os dentes pelo menos 3 vezes ao dia.
3. Aliviar a dor enquanto cicatrizam as lojas amigdalinas e adenoidinas.
   a. Valer-se dos analgésicos prescritos, pois a garganta ficará dolorida por diversos dias.
   b. Saber que, ocasionalmente, esse paciente pode experimentar otalgia; trata-se de dor irradiada controlável por analgésicos.

CÂNCER DA LARINGE

Incidência

1. Ocorre em homens com mais de 50 anos; a relação homem-mulher é de 10:1.
2. Maior predisposição para o câncer de laringe em certas famílias e em pessoas que fumam em demasia ou usam excessivamente sua voz.

Expectativas Clínicas

1. Quando tratado precocemente, a possibilidade de cura é grande.
2. Quando limitado às cordas vocais, a disseminação é lenta, face ao pequeno suprimento sangüíneo do local.
3. Quando o câncer envolve a epiglote, metastatiza-se mais rapidamente devido à grande irrigação sangüínea e linfática, e em pouco tempo acomete os gânglios linfáticos cervicais.

Manifestações Clínicas

1. A rouquidão ou a mudança da voz é, em geral, o primeiro sinal; este sintoma aparece porque as cordas vocais são impedidas de se aproximarem (e de se fecharem) pelo tecido doente.
2. Sensação da presença de uma tumoração na garganta, dispnéia, disfagia.
3. Dor na protuberância laríngea (pomo de Adão), aumento dos gânglios cervicais, tosse.
4. Dor de garganta persistente (6 semanas).

Tratamento Cirúrgico e Conduta de Enfermagem

A. *Retirada Endoscópica de Malignidade Incipiente*

1. Por meio de um endoscópio, o câncer incipiente ou carcinoma in situ é removido sem uma incisão.
2. Isso não afeta a voz e, em geral, não existem outros problemas.
3. É necessária uma supervisão minuciosa (com visitas subseqüentes ao médico).

B. *Laringectomia Parcial* (Fig. 5-4A)

1. Laringofissura (tireotomia) é utilizada para remover um tumor limitado a uma corda vocal.

   NOTA: Essa operação está sendo substituída pela terapia com raios X, como um meio de controlar as lesões incipientes das cordas vocais. A laringofissura e a terapia por irradiação apresentam taxas de sobrevida semelhantes, porém o tratamento com raios X resulta numa melhor voz. (Deve-se a isto o uso menos freqüente da laringofissura.)

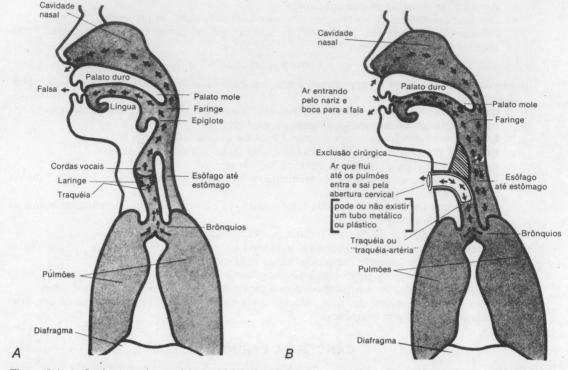

Figura 5-4. *A.* Laringectomia parcial. *B.* Fisiologia da cabeça e pescoço pós-laringectomia total. (Cortesia da International Association of Laryngectomees, subvencionada pela American Cancer Society, Inc.)

    a. Realiza-se uma abertura na laringe através da cartilagem tireóide; a corda vocal comprometida e o tumor são então retirados. Esta técnica é preferida se:
      (1) Os músculos não estão acometidos pelo tumor
      (2) É normal a mobilidade das cordas vocais
    b. O tubo de traqueostomia é colocado durante o ato cirúrgico; é retirado quando desaparece o edema tecidual.
    c. Considerações especiais de enfermagem:
      (1) Administrar alimentos e líquidos durante as primeiras 48 horas por sonda nasogástrica ou por método endovenoso, dada a possibilidade de dificuldade para deglutir.
      (2) Oferecer líquidos, gradualmente, por via oral.
      (3) Encorajar a emissão de sons, lentamente; fazer o enfermo iniciar com um sussurro, até a cicatrização completa, e, a seguir, emitir sons com mais nitidez. Terá que ocluir sua cânula de traqueostomia para falar.
      (4) Em geral não existem problemas de deglutição nem respiratórios.
      (5) Verifique se o paciente sabe que a cânula de traqueostomia é apenas uma medida temporária.
      (6) Pesquise a evidência de enfisema subcutâneo, pois isso pode ocorrer algumas vezes.
2. Horizontal (laringectomia supraglótica)
    a. O osso hióide, a epiglote e as falsas cordas vocais são removidos.
    b. A traqueostomia é feita para manter uma via aérea adequada. (Ver pág. 220.)
    c. A voz é normal.
    d. Verifique se existe aspiração de fluidos e dificuldade na deglutição; isso é devido à penetração de líquidos na traquéia.
    e. Muitas vezes uma dissecção cervical radical é feita juntamente com a laringectomia supraglótica.
3. Vertical (hemilaringectomia)
    a. Retirada de uma corda vocal verdadeira, uma corda vocal falsa, metade da cartilagem tireóide e da cartilagem aritenóide
    b. A voz pode ser rouca
    c. Nenhum problema com a deglutição nem com as vias aéreas

C. *Laringectomia Total* (Fig. 5-4*B*)

Toda a laringe (epiglote, cordas vocais falsas e verdadeiras), a cartilagem cricóide, o osso hióide e 2 ou 3 anéis traqueais costumam ser removidos quando existe câncer extrínseco da laringe (prolongamento além das cordas vocais). Com freqüência realiza-se também uma dissecção radical cervical, por causa das metástases nos gânglios linfáticos.

1. Preparo Psicossocial do Paciente para uma Laringectomia Total
   a. Colabore com o médico no preparo do paciente; amplie e interprete o que o cirurgião já disse ao paciente.
   b. Informe-o que passará a respirar através de uma abertura feita em seu pescoço.
   c. Diga-lhe que sua fala será alterada pela cirurgia.
   d. Espere por reações de depressão, pois as informações acima exercem um efeito direto sobre o futuro do paciente.
   e. Faça com que ele seja visitado por um laringectomizado (alguém cuja laringe foi removida, total ou parcialmente); essa pessoa poderá transmitir esperanças e encorajamento ao paciente.
   f. Informe-o dos serviços existentes para a reabilitação da fala. Muitos pacientes conseguem reajustes notáveis e continuam suas atividades normais.
   g. Pratique um meio de comunicação que seja confortável para o paciente, isto é, linguagem por sinais, por desenhos, por cartas.
   h. Mantenha uma boa higiene bucal; sugira ao paciente do sexo masculino que faça sua barba, para permitir um cuidado pós-operatório mais fácil e mais seguro.

2. Conduta Pós-Operatória de Enfermagem
   (Ver cuidado pós-operatório, Paciente Traqueostomizado, pág. 222.)
   a. Cuidados com a Laringectomia
      (1) A cânula de laringectomia é mais curta porém mais grossa do que a da traqueostomia. O cuidado é semelhante ao do paciente traqueostomizado. (Ver pág. 222.)
      (2) Em geral usa-se uma cânula de laringectomia por uma semana ou 10 dias, até a cicatrização do estoma.
      (3) Daí em diante observe a área do estoma para a presença de crostas; estas podem ser amolecidas e retiradas com uma delgada camada de vaselina, pomada antibiótica e, talvez, com uma gaze úmida sobre a abertura; é útil uma umidificação apropriada do quarto.
   b. Assistência Nutricional
      (1) No pós-operatório o médico passa uma sonda nasogástrica para prevenir a deiscência da linha de sutura. Fica no local até que a linha de sutura da faringe esteja cicatrizada — cerca de 7-10 dias.
      (2) Se necessário, o estômago pode ser aspirado com aspiração suave pela sonda nasogástrica.
      (3) As primeiras refeições consistem de leite desnatado e fluidos de gastrostomia com baixo conteúdo calórico; observe o paciente para a tolerância aos alimentos.
      (4) Após as refeições dê água, até 100 ml; esta limpa a sonda e representa um acréscimo de fluido.
      (5) Cerca de 10 dias após a cirurgia, iniciam-se as refeições orais.
      (6) A dieta do paciente é suplementada com vitaminas e infusões, para manter um bom equilíbrio hidreletrolítico e nutricional.

      NOTA: Alguns médicos não usam a sonda nasogástrica no pós-operatório, preferindo começar com a alimentação oral precoce.

   c. Controle da Infecção
      (1) Adota-se a prática asséptica para evitar a infecção traqueal e respiratória.
      (2) Se existe perigo de contaminação incisional, poderá prescrever-se uma terapia antimicrobiana.

3. Planejamento da Alta e Orientação Médica
   a. Reabilitação da Fala
      (1) Diga ao paciente que a reabilitação da fala pode ter muito êxito; pode-se usar a fala laríngea ou esofágica ou então uma das laringes artificiais.
      (2) Com os esforços combinados do cirurgião, enfermeira, paciente, família, outras pessoas que já foram laringectomizadas e um terapeuta da fala, inicia-se um plano de reabilitação da fala.
      (3) Cerca de 75% dos pacientes pós-laringectomia utilizam a técnica de acumular um bolo

de ar como fonte de energia e, a seguir, por compressão dos lábios, simulam sons pela fala "plosiva". A fala esofágica é semelhante, porém utiliza uma eructação para criar um som de fala.

(4) Motivação, determinação e relaxamento são necessários para o paciente aprender um novo meio de comunicação. Precisa de encorajamento e apoio, que podem ser propiciados pela enfermeira e pela família.

(5) Existem vários dispositivos mecânicos; o problema consiste em escolher o melhor dispositivo para determinado paciente.

(6) A afiliação a um grupo de indivíduos semelhantes facilita o progresso do paciente. Eis alguns endereços de organizações que oferecem assistência:

American Speech and Hearing Association
9.030 Old Georgetown Road
Washington, D.C. 20.014

International Association of Laryngectomees
American Cancer Society
777 Third Avenue
New York, New York 10.017

Grupos Locais dos "Lost Chord Clubs"
"New Voice Clubs"

b. Limpeza do Estoma
Instrua o paciente como segue:
(1) Lave as mãos antes de tocar o estoma, para prevenir infecções.
(2) Umedeça um pano com água morna; torça até ficar seco e espalhe-o sobre o estoma para limpar os tecidos.
(3) Não use sabão, tecidos, nem algodão solto, pois essas substâncias podem penetrar nas vias aéreas.
(4) Aplique uma fina camada de vaselina ao redor do exterior (e não dentro) do estoma. Retire o excesso de lubrificante.

c. "Babadouro" do Estoma
(1) Um "babadouro" age como um filtro e aquece o ar que vai entrar no estoma. Pode-se usar uma cobertura crochetada ou um pano de algodão que fica pendurado sobre o estoma. O babadouro pode ser amarrado ao redor do pescoço.
(2) Para homens: podem usar "pullover" ou gola rolé. Quando se usa uma camisa normal, o segundo botão de cima pode ser pregado sobre sua casa, como se estivesse fechado — com isso cria-se uma ampla abertura através da qual se pode introduzir um lenço ao tossir.
Para mulheres: podem usar uma infinidade de cachecóis, jóias, vestidos com gola comprida e "pullovers" gola rolé.

d. Higiene da Boca
(1) A mucosa oral não é mais "arejada" como antes e a capacidade do paciente em identificar os·odores orais está diminuída; portanto, é necessário um cuidado oral especial.
(2) Além da limpeza dentária normal, usa-se uma escova de dentes macia para escovar a língua e os lados da boca; a limpeza pode também ser feita com um pano felpudo.
(3) A boca pode ser enxaguada com um colutório desodorante.

e. Drogas e Medicamentos
Instrua assim o paciente:
(1) Pelo fato de muitas drogas costumarem secar o estoma, confira sempre com o médico antes de tomar qualquer medicação.
(2) Evite o álcool não diluído, que costuma ressecar o estoma: o álcool é também um irritante.

f. Durante um "Resfriado"
(1) Use inalação de vapor — coloque um recipiente com água fervente sobre um banquinho e sente-se diante dele com uma toalha enrolada no pescoço e ombros, para formar um capuz.

g. Complicações a Serem Evitadas
Instrua assim o paciente:
(1) Fístula. Observe diariamente a linha de sutura para captar os sinais preliminares de vermelhidão, edema e possíveis secreções. Se a temperatura aumenta, indica presença de infecção.

(a) Proteja a pele ao redor do orifício estomal, pois as secreções podem causar lesão dos tecidos dérmicos.

(b) Use uma sonda nasogástrica para a alimentação; do contrário, tudo o que se come poderá vazar através da fístula e retardar a cicatrização.

(c) Mantenha registros da ingesta e dos excretas e esteja alerta para os sinais de desidratação.

(2) Oclusão da Abertura

(a) Proteja o estoma ao tomar banho, usando uma cobertura plástica protetora.

(b) A natação não é aconselhável.

(c) Proteja o estoma ao cortar o cabelo e ao se empoar, para evitar a entrada de pó ou cabelo no estoma.

(d) Ao se barbear, use uma toalha seca ao redor do pescoço, para que os pêlos não entrem no estoma.

(e) No caso de ocorrer uma obstrução do estoma, ver Primeiros Socorros de Emergência, abaixo.

ORIENTAÇÕES: Primeiros Socorros de Emergência para o Laringectomizado

Natureza do Problema

O entupimento ou obstrução do estoma cervical constitui um problema que ameaça a vida.

Material (quando disponível):

Equipamento de aspiração
Sonda esterilizada descartável
  #14-16 Fr. (adulto)
  #8-10 Fr. (criança)

Luvas esterilizadas
Solução salina estéril
Máscara e bolsa portáteis

Técnica para a Respiração Cervical Total

Pessoa que respira SOMENTE através da abertura cervical

1. Não existe nenhuma conexão entre os pulmões e o nariz ou boca.
2. Pode ou não existir uma cânula de traqueostomia ou laringectomia na abertura cervical.

ALERTA À ENFERMAGEM: Não passa nenhum ar pela boca nem pelo nariz de um laringectomizado total quando o estoma está entupido.

Ação de Enfermagem	Justificativa
1. COLOQUE O PACIENTE DE COSTAS, cabeça em linha reta, queixo para cima. Descubra o pescoço até o esterno (Fig. 5-5A).	1. Facilita-se o acesso ao estoma laríngeo e a observação dos movimentos torácicos.
2. Coloque um cobertor ou qualquer roupa de cama sob os ombros.	2. Promove a hiperextensão da área do pescoço, facilitando o acesso.
3. Faça uma rápida avaliação da situação: a. Está a vítima usando uma cânula de traqueostomia ou laringectomia? b. Foi operado recentemente? c. Verifique se existe obstrução traqueal. Retire da abertura estomal o muco e o material incrustado.	3. a. Num laringectomizado, a retirada da cânula não pode causar perigo imediato. b. Sendo esse o caso, a cânula de traqueostomia não pode ser retirada. c. O muco etc. podem ser responsáveis pela obstrução. Use uma toalha limpa ou lenço — nunca tecido.
4. INICIE PRONTAMENTE A RESPIRAÇÃO BOCA-A-PESCOÇO Fique ao lado da vítima; coloque sua boca e lábios firmemente sobre a abertura cervical ou ao redor da cânula traqueal, no caso de a pessoa estar usando uma.	4. OS SEGUNDOS CONTAM. Não Remover a Cânula.
5. Quando se dispõe de material de aspiração, introduza um tubo de borracha macio com 7,5-12,5 cm na abertura por alguns segundos (Fig. 5-5B).	5. Uma via aérea parcialmente aberta que transporta ar até a vítima é infinitamente melhor do que uma via aérea limpa mas que não fornece ar nesse momento crucial.

Ação de Enfermagem	*Justificativa*
6. Deixe penetrar uma quantidade de ar suficiente para ver o tórax levantar-se (Fig. 5-5*C*).	6. Durante os 5 primeiros segundos repita a cada 1-2 segundos; a seguir reduza para um intervalo constante a cada 4-5 segundos (12-20 vezes por minuto).
7. Continue até voltar a respiração espontânea.	

Fase Subseqüente

1. Depois que a vítima se recuperar, providencie oxigênio de um fornecedor portátil.	1. Observe o paciente constantemente.
2. Se a respiração volta a falhar, reinicie a respiração boca-a-pescoço.	
3. Pode-se também usar reanimação mecânica com a combinação de máscara e bolsa de borracha ou plástico (Fig. 5-5*D*).	3. Fixe uma máscara de tamanho infantil; certifique-se de que existe uma vedação absoluta contra a abertura cervical.
4. Observe a elevação do tórax.	4. Por ser difícil manter uma vedação completa e pelo fato de a pressão da máscara sobre os grandes vasos sangüíneos do pescoço poder interferir com o suprimento sangüíneo ao cérebro, a respiração boca-a-pescoço é mais segura e melhor.

Técnica para o Respirador Cervical Parcial

Quem respira PRINCIPALMENTE através da abertura cervical.

1. Ainda existe uma conexão entre os pulmões e o nariz e a boca.
2. A laringe pode ou não estar presente.
3. Pode ou não haver uma cânula de traqueostomia ou de laringectomia na abertura cervical.

ALERTA À ENFERMAGEM: Com a respiração boca-a-pescoço, A NÃO-ELEVAÇÃO DO TÓRAX constitui uma prova fidedigna de que o paciente é um respirador cervical parcial. Quem presta socorro pode ouvir ou perceber o ar saindo do nariz ou boca da vítima, porém esse ar não chega até os pulmões.

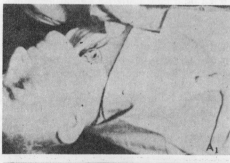

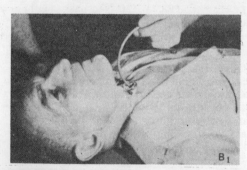

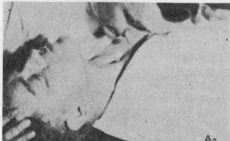

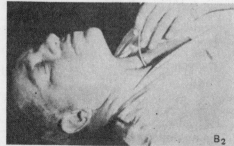

Figura 5-5. *A*₁. Paciente em posição correta com tubo de laringectomia no local.
*A*₂. Sem tubo de laringectomia.

*B*₁. Introduzir cateter de borracha macia no tubo de laringectomia.
*B*₂. Introduzir o cateter diretamente na abertura cervical.

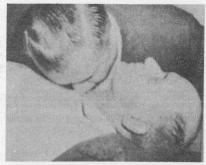

C. Soprar quantidade de ar suficiente para ver o tórax subir.

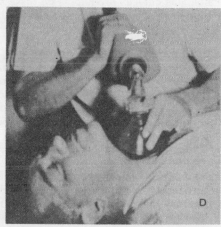

D. Pode-se realizar reanimação mecânica.

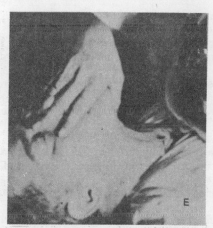

E. Colocar a palma da mão sobre os lábios e a boca.

(Cortesia da International Association of Laryngectomees, patrocinado pela American Cancer Society, Inc.)

Ação de Enfermagem	*Justificativa*
1. a. Coloque imediatamente a palma da mão (a que está mais perto da cabeça do paciente) sobre os lábios e a boca (Fig. 5-5*E*).	1. Fechará a área entre a traquéia e a garganta e, ao mesmo tempo, levantará a base da língua contra o palato e a faringe.
b. Pince e feche o nariz entre seus terceiro e quarto dedos.	
c. Coloque seu polegar no espaço macio abaixo do queixo e exerça pressão firme para cima e para trás.	
2. Retire as dentaduras do paciente, caso as use.	2. Para conseguir um melhor fechamento dos lábios e uma vedação mais eficaz com o polegar colocado debaixo do queixo.
3. Agora a respiração boca-a-pescoço encherá os pulmões e o tórax subirá.	

2. *Afecções Torácicas*

PRINCIPAIS MANIFESTAÇÕES DA DOENÇA BRONCOPULMONAR

Tosse e Produção de Catarro

A. *Considerações Gerais*

1. A tosse é um mecanismo de proteção que funciona para limpar as vias aéreas.
2. Uma secreção grossa e mucopurulenta, difícil de ser removida, propicia o aparecimento de tosse violenta.
3. A tosse violenta pode acarretar obstrução brônquica e, posteriormente, irritação dos brônquios.
4. Tosse intensa, repetida, incontrolável e não produtiva é potencialmente prejudicial, podendo até causar síncope.

5. Estímulos produtores da tosse podem ser de natureza inflamatória, mecânica, química ou térmica.

6. Patologias clínicas produtoras de tosse são infecção, neoplasias, doenças cardiopulmonares, traumatismos, agentes físicos e enfermidades alérgicas.

B. *Conduta de Enfermagem*

1. Avaliar o caráter da tosse
   a. Seca e curta — pode decorrer de nervosismo, infecções viróticas, insuficiência cardíaca congestiva incipiente, carcinoma broncogênico
   b. Forte e áspera — irritação das vias aéreas superiores
   c. Sibilante — associada com broncoespasmo
   d. Intensa ou que muda da natureza ou com a posição — pode tratar-se de câncer broncogênico (tosse, dor torácica, hemoptise)
   e. Fraca — indica problemas nas regiões periféricas dos brônquios e do parênquima pulmonar
   f. Dolorosa — indica acometimento pleural, enfermidade da parede torácica
   g. Crônica, produtiva — sinal de doença broncopulmonar

2. Observar o momento em que aparece a tosse e a posição do paciente.
   a. Paroxismos de tosse à noite — podem indicar asma brônquica ou insuficiência cardíaca esquerda
   b. Tosse que piora quando o paciente está em posição supina — pode ser devida a secreção pós-nasal decorrente de sinusite, bronquiectasia
   c. Tosse associada a ingestão de alimentos — pode resultar de aspiração para a árvore traqueobrônquica

3. Observar o caráter e o volume do material expectorado.
   a. Claro ou mucóide — decorre de infecção virótica, bronquite crônica, secreção pós-nasal
   b. Secreção espessa amarelada ou esverdeada — decorre de infecções bacterianas primárias ou secundárias
   c. Ferruginoso — pode indicar pneumonia bacteriana (se o paciente não está em uso de antibióticos)
   d. Fétido — decorre de abscesso pulmonar, infecção por fusespiroqueta ou organismos anaeróbios
   e. Secreção rósea e espumosa — indica edema agudo do pulmão
   f. Verifique a produção diária de secreção. Uma diminuição brusca na quantidade de catarro pode indicar inspissação (ressecamento e espessamento) na árvore traqueobrônquica e poderá acarretar insuficiência respiratória.
   g. A formação de camadas no material expectorado colocado na escarradeira ocorre no abscesso pulmonar e na bronquiectasia.

Hemoptise

(Expectoração de sangue ou de escarro sanguinolento)

A. *Causas*

1. Infecções; bronquiectasia, pneumonia
2. Neoplasias
3. Infarto pulmonar
4. Tuberculose
5. Abscesso pulmonar
6. Discrasias sangüíneas
7. Estenose mitral
8. Síndrome de compressão

B. *Assistência de Enfermagem*

1. Reconhecer o temor e a apreensão do paciente frente a esse sintoma atemorizante e oferecer-lhe compreensão e apoio.
2. Verificar se o sangue provém do nariz ou garganta, brônquios, pulmões ou trato gastrintestinal.
   a. Nariz ou garganta — pode fluir espontaneamente ou pode aparecer após limpar a garganta, sem tosse
   b. Pulmões — aparece vermelho rutilante e espumoso; é acompanhado por tosse e pigarro
   c. Trato gastrintestinal — aparece vermelho escuro, marrom ou preto; em geral é acompanhado por vômito e erutações.
3. Colocar o paciente sobre o lado acometido (se conhecido).
4. Anotar a quantidade, cor e natureza (misturado com muco, sangue puro).
5. Guardar o sangue eliminado para ser examinado pelo médico.

Rouquidão

Tipos

1. Rouquidão aguda
   Quando associada a episódio febril sugere laringotraqueobronquite virótica
2. Rouquidão persistente
   Indica neoplasia intrínseca da corda vocal, câncer broncogênico, lesão mediastínica

Dispnéia

(Dificuldade respiratória)

Pode ser aguda, crônica, progressiva, recidivante ou paroxística

A. *Causa*

Na enfermidade pulmonar, a dificuldade respiratória é devida ao aumento da rigidez pulmonar, à resistência nas vias aéreas ou à perda de elasticidade pulmonar.

B. *Assistência de Enfermagem*

1. Verificar as circunstâncias que causam a dispnéia.
   a. Qual o grau de atividade que provoca dispnéia?
   b. Sob que circunstâncias ocorre? (com esforço? quando deitado? pela exposição aos pólens?)
   c. Existe tosse associada?
   d. A dispnéia se relaciona com outros sintomas?
   e. Existe sibilo expiratório?
2. Avaliar a natureza da dificuldade respiratória.
   a. A dispnéia aguda associada a sintomas de infecção (tosse produtiva, febre, calafrios) sugere pneumonia.
   b. Dispnéia súbita em pacientes debilitados ou em pós-operatório pode indicar embolia pulmonar; pneumotórax.
   c. Ortopnéia — característica de congestão pulmonar cardiogênica.
   d. Sibilo expiratório — decorre de enfermidades obstrutivas das vias aéreas periféricas (asma, bronquite crônica, enfisema).
   e. Movimentos respiratórios sibilantes — relacionados com obstrução localizada nos brônquios principais, tumor, corpo estranho.
   f. Estridor inspiratório — indica obstrução parcial ao nível da laringe ou traquéia.
   g. Sibilos paroxísticos não relacionados com o exercício — podem decorrer de asma brônquica (alérgica) ou bronquite.

Dor Torácica

A. *Considerações Básicas*

1. A pleura parietal possui uma rica inervação sensitiva proveniente dos nervos intercostais até o diafragma. Essas terminações nervosas podem ser estimuladas pela inflamação e pelo estiramento das membranas e pelos movimentos respiratórios — produz uma dor característica, aguda e em punhalada.
2. Dor pleuropulmonar — pneumonia bacteriana, infarto, pneumotórax espontâneo.

B. *Manifestações Clínicas*

1. A dor pleural é uma manifestação comum de doença inflamatória e maligna mas acompanha igualmente o pneumotórax e a embolia pulmonar.
2. A dor pleural (em geral bem localizada, aguda, em pontada) ocorre no final da inspiração.

C. *Assistência de Enfermagem*

1. Avaliar a qualidade, intensidade e irradiação da dor.
2. Observar os fatores que precipitam a dor.
3. Avaliar se a posição do paciente modifica o cáráter da dor.
4. Determinar o efeito da inspiração e da expiração sobre a dor do paciente.
5. Observar outros sintomas.

D. *Sintomas Constitucionais de Doença Broncopulmonar*

1. Anorexia
2. Febre

3. Perda de peso
4. Fadiga, mal-estar, fraqueza   } relacionados com a duração
5. Sudorese   e a gravidade da doença
6. Calafrios

E. *Sinais Constitucionais de Doença Broncopulmonar*

    1. Cianose   2. Dedos em baqueta de tambor   3. Desgaste

PROCEDIMENTOS DIAGNÓSTICOS PARA AS ENFERMIDADES RESPIRATÓRIAS
Ausculta Torácica

O *estetoscópio* é um instrumento destinado a transportar os sons da parede torácica aos ouvidos de quem ausculta.

Finalidade

Reconhecer e localizar anormalidades do pulmão ou da pleura, coração e pericárdio pelos sons.

Material

Estetoscópio — pode ter uma campânula torácica, um diafragma ou ambos (Fig. 5-6).
    Campânula — transmite melhor os sons mais graves.
    Diafragma — transmite melhor os sons mais agudos.

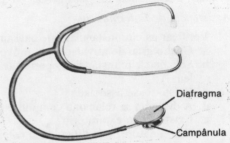

Figura 5-6. Estetoscópio com diafragma e campânula. (Cortesia de Bard-Parker.)

Princípios Básicos

1. Manter o ambiente o mais silencioso possível; ruídos externos, bem como contrações musculares, roupa, pêlos e pele úmida movendo-se sobre o diafragma do estetoscópio, podem provocar o aparecimento de sons confusos.
2. *Demorar-se* para avaliar e correlacionar o que está sendo ouvido. O ouvido deve ser *treinado* para diferenciar os diversos sons.
3. É imprescindível ter experiência em ouvir uma grande variedade de sons normais antes de poder distinguir aqueles anormais.
4. Ouvir primeiro a intensidade dos ruídos respiratórios; a seguir ouça os sons adventícios (estertores, sibilos, roncos).
5. Pedir ao paciente para respirar com a boca aberta. Se os sons são inaudíveis, isso pode indicar enfisema ou derrame pleural e, nesse caso, pede-se ao paciente que respire mais profundamente.

Tipos de Ruídos

A. Ruídos Respiratórios

1. O ruído da respiração normal detectado sobre a parede torácica é gerado pela velocidade com a qual o ar flui através das passagens superiores da árvore brônquica.
2. Já que a inspiração é mais curta do que a expiração, o ar flui numa velocidade maior durante a inspiração. O ruído inspiratório é mais alto do que o ruído expiratório.
3. A natureza dos ruídos respiratórios normais varia nas diferentes áreas pulmonares, até mesmo nos indivíduos sãos.
4. Em condições anormais pode-se observar uma diminuição localizada ou ausência dos ruídos respiratórios.

B. Ruídos Respiratórios Anormais. Nas doenças que acometem a árvore brônquica e os alvéolos, a ponto de o muco ou fluido obstruir o fluxo do ar, pode-se ouvir certos ruídos, denominados *ruídos adventícios* (ruídos que normalmente não existem).

1. *Estertores* — ruídos crepitantes ou bolhosos (descontínuos); podem também ser denominados *crepitações*. Os estertores são percebidos como se fora o crepitar do papel ou a fricção de cabelos na extremidade do estetoscópio. Os estertores podem ser finos, médios ou grossos. Significado: pneumonia, fibrose pulmonar ou insuficiência cardíaca congestiva.

2. *Roncos* — ruídos ou vibrações musicais (contínuos), geralmente de maior duração; podem também ser denominados *chiados*. Significado: obstrução das vias aéreas.
   a. Produzidos nos grandes brônquios; ouvidos tanto na inspiração quanto na expiração.
   b. Podem variar de altura, qualidade e intensidade.
3. *Atrito pleural* — ruído de couro, rangente e áspero, ouvido tanto na inspiração quanto na expiração; induzido por inflamação das superfícies pleurais.
   a. Ouvido "perto" do ouvido; ruídos mais altos quando o estetoscópio é pressionado contra o tórax.
   b. Associado com a respiração e não afetado pela tosse.

ORIENTAÇÕES: Ausculta

Procedimento

Ação de Enfermagem	*Justificativa*
Fase Preparatória	
1. Pedir ao paciente para assumir a posição sentada, ligeiramente inclinado para a frente (Fig. 5-7), para facilitar a ausculta das faces anterior, posterior e laterais do tórax.	1. Se o paciente está muito doente para sentar-se, auscultar a porção anterior do tórax com o paciente em posição supina, e a seguir virá-lo de um lado para o outro para ouvir as porções laterais e as costas.
2. Certificar-se de que o ambiente e o estetoscópio estão aquecidos.	2. Um estetoscópio e/ou um ambiente frio podem causar contrações musculares involuntárias da parede torácica que podem ser confundidas com anormalidades pulmonares. Se existe dúvida quanto aos sons musculares, ouvir enquanto o tórax é mantido em inspiração profunda.
3. Descobrir o tórax.	3. O atrito dos pêlos da parede torácica contra o estetoscópio provocará sons enganadores. Umedecer os pêlos evitará esse problema. Entretanto, a pele molhada (perspiração), movendo-se sob o diafragma, costuma dar a sensação de estertores crepitantes.
Fase de Execução	
1. Ouvir *sistematicamente* todas as porções de ambos os campos pulmonares (Fig. 5-7). a. Posteriormente — progressivamente, de cima para baixo. b. Lateralmente — sob as axilas. c. Anteriormente — escute progressivamente toda a parte anterior do tórax.	1. Comparar cada área examinada com a *simetricamente* oposta. Esta comparação simétrica facilitará a análise dos achados anormais.
2. Pedir ao paciente para respirar um pouco mais profunda e rapidamente do que o normal, com a boca entreaberta.	2. A respiração pela boca gera uma maior turbulência do ar e, portanto, sons mais fortes. Observar a presença de sons anormais, especialmente após a expiração forçada.
3. Observar (inspecionar) os movimentos do tórax, enquanto ausculta.	3. Movimentos assimétricos podem ser devidos a pneumonia, obstrução das vias aéreas, paralisia diafragmática etc.

Estudos Diagnósticos

Radiografia

A. *Radiografia de Tórax*
   1. O tecido pulmonar normal é radiotransparente. Assim sendo, podem detectar-se as densidades produzidas por tumores, corpos estranhos etc.
   2. Mostra a posição das estruturas normais, os desvios e a presença de sombras anormais.
   3. Os raios X de tórax podem revelar patologia pulmonar extensa, mesmo na ausência de sintomatologia.

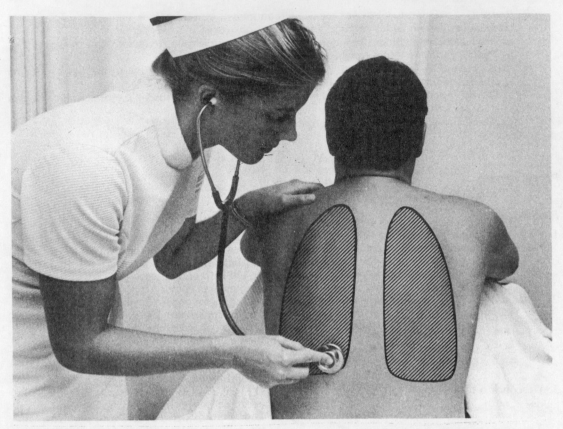

Figura 5-7. Ausculta torácica: A enfermeira ausculta uma área pulmonar e a seguir a compara com a área correspondente do lado oposto.

B. *Tomografia* (planigrafia)
1. Fornece filmes de cortes pulmonares em diferentes níveis dentro do tórax.
2. É útil para demonstrar a presença de pequenas lesões sólidas, de calcificação ou de cavitação dentro de uma lesão.

C. *Tomografia Computadorizada* é um método imaginativo no qual os pulmões são esquadrinhados em camadas sucessivas por um estreito feixe de raios X. Consegue-se uma impressão computadorizada dos valores de absorção dos tecidos, no plano que está sendo explorado.

Pode ser usada para identificar nódulos pulmonares, pequenos tumores adjacentes às superfícies pleurais (que podem ser invisíveis nas radiografias de rotina) e para demonstrar anormalidades mediastínicas e adenopatias hilares.

D. *Fluoroscopia*

Permite ao radiologista ver o coração, os pulmões e o diafragma em estado dinâmico (movendo-se).

E. *Deglutição de Bário*

Delineia o esôfago, revelando desvio do mesmo e invasão de sua luz, pois as anormalidades cardíacas, pulmonares e mediastínicas podem ser visualizadas como desvios do esôfago.

F. *Broncografia*

Instila-se um meio radiopaco diretamente na traquéia e brônquios e toda a árvore brônquica ou áreas selecionadas podem ser visualizadas. Esse é um teste diagnóstico para qualquer doença que altera o calibre ou permeabilidade da árvore brônquica ou que produz seu desvio.

1. Antes de iniciar o teste o paciente é avaliado com relação a possíveis reações alérgicas ao agente anestésico ou ao meio de contraste.

    2. Nebuliza-se anestesia tópica na boca, língua e parte posterior da faringe.

    3. Introduz-se um anestésico local na laringe e na árvore traqueal.

       a. Deve-se ter muita cautela nos pacientes com insuficiência respiratória, pois esses pacientes podem apresentar problemas temporários com a ventilação e a difusão.

       b. Deve-se ter à mão oxigênio, agentes antiespasmódicos e cortisona.

    4. *Responsabilidades da Enfermagem após a Broncografia*

       a. Suspenda a ingestão de fluidos e de alimentos até que o paciente demonstre ter recuperado o reflexo da tosse.

       b. Encorage o paciente a tossir e a limpar sua árvore brônquica; poderá ser necessária a drenagem postural.

       c. É comum uma ligeira elevação da temperatura após uma broncografia.

G. *Estudos Angiográficos dos Vasos Pulmonares* (radiopacificação dos vasos sangüíneos pulmonares)

    1. O contraste é injetado dentro dos seguintes vasos sangüíneos:

       a. Veias antecubitais de um ou ambos os braços

       b. Veia cava superior, aurícula direita, ventrículo direito ou tronco da artéria pulmonar

       c. Artéria pulmonar direita ou esquerda ou um de seus ramos

    2. As chapas são prontamente batidas, em seqüência rápida, após a injeção.

       a. Úteis no diagnóstico das anormalidades vasculopulmonares (aneurisma arterial, tromboembolias, distúrbios congênitos) e para identificar formações vasculares anormais provenientes de tumores

    3. Aortografia — estudos de opacificação tanto da aorta torácica quanto da aorta abdominal; realizada quando se suspeita de um aneurisma da aorta torácica.

Procedimentos Diagnósticos Radioisotópicos

A. *Cintilografia (Scan) Pulmonar por Perfusão*

    Após a injeção de um isótopo radioativo, realizam-se cintilografias com uma câmara de cintilação.

    1. Mede a perfusão sangüínea através dos pulmões; avalia a função pulmonar numa base regional

    2. Útil nas anormalidades de perfusão (vasculares)

B. *Cintilografia por Ventilação*

    1. Inalação de gás radioativo (xenônio), que se difunde através dos pulmões

    2. Útil para identificar anormalidades da ventilação (enfisema)

Procedimentos Endoscópicos

A. *Broncoscopia* — a inspeção e observação diretas da laringe, traquéia e brônquios por meio de um broncoscópio desenhado para poder passar através da traquéia. Tem finalidades diagnósticas e terapêuticas.

    1. Usos:

       a. Inspeção das alterações patológicas na árvore brônquica.

       b. Retirada de secreções (catarro) e de tecido para estudo citológico.

       c. Retirada de corpos estranhos

       d. Melhorar a drenagem

       e. Tratamento por aplicação de agente quimioterápico

    2. Usa-se anestesia local (tópico) ou geral.

    3. *Responsabilidades da Enfermagem*

       a. Verifique se foi assinado o Consentimento Formal.

       b. Administre medicação para reduzir as secreções e prevenir a síncope vasovagal e aliviar a ansiedade. Proporcione encorajamento e apoio de enfermagem.

       c. Restrinja fluidos e alimentos por 6 horas antes do procedimento — para reduzir o risco de aspiração quando os reflexos forem bloqueados.

       d. Retire dentaduras, lentes de contato e outras próteses.

       e. Após o procedimento, espere até que o paciente demonstre poder tossir antes de dar-lhe gelo moído ou fluidos. Em poucas horas poderá voltar para sua dieta normal.

       f. Após a broncoscopia observe o paciente para

(1) Cianose   (4) Hemoptise
(2) Hipotensão   (5) Dispnéia
(3) Taquicardia e arritmia

B. *Broncoscopia por Fibras Ópticas Flexíveis* — passagem de broncofibroscópio fino e flexível que pode ser orientado para dentro de brônquios segmentares; por seu pequeno tamanho, flexibilidade e excelente sistema óptico, permite uma melhor visualização das vias aéreas periféricas.

1. Pode ser feita com o paciente em posição sentada ou supina.
2. Produz muito pouco desconforto; melhor aceitação por parte do paciente, mesmo quando se usa somente um anestésico local.
3. Permite a biópsia por raspado brônquico (ver abaixo).
4. As aplicações clínicas para a broncoscopia por fibras ópticas flexíveis são semelhantes às da broncoscopia rígida (ver acima); permite a visualização diagnóstica de uma grande área para observação e biópsia; a retirada terapêutica de secreções, a avaliação da hemoptise.
5. Complicações possíveis: reação ao agente anestésico, pneumotórax, sangramento.

C. *Biópsia por Raspado Brônquico* — o broncofibroscópio é introduzido no brônquio-alvo sob monitorização fluoroscópica. É usada para avaliar as lesões pulmonares e para identificar organismos patogênicos.
1. Uma pequena escova presa à extremidade do fio flexível é introduzida através do fibroscópio.
2. A área tumoral é raspada de um lado para o outro para descamar algumas das células mucosas.
   a. Fazem-se esfregaços e cultura
   b. O cateter é irrigado com solução salina para conseguir outras culturas e material para a citologia
3. *Responsabilidade da Enfermagem*
   a. Verifique se o Consentimento Formal foi assinado.
   b. O paciente poderá ter uma ligeira dor de garganta e hemoptise transitórias após o procedimento.
   c. Complicações possíveis: reações anestésicas, laringoespasmo, pneumotórax (raro), hemoptise.

Exame de Escarro

A. *Finalidade*

1. Obtém-se escarro para a avaliação do aspecto macroscópico, para exame microscópico, para coloração Gram e cultura para identificar o organismo predominante, assim como para exame citológico.
   a. Esfregaço direto — mostra a presença de bactérias patogênicas.
   b. Cultura do escarro — para fazer o diagnóstico, para determinar a sensibilidade medicamentosa e para servir como guia no tratamento medicamentoso (escolha do antibiótico)
   c. Citologia do escarro (citologia exfoliativa) — usada para identificar células tumorais
2. Os pacientes que tomam antibióticos, esteróides e agentes imunossupressores por períodos prolongados devem fazer exames periódicos de escarro, pois esses agentes podem dar origem a infecções pulmonares oportunísticas.

B. *Métodos de Obtenção de Escarro*

1. Respirando profundamente e tossindo
   a. Instrua o paciente para realizar várias incursões profundas, para inspirar e, a seguir, pigarrear.
   b. Repetir 3-4 vezes.
   c. Tossir profundamente e expectorar num recipiente esterilizado.
   d. Providencie para que a amostra seja transportada imediatamente para o laboratório; quando é deixada numa sala quente haverá crescimento excessivo de organismos contaminantes, o que torna a cultura mais difícil, além de poder alterar a morfologia celular.
   e. Faça higiene oral com freqüência, especialmente se o paciente apresenta escarro fétido.
2. Por nebulização ultra-sônica ou com solução salina hipertônica aquecida.
   a. O paciente inala através da boca lenta e profundamente por 10-15 minutos.
   b. Aumente o conteúdo úmido do ar que vai para o trato inferior; as partículas se condensarão sobre a árvore traqueobrônquica e ajudarão na expectoração.
3. Aspiração traqueal (ver Orientações, pág. 182).
4. Retirada broncoscópica (pág. 175).

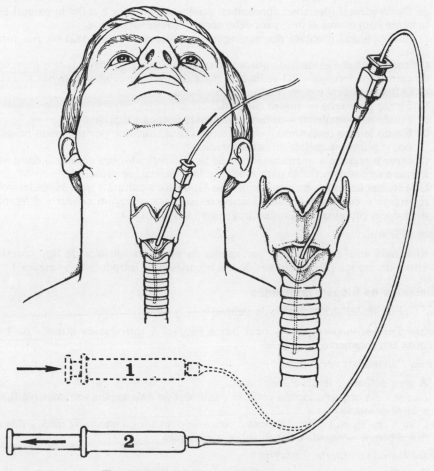

Figura 5-8. Aspiração transtraqueal.

5. Raspagem brônquica orientada pela fluoroscopia (pág. 176.)
6. Aspiração gástrica
   a. A sonda nasogástrica é introduzida no estômago para sifonar as secreções pulmonares deglutidas.
   b. Esse teste é útil para a cultura dos bacilos da tuberculose. (Ver Cap. 17 para as implicações de enfermagem.)

7. Aspiração transtraqueal (Fig. 5-8)
   a. Estenda o pescoço e coloque um travesseiro sob os ombros.
   b. Limpe a pele sobre a membrana cricotireóidea; o médico anestesia a área (lidocaína).
   c. Uma agulha calibre 14 é introduzida através da pele até dentro da traquéia e um cateter de polietileno é enfiado através da agulha para dentro da traquéia.
   d. A agulha é retirada, deixando o cateter no local.
   e. Injeta-se rapidamente solução salina estéril (1-2 ml) dentro do cateter, desencadeando um paroxismo de tosse.
   f. Realiza-se imediatamente a aspiração (puxando o cilindro da seringa) e as secreções e exsudatos são aspirados para dentro do cateter e da seringa.
   g. Retira-se o cateter e aplica-se pressão sobre o local da punção.
   h. O conteúdo da seringa é despejado num tubo de cultura esterilizado.

Exame do Fluido Pleural e Biópsia Pleural

A. *Fluido Pleural*

Existe normalmente uma delgada camada de fluido no espaço pleural; quantidades anormais de fluido pleural (derrame) apresentam etiologias variadas e o fluido pleural é estudado juntamente com outros testes, para determinar a causa subjacente.

1. O fluido pleural é obtido por aspiração (toracocentese, pág. 182) ou por toracotomia com tubo.
2. O fluido pleural é examinado quanto ao conteúdo protéico, densidade e presença ou ausência de elementos formados. (O sedimento pode demonstrar células malignas.)
   a. O fluido pleural em geral tem uma cor palha
   b. Fluido purulento — sugere empiema
   c. Fluido sanguinolento — infarto pulmonar; doença neoplásica
   d. Fluido leitoso (quilotórax) — invasão do canal torácico por tumor ou processo inflamatório; ruptura traumática do canal torácico
3. Observe e registre a quantidade total de líquido retirado, sua natureza, cor e viscosidade.
4. Prepare amostra do fluido para avaliação laboratorial, se prescrito.
5. Os estudos de rotina incluem coloração Gram para cultura e sensibilidade; coloração ácido-resistente e cultura para bacilos ácido-resistentes; contagem celular e diferencial; citologia; densidade; proteínas totais; desidrogenase láctica (LDH).

B. Biópsia Pleural

Realizada através de biópsia por agulha da pleura ou através de fluoroscopia (exploração visual do espaço pleural através de um broncoscópio introduzido no mesmo).

Procedimentos de Biópsia do Pulmão

Objetivo: obter material histológico do pulmão

A. Biópsia Transbroncoscópica — uma pinça flexível é introduzida através do broncoscópio e obtém-se um fragmento de pulmão

B. Biópsia Percutânea por Agulha

1. A área cutânea é limpa e anestesiada.
2. Faz-se uma pequena incisão cutânea e introduz-se uma agulha sob controle fluoroscópico até o local desejado.
3. Com a agulha na periferia da lesão, retira-se o mandril, conecta-se uma seringa e aspira-se.
4. A amostra é esfregada e fixada sobre uma lâmina.

C. Biópsia Pulmonar Aberta (Cirúrgica)

1. Usada para fazer o diagnóstico quando os outros métodos de biópsia falham.
2. Em geral é feita com uma pequena toracotomia anterior; não costuma requerer a ressecção de uma costela.
3. O pneumotórax subseqüente é controlado por um tubo de tórax conectado com um sistema de drenagem subaquática.

Biópsia de Gânglio Linfático (Gânglios Escalenos ou Cervicomediastínicos)

Objetivo: detectar a disseminação da doença pulmonar para os gânglios linfáticos. É usada como medida diagnóstica e prognóstica.

1. Os gânglios linfáticos escalenos ficam emaranhados no coxim de gordura cervical profunda; esses gânglios drenam os pulmões e o mediastino e podem mostrar alterações histológicas secundárias à doença intratorácica.
2. Mediastinoscopia — cirurgia do mediastino superior para a exploração e biópsia dos gânglios mediastínicos.
   a. Feita para detectar comprometimento mediastínico de malignidade pulmonar e para obter tecido para o diagnóstico de outras afecções (por exemplo, sarcoidose).
   b. Biópsia geralmente feita através de uma incisão supra-esternal.

Estudos da Função Pulmonar (Quadro 5-1)

1. Volumes pulmonares estáticos — volumes pulmonares baixos indicam anormalidades restritivas (fibrose, sarcoidose, escoliose). Volume residual alto (ar que permanece após expiração máxima) indica encarceramento do ar (enfisema).
2. Volumes pulmonares dinâmicos (estudos ventilatórios) — a redução, em geral, indica obstrução das vias aéreas (enfisema, bronquite, asma).
3. Capacidade de difusão — a redução indica diminuição da superfície pulmonar eficaz na transferência dos gases (sarcoidose, fibrose, enfisema).

Fundamentos da Avaliação dos Gases Sangüíneos Arteriais

A. *Finalidade*

1. Representam uma medição da quantidade de oxigênio e dióxido de carbono presente no sangue arterial, assim como do pH do sangue.
2. Fornecem um meio de avaliar a adequação da ventilação, isto é, os pulmões enviando O_2 ao corpo e removendo CO_2.
3. Ajudam a avaliar o estado ácido-básico do corpo — se existe acidose ou alcalose e em que grau.

B. *Usos Clínicos dos Estudos dos Gases Sangüíneos Arteriais*

Os estudos dos gases sangüíneos arteriais são úteis no diagnóstico e tratamento na presença do que segue:

1. Taquipnéia e dispnéia inesperadas (especialmente nos pacientes com doença cardiopulmonar).
2. Agitação e ansiedade inesperadas nos pacientes acamados.
3. Sonolência e confusão nos pacientes que estão recebendo terapêutica com oxigênio.
4. Antes da cirurgia torácica e de outras grandes operações.
5. Antes e durante a terapêutica prolongada com oxigênio e durante a assistência dos pacientes com ventiladores.
6. Pacientes cardiopulmonares muito graves; eventualmente estão afetados a oxigenação tecidual e o equilíbrio ácido-básico.

Quadro 5-1. *Testes de Função Ventilatória**

Descrição	Termos utilizados	Símbolo	Observações
O maior volume medido numa expiração completa após a inspiração mais profunda possível, sem esforço.	Capacidade vital	CV	Pode ser normal ou mesmo elevada na DPOC e *por si só é de pouco valor.*
A capacidade vital obtida com a expiração máxima e mais rápida possível.	Capacidade vital forçada	CVF	Este volume está, com freqüência, significativamente reduzido na DPOC, devido ao seqüestro de ar, sendo um padrão importante.
Volume de gás expirado durante um determinado período de tempo ao se medir a capacidade vital forçada.	Volume expiratório forçado (qualificado pelo subscrito indicando o intervalo de tempo em segundos)	VEFt ($VEF_{1,0}$)	Se abaixo dos valores normais, constitui uma pista valiosa para obstrução expiratória grave das vias aéreas.
VEFt expresso como uma percentagem da capacidade vital forçada: $\dfrac{VEFt}{CVF} \times 100$	Percentagem expirada (em T segundos)	VEFt%	Esta relação tempo-volume constitui uma outra forma de expressar a presença ou ausência de obstrução das vias aéreas.
A taxa média de fluxo para determinada porção do volume expiratório forçado, em geral fica entre 200 e 1.200 ml.	Fluxo expiratório forçado	$FEF_{200-1.200}$	Antigamente chamado fluxo expiratório máximo (FEM). Um fluxo diminuído constitui manifestação precoce de DPOC.
Taxa média do fluxo durante a parte média do volume expiratório forçado.	Fluxo médio-expiratório forçado	$FEF_{25-75\%}$	Antigamente chamado fluxo máximo médio-expiratório. Torna-se mais lento desde o início da evolução de um distúrbio ventilatório.
Volume de ar que um indivíduo pode inspirar com esforço máximo voluntário por um determinado tempo.	Ventilação voluntária máxima	VVM	Antigamente chamado capacidade respiratória máxima. Outro teste valioso, em geral bem correlacionado à queixa de dispnéia do paciente.

*American Lung Association: Chronic Obstructive Pulmonary Disease, 1972, pág. 42.

ORIENTAÇÕES: Ajudando com a Punção Arterial para a Análise dos Gases Sangüíneos

Finalidade

Obter amostra de sangue arterial para gasometria.

Terminologia

"P"   — indica pressão
PO_2 — pressão de oxigênio
PCO_2 — pressão de dióxido de carbono

São referidos como pressões parciais, pois a pressão que esses gases exercem é parte da pressão atmosférica total.

Material

(Já existem conjuntos descartáveis)
Seringa de 2 ml com agulha calibre N.º 25
Seringa de 10 ml com agulha calibre N.º 20 ou 21 (adulto) (agulha 22 ou 25, criança)
Heparina sódica   Gazes esterilizadas e germicida cutâneo
Rolha ou tampão   Bacia contendo gelo
Procaína

Conduta

Ação de Enfermagem	Justificativa
Fase Preparatória	
1. Aferir a temperatura do paciente e a freqüência respiratória.	1. Esses números são analisados na avaliação dos dados laboratoriais.
2. Anotar o volume de oxigênio que o paciente está recebendo.	
3. Heparinizar a seringa.	
a. Retirar quantidade de heparina suficiente para umedecer completamente o êmbolo e para encher o espaço morto da seringa e da agulha.	a. Esta ação permite revestir o interior da seringa com heparina para evitar que o sangue coagule.
b. Segurar a seringa virada para cima e retirar o excesso de heparina e as bolhas de ar.	b. O procedimento requer técnica anaeróbia.
Fase de Realização (pelo médico, terapeuta respiratório)	
1. Palpar a artéria radial, braquial ou femoral.	1. A punção arterial é realizada em áreas onde se palpa um bom pulso. (São preferíveis as artérias radial ou braquial.)
2. Palpar para constatar a presença da artéria cubital antes de puncionar a artéria radial.	
3. Realizar o teste de Allen.	3. O teste de Allen é feito expulsando o sangue da mão, ocluindo a artéria radial e observando o fluxo sangüíneo da mão através da

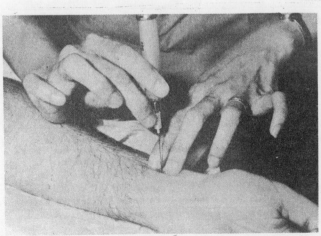

Figura 5-9. Técnica de punção arterial para gasometria.

Ação de Enfermagem

Justificativa

artéria cubital. Isso garante uma circulação colateral mesmo que ocorra trombose da artéria radial.

No paciente consciente:

a. Oblitere os pulsos radial e cubital, simultaneamente, ao nível do punho.

b. Peça ao paciente para fechar e abrir a mão até que a pele fique pálida.

c. Suspenda a pressão sobre a artéria cubital (enquanto comprime a artéria radial) e observe o retorno da cor da pele.

No paciente inconsciente:

a. Oblitere os pulsos radial e cubital ao nível do punho.

b. Levante a mão do paciente até um nível acima do coração e esprema ou comprima sua mão, até ficar pálida.

c. Abaixe a mão do paciente enquanto comprime a artéria radial (solte a pressão sobre a artéria cubital) e observe o retorno da cor da pele.

4. Pesquise ao longo do trajeto da artéria e apalpe sua pulsação máxima com os dedos médio e indicador. Prepare a pele com germicida. A pele e o tecido subcutâneo são infiltrados com um agente anestésico local (procaína).

4. O punho pode ser estabilizado para permitir um melhor controle da agulha.

5. A agulha é mantida num ângulo agudo (Fig. 5-9) e é introduzida na artéria. Após puncionar a artéria, a pressão arterial empurrará o cilindro da seringa e um fluxo pulsante de sangue encherá facilmente a seringa.

5. Na maioria dos pacientes a artéria se localiza perto da superfície cutânea.

6. Após colher o sangue, retire a agulha e aplique pressão firme sobre o ponto da punção.

7. Retire a agulha com cuidado e tape a seringa com firmeza ou mergulhe-a numa tampa de borracha.

7. A cobertura imediata da agulha impede que o ar se misture com a amostra de sangue.

8. Coloque a seringa coberta no recipiente com gelo.

8. A temperatura mais baixa reduz o metabolismo e minimiza a alteração dos valores verdadeiros de oxigênio, dióxido de carbono e pH.

9. *Mantenha pressão firme sobre o local da punção por 5 minutos* (contados no relógio).

a. Se o paciente faz uso de medicação anticoagulante, aplique pressão direta sobre o local da punção por 15 minutos e a seguir faça um curativo compressivo.

9. A pressão firme sobre o local da punção evita sangramento adicional e formação de hematoma.

10. Para os pacientes que precisam de monitorização seriada do sangue arterial, introduz-se na artéria braquial ou radial um cateter arterial (ligado a uma solução salina heparinizada).

10. Todas as conexões devem ser apertadas para evitar a desconexão e a perda rápida de sangue. O equipo arterial também permite a monitorização direta da pressão no paciente grave.

Fase Subseqüente

1. Registre os parâmetros ventilatórios na papeleta do paciente por ocasião da colheita do sangue arterial. Anote o tipo e demais características do equipamento de terapia respiratória que está sendo usado.

1. Os resultados da PO_2 indicarão se devemos manter, aumentar ou diminuir o FIO_2. Os resultados da PCO_2 e do pH indicam a necessidade de mudanças no volume ou na velocidade do ar corrente nos pacientes assistidos com ventiladores.

Ação de Enfermagem	*Justificativa*
2. Envie imediatamente para o laboratório a bacia de gelo com a seringa contendo sangue.	2. A análise dos gases sangüíneos deve ser feita logo que possível, pois a tensão e o pH dos mesmos se modificam rapidamente.
3. Palpe o pulso (distal ao local da punção), inspecione a área da punção e avalie o estado do paciente com pequenos intervalos.	3. Hematoma, trombose arterial e punção do nervo cubital são complicações possíveis nesse procedimento.

ORIENTAÇÕES: Aspiração Traqueal

Finalidade

Obter amostra de escarro; aliviar a obstrução.

Material

Aparelho para aspiração traqueal.

Técnica

Ação de Enfermagem	*Justificativa*
1. A aspiração traqueal requer educação e prática clínica, sob supervisão experimentada.	
2. Utilize material esterilizado: a. Cateter esterilizado N.º 16 F, tubos de conexão com o aparelho de aspiração traqueal. b. Luvas esterilizadas.	2. Para evitar a introdução de organismos no sistema respiratório.
3. Oxigene o paciente antes e após cada passagem do cateter.	
4. Utilizando uma das mãos, introduza o cateter (aspiração desligada) pelo nariz; coloque a outra mão sobre a fronte do paciente.	4. Para estabilizar a cabeça do paciente e para tranqüilizá-lo.
5. Quando o cateter alcança a laringe, a tosse pode ser estimulada. Avance rapidamente com o cateter para dentro da traquéia.	5. Nesse ponto, a tosse é improdutiva.
6. Permita ao paciente descansar com o cateter no local; dê oxigênio, se julgar conveniente.	6. Nesse momento a traquéia já está relativamente insensível.
7. Empurre o cateter ligeiramente para a frente; isso desencadeará uma tosse vigorosa. Providencie toalhas para as expectorações do paciente.	7. A irritação da traquéia estimula o reflexo da tosse.
8. Aperte e retire o cateter com suavidade.	
9. Envie a amostra para o laboratório.	
10. Conforte o paciente.	

ORIENTAÇÕES: Assistência ao Paciente que Vai Ser Submetido a uma Toracocentese

Toracocentese é a aspiração de líquido ou ar do espaço pleural. Pode constituir um procedimento diagnóstico ou terapêutico (Fig. 5-10).

Finalidades

1. Retirar líquido e ar da cavidade pleural.
2. Obter aspiração diagnóstica do líquido pleural.
3. Obter biópsia pleural.

Material

Seringas de 5, 20 e 50 ml
Agulhas: calibres 22, 26, 16
  (com 7,5 cm de comprimento)
Tubo de borracha e torneira de fechamento
Pinça hemostática
Agulha para biópsia

Anestésico local
Curativos de gaze esterilizados
Compressas e campos esterilizados
Recipiente estéril para colheita
Luvas esterilizadas

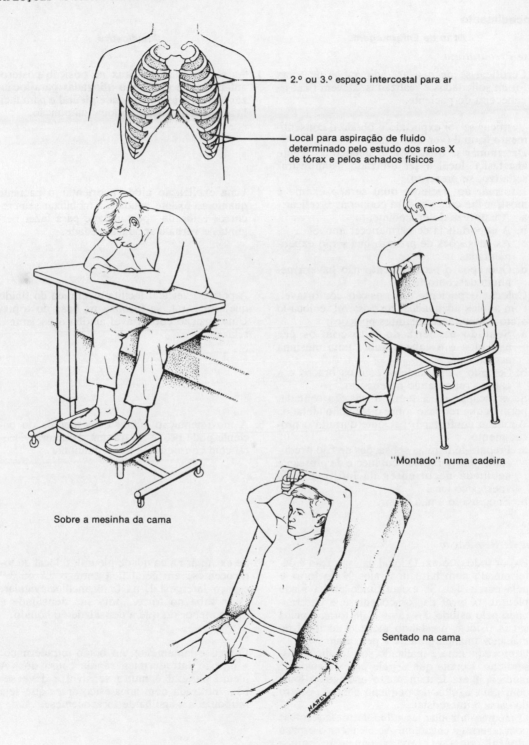

2.º ou 3.º espaço intercostal para ar

Local para aspiração de fluido
determinado pelo estudo dos raios X
de tórax e pelos achados físicos

Sobre a mesinha da cama

"Montado" numa cadeira

Sentado na cama

Figura 5-10. Toracocentese.

Procedimento

Ação de Enfermagem   *Justificativa*

Fase Preparatória

1. Certificar-se de que as radiografias de tórax foram solicitadas e realizadas. Devem ficar na cabeceira do paciente.

2. Verificar se foi explicado e obtido o consentimento formal (ver Cap. 4).

3. Determinar se o paciente é alérgico ao agente anestésico local a ser utilizado. Administrar sedativo, se prescrito.

4. Informar ao paciente qual será o exame e mostrar-lhe como poderá cooperar. Explicar:
   a. A natureza do procedimento
   b. A importância de permanecer imóvel
   c. As sensações de pressão que serão experimentadas
   d. Que após o procedimento não haverá nenhum desconforto

5. Colocar o paciente em posição confortável, com apoios adequados. Se possível, colocá-lo ereto e numa das seguintes posições:
   a. Sentado na beira do leito com os pés apoiados e a cabeça sobre uma mesinha acolchoada.
   b. Sentado numa cadeira com os braços e a cabeça repousando no encosto.
   Se é incapaz de assumir a posição sentada, permita que repouse sobre o lado não afetado.

6. Apoiar e confortar o paciente durante o procedimento.
   a. Prepará-lo para as sensações de frio produzidas pelo germicida cutâneo e de pressão e agulhada decorrentes da infiltração de anestésico local.
   b. Encorajá-lo a não tossir.

1. As radiografias de tórax na posição póstero-anterior e de perfil são utilizadas para localizar líquido e ar na cavidade pleural e para facilitar a determinação do local da punção.

4. Uma explicação ajuda a orientar o paciente quanto ao exame, ajuda-o a mobilizar seus recursos e lhe dá oportunidade para fazer perguntas e verbalizar sua ansiedade.

5. A posição vertical facilita a retirada do fluido que, em geral, se localiza na base do tórax. Uma posição confortável auxilia o paciente a relaxar.

6. A movimentação súbita e inesperada do paciente pode provocar trauma da pleura visceral com conseqüente lesão pulmonar.

Fase de Realização

1. Expor todo o tórax. O local da aspiração é determinado com base nos raios X do tórax e pela percussão. Se existe fluido na cavidade pleural, o local da toracocentese é determinado pelo estudo dos raios X do tórax e pelos sinais físicos, prestando atenção ao local de macicez máxima durante a percussão.

2. O procedimento é realizado sob condições assépticas. Depois que a pele é desinfetada, o médico injeta lentamente o anestésico local com uma agulha de pequeno calibre, dentro do espaço intercostal.

3. O médico introduz a agulha de toracocentese com a seringa engatada. Ao alcançar o espaço pleural pode-se realizar aspiração com a agulha.
   a. Uma seringa de 20 ml ou 50 ml com um adaptador de 3 vias (torneira de segurança) é adaptada à agulha. (Uma das extremidades do adaptador é presa à agulha e a outra ao tubo que leva ao recipiente coletor do líquido que está sendo aspirado.)

1. Se existe ar na cavidade pleural, o local da toracocentese em geral fica entre o 2.º ou 3.º espaço intercostal, na linha medioclavicular. O ar sobe no tórax, pois sua densidade é muito menor do que a densidade do líquido.

2. Forma-se lentamente um botão intradérmico; a injeção intradérmica rápida causa dor. A pleura parietal é muito sensível e deve ser bem infiltrada com anestésico antes que seja introduzida a agulha de toracocentese.

a. Quando uma quantidade apreciável de líquido é retirada, o adaptador de 3 vias serve para impedir a entrada de ar na cavidade pleural.

Ação de Enfermagem

b. Se é necessário remover uma grande quantidade de líquido, a agulha é mantida em posição na parede torácica com o auxílio de uma pequena pinça hemostática.

4. Depois de retirada a agulha, aplica-se compressão sobre o local puncionado e coloca-se um pequeno curativo estéril.

Fase de Acompanhamento

1. Deixe o paciente em repouso no leito. Em geral faz-se uma radiografia de tórax após a toracocentese.

2. Anote a quantidade total de líquido retirado e a natureza do mesmo, sua cor e viscosidade. Se prescrito, prepare amostras do líquido para avaliação laboratorial (em geral bacteriologia, contagem celular e diferencial, dosagem das proteínas, glicose, LDH, densidade). Poderá ser necessária uma pequena quantidade de heparina para vários dos recipientes das amostras, para prevenir a coagulação. Poderá ser necessário um recipiente de amostra com formalina quando se pretende realizar uma biópsia pleural.

3. Observe o paciente com freqüência, em busca de sinais de aumento das incursões respiratórias, vertigem, opressão torácica, tosse incontrolável, muco espumoso tinto de sangue e pulso rápido.

Justificativa

b. A pinça hemostática fixa a agulha na parede do tórax. Uma dor pleurítica súbita ou dor no ombro pode indicar que a pleura visceral ou diafragmática está sendo irritada pela ponta da agulha.

1. Os raios X de tórax verificam se não há nenhum pneumotórax.

2. O fluido pode ser claro, seroso, sanguinolento, purulento etc.

3. Pneumotórax, pneumotórax hipertensivo, enfisema subcutâneo ou infecção piogênica podem resultar da toracocentese. Edema pulmonar ou angústia cardíaca podem decorrer do desvio súbito do conteúdo mediastínico quando são aspiradas grandes quantidades de líquido.

FISIOTERAPIA TORÁCICA

Exercícios de Drenagem Postural

Drenagem postural consiste no uso de posições específicas, de modo que a força da gravidade possa auxiliar na remoção das secreções brônquicas dos bronquíolos afetados para dentro dos brônquios e da traquéia (Fig. 5-11).

Princípios Básicos

1. O paciente é posicionado de modo que as áreas patológicas fiquem na posição vertical e a gravidade é utilizada para facilitar a drenagem dos segmentos específicos.
2. As posturas assumidas são determinadas pela localização, gravidade e duração da obstrução pelo muco.
3. Os exercícios são geralmente realizados 2 a 4 vezes ao dia, antes das refeições e ao deitar.

Assistência da Enfermagem

1. Instale confortavelmente o paciente antes de iniciar o procedimento e faça com que se sinta o melhor possível enquanto assume cada posição.
   a. Medicamentos broncodilatadores em aerossóis podem ser inalados antes da drenagem postural; reduzem o broncoespasmo, liquefazem o muco e o escarro e combatem o edema das paredes brônquicas.
   b. Utilize uma mesinha dobrável para apoiar o paciente na altura desejada, se seu leito não for ajustável; disponha de uma bacia para receber o muco que drena.
2. Use um estetoscópio para determinar as áreas onde a drenagem é necessária.
3. Os lobos superiores em geral são drenados adotando posições eretas; os lobos inferiores e médios são drenados adotando-se posições com a cabeça para baixo.
4. Faça o paciente adotar as posições prona esquerda e oblíqua esquerda (simultaneamente) — com isso consegue-se mais drenagem do lobo médio e dos segmentos laterais do lobo inferior

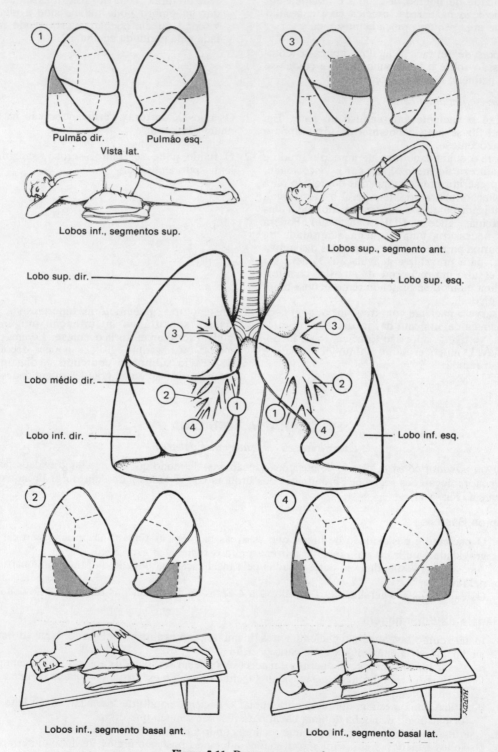

Figura 5-11. Drenagem postural.

direito; adotando as posições prona direita e oblíqua direita (simultaneamente) conseguir-se-á drenagem adicional do lobo médio e dos segmentos laterais do lobo inferior esquerdo.

5. Encorage o paciente a tossir após ter ficado o tempo necessário em cada posição.
6. Encorage a respiração diafragmática (pág. 188) durante a realização dos exercícios de drenagem postural; isso ajuda a abrir as vias aéreas, facilitando a drenagem das secreções.
7. A percussão da parede torácica (feita por outra pessoa) pode ser desejável para soltar e impulsionar o catarro na direção da drenagem gravitacional.
8. Avalie a cor e o pulso do paciente nas primeiras vezes em que realizar o exercício.
9. Faça o paciente escovar os dentes e utilizar colutórios orais após a drenagem postural.
10. Encoraje-o a repousar no leito após o procedimento.

ORIENTAÇÕES: Percussão (Palmadas) e Vibração

A *percussão* e a *vibração* são técnicas manuais destinadas a soltar as secreções e a promover a drenagem de muco e de secreções dos pulmões enquanto o paciente estiver na posição de drenagem postural indicada para seu problema pulmonar específico. Esse procedimento requer pessoal treinado.

1. *Percussão* — Movimento feito golpeando ritmicamente a parede torácica, com as mãos em concha, sobre o segmento torácico a ser drenado. Os pulsos são alternadamente fletidos e estendidos, de modo que o tórax seja adequadamente golpeado de forma indolor.
2. *Vibração* — Técnica de aplicar compressão manual na parede torácica durante a fase expiratória da respiração.

Finalidades

1. Deslocar o muco aderido aos bronquíolos e brônquios.
2. Auxiliar a mobilização das secreções.

Indicações Clínicas

Enfermidades pulmonares que aumentam a produção de secreções

Bronquiectasia	Fibrose cística
Empiema	Bronquite crônica

Contra-Indicações

1. Abscessos ou tumores pulmonares
2. Pneumotórax
3. Enfermidades da parede torácica
4. Hemorragia pulmonar
5. Enfermidades dolorosas do tórax
6. Tuberculose

Procedimento

Ação de Enfermagem	*Justificativa*
Fase de Realização	
1. Instruir o paciente para realizar a respiração diafragmática (pág. 188).	1. A respiração diafragmática auxilia o paciente a relaxar e alarga as vias aéreas.
2. Colocar o paciente na posição de drenagem postural prescrita (pág. 186). A coluna deve ser retificada para promover a expansão do tórax.	2. O paciente é posicionado de acordo com a área pulmonar a ser drenada.
3. Percutir ou golpear a parede torácica, com as mãos em concha, durante 1 ou 2 minutos, da seguinte maneira: a. Das costelas inferiores aos ombros, pelas costas b. Das costelas inferiores ao ápice do tórax, pela parte da frente	3. Esta ação ajuda a deslocar as rolhas de muco e a mobilizar as secreções em direção ao brônquio principal e à traquéia. O ar aprisionado entre a mão do operador e a parede do tórax produzirá um som característico.
4. Evitar bater sobre a coluna, fígado, rins ou baço.	4. A percussão sobre essas áreas pode causar lesão da coluna e dos órgãos internos.
5. Instruir o paciente para inalar lenta e profundamente. Golpear a parede do tórax enquanto o paciente expira vagarosamente com os lábios entreabertos. a. Colocar uma mão sobre a outra no local da região afetada ou posicionar cada uma das	5. Produz uma vibração que se propaga pela parede do tórax e auxilia a liberação do muco.

Ação de Enfermagem	*Justificativa*
mãos sobre o gradil costal, uma de cada lado.	
b. Contrair os músculos das mãos e dos braços, o que fará os braços vibrarem em movimentos rápidos.	b. Esta manobra é realizada na direção em que as costelas se movem na expiração.
c. Aliviar a pressão torácica à medida que o paciente inala.	
d. Encorajar o paciente a tossir, utilizando a musculatura abdominal, após 3 ou 4 vibrações.	d. A contração dos músculos abdominais, ao tossir, faz aumentar a eficácia da tosse. Esta auxilia a movimentação e a expulsão das secreções.
6. Permitir que o paciente descanse por alguns minutos.	
7. Ouvir com o estetoscópio, em busca de alterações nos ruídos respiratórios.	7. O aparecimento de sons úmidos (estertores, roncos), indica movimentação do ar ao redor das secreções nos brônquios.
8. Repetir o ciclo de percussão e vibração, segundo a tolerância do paciente e sua resposta clínica; em geral, durante 15 a 20 minutos.	

ORIENTAÇÕES: *Ensinando ao Paciente os Exercícios Respiratórios*

Exercícios respiratórios são exercícios e práticas respiratórias destinados a corrigir deficiências respiratórias e a aumentar a eficácia da respiração.

Finalidades

1. Relaxar os músculos e aliviar a ansiedade.
2. Eliminar padrões de atividade muscular respiratória inúteis e incoordenados.
3. Diminuir a freqüência respiratória.
4. Reduzir o desgaste durante a respiração.

Instruções Gerais

1. Limpar as vias nasais antes de iniciar os exercícios respiratórios.
2. Inspirar sempre pelo nariz — permite filtração, umidificação e aquecimento do ar.
3. Respirar lentamente de maneira rítmica e relaxada — permite expiração mais completa e esvaziamento dos pulmões; auxilia a superar a ansiedade associada à dispnéia e diminui as necessidades de oxigênio.
4. Evitar esforços bruscos.
5. Praticar os exercícios respiratórios em várias posições, pois a distribuição do ar e a circulação pulmonar variam de acordo com a posição do tórax.

Respiração Diafragmática

Finalidade: intensificar o uso do diafragma durante a respiração.

Princípios de Ensino	*Justificativa*
Instruir o paciente como segue:	
1. Colocar uma das mãos sobre o estômago, logo abaixo das costelas, e a outra no meio do tórax.	1. Auxilia o paciente a tomar consciência do diafragma e de sua função na respiração.
2. Respirar lenta e profundamente pelo nariz, deixando o abdome distender-se o máximo possível (Fig. 5-12*A*). O abdome aumenta durante a inspiração e diminui na expiração.	2. A inspiração lenta permite a ventilação e a hiperinflação pulmonar.
3. Expirar com os lábios entreabertos enquanto contrai (aperta) os músculos abdominais. Pressionar firmemente o abdome para dentro e para cima durante a expiração (Fig. 5-12*B*).	3. A contração dos músculos abdominais auxilia a elevação do diafragma e o esvaziamento dos pulmões.
4. O tórax deverá mover-se o mínimo possível; a atenção deve ser voltada para o abdome e não para o tórax.	4. A contração da musculatura abdominal deve ser realizada durante a expiração.

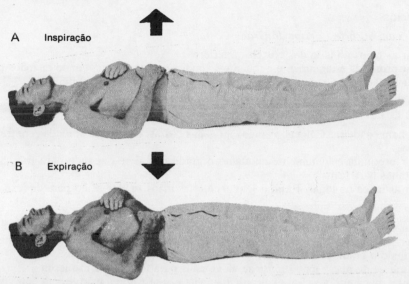

A   Inspiração

B   Expiração

Figura 5-12. Exercícios respiratórios para inspiração e expiração. (De Living with Asthmas Chronic Bronchitis, and Emphysema. Riker Laboratories, Inc., Northridge, California.)

Princípios de Ensino	*Justificativa*
5. Repetir por aproximadamente 1 minuto (seguido por um período de repouso de 2 minutos). Trabalhar por 10 minutos, 4 vezes ao dia.	
6. Aprender a respiração diafragmática deitado, depois sentado e, por fim, de pé e andando.	6. A respiração diafragmática deve tornar-se automática após prática e concentração suficientes. Se o paciente apresentar dispnéia, suspender os exercícios até que volte a controlar sua respiração.

Respiração Através dos Lábios Entreabertos

Finalidades

1. Treinar a musculatura expiratória.
2. Prolongar a expiração (o que permite um esvaziamento mais completo dos pulmões) e reduzir a quantidade de ar séqüestrado e a resistência.

Princípios de Ensino	*Justificativa*
Instruir o paciente como segue:	
1. Inspirar pelo nariz.	
2. Expirar lenta e uniformemente pelos lábios entreabertos, mantendo os músculos abdominais contraídos (apertados). a. Contar até 7, prolongando a expiração através dos lábios entreabertos	2. Manter os lábios entreabertos faz aumentar a pressão intrabrônquica (ajuda a manter os brônquios abertos), assim como a pressão intra-alveolar. A manobra com os lábios entreabertos prolonga também a fase expiratória da respiração, facilita a saída do ar dos pulmões e promove a eliminação do dióxido de carbono.
3. Sentar numa cadeira e cruzar os braços sobre o abdome. a. Inspirar pelo nariz. b. Inclinar-se para a frente e expirar lentamente com os lábios entreabertos, contando até 7.	b. A inclinação para diante empurra os órgãos abdominais para cima.
4. Andando: a. Inspirar enquanto anda 2 passos. b. Expirar com os lábios entreabertos enquanto caminha 4 passos.	4. Tentar quaisquer combinações similares, de acordo com a tolerância respiratória do paciente.

Outros Exercícios

A. *Respiração com a Parte Inferior do Gradil Costal*

1. Colocar as mãos ao lado das costelas inferiores.
2. Inspirar profunda e lentamente enquanto o gradil se expande, movendo as mãos para fora.
3. Expirar lentamente e sentir as mãos e as costelas movendo-se para dentro.
4. Repousar.

B. *Respiração Costal e Dorsal Inferior*

1. Sentar numa cadeira. Colocar as mãos atrás das costas; mantê-las apoiadas contra as costelas inferiores.
2. Inspirar profunda e lentamente enquanto o gradil costal se expande para trás; as mãos são empurradas para fora.
3. Manter as mãos no lugar. Expirar lentamente; as mãos mover-se-ão para dentro.

C. *Respiração Segmentar*

1. Colocar as mãos sobre a parte lateral das costelas inferiores.
2. Inspirar profunda e lentamente enquanto se concentra em mover a mão direita para fora, expandindo o gradil costal direito.
3. Assegurar-se de que a mão direita se move mais para fora que a esquerda.
4. Manter as mãos em posição, expirar lentamente e sentir que a mão direita e as costelas estão se movendo em direção interna.
5. Repetir, concentrando-se na expansão do lado esquerdo mais do que do direito.
6. Repousar.

CONCEITOS FUNDAMENTAIS PARA FUNÇÃO, DOENÇA E TERAPIA RESPIRATÓRIAS

Terminologia Básica

1. *Ventilação* — movimento do ar para dentro e para fora dos pulmões, por meio da inspiração e da expiração.
2. *Volume corrente* — volume total de cada respiração.
   a. Normal: 7-8 ml/kg de peso corporal.
   b. Nem todo o volume corrente alcança os alvéolos para participar na troca do oxigênio e do dióxido de carbono.
   c. *Espaço morto*
      (1) Parte do ar inspirado que permanece nas vias aéreas condutoras que vão do nariz e boca até os bronquíolos (não incluídos nas trocas gasosas).
      (2) Espaço morto normal: 150 ml.
      (3) As doenças que deterioram o fluxo venoso dos alvéolos fazem aumentar o espaço morto (embolia pulmonar, hemorragia, hipotensão, enfisema).
3. *Volume minuto* — volume total de ar expirado pelo nariz e boca a cada minuto. Consiste de (1) ventilação alveolar (2/3), e (2) espaço morto (1/3).
4. *Capacidade vital* — volume máximo de gás que pode ser expelido dos pulmões com um grande esforço após uma inspiração máxima.
   a. Indica a capacidade do paciente em realizar uma respiração profunda.
   b. Normal: 70 ml/kg de peso corporal.
   c. A redução da capacidade vital constitui um indicador importante de insuficiência respiratória.
5. *Força inspiratória* — pressão negativa máxima que o paciente pode exercer contra as vias aéreas ocluídas (o nível mínimo de segurança é — 25 cm H_2O).
6. *Difusão* — transferência de um gás dos alvéolos para o sangue.
   Ocorre quando a tensão exercida pelo gás nos alvéolos difere da existente no sangue.
7. *Perfusão* — enchimento dos capilares pulmonares com o sangue venoso que retornou para o coração a partir da circulação geral e que é bombeado pelo ventrículo direito até os pulmões.
8. *Shuntagem*
   a. Normalmente 2% do sangue bombeado para os pulmões pelo ventrículo direito contornam ("bypass") os alvéolos e não participam na troca de gases.
   b. Esse sangue volta, sem ter sido oxigenado, para o coração esquerdo e se mistura com o sangue arterial.
   c. O aumento da shuntagem ocorre na atelectasia, pneumonia, edema pulmonar.

Abreviações

PaCO₂ — pressão parcial do dióxido de carbono alveolar
PA_{CO_2} — pressão parcial do dióxido de carbono alveolar
Pa_{CO_2} — pressão parcial do dióxido de carbono arterial
PA_{O_2} — pressão parcial do oxigênio alveolar
Pa_{O_2} — pressão parcial do oxigênio arterial
FI_{O_2} — concentração fracionada do oxigênio no ar inspirado (ar atmosférico 21% ou 0,21)

Para os símbolos dos testes da função ventilatória ver Quadro 5-1, pág. 179.

Anatomia e Fisiologia da Respiração

1. Função do Sistema Respiratório
   Captação do oxigênio e eliminação do dióxido de carbono.
2. Componentes Anatômicos
   a. *Membrana alveolar-capilar* — onde se processa a transferência do O_2 e CO_2 do ar alveolar para a corrente sangüínea e desta para os alvéolos.
   b. *Vias aéreas condutoras* — através das quais a superfície alveolar-capilar é posta em contato com a atmosfera.
   c. *Musculatura da caixa torácica* — torna possível o movimento eficiente do ar para dentro e para fora das vias aéreas condutoras.
   d. *Centro de controle respiratório* (no SNC) — regula o movimento da musculatura torácica, inclusive o do diafragma.
3. Efeitos dos distúrbios nos componentes anatômicos
   a. Podem resultar em *insuficiência respiratória*.
   b. Quando muito intensos → elevação da tensão do dióxido de carbono arterial (Pa_{CO_2}) ou diminuição significativa da tensão do oxigênio arterial (Pa_{O_2}) → *parada respiratória*.

Fisiologia das Trocas Gasosas — Conceitos de Pressão Parcial

Trocas gasosas se referem à transferência do oxigênio do ar alveolar para dentro do sangue capilar pulmonar e à eliminação do dióxido de carbono do sangue capilar pulmonar e sua transferência para dentro do ar alveolar.

1. É de 760 mm Hg o valor normal da pressão atmosférica ao nível do mar.
2. São os seguintes os componentes gasosos do ar:

   Nitrogênio   79%
   Oxigênio   21%
   CO_2 0,03%

3. Cada um dos gases existentes no ar exerce parte (percentual) da pressão total do ar igual ao seu percentual no ar (conhecida como *pressão parcial*).

   Nitrogênio = 79% × 760 = 600 mm Hg (PN = 600 mm Hg)
   Oxigênio   = 21% × 760 = 160 mm Hg (PO_2 = 160)

4. À medida que o ar penetra na traquéia, fica totalmente saturado com o vapor da água na cavidade nasal e nas vias aéreas superiores. A pressão do vapor da água (que chega a 47 mm Hg) desloca os gases, reduzindo sua concentração, ou pressão parcial, da seguinte forma:

   Oxigênio: 760 − 47 × 21% = 150 (PO_2 = 150)
   Nitrogênio: 760 − 47 × 79% = 563 (PN_2 = 563)

5. Quando o ar inspirado alcança os alvéolos (as unidades respiratórias funcionantes existentes nos pulmões), processa-se uma troca do oxigênio e do dióxido de carbono.
   a. A pressão parcial do oxigênio alveolar (também denominada de tensão do oxigênio alveolar) é designada PA_{O_2}. A pressão (ou tensão) do oxigênio arterial é designada Pa_{O_2}.
   b. Nos alvéolos o oxigênio é transferido do ar alveolar, que possui uma maior tensão de O_2, atravessando as membranas alvéolo-capilares e penetrando no sangue capilar pulmonar, onde existe uma menor tensão de oxigênio.
   c. O CO_2 é transferido numa direção oposta, do sangue capilar pulmonar (onde a PCO_2 é de 48 mm Hg) para uma área com menor tensão de CO_2, o ar alveolar.
6. Equação do Ar Alveolar
   a. A tensão do oxigênio alveolar (PA_{O_2}) constitui uma medição importante e pode ser calculada de maneira indireta.
      (1) Quando se respira ar atmosférico ao nível do mar, em conseqüência da "difusão" constante do O_2 e CO_2 em direções opostas através das membranas alvéolo-capilares,

a pressão parcial alveolar de O_2 se torna inferior ao nível da tensão do oxigênio traqueal (150 mm Hg) e a tensão do CO_2 alveolar aumenta aproximadamente na mesma proporção (de 0 para 40 mm Hg) acima do nível da tensão do CO_2 traqueal.

b. Normalmente, a tensão do CO_2 alveolar ($PACO_2$) é quase igual à tensão de CO_2 do sangue arterial ($PaCO_2$), ou 40 mm Hg. Portanto, a tensão de O_2 alveolar deve ser reduzida em aproximadamente essa quantidade quando comparada com a tensão de O_2 traqueal, ou para 110 mm Hg (150 mm Hg, que é a PO_2 traqueal, menos 40 mm Hg, que é a PCO_2 arterial).

c. Esse cálculo deve sofrer uma ligeira correção, pois a captação ou consumo de O_2 é aproximadamente 1,25 vez a quantidade de CO_2 liberada.

d. Para determinar a verdadeira tensão do oxigênio alveolar, multiplique a $PaCO_2$ por 1,25 e subtraia esse valor da tensão do oxigênio traqueal, como segue:

$$150 \text{ mm Hg} - (40 \text{ mm Hg} \times 1,25) = 100 \text{ mm Hg} \ (PAO_2 \text{ igual a 100 mm Hg})$$

e. A equação do ar alveolar pode ser assim enunciada:

$$PAO_2 = 150 - (PaCO_2 \times 1,25)$$

admitindo-se que a pressão barométrica é de 760 mm Hg e a FIO_2, isto é, a concentração fracionada de oxigênio no ar inspirado é de 0,21.

f. Se a FIO_2 não é 0,21 ou se a pressão atmosférica é diferente (por exemplo, 700 mm Hg numa maior altitude), nesse caso deve-se usar a seguinte equação

$$PAO_2 = [FIO_2 \times (PB - PH_2O)] - [PaCO_2 \times 1,25]$$

g. Exemplo:
O paciente está respirando com uma Venti-máscara a 28% num hospital de New Hampshire. A pressão barométrica é de 717 mm Hg e a tensão de CO_2 arterial do paciente é de 48 mm Hg.

$$PAO_2 = [0,28 \times (717 - 47)] - [48 \times 1,25]$$
$$PAO_2 = [0,28 \times 670] - 60$$
$$PAO_2 = 188 - 60 \text{ ou } 128 \text{ mm Hg}$$

7. Diferença do Oxigênio Alvéolo-Arterial
a. A diferença ou gradiente do oxigênio alvéolo-arterial (normalmente de aproximadamente 5 a 25 mm Hg, dependendo da idade) constitui uma determinação importante e pode ser calculada com muita simplicidade subtraindo a tensão do oxigênio arterial (PaO_2) medida da tensão do oxigênio alveolar (PAO_2) calculada.
b. No exemplo dado no # 6, g., se a PaO_2 do paciente é de 68 mm Hg, sua diferença A-a de O_2 seria de 128-68, ou 60 mm Hg, o que representa um gradiente exageradamente alto, possivelmente devido a um desequilíbrio ventilação/perfusão, como na doença pulmonar obstrutiva crônica.

8. Transporte do Oxigênio
a. O oxigênio é carreado no sangue principalmente em combinação com a hemoglobina das hemácias.
b. Com uma tensão normal do O_2 arterial de 100 mm Hg, apenas cerca de 0,3 ml de O_2 podem ser carreados em solução em 100 ml de sangue, pois o coeficiente de solubilidade para o O_2 é de 0,003 (100 mm Hg × 0,003 = 0,3 ml/100 ml de sangue).
c. No entanto, a hemoglobina, quando totalmente saturada com O_2, pode carrear 1,34 ml de O_2 em cada grama de Hgb.
d. Numa pessoa normal com uma Hgb de 15 g/100 ml de sangue, podem ser carreados 20 ml de O_2 por 100 ml de sangue (1,34 × 15) e mais 0,3 ml dissolvidos fisicamente, para um conteúdo total de O_2 de aproximadamente 20,3 ml/100 ml de sangue.
e. A *curva de dissociação da hemoglobina* descreve a maneira pela qual o O_2 se associa com e se separa da Hgb, na dependência da tensão do oxigênio no sangue (Fig. 5-13).

Hipoxemia

1. *Hipoxemia* — situação na qual a PaO_2 está abaixo da normal. PaO_2 normal = 75 mm Hg a 100 mm Hg (dependendo da idade); SaO_2 (saturação da hemoglobina com oxigênio, no sangue arterial) normal = 94%.
2. Causas de Hipoxemia
a. Diminuição da tensão do O_2 inspiratório — pode ser devida a situações como respirar em grandes altitudes ou confinamento num refrigerador fechado.

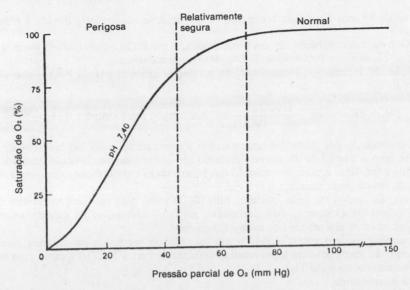

Figura 5-13. Curva de dissociação oxigênio-hemoglobina, mostrando os níveis de pH considerados normais, relativamente seguros e perigosos.

   b. Shuntagem — anormalidades com shunts da direita para a esquerda
      (1) Anatômica — como nos defeitos do septo ventricular, na fístula arteriovenosa.
      (2) Fisiológica — como nos estados atelectásicos; porções do pulmão são perfundidas, porém mal ventiladas. Nessas situações, o sangue pobre em oxigênio proveniente do ventrículo direito passa através da circulação pulmonar e volta para a aurícula esquerda, sem ter tido a oportunidade de passar através de alvéolos normalmente ventilados.
      (3) Normalmente a quantidade total de shuntagem direita-esquerda representa apenas cerca de 3% a 5% do débito cardíaco.
      (4) A shuntagem pode ser determinada com um razoável grau de exatidão realizando estudos dos gases do sangue arterial num indivíduo que respira 100% de O_2.
      (5) Calcula-se a diferença do O_2 alvéolo-arterial e divide-se por 20; o resultado aproxima-se do percentual de shuntagem direita/esquerda.
   c. Hipoventilação Alveolar (aumento do $PaCO_2$) — pode ser devida a:
      (1) Uma diminuição da ventilação total (distúrbios musculares ou do sistema nervoso central).
      (2) Um aumento na ventilação inútil (espaço morto), como no enfisema.
   d. Defeitos da Difusão
      (1) Nos defeitos da "difusão" (transferência dos gases) admite-se que anormalidades da membrana alvéolo-capilar impedem a transferência do oxigênio para dentro do sangue capilar pulmonar.
      (2) Pode ocorrer hipoxemia, na maioria das vezes com hipocapnéia, pois o transporte do CO_2 não é afetado de maneira significativa.

Equilíbrio Ácido-Básico

   1. *pH* se refere à medição da concentração do hidrogênio iônico no sangue.
      a. O ph normal do sangue arterial é de 7,40 (a variação normal é de 7,35-7,45).
      b. Quando o pH cai, a concentração [H^+] aumenta e passa a existir acidose (pH abaixo de 7,35).
      c. Quando o pH aumenta, a concentração [H^+] diminui e passa a existir alcalose (pH acima de 7,45).
   2. A $PaCO_2$ ou tensão do dióxido de carbono arterial normalmente é de aproximadamente 40 mm Hg (varia de 35-45).
      a. Abaixo de 35 mm Hg existe hipocapnéia, ou alcalose respiratória devida à hiperventilação alveolar.

b. Acima de 45 mm Hg existe hipercapnéia, ou acidose respiratória devida à hipoventilação alveolar.

3. O [HCO₃], ou concentração do íon bicarbonato, é regulado pelos rins. O normal é de 22-28 mEq/l; < 22, acidose metabólica; > 28, alcalose metabólica.

4. A equação de Henderson-Hasselbach dá a relação entre o pH, a $PaCO_2$ e o [HCO₃], da seguinte forma:

$$pH = pKa + \log \frac{[HCO_3^-]}{Sol. \times PaCO_2} \quad \text{ou, em termos mais simples,} \quad pH \propto \frac{[HCO_3^-]}{PaCO_2}$$

a. Assim sendo, o pH varia diretamente com a concentração do íon bicarbonato e inversamente com a tensão do dióxido de carbono (ou concentração do ácido carbônico).
b. Os rins controlam a concentração do íon bicarbonato e os pulmões controlam a tensão do dióxido de carbono no sangue arterial.
c. Os rins são lentos em suas ajustagens do HCO₃ tanto pela reabsorção tubular do bicarbonato quanto pela excreção do bicarbonato; passam-se horas ou até mesmo um ou dois dias para ocorrerem alterações nos níveis sangüíneos.
d. Os pulmões podem afetar a $PaCO_2$ em questão de segundos ou minutos, tanto por um aumento da respiração ou hiperventilação (fazendo cair a $PaCO_2$) quanto pela hipoventilação (aumentando a $PaCO_2$).

4. Alcalose Respiratória
a. Primária — como ocorre ao viajar do nível do mar para uma grande altitude. Torna-se necessária uma hiperventilação para manter uma PaO_2 adequada.
b. A hiperventilação alveolar resulta numa queda da $PaCO_2$ arterial, com uma elevação concomitante do pH para níveis alcalóticos:

$$
\begin{aligned}
pH &= 7,60 \\
PaCO_2 &= 25 \text{ mm/Hg} \\
[HCO_3^-] &= 24 \text{ mEq/l}
\end{aligned}
$$

Portanto, já que o $pH \propto \dfrac{[HCO_3^-]}{PaCO_2}$,

$$7,6 \propto \frac{24}{25}$$

Esta é a alcalose respiratória primária, descompensada.
c. Se a hiperventilação persiste, os rins, num período que vai de horas a dias, excretam íons bicarbonatos, com os seguintes resultados:

$$
\begin{aligned}
pH &= 7,49 \\
PaCO_2 &= 25 \text{ mm/Hg} \\
[HCO_3] &= 19 \text{ mEq/l}
\end{aligned}
$$

$$\text{ou } 7,49 \propto \frac{19}{25}$$

Pelo fato do numerador da direita ter caído e já que o (HCO₃) é diretamente proporcional ao pH, ocorre também uma queda do pH. Esta é a alcalose respiratória primária, compensada parcialmente por uma acidose metabólica (renal).
d. Sempre que a concentração de bicarbonatos é baixa, existe uma acidose metabólica, quer primária ou secundária. Na situação apresentada em c., é secundária ou compensatória.
e. A alcalose respiratória pode também ser observada nas graves reações ansiosas (síndrome da hiperventilação) e nos estados hipoxêmicos, pois o estímulo hipóxico aumenta a ventilação (pneumonia, embolia pulmonar). As lesões do SNC (tumores, AVCs) e a cirrose porta também podem estar associadas a alcalose respiratória.

5. Acidose Respiratória
a. Quando ocorre insuficiência respiratória, como na doença pulmonar obstrutiva crônica, na doença neurológica (traumatismo de crânio, síndrome de Guillain-Barré etc.) ou na superdosagem de drogas depressoras, o resultado é uma hipoventilação alveolar — com uma elevação na tensão do CO_2 arterial e, inversamente, uma queda no pH:

$$
\begin{aligned}
pH &= 7,20 \\
PaCO_2 &= 64 \text{ mm/Hg} \\
[HCO_3^-] &= 26 \text{ mEq/l}
\end{aligned}
$$

$$\text{ou } 7,20 \propto \frac{26}{64}$$

b. A PCO_2 está elevada (indicando uma acidose respiratória); o pH é baixo (significando a presença de acidemia); o bicarbonato é normal, pois não houve nenhuma compensação renal (metabólica). Portanto, esse paciente apresenta uma acidose respiratória primária, descompensada.

c. Quando transcorrem várias horas ou dias e a hipercapnéia ($PaCO_2$ elevada) continua, os rins começam a compensar por reabsorção tubular dos íons bicarbonato, com os seguintes resultados:

$$pH = 7,30$$
$$PaCO_2 = 64 \text{ mm/Hg}$$
$$[HCO_3^-] = 32 \text{ mEq/l}$$

$$\text{ou } 7,30 \propto \left| \frac{32}{64} \right.$$

Pelo fato do numerador da direita ter subido e já que o (HCO_3^-) se relaciona diretamente com o pH, este também subiu e agora passamos a ter uma acidose respiratória primária, parcialmente compensada por uma alcalose metabólica (renal). A compensação é apenas parcial, pois o pH não alcançou o nível normal.

6. Alcalose Metabólica

a. Está presente sempre que ocorre uma elevação da concentração do íon bicarbonato.

b. Nos vômitos prolongados ou na aspiração nasogástrica contínua, por exemplo, existe perda de ácido (H+Cl), o ácido clorídrico do estômago. O organismo compensa a perda do anionte cloreto conservando os outros aniontes disponíveis, principalmente o HCO_3^-, aumentando a reabsorção tubular do bicarbonato nos rins. À medida que o HCO_3^- aumenta, resulta uma alcalose metabólica:

$$pH = 7,51$$
$$PaCO_2 = 40 \text{ mm/Hg}$$
$$[HCO_3^-] = 32 \text{ mEq/l}$$

$$\text{ou } 7,51 \propto \frac{32}{40}$$

O paciente apresenta alcalose metabólica primária, não compensada.

c. Aqui pode ocorrer compensação pelos pulmões, porém a hipoventilação necessária não faz subir apenas a $PaCO_2$ mas faz cair também a PO_2 arterial, o que pode limitar esse mecanismo. No entanto, com um certo grau de compensação, a $PaCO_2$ pode subir até 45 mm Hg com os seguintes resultados nos gases sangüíneos:

$$pH = 7,46$$
$$PaCO_2 = 45 \text{ mm/Hg}$$
$$[HCO_3^-] = 32 \text{ mEq/l}$$

$$\text{ou } 7,46 \propto \frac{32}{45}$$

Pelo fato de o denominador da direita ter aumentado e de a $PaCO_2$ se relacionar inversamente com o pH, nesse caso o pH caiu de 7,51 para 7,46. Essa é uma alcalose metabólica primária, compensada parcialmente por uma acidose respiratória.

d. Outras causas de alcalose metabólica incluem a administração de medicamentos diuréticos ou corticosteróides (sem suplementação adequada de cloreto de potássio) e a ingestão de antiácidos absorvíveis, como o bicarbonato de sódio.

7. Acidose Metabólica

a. Está presente sempre que a concentração do íon bicarbonato diminui.

b. Na acidose diabética e no coma, na doença renal crônica e na insuficiência renal e com a ingestão de ácidos (como o ácido acetilsalicílico [aspirina], a reabsorção tubular de HCO_3^- é deprimida e os níveis séricos de bicarbonato são baixos:

$$pH = 7,20$$
$$PaCO_2 = 40 \text{ mm/Hg}$$
$$[HCO_3^-] = 15 \text{ mEq/l}$$

$$\text{ou } 7,20 \propto \frac{15}{40}$$

O paciente apresenta acidose metabólica primária, não compensada.

c. Os pulmões estão perfeitamente aptos para criarem uma proteção contra isso e geram uma compensação através da hiperventilação, fazendo baixar a $PaCO_2$. Evidentemente isso é mediado pelo efeito de um pH baixo sobre o centro respiratório medular, aumentando a freqüência e a profundidade da respiração. Por exemplo, no diabético um sinal de acidose é a respiração de Kussmaul característica, que é muito profunda e rápida. Com a queda na $PaCO_2$, constatam-se os seguintes resultados nos gases sangüíneos:

$$pH = 7,30$$
$$PaCO_2 = 30 \text{ mm/Hg}$$
$$[HCO_3^-] = 15 \text{ mEq/l}$$

$$\text{ou } 7,30 \propto \frac{15}{30}$$

indicando que a acidose metabólica primária passou a ser parcialmente compensada por uma alcalose respiratória.

Insuficiência Respiratória

A. *Terminologia*

1. *Insuficiência respiratória* — alteração da função do sistema respiratório que produz sintomas clínicos — em geral inclui a dispnéia.
2. *Insuficiência respiratória crônica*
   a. Hipoxemia (queda da PaO_2) ou hipercapnia (aumento da $PaCO_2$).
   b. Devida a distúrbios de qualquer componente do sistema respiratório.
   c. Habitualmente se instala durante um período de meses ou anos — permite a ativação de mecanismos compensatórios.
3. *Insuficiência respiratória aguda*
   a. Hipoxemia (PaO_2 inferior a 50 ou 60 mm Hg) ou hipercapnia ($PaCO_2$ superior a 50).
   b. Instala-se rapidamente, habitualmente em minutos a horas ou dias.
4. *Insuficiência ventilatória*
   a. Falha respiratória devida à diminuição da ventilação alveolar
   b. Caracterizada por $PaCO_2$ elevada
   c. Relação com o *volume minuto* (quantidade de ar inspirado e expirado em um minuto)
      (1) Ventilação alveolar + *ventilação do espaço morto* = volume minuto. (Espaço morto representa a quantidade de ar que penetra e sai das vias aéreas condutoras e de outras áreas pulmonares que são ventiladas porém não perfundidas com sangue.)
      (2) A insuficiência ventilatória pode estar presente mesmo quando o volume minuto é normal ou até alto. O distúrbio pulmonar gera um aumento na ventilação do espaço morto.
      (3) Na insuficiência respiratória devida a distúrbios do centro de controle respiratório ou a distúrbios da caixa e dos músculos torácicos, o volume minuto e a ventilação alveolar estão diminuídos.
5. *Falha de oxigenação*
   a. Consiste simplesmente de uma diminuição de PaO_2, com diminuição inicial da $PaCO_2$.
   b. Encontrada principalmente nos distúrbios pulmonares infiltrativos ou vasculares, localizados ou difusos.
6. *Distúrbio obstrutivo*
   a. Insuficiência ou falha ventilatória devida a alteração do influxo nas vias aéreas condutoras.
   b. Resulta de estreitamento das vias aéreas (bronquite, asma) ou da perda da elasticidade pulmonar necessária para expelir o ar (enfisema).
7. *Distúrbio restritivo* — insuficiência ou falha ventilatória devida à alteração do movimento da caixa ou da musculatura torácica ou ao aumento da rigidez pulmonar.

B. *Causas da Insuficiência Respiratória*

1. Distúrbios do centro do controle respiratório
   a. Intoxicação medicamentosa (anestésicos gerais, narcóticos, barbitúricos, hipnóticos, administração excessiva de oxigênio em pacientes com doença pulmonar obstrutiva crônica)
   b. Distúrbios vasculares (infarto e hemorragia na base do crânio, diminuição da perfusão devida ao choque)
   c. Traumatismo (traumatismo de crânio, aumento da pressão intracraniana)
   d. Infecção (meningite, encefalite)
   e. Outras ("hipoventilação alveolar primária", coma por mixedema, estado de mal epiléptico)

2. Distúrbios da transmissão dos impulsos
   a. Intoxicação medicamentosa (medicamentos curariformes, anticolinesterases)
   b. Distúrbios degenerativos (esclerose lateral amiotrófica, esclerose múltipla)
   c. Infecção (poliomielite, síndrome de Guillain-Barré, tétano, raiva)
   d. Traumatismos (secção da medula)
   e. Outras (miastenia grave)
3. Distúrbios da parede e da musculatura torácicas
   a. Esqueléticos (escoliose, tórax instável, fraturas múltiplas de costelas, toracotomia)
   b. Musculares (poliomielite, distrofias musculares)
   c. Pleurais (derrame, hemotórax, empiema, fibrotórax, pneumotórax)
4. Distúrbios das vias aéreas condutoras
   a. Vias aéreas superiores (corpo estranho, epiglotite, laringite, inalação de fumaça e de gases nocivos, edema agudo da laringe, tumor)
   b. Vias aéreas periféricas (bronquite crônica, enfisema, asma)
5. Distúrbios que acometem a membrana alvéolo-capilar
   a. Infecção (pneumonia lobar, por aspiração, intersticial)
   b. Vasculares (tromboembolia, embolia gordurosa, poliarterite, granulomatose de Wegener, edema pulmonar)
   c. Neoplasia (disseminação linfógena do carcinoma)
   d. Outras (fibrose intersticial, pneumonite urêmica, pulmão do choque, edema pulmonar de origem não cardíaca)

C. *Manifestações Clínicas da Insuficiência Respiratória*

História da Enfermagem	*Interpretação*
Tosse, dispnéia, chiados, produção e cor do escarro	*Qualquer alteração* recente deve apontar para uma anormalidade do pulmão e fazer surgir a suspeita de insuficiência ou falha respiratória.
Uso de medicamentos	Pode apontar para a depressão do centro de controle respiratório e indicar a probabilidade de falha ventilatória.
Administração de oxigênio	A administração de oxigênio, especialmente em pacientes com bronquite crônica ou enfisema e que dependem da hipoxemia como um estímulo para a respiração e que se tornaram insensíveis ao dióxido de carbono como estímulo para a respiração, pode gerar uma falha respiratória.
Fraqueza ou paralisia	Fraqueza ou paralisia em qualquer outra parte do corpo indica a possibilidade de fraqueza ou paralisia dos músculos torácicos e falha ventilatória atual ou iminente.
Estado de consciência	O coma se manifesta precocemente nos distúrbios do centro de controle respiratório, porém pode ser uma manifestação tardia de outras causas de falha respiratória; *qualquer alteração no nível de consciência, inexplicável por outros meios, deve fazer surgir a suspeita da possibilidade de falha respiratória.*
Freqüência respiratória	Diminuída nos distúrbios do centro de controle respiratório; o aumento da freqüência respiratória ocorre precocemente nos distúrbios da caixa e da musculatura torácicas e do próprio pulmão.
Padrão da respiração	Constatam-se anormalidades do ritmo (respiração de Cheyne-Stokes, respiração de Biot) nos distúrbios do centro de controle respiratório.
Profundidade da respiração	Superficial nos distúrbios do centro de controle respiratório, nos distúrbios da transmissão dos impulsos e na fraqueza da musculatura torácica; pode ser *decepcionantemente normal* nos distúrbios pulmonares.

História da Enfermagem	*Interpretação*
Uso dos músculos acessórios da respiração (escaleno, esternomastóideo e peitoral) e retração intercostal	Respiração difícil habitualmente observada nos distúrbios do parênquima pulmonar, nas deformidades esqueléticas.
Pulso	Geralmente rápido na insuficiência respiratória aguda, porém pode ser decepcionantemente normal nos distúrbios do centro de controle respiratório (intoxicação medicamentosa) e nos distúrbios da transmissão dos impulsos (síndrome de Guillain-Barré).
Cianose	Útil apenas quando está presente; no entanto, a ausência de cianose não exclui a insuficiência respiratória.
Ausculta torácica	As anormalidades podem indicar doença pulmonar; *os ruídos respiratórios podem estar diminuídos de intensidade ou decepcionantemente "normais" na presença de grave obstrução das vias aéreas.*

ALERTA À ENFERMAGEM: 1. Qualquer uma das anormalidades acima mencionadas deve apontar para a possibilidade de insuficiência respiratória atual ou iminente.

2. Deve-se dosar os gases sangüíneos arteriais sempre que a história de enfermagem ou a avaliação do paciente sugere falha ou insuficiência respiratória.

3. Mesmo que os estudos dos gases sangüíneos arteriais se revelem normais, ainda assim pode existir insuficiência respiratória que pode evoluir para parada respiratória.

4. As medições de cabeceira da capacidade vital, a intervalos freqüentes, ajudam a acompanhar a evolução dos pacientes com distúrbios do centro de controle respiratório, ou da transmissão dos impulsos, ou da musculatura torácica.

D. *Tratamento da Insuficiência e da "Falha" Respiratórias*
  1. Insuficiência e falha ventilatória
    a. *Sem doença pulmonar*
      (1) Tratamento específico para a causa da falha respiratória (isto é, antagonistas dos narcóticos para a intoxicação por narcóticos ou análogos dos narcóticos, piridostigmina para a miastenia grave).
      (2) Apoio ventilatório com ventilador mecânico se a PaCO₂ está elevada, ou se a capacidade vital é de 1 litro ou menos, *ou se houver uma progressão rápida dos sinais e sintomas.*
    b. *Com doença pulmonar subjacente* (em geral enfisema ou bronquite crônica)
      (1) Trate a causa da exacerbação (isto é, antibióticos para a infecção respiratória).
      (2) Restaure o fluxo aéreo nas vias aéreas condutoras.
        (a) Broncodilatadores para o broncoespasmo.
        (b) Mucolíticos para liquefazer as rolhas de muco.
        (c) Fisioterapia torácica para remover as rolhas de muco.
      (3) Aumento da ventilação pulmonar
        (a) Suspender os depressores respiratórios, como certos medicamentos, ou oxigênio em excesso.
        (b) Encorajar a respiração profunda.
        (c) Administrar RPPI com monitorização do volume corrente.
      (4) Fornecer apoio ventilatório com ventilador mecânico *se:*
        (a) o pH é inferior a 7,25 e a PaCO₂ é superior a 60 *ou* se
        (b) a PaCO₂ aumenta de 5 mm Hg ou mais por hora — *ou*
        (c) se o paciente não pode cooperar com outras modalidades terapêuticas.
  2. Falha na oxigenação
    a. Ministrar tratamento específico para o distúrbio subjacente (isto é, antibióticos para a pneumonia; diuréticos para o edema pulmonar devido à insuficiência ventricular esquerda).

b. Administrar oxigênio para manter a PaO$_2$ de 60 mm Hg utilizando aparelhos que fornecem maiores concentrações de oxigênio (cânula, máscara de aerossol, máscara de reinspiração parcial, máscara sem reinspiração).

c. Se não se consegue alcançar uma PaO$_2$ de 60 mm Hg com os aparelhos acima descritos ou se a concentração necessária de oxigênio inspirado é maior do que 60% por 24 horas, o paciente poderá necessitar de intubação e do uso de Pressão Expiratória Terminal Positiva (PETP) com ventilação mecânica ou de Pressão Positiva Contínua (PPC) sem ventilação mecânica.

E. *Farmacologia*

Para os medicamentos nebulizados comumente usados, ver Quadro 5-2.

OXIGENOTERAPIA

Considerações Gerais

1. O oxigênio é um gás inodoro, insípido, transparente, ligeiramente mais pesado do que o ar.
2. O oxigênio alimenta a combustão e existe sempre o perigo de incêndio quando se está usando esse gás.
   a. Evitar a utilização de óleo ou graxa à volta das conexões de oxigênio.
   b. Eliminar tinturas anti-sépticas, álcool e éter nas imediações da bala de oxigênio.
   c. Não permitir o uso de qualquer aparelho elétrico (rádio, sacos elétricos, barbeadores elétricos) dentro ou próximo de uma tenda de oxigênio.
   d. Manter a bala de oxigênio (se em uso) na vertical, longe de qualquer fonte de calor.
   e. Colocar avisos de NÃO FUMAR na porta do quarto do enfermo e à vista dos visitantes.
   f. Dispor de extintor de incêndio.
3. O oxigênio é liberado de um cilindro ou de uma rede distribuidora e necessita de:
   a. *Redutor de pressão* — reduz a pressão à da atmosfera.
   b. *Fluxômetro* (medidor de fluxo, controlador de fluxo) — controla o oxigênio em litros por minuto.
4. O oxigênio é administrado para reduzir a hipoxia local ou generalizada.
5. A determinação dos gases arteriais é o melhor método para averiguar a necessidade e a eficácia da oxigenoterapia (pág. 180).

Avaliação Clínica

1. Uma modificação na respiração do paciente costuma ser evidência da necessidade de oxigenoterapia.
2. Podem ou não existir outros sinais de hipoxia, como cianose.
3. O *objetivo,* ao administrar oxigênio, consiste em tratar a hipoxemia e reduzir o trabalho da respiração e o stress sobre o miocárdio.
4. A forma apropriada de oxigenoterapia é determinada mais facilmente após dosar os gases arteriais, que indicarão o estado de oxigenação do paciente e do equilíbrio ácido-básico.
5. O oxigênio deve ser administrado com extrema precaução em alguns pacientes. Em certas afecções (doença pulmonar obstrutiva crônica) a administração de uma alta concentração de oxigênio eliminará o estímulo respiratório que foi criado, em grande parte, pela baixa tensão de oxigênio do paciente.
   a. A ventilação sofre uma redução.
   b. Pode seguir-se uma acidose aguda e narcose pelo dióxido de carbono.

NOTA: Deve-se ter sempre em mente a toxicidade do oxigênio no paciente que recebe concentrações inspiradas superiores a 60% por mais de 24 horas.

Sistemas de Administração de Oxigênio

1. O oxigênio pode ser administrado por cânula nasal, cateter orofaríngeo (cateter nasal), vários tipos de máscaras e por tenda. Pode também ser aplicado diretamente no tubo endotraqueal ou traqueal através de uma peça em T ou pela bolsa de hiperinflação.
2. O método selecionado depende da concentração de oxigênio necessária.

Quadro 5-2. *Medicamentos Nebulizadores Comumente Usados*

	Efeitos farmacológicos	Indicações	Efeitos indesejáveis	Implicações de enfermagem
Broncodilatadores e Descongestionantes				
Adrenalina racêmica	Simpaticomimético que age sobre os receptores alfa (vasoconstritores), beta$_1$ (estímulo cardíaco) e beta$_2$ (relaxamento do músculo liso brônquico)	Broncoespasmo na asma ou bronquite, edema laríngeo ou traqueal	Taquicardia, arritmias, elevação da pressão arterial, cefaléia, náuseas, vômitos, taquifilaxia (rapidez), aumento paradoxal do broncoespasmo	Ter muita cautela nos pacientes idosos ou com doença cardíaca ou tireoidiana; interromper o tratamento e observar pulso e pressão arterial atentamente, no caso de surgirem efeitos indesejáveis significativos.
Isoproterenol	Simpaticomimético que age sobre os receptores beta$_1$ e beta$_2$	Broncoespasmo	Taquicardia, arritmias, cefaléia, náuseas, excitação, tremores	Ser cauteloso nos pacientes idosos ou com doença cardíaca ou tireoidiana; suspender e observar pulso se ocorrem arritmias ou outros efeitos colaterais indesejáveis.
Isoetarina	Simpaticomimético, admitindo-se agir mais seletivamente sobre os receptores beta do que beta$_1$	Broncoespasmo	Taquicardia, cefaléia, excitação	Embora mais seguro do que os medicamentos precedentes, ainda assim deve-se tomar cuidado nos pacientes com doença cardíaca.
Fenilefrina	Simpaticomimético que age sobre os receptores alfa, causando vasoconstrição	Usado apenas como descongestionante tópico, geralmente em combinação com outro medicamento adrenérgico	Principalmente os dos outros medicamentos usados em combinação	Dependem dos outros medicamentos usados em combinação.
Salbutamol, Terbutalina	Simpaticomiméticos com atividade beta seletiva	Broncoespasmo	Raros	Ainda não existe para uso clínico, porém provavelmente mais seguro do que os outros medicamentos menos seletivos.

	Ação	Indicação	Efeitos Colaterais	Comentários
Proteolíticos				
Acetilcisteína	Derivado das proteínas naturais; desfaz as ligações dissulfídicas nas mucoproteínas e faz diminuir a viscosidade do muco; a liquefação começa 1 minuto após a nebulização e alcança o máximo em 5 minutos; a ação é imediata na instilação direta.	Secreções anormalmente espessas ou impactadas nas vias aéreas	Náusea, broncoespasmo	Deve ser usada com precaução nos pacientes com asma ou com outros distúrbios broncoespásticos e, provavelmente, deveria ser administrada com um broncodilatador; deve ser usada com cautela em pacientes que não conseguem eliminar as secreções pela tosse e deve ser acompanhada por aspiração vigorosa, para evitar que o paciente "se afogue" nas secreções liquefeitas.
Dornavac	Enzima purificada que desfaz as ligações do DNA; portanto, só é eficaz na liquefação de secreções extremamente purulentas, que são ricas em DNA	Secreções espessas e purulentas, como no abscesso pulmonar, na bronquiectasia e na fibrose cística	Broncoespasmo (raro)	É rara a reação alérgica à proteína de carne, porém o paciente deve ser observado atentamente para aumento da dispnéia ou dos estertores durante o tratamento.
Agente Antiespumoso				
Álcool Etílico	Reduz a tensão superficial e, portanto, desfaz a espuma que pode estar obstruindo as vias aéreas	Edema pulmonar devido à insuficiência ventricular esquerda	Nenhuma	Nenhuma
Corticosteróides				
Beclometasona	Corticosteróide sintético com poderosa atividade antiinflamatória; eficaz quando administrado por inalação	Pacientes com asma esteróide-dependente	Moniliase oral	*Não* deve ser usada nos pacientes com estado de mal-asmático ou com outros episódios agudos de asma.
Vários				
Cromolin sódico	Inibe a liberação de histamina pelos mastócitos no trato respiratório ao ser inalado como um pó seco; previne *apenas* os ataques agudos e deve ser usado por 2-4 semanas para demonstrar eficácia	Asma	Toce, broncoespasmo	*Não* deve ser usado nos pacientes com estado de mal-asmático ou com outros episódios agudos de asma; poderá ter que ser administrado em combinação com um broncodilatador, se sua administração produz broncoespasmo.

Monitorização da Oxigenoterapia

ALERTA À ENFERMAGEM: .

1. As avaliações dos gases arteriais constituem o melhor meio de aquilatar a eficácia da oxigenoterapia e de guiar as modificações apropriadas. É de particular importância o efeito da oxigenoterapia sobre o paciente com doença pulmonar obstrutiva crônica e que pode reter o dióxido de carbono se recebe muito oxigênio. Nesse tipo de paciente poderão ser necessárias avaliações freqüentes dos gases sangüíneos, para se ter certeza de que o seu estímulo respiratório não foi suprimido.
2. Existem vários tipos de analisadores de oxigênio que permitem à enfermeira medir a concentração de oxigênio ministrado ao paciente. Os analisadores de oxigênio são particularmente úteis para medir a quantidade de oxigênio fornecida pelos vários tipos de máscaras.

ORIENTAÇÕES: *Administração de Oxigênio por Cânula Nasal*

Finalidade

Administrar concentrações de baixa a média de oxigênio, quando não é necessária uma exatidão absoluta.

Material

Fonte de oxigênio
Cânula nasal de plástico com tubo conector (descartável)
Umidificador com água destilada e esterilizada para indicar o nível
Fluxômetro
Avisos de NÃO FUMAR (2)

Procedimento

Fase Preparatória

1. Colocar avisos de NÃO FUMAR na porta do quarto do paciente, à vista dele e dos visitantes.
2. Mostrar a cânula nasal ao paciente e explicar a conduta.
3. Certificar-se de que o umidificador está cheio até o nível indicado. Se a garrafa do umidificador estiver muito cheia, o borbulhar da água transbordará para dentro dos medidores.
4. Prender o tubo conector da cânula nasal à saída do umidificador.
5. Regular o fluxo para 2 litros/minuto. Verificar se o oxigênio está fluindo através das pontas nasais da cânula.

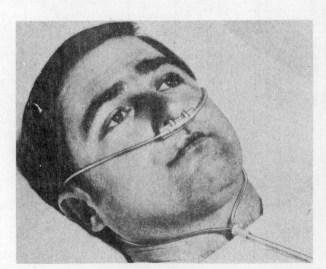

Figura 5-14. Administração de oxigênio por cânula nasal. (Cortesia de Hudson Oxigen Therapy Sales Company.)

Ação de Enfermagem	Justificativa

Fase de Realização

1. Introduzir as extremidades da cânula no nariz do paciente.

2. Ajustar a velocidade do fluxo de acordo com a prescrição.

> ALERTA À ENFERMAGEM: Os pacientes que precisam de concentrações baixas e constantes de oxigênio e cujo padrão respiratório varia muito poderão ter que usar a máscara Venturi, especialmente se retêm dióxido de carbono.

Sendo necessárias concentrações maiores, pensar em outra forma de terapia.

3. Prender o tubo ao travesseiro e à roupa de cama.

Fase Subseqüente

1. Trocar diariamente a cânula, os umidificadores, o tubo e outros equipamentos expostos à umidade.

2. Avaliar as condições do paciente e o funcionamento da aparelhagem, a intervalos regulares.

1. Posicionar a cânula de modo que suas extremidades não fiquem a mais de 2,5 cm dentro das narinas.

2. Um fluxo de 0,5-6 litros/minuto deve fornecer uma concentração de oxigênio inspirado de 22-35%, dependendo do padrão respiratório do paciente. (Quanto maior o Volume Minuto, menor será o enriquecimento do oxigênio.)

Fluxo superior a 6 litros/minuto pode levar à deglutição de ar e irritar a mucosa nasal e faríngea.

1. Equipamento contaminado pode acarretar infecções virulentas nos pacientes debilitados.

2. Avaliar o paciente em busca de aberrações mentais, distúrbios da consciência, cor anormal, perspiração, alterações da pressão arterial, aumento da freqüência cardíaca e respiratória.

ORIENTAÇÕES: *Administração de Oxigênio por Cateter Orofaríngeo**

Finalidade

Para administrar concentrações moderada a moderadamente altas de oxigênio.

Material

Fonte de Oxigênio
Fluxômetro
Umidificador cheio com água
  destilada até a marca
  apropriada
Cateter orofaríngeo
  N.º 8-10 F para crianças
  N.º 10-12 F para mulheres
  N.º 12-14 F para homens

Tubo conector
Abaixador de língua, lubrificante
  solúvel em água, gazes
Lanterna
Esparadrapo hipoalérgico
Avisos de NÃO FUMAR

Procedimento

Fase Preparatória

1. Afixar avisos de NÃO FUMAR na porta do quarto, à vista do paciente e visitas.
2. Explicar ao paciente as vantagens da oxigenoterapia.
3. Ligar o fluxômetro ao umidificador e a seguir ao sistema de parede ou ao cilindro de oxigênio.
4. Ligar o tubo ao umidificador e o cateter ao tubo conector.

Ação de Enfermagem	Justificativa

Fase de Realização

1. Medir a profundidade de introdução do cateter:
   a. Medir o cateter da ponta do nariz do pa-

1. a. Essa é apenas uma aproximação da distân-

---

*Os cateteres orofaríngeos raramente são usados.

ciente ao trago (lobo) da orelha. Marcar com esparadrapo.

2. Para introduzir o cateter orofaríngeo:

a. Lubrificá-lo com pequena quantidade de lubrificante hidrossolúvel.

b. Começar com um fluxo de oxigênio de 2-3 litros/minuto.

c. Determinar a inclinação natural do cateter.

d. Hiperestender a cabeça do paciente.

e. Fazer deslizar o cateter lubrificado pelo assoalho de uma das narinas, até a orofaringe.

f. Inspecionar a orofaringe, usando o abaixador de língua e a lanterna para ver a posição do cateter.

g. *Puxar ligeiramente de volta o cateter até não conseguir mais ver sua ponta.*

3. Utilizar a outra narina se a introdução é difícil.

4. Ajustar a velocidade do fluxo, de acordo com a prescrição.

5. Fixar o cateter na ponta do nariz ou na bochecha com esparadrapo hipoalérgico de 1,25 cm de largura.

6. Prender o tubo conector ao leito, deixando uma boa folga, para que o paciente se mova confortavelmente.

7. Observar e palpar o epigástrio para constatar o aparecimento de distensão.

8. Ficar com o paciente por algum tempo, para se certificar de que ele não deglute, não engasga nem tosse.

Fase Subseqüente

1. Retirar o cateter em uso e introduzir outro na narina oposta a cada 8-12 horas.

2. Observar e examinar o paciente de hora em hora para constatar se:

a. O cateter continua permeável e na posição correta (usar lanterna).

b. A orofaringe sofreu alguma irritação.

c. A garrafa umidificadora contém água.

d. Estão ocorrendo vazamentos ao redor do umidificador e dos tubos conectores.

e. O cilindro de oxigênio contém oxigênio suficiente.

3. Avaliar com freqüência as condições do paciente.

---

cia correta para introduzir o cateter.

2. b. Garante a permeabilidade do cateter e de seus orifícios. Se alguns desses orifícios se entopem, a corrente de oxigênio que flui sobre uma área localizada de membrana mucosa produzirá uma sensação de queimadura.

f. A ponta do cateter deve ficar aproximadamente oposta à úvula.

g. Para prevenir a aspiração de oxigênio.

3. As patologias nasais (desvio de septo, edema da mucosa, muco, pólipos) podem interferir com a introdução do cateter.

4. Uma velocidade de fluxo de 4-8 litros/minuto proporcionará uma concentração de oxigênio inspirado de 30-50%.

5. Uma boa fixação é essencial para evitar que o cateter escorregue.

7. Nos pacientes com reflexos glóticos deprimidos, ou com paralisia epiglótica (coma, pósapoplexia etc.), a corrente de oxigênio pode ser dirigida para dentro do esôfago e causar distensão ou ruptura gástrica (se o cateter é posicionado muito profundamente).

1. As trocas freqüentes do cateter orofaríngeo são necessárias, para prevenir as incrustações do mesmo e a ulceração da mucosa nasal.

c. O oxigênio desidrata os tecidos, a menos que já umidificado.

3. Avaliar o paciente para aberração mental, distúrbios da consciência, cor anormal, perspiração, alterações na pressão arterial e aumento na freqüência cardíaca e respiratória.

ORIENTAÇÕES: *Administração de Oxigênio por Máscara Venturi*

A *máscara Venturi* é uma máscara facial destinada a administrar baixas concentrações de oxigênio (24%, 28%, 31%, 35% e 40%) altamente controladas. É utilizada principalmente para aumentar o bem-estar e a eficácia respiratória do paciente com doença pulmonar crônica.

Princípios Básicos

1. A máscara Venturi mistura um fluxo fixo de oxigênio com um fluxo de ar alto porém variável, a fim de produzir uma concentração constante de oxigênio, independentemente do ritmo respiratório.
2. O excesso de gás deixa a máscara através do balonete perfurado, carreando consigo o dióxido de carbono expirado, o que elimina virtualmente a sua reinspiração.
3. Essa máscara mantém uma concentração de oxigênio suficiente para aliviar a hipoxia dos pacientes com patologia pulmonar crônica, sem induzir hipoventilação e retenção de CO_2.

Material

Fonte de Oxigênio
Fluxômetro
Ponta adaptadora do O_2 para ligar o tubo conector ao fluxômetro
    Quando se deseja muita umidade:
        Nebulizador com água destilada e esterilizada
        Tubo com orifícios grandes
        Fonte de ar comprimido e fluxômetro para ativar o nebulizador
Máscara Venturi com tubo leve e adaptador para concentração correta quando se utiliza a máscara Venturi com adaptador permutável com cores codificadas.
Avisos de NÃO FUMAR

Procedimento

Fase Preparatória
1. Colocar avisos de NÃO FUMAR na porta do quarto e à vista do paciente e visitantes.
2. Explicar os benefícios da terapia ao paciente.
3. Conectar a máscara, através de tubo leve, à fonte de oxigênio.
4. Abrir o fluxômetro e ajustá-lo segundo a prescrição (em geral, indicada na máscara). Verificar se o oxigênio está saindo pelos orifícios da máscara na peça facial flexível.

Ação de Enfermagem	**Justificativa**

Fase de Realização
1. Colocar a máscara Venturi sobre o nariz e boca e sob o queixo do paciente. Moldar a

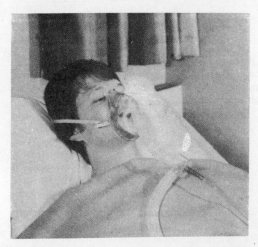

Figura 5-15. Máscara Venturi com enriquecimento de umidade.

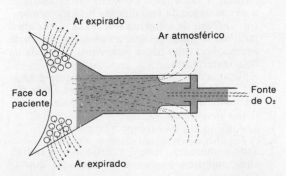

Figura 5-16. O princípio do fluxo aéreo alto com enriquecimento de oxigênio (FAAEO; HAFOE em inglês).

Ação de Enfermagem

máscara de modo a adaptar-se à face do paciente.

2. Ajustar a correia elástica à volta da cabeça do paciente e posicioná-la abaixo das orelhas e à volta do pescoço.
3. Quando se usa muita umidade, ligar o tubo com orifícios grandes ao nebulizador e conectá-lo ao encaixe para umidade alta na base da máscara Venturi.

Fase Subseqüente

1. Verificar as condições do paciente a intervalos curtos.

2. Trocar a máscara e o tubo, diariamente.

Justificativa

1. Avaliar o paciente em busca de aberrações mentais, distúrbios da consciência, cor anormal, perspiração, alteração da pressão arterial e aumento na freqüência cardíaca e respiratória.

ORIENTAÇÕES: *Administração de Oxigênio por Máscara Aerossol*

Finalidade

Fornecer oxigênio em concentrações de 35% ou mais, com alta umidade, administrando névoa de aerossol aquecida ou não, ou quando se deseja terapia de ar comprimido com alta umidade.

Material

Fonte de oxigênio
Garrafa nebulizadora com água destilada e esterilizada
Máscara-aerossol plástica
Tubo com orifícios grandes
Fluxômetro
Avisos de NÃO FUMAR

Para a terapia com aerossol aquecido:
Elemento para aquecer o nebulizador
Termômetro

Procedimento

Fase Preparatória

1. Colocar avisos de NÃO FUMAR na porta do quarto e à vista do paciente e visitas.
2. Mostrar a máscara-aerossol ao paciente e explicar o procedimento.
3. Certificar-se de que o nebulizador está cheio até a marca apropriada.
4. Ligar o tubo com orifícios largos da máscara na saída do nebulizador.
5. Regular a concentração desejada de oxigênio na garrafa do nebulizador e ajustar o termostato quando se usa o elemento aquecedor.

Ação de Enfermagem

Fase de Realização

1. Ajustar a velocidade do fluxo até produzir-se a névoa desejada (geralmente 8-10 litros/minuto). O fluxo de oxigênio (ou ar) deve ser ajustado até o ponto em que a coluna da névoa de aerossol no tubo não é totalmente esgotada na fase inspiratória.
2. Aplicar a máscara na face do paciente e ajustar as correias para que a máscara fique firmemente adaptada e não haja vazamentos.

Fase Subseqüente

1. Trocar máscara, tubos, nebulizador e outros equipamentos expostos à umidade, diariamente.
2. Avaliar as condições do paciente e o funcionamento do material com intervalos regulares.

Justificativa

1. Garante ao paciente receber fluxo suficiente para satisfazer sua demanda inspiratória e manter uma concentração de oxigênio constante e precisa.

1. Equipamento contaminado pode causar infecções virulentas nos pacientes debilitados.

2. Avalie o paciente para aberração mental, distúrbio da consciência, cor anormal, perspira-

3. Secar o tubo com freqüência. Quando se usa um elemento aquecedor, o tubo terá que ser observado e secado mais freqüentemente.

4. Quando se usa um aparelho aquecedor, a temperatura deve ser checada com freqüência.

5. Se o paciente parece taquipnéico, aumentar o fluxo e monitorizar a concentração de oxigênio com um analisador.

ção, modificação na pressão arterial e aumento nas freqüências cardíaca e pulmonar.

3. O tubo deve ser mantido livre de condensados. Os condensados que se acumulam no tubo bloquearão o fluxo e alterarão a concentração de oxigênio.

4. A temperatura excessiva pode causar queimaduras nas vias aéreas; os pacientes com temperaturas elevadas devem ser umidificados com um aparelho que não aquece.

5. Fluxos insuficientes podem produzir concentrações inadequadas de oxigênio nos pacientes taquipnéicos.

ORIENTAÇÕES: *Administração de Oxigênio por Máscara de Reinspiração Parcial*

Uma *bolsa de reinspiração permite* ao paciente inspirar concentrações de oxigênio relativamente elevadas. Os orifícios em ambos os lados da máscara servem como "portas" para a expiração. As concentrações elevadas de oxigênio estão indicadas na fase aguda de algumas patologias (pneumonia, edema pulmonar, embolia pulmonar).

Finalidade

Administrar concentração de oxigênio moderadamente alta (50 60%).

Material

Fonte de oxigênio
Máscara facial de plástico com
  bolsa-reservatório e tubo

Umidificador com água destilada
Fluxômetro
Avisos de NÃO FUMAR

Procedimento

Fase Preparatória

1. Colocar avisos de NÃO FUMAR à porta do quarto do paciente e à vista do mesmo e dos visitantes.
2. Encher o umidificador com água destilada e esterilizada.
3. Prender o tubo à saída do umidificador.
4. Prender o fluxômetro.
5. Explicar os benefícios dà oxigenoterapia ao paciente.
6. Encher a bolsa-reservatório com oxigênio, para inflá-la parcialmente e ajustar o fluxômetro para 6-10 litros/minuto.

Ação de Enfermagem	*Justificativa*
Fase de Realização	
1. Colocar a máscara sobre a face do paciente e ajustar o fluxo de modo que a bolsa de reinspiração não colabe durante o ciclo inspiratório, nem mesmo durante a inspiração profunda.	1. Assegurar-se de que a máscara está muito bem fixada, de modo a formar um verdadeiro lacre entre a máscara e a face do paciente. Com uma bolsa de reinspiração ajustada de modo a não desinflar durante a inspiração, podem obter-se concentrações de oxigênio inspirado de 50-60%. Alguns pacientes poderão necessitar de fluxos superiores a 10 litros/minuto para conseguir que a bolsa não colabe durante a inspiração.
2. Prender o tubo ao travesseiro e às roupas de cama. Manter o tubo sem nós.	
3. Permanecer com o paciente durante um certo período de tempo para confortá-lo e observar suas reações.	3. Assegurar-se de que o oxigênio não está escapando pela parte superior da máscara e atingindo os olhos do paciente.

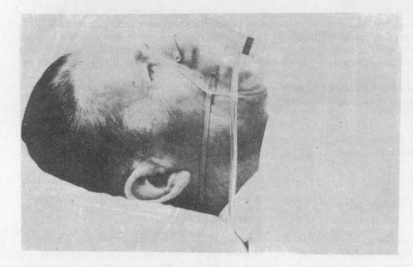

Figura 5-17. Máscara facial descartável construída anatomicamente para maior conforto do paciente. Existe uma tira flexível de alumínio na parte nasal da máscara que impede o fluxo de ar sobre os olhos. (Cortesia de Hudson Oxygen Therapy Sales Company.)

Ação de Enfermagem	**Justificativa**

Fase Subseqüente

1. Remover a máscara periodicamente (se as condições do paciente o permitirem) para secar a face ao redor da mesma. Cubra a pele dessa região com talco e massageie-a.

1. Essas ações reduzem o acúmulo de umidade sob a máscara. A massagem da face estimula a circulação e reduz a pressão sobre a área.

2. Observar quaisquer mudanças no estado geral. Verificar o equipamento com vistas a mau funcionamento e a baixo nível de água no umidificador.

2. Avaliar o paciente em busca de alterações mentais, distúrbios da consciência, cor anormal, perspiração, alterações da pressão arterial e aumento das freqüências cardíaca e respiratória.

ORIENTAÇÕES: *Administração de Oxigênio por Máscara sem Reinspiração*

Finalidade

Administrar uma alta concentração de oxigênio. (Este método pode fornecer quase 100% de oxigênio com fluxos de 10 litros/minuto ou mais, quando se utiliza uma técnica correta.) Usa-se o mesmo método quando se fornecem gases engarrafados com composição precisa (por exemplo, misturas hélio — oxigênio ou dióxido de carbono — oxigênio).

Material

Fonte de oxigênio
Máscara facial de plástico com bolsa —
   reservatório e tubo

Umidificador com água destilada e esterilizada
Fluxômetro
Avisos de NÃO FUMAR

A máscara sem reinspiração difere da máscara com reinspiração parcial por possuir uma válvula unidirecional entre a bolsa e a máscara que garante ao paciente reservatório. A máscara possui duas válvulas oscilantes que permitem ao paciente expirar mas que não lhe permitem inspirar ar atmosférico, o que poderia diluir a concentração de oxigênio.

Procedimento

Fase Preparatória

1. Afixar avisos de NÃO FUMAR na porta do quarto e à vista do paciente e visitas.
2. Mostrar a máscara ao paciente e explicar o procedimento.
3. Certificar-se de que o umidificador está cheio até a marca apropriada.

Ação de Enfermagem	**Justificativa**

Fase de Realização

1. Colocar a máscara na face do paciente e ajus-

1. Já que o paciente está recebendo toda sua

Ação de Enfermagem

tar o fluxo em litros de forma que a bolsa-reservatório não colabe durante o ciclo inspiratório, nem mesmo durante a inspiração forçada.

Justificativa

ventilação da bolsa-reservatório, a velocidade do fluxo deve ser suficiente para satisfazer a ventilação/minuto do paciente.

> ALERTA À ENFERMAGEM: Se o fluxo de oxigênio não é suficiente para manter cheia a bolsa-reservatório, a concentração de oxigênio diminuirá à medida que o ar atmosférico penetrar através das válvulas oscilantes.

2. Certificar-se de que a máscara está perfeitamente adaptada, pois deve existir uma vedação hermética entre a máscara e a face do paciente.

Fase Subseqüente

1. Remover a máscara periodicamente (se as condições do paciente o permitem), para secar a face ao redor da máscara.
2. Verificar atentamente se a bolsa-reservatório nunca colaba com a mudança do padrão ventilatório do paciente.

3. Observar mudanças no estado geral. Avaliar o equipamento para mau funcionamento e baixo nível de água no umidificador.

1. Essas ações reduzem o acúmulo de umidade sob a máscara. A massagem da face estimula a circulação e reduz a pressão nessa área.
2. Avaliar o paciente para aberração mental, distúrbio da consciência, cor anormal, perspiração, alteração na pressão arterial e aumento nas freqüências cardíaca e respiratória.

ORIENTAÇÕES: Administração de Oxigênio por Cânulas Endotraqueal e de Traqueostomia

Um tubo em T é um aparelho que se liga diretamente ao tubo endotraqueal ou de traqueostomia do paciente; fornece oxigênio e umidade provenientes de uma fonte nebulizadora (ver Fig. 5-28, pág. 234).

Finalidade

Administrar oxigênio juntamente com umidade ao paciente cujas vias aéreas superiores (e sua umidificação) foram contornadas (bypassed) quer por uma traqueostomia ou por uma cânula endotraqueal.

Material

Fonte de oxigênio ou de ar comprimido
Fluxômetro
Nebulizador e água destilada e esterilizada (o elemento aquecedor poderá ser usado, conforme descrito nas máscaras de aerossol)
Tubo com orifícios grandes
Peça em T e tubo reservatório com 15.2-30,5 cm (a peça em T e o nebulizador podem ser substituídos por um sistema de tubos Venturi quando são necessárias concentrações de oxigênio exatas, porém é sempre usado com enriquecimento por umidade nos pacientes com uma cânula de traqueostomia ou endotraqueal)
Avisos de NÃO FUMAR

Procedimento

1. Colocar avisos de NÃO FUMAR na porta do quarto e à vista do paciente e visitantes.
2. Mostrar o tubo em T ou tubo Venturi ao paciente e explicar o procedimento.
3. Certificar-se de que o nebulizador está cheio até a marca apropriada.
4. Ligar o tubo com orifícios grandes do tubo em T na saída do nebulizador.
5. Regular a concentração desejada de oxigênio da garrafa do nebulizador e ajustar o termostato, se está sendo usado um elemento aquecedor.

Ação de Enfermagem   *Justificativa*

Fase de Realização

1. Ajustar o fluxo até produzir-se a névoa desejada e que preencha as demandas inspiratórias
do paciente.
2. O tubo deve ser posicionado de forma a não
exercer pressão sobre a cânula de traqueostomia e a permitir uma boa amplitude de movimento ao paciente.

1. A névoa em aerossol no tubo reservatório não
deve ser eliminada completamente durante a
inspiração do paciente.

Fase Subseqüente

1. Trocar diariamente a máscara, tubo, nebulizador e outros equipamentos expostos à umidade.
2. Avaliar as condições do paciente e o funcionamento do material com intervalos regulares.

3. Secar o tubo com freqüência. Se está sendo
usado um elemento aquecedor, o tubo terá
que ser observado e secado mais freqüentemente.
4. Quando se usa um aparelho aquecedor, a
temperatura deve ser checada mais freqüentemente.

5. Se o paciente parece taquipnéico, aumentar o
fluxo e monitorizar a concentração de oxigênio com um analisador de oxigênio.

1. Equipamento contaminado pode causar infecções virulentas nos pacientes debilitados.

2. Avalie o paciente para aberração mental, distúrbio da consciência, cor anormal, perspiração, modificações na pressão arterial e aumento nas freqüências cardíaca e pulmonar.
3. O tubo deve ser mantido sem condensados.
Quando se permite o acúmulo de condensados
no tubo, haverá bloqueio do fluxo e alterações
na concentração de oxigênio.
4. Temperaturas excessivas podem causar queimaduras nas vias aéreas; é preferível umidificar os pacientes com temperaturas elevadas
com um aparelho sem aquecimento.
5. Fluxos insuficientes podem resultar em concentrações imprecisas de oxigênio nos pacientes taquipnéicos.

ORIENTAÇÕES: *Administração de Oxigênio por Colar de Traqueostomia*

Um *colar de traqueostomia* é um aparelho que se adapta sobre a traqueostomia e fornece umidade e
oxigênio.

Finalidade

Administrar umidade (com ou sem oxigênio) ao
paciente traqueostomizado. Se o paciente não
requer concentrações de oxigênio exatas ou altas, em geral sente-se mais confortável com um
colar de traqueostomia do que com um tubo em
T ou tubo Venturi.

Material

Fonte de oxigênio ou de ar comprimido
Fluxômetro
Nebulizador e água destilada e esterilizada
  (pode-se usar um elemento aquecedor,
  conforme descrito nas máscaras aerossol)
Tubo com orifícios grandes
Colar de traqueostomia
Avisos de NAO FUMAR

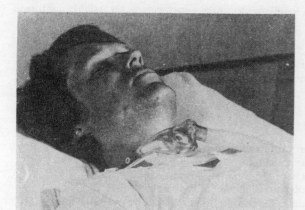

Figura 5-18. Administração de oxigênio por colar de
traqueostomia.

Procedimento

Ação de Enfermagem	*Justificativa*

Fase de Realização

1. Ajustar o fluxo até se produzir a névoa desejada e que preencha a demanda inspiratória do paciente.

Fase Subseqüente

1. Mudar o tubo da máscara, o nebulizador e outros equipamentos expostos à umidade, diariamente.

1. A névoa de aerossol no colar de traqueostomia não deve ser eliminada completamente durante a inspiração do paciente.

1. Equipamento contaminado pode causar infecções virulentas nos pacientes debilitados.

ORIENTAÇÕES: *Administração de Oxigênio por Tenda**

Uma *tenda de oxigênio* é um aparelho que faz circular ar filtrado e resfriado dentro do ambiente de um arcabouço plástico (tenda).

Finalidade

Fornecer concentrações de oxigênio de baixa a moderada em ambiente termocontrolado.

Material

Fonte de oxigênio — Chave inglesa
Tenda de oxigênio — Avisos de NÃO FUMAR (2)
Campainha especial na tenda — Meio-lençol

Procedimento

Fase Preparatória

1. Colocar avisos de NÃO FUMAR na porta do quarto e no equipamento, à vista do paciente e visitantes.
2. Explicar os benefícios da oxigenoterapia. Para aliviar a ansiedade, fornecer esta explicação antes de trazer o equipamento para o quarto.
3. Colocar o paciente na posição de semi-Fowler elevada.
4. Conectar o regulador de oxigênio à bala ou à rede de distribuição.
   a. Prender o fio à parede.
   b. Ligar o motor.
   c. Ajustar o controle da temperatura para 18,5-22,2ºC.
   d. Ligar a bala de oxigênio com um fluxo elevado até que se atinja a concentração desejada.

Ação de Enfermagem	*Justificativa*

Fase de Realização

1. Abrir o aparelho. Colocar a cobertura sobre o paciente, abrangendo 1/2 a 2/3 do leito.
   a. Prender a extremidade e as bordas laterais da cobertura sob o colchão.

   b. Usar um meio-lençol dobrado sobre as pernas do paciente, para melhorar o isolamento.
   c. Prender o meio-lençol sob o colchão.
2. Abrir o fluxômetro para 12-15 litros/minuto.
3. Dar ao paciente a campainha especial.

4. Planejar a assistência de modo que o paciente e a tenda sejam manipulados o menos possível.

a. Deve-se conseguir um fechamento hermético entre a cobertura e o leito, para evitar o vazamento de oxigênio.

3. As fagulhas que podem se originar de uma campainha elétrica são excessivamente perigosas, pois o oxigênio alimenta a combustão.
4. O oxigênio é perdido pelo deslocamento do gás que entra quando a cobertura é aberta e, igualmente, pela difusão das moléculas de gás por pequenas aberturas porventura existentes.

---

*As tendas de oxigênio raramente são usadas.

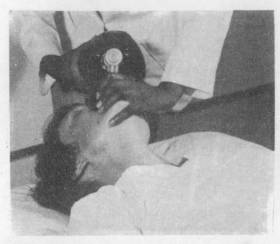 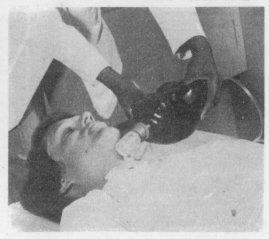

Figura 5-19. Técnica para usar bolsa de reanimação com máscara (tipo Ambu).

Figura 5-20. Bolsa para via aérea artificial: o paciente que está num respirador é hiperventilado com uma bolsa de reanimação acoplada diretamente à traqueostomia antes da aspiração.

Ação de Enfermagem	*Justificativa*
a. Para banhar o paciente, fazer deslizar a cobertura até a altura do pescoço do paciente.	
b. Encher a tenda com oxigênio apó; reajustar a cobertura.	b. O ambiente com oxigênio é alterado quando a cobertura é aberta. Assim, o paciente recebe somente ar ambiente.
c. Enrolar a cabeça e os ombros do paciente se a circulação do ar causar uma corrente desconfortável.	
d. Aferir a temperatura retal do paciente.	
5. Utilizar um analisador de oxigênio para determinar a concentração do gás dentro da tenda, a cada 4 horas.	5. Um analisador de oxigênio verifica a concentração desse gás e permite que a enfermeira ou o terapeuta avalie a eficácia da tenda.

Fase de Acompanhamento

1. Avaliar o paciente a cada hora para determinar sua condição e para verificar o seguinte: a. Temperatura da tenda b. Fluxo em litros c. Volume de oxigênio na bala d. Se a saída de oxigênio está desobstruída	1. Avaliar o paciente em busca de alterações mentais, distúrbios da consciência, cor anormal, perspiração, alterações na pressão arterial, aumento das freqüências cardíaca e respiratória.

ORIENTAÇÕES: *Administração de Oxigênio por Bolsa com Máscara e por Sistema de Bolsa Acoplada a uma Cânula*

Uma *bolsa-máscara* é usada quando o paciente não está intubado. Essa situação só costuma ocorrer durante um episódio de parada cardiopulmonar.

Os sistemas *bolsa-cânula* são usados no paciente intubado e, em geral, são usados para hiperinflar pacientes que estão num ventilador, durante a aspiração e ao serem transportados.

Material

Fonte de oxigênio
Bolsa e máscara de reanimação
Tubo para conectar ao O_2

Adaptador para ligar o fluxômetro ao tubo conector
Fluxômetro

Procedimento

Ação de Enfermagem

Fase de Realização

1. Ligar o tubo conector do fluxômetro e do adaptador à bolsa de reanimação.

2. Ligar o fluxômetro na posição "jato"

3. Se o paciente não está intubado, ligar a bolsa à máscara, introduzir uma cânula oral e, com a cabeça do paciente hiperestendida, colocar a máscara sobre a face do paciente.

4. Apertar a bolsa de reanimação com força suficiente e com a velocidade necessária para manter uma ventilação adequada.

5. Continuar apertando a bolsa de reanimação até que a RCP (reanimação cardiopulmonar) não seja mais necessária ou até cessar a hiperinflação que acompanha a aspiração.

Justificativa

1. Não se usa garrafa umidificadora, pois os altos fluxos de oxigênio necessários forçariam a água para dentro do tubo e o entupiriam.

2. É necessária uma posição de alto fluxo ou de "jato" para preencher a ventilação/minuto do paciente.

3. Numa situação de parada cardiopulmonar, deve envidar-se todos os esforços para estabelecer uma via aérea permeável no paciente comatoso.

4. Quando se está realizando massagem cardíaca, as respirações devem ser interpostas rapidamente entre as compressões cardíacas. Se o paciente só precisa de assistência respiratória, observar os movimentos torácicos e auscultar com o estetoscópio para se certificar que existe uma ventilação adequada.

5. Usa-se um ritmo de aproximadamente 14-18 respirações por minuto, a menos que o paciente esteja recebendo massagem cardíaca externa (ver Cap. 7).

ORIENTAÇÕES: *Uso de Oxigênio com PAPC*

A *pressão aérea positiva contínua* (PAPC) é usada no paciente que respira espontaneamente, em combinação com oxigênio. Mantém os alvéolos num estado "aberto" e permite uma boa oxigenação do paciente.

Material

Fonte de O_2 — em geral um misturador de oxigênio
Tubo com orifícios grandes
Bolsa-reservatório
Peça em T → sistema → tubo endotraqueal ou de traqueostomia do paciente
Nebulizador com água destilada e esterilizada

Usam-se as válvulas PAPC ou garrafa de água previamente medida e PAPC subaquática com a pressão desejada
Manômetro de pressão
Válvula unidirecional

Procedimento

Ação de Enfermagem

Fase de Realização

1. Unir as várias peças do equipamento, conforme indicado na ilustração.
2. Ligar a fonte de oxigênio e ajustar o fluxo de

Justificativa

2. O paciente estará recebendo toda a sua

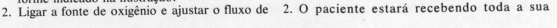
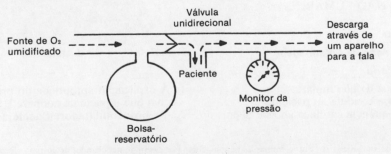

Figura 5-21. PAPC esquemática.

Ação de Enfermagem

forma a ser suficiente para preencher a demanda inspiratória do paciente.

3. Conectar a peça em T ao paciente e observar a freqüência e o esforço respiratórios do mesmo.

Justificativa

ventilação/minuto a partir desse "sistema fechado"; portanto, é essencial que o fluxo seja suficiente para preencher as alterações ocorridas no padrão respiratório do paciente.

3. Se o nível PAPC é muito alto para determinado indivíduo (a PAPC em geral não é usada em níveis superiores a 10 cm), na realidade o trabalho respiratório do paciente poderá aumentar em vez de diminuir.
Nesse caso, poderão ser necessários níveis mais baixos de PAPC.

Fase Subseqüente

1. Trocar tubo, nebulizador e demais equipamentos expostos à umidade, diariamente.
2. Avaliar as condições do paciente e o funcionamento do material a intervalos regulares.

1. Equipamento contaminado pode causar infecções virulentas nos pacientes debilitados.
2. O manômetro de pressão deve ser checado com freqüência para determinar se o nível correto de PAPC está sendo mantido. O tubo deve ser secado com freqüência para não se formarem condensados que poderiam bloquear o fluxo para o paciente. A freqüência e esforço ventilatórios do paciente devem ser avaliados regularmente para determinar a eficácia da terapia.

OUTRAS MODALIDADES TERAPÊUTICAS RESPIRATÓRIAS

*ORIENTAÇÕES: Assistência ao Paciente em Respirador de Pressão Positiva Intermitente (RPPI)**

A unidade para respiração com pressão positiva intermitente é um aparelho que fornece ar ou oxigênio sob pressão positiva (acima da atmosférica) durante a inspiração.

Finalidades

1. Administrar medicamentos na forma de aerossóis
2. Mobilizar as secreções e ajudar na expectoração
3. Aumentar a ventilação alveolar e prevenir a atelectasia
4. Amparar a respiração por meio de pressão positiva durante a inspiração

Contra-Indicações

1. Pneumotórax descompensado
2. Enfisema mediastínico e subcutâneo
3. Tuberculose ativa não tratada

4. Usar com precaução nos pacientes com cirurgia gastrintestinal, hemoptise, doença bolhosa

Material

De acordo com o tipo de aparelho utilizado (cada aparelho possui controles e conjuntos diferentes)
Avisos de NÃO FUMAR

Procedimento

Ação de Enfermagem

Fase Preparatória

1. Afixar avisos de não fumar.
   Explicar a conduta ao paciente.
2. Aferir a freqüência cardíaca antes e depois do

Justificativa

1. A explicação apropriada do procedimento faz com que o paciente coopere.
2. Os broncodilatadores aceleram a ação car-

---

*A RPPI está sendo suplantada por outras formas de terapia, como por exemplo, nebulizador de corrente descontínua e espirometria com estímulo.

Ação de Enfermagem	**Justificativa**
tratamento nos pacientes em uso de drogas broncodilatadoras pela primeira vez.	díaca. Podem produzir dor precordial, palpitação, tonteira, náusea e perspiração excessiva.
3. Colocar o paciente em posição sentada ou em semi-Fowler, confortavelmente.	3. O movimento diafragmático é mais amplo nessa posição e a posição ereta previne a deglutição do ar.
4. Abrir a fonte de pressão (oxigênio, ar comprimido).	
5. Colocar o medicamento prescrito no nebulizador ou na água destilada e esterilizada.	5. Não se deve ministrar um tratamento RPPI com gases secos.
6. Ajustar todos os controles nos conjuntos experimentais (geralmente 15). Selecionar o fluxo inspiratório de acordo com a máquina que está sendo usada (e a pedido do médico).	6. A pressão positiva é medida em centímetros de água; oscila ao redor de 10-20 cm H_2O. Cada aparelho deve ser testado antes para verificar se preenche as determinações estabelecidas, antes que se realize o tratamento.
7. Verificar o nebulizador para a presença de névoa.	7. A formação de vapor adequado e de partículas de tamanho determinado é essencial para uma boa distribuição do medicamento.

Fase de Realização

1. Instrua o paciente para morder com suavidade a peça bucal e lacrá-la com os lábios.	1. A máscara (ou peça bucal) precisa constituir um circuito fechado, para que a unidade possa funcionar. (Se o paciente expira pelo nariz enquanto usa a peça bucal, a unidade não atingirá a pressão desejada.)
2. Diga-lhe que respire lenta e normalmente e que deixe a máquina realizar o trabalho.	2. Um ligeiro esforço inspiratório ativará a fase de pressão positiva e os pulmões se inflarão com uma velocidade rápida do fluxo, até que a pressão predeterminada seja alcançada e que ocorra a pressão de expiração.
3. Observe a expansão da parede torácica e meça o volume/corrente expirado, para se certificar de que existe uma boa ventilação.	3. A medição dos volumes correntes é particularmente útil no paciente com uma PCO_2 arterial alta e que precisa de volumes correntes altos para fazer baixá-la.
a. O paciente deve realizar 8-10 incursões respiratórias por minuto.	a. A máquina exercerá uma pressão regulada durante a inspiração ajudando-o a respirar mais profundamente.
b. Instrua o paciente para prender a respiração durante 3-4 segundos no final de cada inspiração.	b. Isso garante a fixação das partículas de aerossol sobre a mucosa bronquiolar.
4. Relembre ao paciente que deve expirar completa e lentamente, de maneira relaxada. O paciente controla a expiração.	4. Esse tipo de respiração facilita uma boa movimentação diafragmática e reduz o volume de ar residual.
5. Após diversas incursões, peça ao paciente que expire todo o ar, conte até três e pare de inalar (na máquina) por alguns segundos a fim de avaliar o grau da melhora.	5. O tratamento deve levar 10-20 minutos, dependendo do problema clínico.
6. Encoraje a continuação desse tipo de respiração até que toda a medicação seja administrada.	6. A medicação deve ser completamente nebulizada, para assegurar a eficácia do tratamento.

Fase Subseqüente

1. Anote a medicação usada, freqüência e esforço respiratório do paciente e descrição de secreções expectoradas (também limite de pressão e velocidade de fluxo).	1. Anotar a tolerância do paciente ao tratamento.
2. Desmonte e limpe a unidade expiratória e o nebulizador após cada uso. Manter esse material no quarto do paciente. Esse material é trocado a cada 24 horas.	2. Cada paciente possui seu próprio circuito respiratório (válvula expiratória, nebulizador e tubo, peça bucal e máscara). Com limpeza, esterilização e estocagem adequadas do material, pode-se evitar que a infecção penetre em pulmões já doentes.

ORIENTAÇÕES: Assistência ao Paciente com Terapia Nebulizadora sem Pressão Positiva (Nebulizador Descontínuo)

O *nebulizador descontínuo* é um aparelho que torna possível a nebulização de medicamentos sem pressão positiva. O nebulizador é acionado pelo oxigênio ou por ar comprimido (compressor de ar ou ar encanado comprimido com 4-5 litros/minuto).

Finalidades

1. Administrar medicamentos na forma de aerossóis
2. Mobilizar secreções e ajudar a expectoração

Contra-Indicações

1. Incapacidade do paciente em cooperar com respiração profunda
2. Reações colaterais devidas aos medicamentos

Material

Compressor de ar ou fluxômetro de oxigênio ou de ar
Adaptador para o O_2

Tubo conector do O_2
Nebulizador com várias ligações

Procedimento

Ação de Enfermagem	*Justificativa*
1. Explicar o procedimento ao paciente.	1. Uma boa explicação do procedimento ajuda a conseguir a cooperação do paciente. Essa terapia depende do esforço do paciente.
2. Anotar a freqüência cardíaca antes e depois do tratamento nos pacientes que usam broncodilatadores pela primeira vez.	2. Os broncodilatadores aceleram a ação cardíaca. Podem produzir angústia precordial, palpitação, vertigens, náuseas e perspiração excessiva.
3. Colocar o paciente numa posição confortável, sentado ou semi-Fowler.	3. A excursão diafragmática é maior nessa posição.
4. Ligar o nebulizador e o tubo conector ao fluxômetro e regular o fluxo para 4-5 litros/minuto.	

Fase de Realização

1. Instruir o paciente para expirar.	
2. Dizer-lhe para inspirar profundamente pela peça bucal.	2. Isso garantirá que o medicamento seja depositado abaixo do nível da orofaringe.
3. Algumas vezes utilizam-se clipes nasais se o paciente não consegue respirar somente pela boca.	
4. Instruí-lo para respirar lenta e profundamente até que todo o medicamento esteja nebulizado.	4. Em geral o medicamento estará nebulizado em 10-15 minutos com um fluxo de 4-5 litros/minuto.
5. Observar a expansão do tórax do paciente para se certificar de que está respirando profundamente.	
6. Encorajar o paciente a tossir após várias incursões profundas.	6. Uma inflação pulmonar profunda pode afrouxar as secreções e facilitar sua expectoração.

Fase Subseqüente

1. Anotar a medicação usada, a freqüência e esforço respiratórios do paciente e descrever a natureza das secreções.	1. Observar a tolerância do paciente ao tratamento.
2. Desmontar e limpar o nebulizador após cada uso. Deixar esse material no quarto do paciente. Esse material é trocado a cada 24 horas.	2. Cada paciente possui seu próprio circuito respiratório (vários nebulizadores, tubos e peças bucais). Com uma limpeza, esterilização e estocagem adequadas do material, pode-se evitar que as infecções penetrem num pulmão já doente.

ORIENTAÇÕES: *Assistência ao Paciente em Uso de Espirometria de Estímulo*

O *espirômetro de estímulo* é um aparelho destinado a tornar máximo o enchimento pulmonar voluntário; por isso é usado na prevenção e tratamento da atelectasia.

Finalidade

Prevenir e tratar a atelectasia, especialmente no paciente pós-operatório.

Material

De acordo com o tipo de aparelho usado.

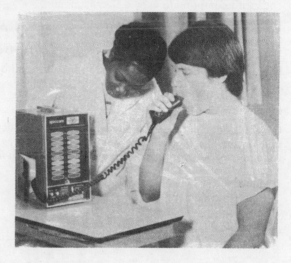

Figura 5-22. Espirometria com estímulo.

Procedimento

Ação de Enfermagem	Justificativa
Fase Preparatória	
1. Explicar o procedimento e sua finalidade ao paciente.	1. Obtêm-se resultados ótimos quando o paciente recebe instruções no pré-operatório.
2. Colocar o paciente numa posição confortável, sentado ou semi-Fowler.	2. A expansão diafragmática é maior nessa posição; no entanto, se o paciente não consegue ficar nessa posição, o exercício pode ser feito em qualquer posição.
3. Regular o espirômetro para o volume corrente desejado (500 ml é o mais freqüente para começar). O volume corrente é regulado de acordo com as instruções do fabricante.	3. O volume corrente inicial pode ser prescrito pelo médico, porém o propósito do aparelho consiste em medir os volumes correntes cada vez maiores do paciente, à medida que realiza incursões mais profundas.
Fase de Realização	
1. Ensinar o paciente a expirar.	
2. Pedir ao paciente para inspirar profundamente pela peça bucal.	2. Às vezes, usam-se clipes nasais se o paciente encontra dificuldades em respirar apenas pela boca — isso dará plena fidedignidade a cada respiração medida.
3. Após alcançar o objetivo almejado, pedir ao paciente para tentar manter esse nível de inflação por alguns segundos.	3. Realizando uma pausa na inflação máxima, os alvéolos são mantidos abertos por mais tempo e não colabam tão facilmente.
4. Instruir o paciente para relaxar e expirar. Deve realizar várias incursões normais antes de tentar uma outra com o espirômetro de estímulo.	4. Em geral uma incursão com estímulo por minuto minimiza a fadiga do paciente.
5. Continuar controlando as respirações do paciente com o espirômetro, aumentando periodicamente o volume corrente, conforme o paciente o tolerar.	
6. Encorajar o paciente a tossir após uma respiração profunda.	6. A inflação profunda do pulmão pode afrouxar as secreções e permitir que o paciente as expectore.

Ação de Enfermagem	Justificativa

Fase Subseqüente

1. Orientar o paciente a realizar o número prescrito de incursões e anotar os volumes correntes. Descrever qualquer secreção expectorada.

1. Dez incursões por hora, enquanto acordado, costumam ser suficientes. Um contador existente no espirômetro indica o número de respirações que o paciente realizou.

ORIENTAÇÕES: Assistência ao Paciente em Uso de Nebulizador Ultra-Sônico

Um *nebulizador ultra-sônico* libera partículas muito pequenas de aerossóis nos pulmões, na pressão atmosférica.

Finalidade

O nebulizador ultra-sônico aumenta a deposição de umidade na árvore broncopulmonar, o que permite a mobilização das secreções. Os nebulizadores ultra-sônicos podem ser usados em linha com os tratamentos por respiração com pressão positiva intermitente (RPPI).

Material

Nebulizador ultra-sônico e cálice do nebulizador
Tubo com orifícios grandes de 30,4 cm
Tubo com orifícios grandes de 1,8 m

Válvula unidirecional (colocada entre o soprador e o cálice do nebulizador)
Máscara descartável para aerossol

Procedimento

Ação de Enfermagem	Justificativa

Fase Preparatória

1. Encher o compartimento de engate da máquina com água morna.
2. Colocar o cálice do nebulizador no compartimento de engate e encher com o fluido prescrito.
3. Ligar o tubo de orifício grande (30,4 cm) ao soprador, acrescentar a válvula unidirecional na outra extremidade e conectar ao cálice do nebulizador.

2. Usa-se água destilada e esterilizada ou solução salina normal.
3. Quando se deseja uma fonte de oxigênio, conectar o tubo de orifício grande proveniente do nebulizador movido a oxigênio ao cálice do nebulizador ultra-sônico.

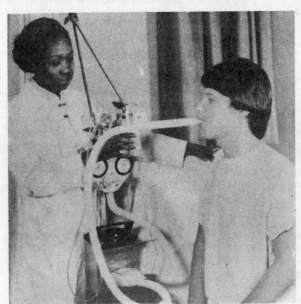

Figura 5-23. Tratamento RPPI com nebulizador ultra-sônico em linha.

Ação de Enfermagem

Justificativa

4. Conectar o tubo de orifício grande (1,8 m) ao outro lado do cálice do nebulizador.
5. Conectar a máscara com a outra extremidade do tubo de 1,8 m.
6. Ligar a máquina e ajustar o controle até obter a quantidade desejada de névoa.

Fase de Realização

1. Instruir o paciente para inspirar lentamente pela boca e expirar da mesma forma.
2. Fazê-lo respirar dessa maneira durante o período de tempo prescrito para o tratamento.
3. Observar o paciente quanto a quaisquer reações adversas ao tratamento.
   a. Dificuldade respiratória (broncoespasmo)
   b. Deposição excessiva de fluido (''afogamento'') que produz sufocação.
4. Encorajar o paciente a expectorar periodicamente as secreções liberadas durante o tratamento.

1. Permite uma deposição máxima das partículas.
2. Em geral o procedimento leva 15-30 minutos.

3. O paciente pode apresentar dificuldade respiratória ou pode não conseguir expectorar o fluido utilizado e nem as secreções. Poderá precisar de ajuda na eliminação das secreções por aspiração ou drenagem postural.

Fase Subseqüente

1. Anotar a medicação usada, freqüência e esforço respiratórios do paciente e descrever a natureza das secreções expectoradas.
2. Manter esse material no quarto do paciente. O material deve ser trocado a cada 24 horas.

1. Anotar quaisquer reações adversas.

2. Os nebulizadores ultra-sônicos apresentam uma alta taxa de contaminação quando não são usados corretamente. É desejável que cada paciente tenha sua própria máquina em seu quarto.

ASSISTÊNCIA COM VIA AÉREA ARTIFICIAL
ORIENTAÇÕES: Intubação Endotraqueal

Finalidade

Pode-se introduzir uma cânula endotraqueal através do nariz ou da boca para facilitar a aspiração, para contornar uma obstrução das vias aéreas superiores e para permitir a conexão de um paciente a uma bolsa de reanimação ou a um ventilador mecânico.

Material

1. Laringoscópio com lâmina curva ou reta e uma boa fonte de luz. (Checar as baterias e a lâmpada periodicamente.)
2. Cânulas endotraqueais com balonetes de pouca pressão e adaptador para conectar a cânula ao ventilador ou bolsa
3. Estilete para guiar a cânula endotraqueal
4. Cânula oral (tamanhos variados), abaixador de língua para impedir que o paciente morda e oclua a cânula endotraqueal
5. Esparadrapo   6. Geléia lubrificante   7. Seringa

Procedimento

Fase Preparatória

1. Retirar pontes e placas dentárias.
2. Retirar o apoio de cabeça da cama.
3. Certificar-se de que a luz do laringoscópio está funcionando.
4. Escolher uma cânula endotraqueal de tamanho apropriado (7,5-9 mm para um adulto médio).
5. Inflar e desinflar o balonete para certificar-se de que está intacto.
6. Lubrificar a cânula endotraqueal.
7. Introduzir o estilete se a cânula for muito flexível.

Ação de Enfermagem	*Justificativa*

Fase de Realização

1. Se não houver lesão da coluna cervical, colocar a cabeça numa posição "de fungar", fletida na junção do pescoço com o tórax e estendida na junção da coluna com o crânio.

   1. As vias aéreas superiores ficam mais abertas nessa posição e a boca do paciente inconsciente costuma abrir-se.

2. Ventilar e oxigenar o paciente com a bolsa de reanimação antes da intubação.

   2. Com isso diminui a probabilidade de arritmias cardíacas secundárias à hipoxia.

3. Segurar o cabo do laringoscópio na mão esquerda e abrir a boca do paciente com a direita, cruzando os dedos.

   3. Consegue-se uma melhor ação de alavanca cruzando-se o polegar e o indicador ao abrir a boca do paciente.

4. Introduzir a lâmina do laringoscópio pelo lado direito da língua, empurrando esta para a esquerda e usando o polegar e o indicador para afastar o lábio inferior do paciente dos dentes inferiores.

   4. Afastando-se o lábio dos dentes evita-se que seja lesado ao ficar preso entre os dentes e a lâmina.

5. Levantar o laringoscópio (no sentido do teto) para expor a epiglote.

6. Levantar o laringoscópio para cima e para diante num ângulo de 45 graus para expor a glote (cordas vocais).

   6. Isso distende o ligamento hipoepiglótico, pregueando a epiglote para cima e expondo a glote.

7. Ao deslocar a epiglote para cima (no sentido do teto) a abertura vertical da laringe entre as cordas vocais se tornará visível.

   7. Não usar o punho; usar o ombro e o braço para desviar a epiglote — para não usar os dentes como um fulcro, o que poderia produzir lesão dentária.

8. Após visualizar as cordas vocais, introduzir a cânula no canto direito da boca e fazer progredi-la — guiada pela lâmina porém com as cordas à vista.

   8. Certificar-se de que a cânula não foi introduzida no esôfago; a mucosa esofágica é rosada e a abertura é horizontal e não vertical.

9. Empurrar suavemente a cânula através do espaço triangular formado pelas cordas vocais.

   9. Se as cordas vocais estão em espasmo (fechadas) esperar uns poucos segundos antes de introduzir a cânula.

10. Parar a introdução logo depois que o balonete da cânula tiver desaparecido além das cordas.

    10. O avanço excessivo da cânula pode fazer com que entre num brônquio-fonte (geralmente o brônquio direito) e resultar em colapso do pulmão não ventilado.

11. Retirar o laringoscópio, mantendo a cânula endotraqueal no local.

12. Encher o balonete com a menor quantidade de ar necessária para ocluir a traquéia.

    12. A quantidade de ar usada para encher o balonete depende do tamanho deste e do diâmetro da traquéia do paciente.

13. Introduzir a cânula oral ou um chumaço para morder.

    13. Isso impede que o paciente morda a cânula e obstrua a via aérea.

14. Verificar a expansão de ambos os lados do tórax pela observação e auscultando os ruídos respiratórios.

    14. A observação e a ausculta ajudam a determinar se o tubo continua na posição e não escorregou para dentro do brônquio-fonte direito.

15. Marcar a extremidade proximal da cânula com risco de caneta ou tira de esparadrapo.

    15. Isso permitirá reconhecer qualquer mudança posterior da posição.

16. Prender a cânula com esparadrapo na face do paciente.

17. Fazer raios X de tórax para verificar a posição da cânula.

Traqueostomia

A *traqueostomia* é uma abertura externa feita na traquéia.

Finalidades

1. Obter e conservar uma via aérea permeável.
2. Permitir a aspiração de secreções traqueobrônquicas quando o paciente é incapaz de tossir de forma produtiva.

3. Permitir o uso de ventilação com pressão positiva.
4. Evitar a aspiração de secreções no paciente inconsciente (ou paralítico), separando a traquéia do esôfago.
5. Substituir uma cânula endotraqueal quando uma passagem artificial se faz necessária por mais de 5-7 dias.

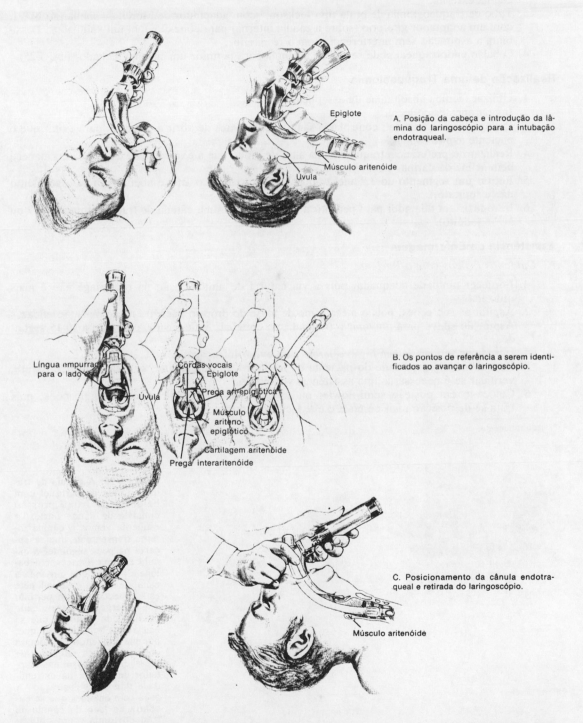

A. Posição da cabeça e introdução da lâmina do laringoscópio para a intubação endotraqueal.

B. Os pontos de referência a serem identificados ao avançar o laringoscópio.

C. Posicionamento da cânula endotraqueal e retirada do laringoscópio.

Figura 5-24. Seqüência das etapas para a intubação endotraqueal. (De Patient Care, 15 de junho de 1971. Copyright 1971, Miller and Fink Corp., Darien, C.T. Todos os direitos reservados.)

Tipos de Cânulas para Traqueostomia

1. Cânulas de traqueostomia plástica (nylon, polivinil, cloreto ou silastic) já existem com ou sem tubos internos e em geral munidas de balonetes de baixa pressão.
2. Tubo de traqueostomia de prata* que consiste de 3 partes: obturador (piloto), cânula interna e cânula externa.
3. Tubo de traqueostomia de prata tipo Jackson,* com adaptador de Morch — similar ao N.º 1, com um adaptador giratório (sobre a cânula interna) para conexão com um ventilador. Possibilita a aspiração sem interferência com o respirador.
4. O balão endotraqueal pode ser preso à cânula para permitir um sistema fechado (Fig. 5-25).

Realização de uma Traqueostomia

1. Utilizar técnica absolutamente asséptica.
2. Injetar anestésico local.
3. Preferir incisão vertical; controlar o sangramento antes de abrir a traquéia, para evitar que o paciente aspire sangue.
4. Realizar de preferência traqueostomia alta, de modo que a extremidade da cânula permaneça bem acima da carina.
5. Retirar um segmento do 3.º anel traqueal. (Em crianças o anel é aberto, porém o segmento não é retirado.)
6. Introduzir um dilatador para permitir a penetração de uma cânula de traqueostomia N.º 7 ou N.º 8 (adulto).

Assistência de Enfermagem

A. *Cuidados Físicos com o Paciente*

1. Fornecer umidade adequada, pois a via natural de umidificação da orofaringe não é mais utilizada.
2. Aspirar as secreções, pois o mecanismo de tosse do próprio paciente não é mais tão eficaz.
3. Aspiração suave para prevenir o traumatismo epitelial; limitar cada aspiração a 10-15 segundos.
4. Introduzir sondas de aspiração *estéreis* para evitar infecção.
5. Reconhecer a capacidade do paciente de respirar sem dificuldade; se esta se fizer presente, verificar se é necessária uma assistência ventilatória.
6. Colocá-lo em posição semi-Fowler ou sentada, se não existirem contra-indicações, pois trata-se de posição mais cômoda e que facilita a respiração.

*Usado raramente.

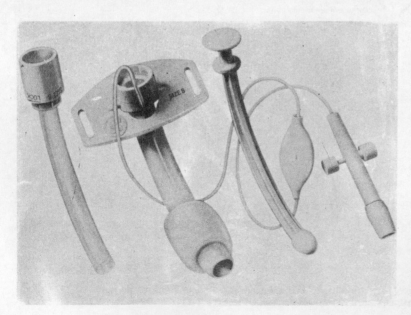

Figura 5-25. A cânula de traqueostomia descartável com balonete de baixa pressão consiste de várias partes: à esquerda vemos a cânula interna transparente que se encaixa na peça seguinte, a cânula externa. Observar o balonete inflável que circunda a cânula externa; esse balonete está conectado a um pertuito que emerge na extremidade proximal da cânula e que se liga a uma bolsa inflável que, por sua vez, entra em contato com uma pinça retentora de pressão. Esta possui um adaptador de seringa na extremidade direita da ilustração. A peça com entalhes que se encontra ao lado da cânula de traqueostomia é um obturador. (Cortesia de Shiley Laboratories, Inc.)

7. Observar o local da incisão em busca de sangramento ou irritação; quando a cânula externa é trocada (pelo médico durante os 4 ou 5 primeiros dias), aplicar pequena quantidade de pomada com antibiótico antes de recolocá-la. Fazer um curativo estéril à volta do tubo de traqueostomia (Fig. 5-26).

B. *Cuidados Psicológicos com o Paciente*

1. Reconhecer que o paciente costuma estar apreensivo, particularmente no que diz respeito à sufocação, por ser incapaz de expelir as secreções e de se comunicar.
2. Explicar e demonstrar cuidadosamente o procedimento, valendo-se de um equipamento de traqueostomia; agir de acordo com a capacidade do paciente de receber informações, e com seu desejo em aprender; pode-se dividir a explicação em várias etapas.
3. Informar ao paciente e a sua família que será incapaz de falar; determinar com o paciente qual será o melhor método de comunicação a ser adotado, e.g., linguagem por sinais, escrita etc.; entregue-lhe papel e lápis, lousa e uma sineta.
4. Antecipar algumas de suas perguntas oferecendo-lhe respostas a dúvidas como ''Será permanente?'' ''A respiração será dolorosa?'' ''Alguém ficará comigo?''
5. Deixar um acompanhante com o paciente nas primeiras 24-48 horas, particularmente se o mesmo estiver temeroso.

Material

1. Luvas esterilizadas e conjunto duplo esterilizado para traqueostomia, incluindo um dilatador de Trousseau e 2 afastadores traqueais (ou ganchos), 1 pinça, 1 tentacânula, 2 hemostáticas, gaze com vaselina ou pomada com antibiótico, curativo esterilizado.
2. Equipamento umidificador
   a. Para o aposento — máquina de aerossol aquecido
   b. Para o paciente — unidade ultra-sônica, nebulizador conectado ao tubo de traqueostomia ou um colar traqueal com muita umidade
3. Equipamento de aspiração (Ver a seguir, Orientações: Aspiração Através da Cânula de Traqueostomia)
4. Materiais para comunicação: lápis, papel etc., sineta
5. Espelho — para ser utilizado pelo paciente quando este começa a cuidar de si mesmo

ORIENTAÇÕES: *Aspiração Através da Cânula de Traqueostomia*

NOTA: Para o paciente de alto-risco, ver o procedimento apresentado a seguir.

Finalidade

Remover secreções audíveis na árvore traqueobrônquica, de modo a deixar as vias aéreas permeáveis.

Material

Técnica Asséptica	Luvas esterilizadas, individualmente
Cateter esterilizado descartável	embaladas
N.º 14 ou 16 (adulto)	Solução salina estéril
N.º 8 ou 10 (criança)	Seringa estéril — 5 ml

Considerações Gerais de Enfermagem

1. Administrar analgésicos e sedativos com precaução, de modo a não deprimir o centro respiratório.
2. Aspirar a traquéia quando necessário (pode ser a cada 5 ou 10 minutos nas primeiras horas de pós-operatório e com menos freqüência à medida que a necessidade diminui).

ALERTA À ENFERMAGEM: A necessidade de aspiração expressa-se por respiração ruidosa e úmida, aumento das freqüências cardíaca e respiratória. Encorajar o paciente a tossir, para deslocar e expelir as secreções; utilizar a aspiração se a tosse não for produtiva.

---

3. Utilizar o estetoscópio para verificar a permeabilidade das vias aéreas.
4. Evitar aspiração desnecessária, que irrita a mucosa e pode desencadear uma infecção.

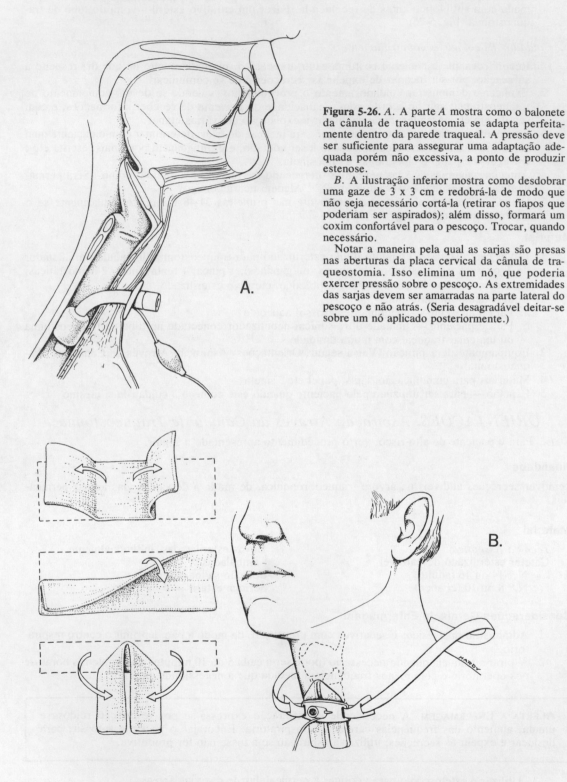

Figura 5-26. *A*. A parte *A* mostra como o balonete da cânula de traqueostomia se adapta perfeitamente dentro da parede traqueal. A pressão deve ser suficiente para assegurar uma adaptação adequada porém não excessiva, a ponto de produzir estenose.

B. A ilustração inferior mostra como desdobrar uma gaze de 3 x 3 cm e redobrá-la de modo que não seja necessário cortá-la (retirar os fiapos que poderiam ser aspirados); além disso, formará um coxim confortável para o pescoço. Trocar, quando necessário.

Notar a maneira pela qual as sarjas são presas nas aberturas da placa cervical da cânula de traqueostomia. Isso elimina um nó, que poderia exercer pressão sobre o pescoço. As extremidades das sarjas devem ser amarradas na parte lateral do pescoço e não atrás. (Seria desagradável deitar-se sobre um nó aplicado posteriormente.)

Procedimento (Fig. 5-27)

Ação da Enfermagem	*Justificativa*
1. Lubrificar o cateter com solução salina normal.	1. Para facilitar a passagem do cateter.
2. Introduzir o cateter com o aspirador desligado.	2. De modo a não aspirar a parede da cânula nem irritar a parede da membrana mucosa.
3. Introduzir o tubo nos brônquios até 20 a 30 cm, a menos que isso esteja contra-indicado; a seguir, ligar o aspirador gradualmente.	3. Para estimular a tosse e soltar as secreções que se formaram além da cânula.
4. Retirar o cateter quando o paciente tosse.	4. O cateter obstrui a cânula e interfere com a expulsão das secreções.
5. Para secreções viscosas, instilar solução salina estéril, conforme prescrito (geralmente 3-5 ml).	5. A solução salina ajuda a dissolver o muco. É útil para obrigar o paciente a respirar profundamente.
6. Ter uma toalha ou recipiente pronto para receber a secreção expelida.	
7. Rodar o cateter entre o polegar e o indicador; movê-lo para cima e para baixo suavemente, à medida que for retirado, com a aspiração ligada.	

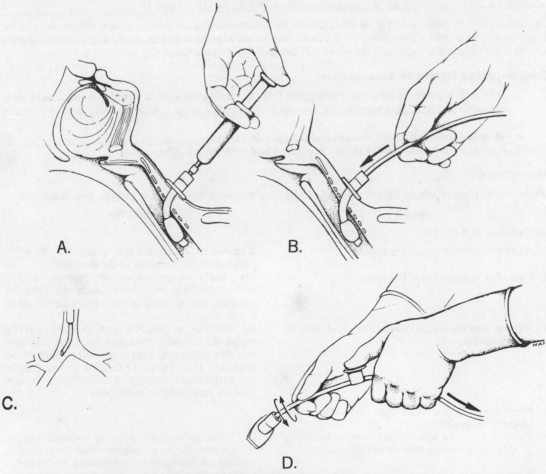

Figura 5-27. Assistência ao paciente traqueostomizado. *(A)* Após esvaziar o balonete (observar que o mesmo não toca nas paredes da traquéia), podem ser instilados 3-5 ml de solução salina estéril dentro da cânula, para liquefazer as secreções. *(B)* Após calçar luvas esterilizadas, a enfermeira introduz um cateter esterilizado sem exercer aspiração. *(C)* Para retirar secreções do brônquio, introduzir um tubo de 20-30 cm. *(D)* A aspiração é realizada fechando a saída do botão com o polegar. Retirar paulatinamente o cateter com um movimento rotatório.

Ação de Enfermagem	*Justificativa*
8. Não aspire o paciente por tempo superior a 15 segundos de cada vez (descansar pelo menos 3 minutos entre cada aspiração). Administrar oxigênio e ventilar o paciente entre as aspirações, para aliviar a hipoxia e prevenir as arritmias.	8. Existe perigo de hipoxia se a aspiração é prolongada.
9. Auscultar toda a árvore traqueobrônquica para detectar sons bolhosos.	9. A ausculta determinará a eficácia da aspiração; a respiração deve ser calma e essencialmente sem esforço no final da aspiração.

Cuidados Posteriores com o Equipamento

1. Quando a cânula interna de prata estiver obstruída por muco, retire-a para limpeza.
2. Mergulhe-a numa solução fria, metade água e metade peróxido de hidrogênio, para amolecer as partículas aderentes (alguns preferem solução de bicarbonato de sódio a 2%). A água quente promoverá a coagulação da proteína do muco.
3. Uma escova pode ser utilizada para esfregar o interior do tubo com água e sabão. Um limpador de cachimbo pode ser usado para os tubos pequenos.
4. Desinfete o tubo por fervura, durante 5 minutos; esfriar.
5. Aspire a cânula externa no próprio paciente antes de colocar a cânula interna limpa.

ORIENTAÇÕES: Cuidando do Paciente com Cânula com Balonete (de Traqueostomia ou Endotraqueal)

Um *balonete* é o balão inflável de uma cânula de traqueostomia ou endotraqueal destinado a criar uma adaptação hermética necessária para os ventiladores. Previne o vazamento do ar e das secreções ao redor da cânula e a aspiração do vômito e das secreções orofaríngeas.

Considerações Gerais de Enfermagem

1. Informar o paciente que não conseguirá falar normalmente com a cânula endotraqueal com balonete no local, pois não haverá passagem de ar pela laringe. (A fala retorna após a retirada da cânula.)
2. Manter o pescoço numa confortável posição de extensão.
3. Reconhecer a importância de um cuidado bucal freqüente e adequado.

Procedimento

(Pode implicar na chamada de um médico: no início o balonete costuma ser inflado pelo médico.)

Ação	*Justificativa*
Desinflando o Balonete	
1. Aspirar a faringe — oral e nasal.	1. Remove as secreções que poderiam ser aspiradas durante o processo de desinflar.
2. Desinflar lentamente o balonete.	2. Na cânula endotraqueal, um pequeno balão-teste existente na extremidade do tubo se mantém inflado enquanto o balonete também o estiver.
3. Aspirar através da cânula de traqueostomia ou endotraqueal.	3. Remove as secreções que possam existir acima do balonete inflado e ao redor do exterior da cânula e que no momento podem ter-se infiltrado para baixo. O reflexo da tosse pode ser estimulado durante a desinflação, o que ajuda a mobilizar as secreções.
4. Propiciar uma boa ventilação enquanto o balonete está desinflado.	
a. Se o paciente não requer ventilação assistida: propiciar ar morno umidificado.	a. Continuar a observação do paciente: pulso, cor etc. Se surgir algum sinal de angústia, colocar novamente o paciente no ventilador mecânico.
b. Se o paciente requer ventilação assistida: providenciar uma bolsa respiratória de inflação manual ou um respirador, se o paciente estava num ventilador mecânico.	b. Se o paciente está apnéico, o balonete não deve ser desinflado por mais de 30 ou 45 segundos.

Inflando um Balonete (lentamente)

1. Condições:
   a. A ser feito quando o paciente requer ventilação mecânica ou está sendo alimentado.
      (1) A posição semi-Fowler. é mais confortável, quando permitido, sendo necessária por meia hora após as refeições.
      (2) Do lado direito.
   b. Inflar o balonete durante a inspiração (fase de pressão positiva)

2. Método A
   a. Injetar ar no balonete até conseguir-se um isolamento completo ou até alcançar a pressão desejada, conforme instruções contidas na embalagem. Auscultando com um estetoscópio colocado logo abaixo do queixo (submentoniano), pode-se constatar que não existem vazamentos.
   b. Clampear o tubo que vai ao balonete.

3. Método B (inflação com vazamento mínimo)
   a. Injetar ar até conseguir um isolamento total; retirar 0,5 ml de ar e clampear o tubo.
   b. Observar e anotar a quantidade de ar necessária para inflar o balonete.

a. Prevenir a aspiração pulmonar do alimento.
   (1) A gravidade ajuda a orientar o alimento para dentro do estômago.
   (2) Para prevenir a regurgitação dos alimentos.

a. O ventilador com pressão regulada desligará; não haverá escapamento de ar ao redor da cânula, nem pelo nariz ou pela boca. No paciente acordado existe um sistema sem vazamentos quando o mesmo está afônico.

a. Cria-se propositalmente um vazamento parcial, de forma que o ventilador possa ser regulado para compensá-lo
b. Se nas próximas vezes for necessário mais ar para inflar o balonete, a causa pode ser a dilatação traqueal ou outros problemas graves (erosão de um grande vaso sangüíneo, divertículo ou fístula traqueoesofágica).

Aspiração (feita com material *estéril*).

1. As secreções traqueobrônquicas são aspiradas com a freqüência necessária — 5 a 10 segundos de cada vez e não mais frequentemente que 3 vezes por minuto.

2. Através da cânula endotraqueal
   a. Introduzir o cateter (para um adulto) cerca de 45-50 cm.
      (1) Sendo impossível introduzir o tubo de aspiração até essa distância, poderá existir uma rolha de muco no caminho; injetar 5 ml de solução salina.

3. Através da cânula de traqueostomia (ver Orientações, pág. 223).

4. Orofaríngea, com cânula endotraqueal no local.
   Aspirar a orofaringe com freqüência. (O paciente não está ingerindo nada pela boca.)

5. Orofaríngea, com cânula de traqueostomia com balonete no local.
   (O paciente consegue deglutir e ter uma ingestão normal.)

Para minimizar a possibilidade de infecção.

1. É um julgamento de enfermagem baseado na identificação dos sinais que sugerem acúmulo de secreções.

a. Tubo introduzido profundamente, pois esses pacientes têm dificuldade em mobilizar as secreções profundas.
   (1) A injeção de solução salina ajuda a liquefazer o muco.

4. O volume de secreções é maior devido à irritação causada por esse tubo.

Alimentação do Paciente

NOTA: A enfermeira deve decidir qual dos dois seguintes métodos usar:
a. Balonete inflado durante as refeições
b. Balonete desinflado durante as refeições

Teste: Alimentar o paciente com gelatina colorida; se a cor da gelatina aparece no material aspirado, inflar o tubo.

Depende de cada paciente e da avaliação da situação feita pela enfermeira.
a. Para prevenir a aspiração
b. Para prevenir a protrusão para dentro do esôfago, o que dificultaria a deglutição.
   Se a cor da gelatina não aparece no material aspirado, existe pouca chance de aspiração durante as refeições e, portanto, o balonete pode ser desinflado.

Manutenção do Ar Inspirado Umidificado e Morno

1. Proporcionar um fluxo contínuo de névoa.

Complicações

1. Irritação laríngea e dano das cordas vocais devido ao movimento da cânula endotraqueal.
2. Edema laríngeo
3. Estenose traqueal

4. Hemorragia

1. Prevenir o ressecamento das secreções e a irritação da membrana mucosa.

Meios de Evitar Complicações

1. Prevenir a movimentação ou a vibração da cânula.
2. Fornecer névoa durante e após a extubação.
3. Uma boa assistência de enfermagem inclui umidade, aspiração etc.

ÒRIENTAÇÕES: *Preparo para a Retirada da Cânula de Traqueostomia*

Finalidade

Manter a traqueostomia enquanto se treina o paciente a respirar pela boca.

Procedimento

Ação de Enfermagem	*Justificativa*
1. Determinar a capacidade do paciente em respirar profundamente e tossir produtivamente.	1. A avaliação clínica das trocas respiratórias durante um certo período ajuda a determinar o momento do "desmame"
2. Checar os reflexos do paciente quanto à deglutição, vômito, tosse.	
3. Observar a capacidade do paciente em eliminar as secreções traqueobrônquicas sem ajuda, por 24 horas.	
4. Tapar a cânula de traqueostomia intermitentemente, com o balonete vazio.	4. Aumentar o tempo de oclusão, de acordo com a tolerância do paciente.
5. Retirar a cânula de traqueostomia logo que isso seja possível.	5. Isso é determinado pela tolerância de cada paciente, sem dificuldade respiratória.
6. Aproximar as bordas cutâneas.	6. O trajeto fecha espontaneamente em poucos dias.

VENTILAÇÃO MECÂNICA

Um *respirador (ventilador) mecânico* é um aparelho de pressão positiva que pode manter automaticamente a respiração por longos períodos de tempo. Está indicado quando o paciente não consegue manter níveis arteriais seguros de dióxido de carbono e de oxigênio pela respiração espontânea.

Tipos de Respiradores

1. *Controlados por Pressão* — o respirador gera uma pressão predeterminada e a seguir desliga.
   a. O fluxo do gás resulta dessa pressão e faz aumentar o volume pulmonar.
   b. O volume fornecido depende da compliância pulmonar e varia em cada respiração.
   c. O bloqueio em qualquer ponto entre a máquina e os pulmões não eliminará o ciclo liga-desliga do ventilador — porém o paciente não receberá *nenhum volume*.
   d. Com esse ventilador devem usar-se sempre alarmes baseados no volume.
2. *Controlados pelo Volume* — o respirador fornece ao paciente um volume de ar predeterminado, independentemente de qualquer mudança na condição pulmonar.
   Se a máquina for incapaz de fornecer esse volume, o operador é alertado por um sinal audível e visível.

Métodos de Operação

Os respiradores podem ser utilizados para se ter uma respiração assistida, controlada ou assistida-controlada.

1. *Método assistido* — usado no paciente que está envidando um esforço ventilatório mas que, por várias razões, não consegue alcançar um volume corrente adequado.
   O paciente inicia cada respiração, que a seguir é ampliada pelo ventilador para conseguir um volume preestabelecido.

    2. *Método controlado* — usado no paciente cujo impulso respiratório está ausente ou é excessivo.

        a. Se o esforço respiratório está ausente, a máquina desencadeia as incursões num ritmo predeterminado.

        b. Se a freqüência é excessiva para a manutenção de um bom estado ácido-básico, a mesma pode ser controlada — a máquina não responderá às tentativas feitas pelo paciente de respirar espontaneamente.

    3. *Método assistido-controlado* — usado no paciente cuja freqüência respiratória é errática.

        a. Se o paciente mantém uma freqüência adequada, o ventilador funciona como um "assistor".

        b. Se a freqüência respiratória cai para menos de um nível preestabelecido, a máquina passa a tomar conta e desencadeia incursões numa freqüência predeterminada.

        c. O paciente pode reassumir a regulação de sua própria freqüência respiratória a qualquer momento.

Técnicas Especiais de Ventilação Mecânica

A. *PETP* (Pressão Expiratória Terminal Positiva) — se refere à manutenção de uma pressão superior à atmosférica durante todo o ciclo ventilatório.

    1. Finalidade

        A PETP previne o colapso das unidades alveolares durante a expiração e com isso aumenta a superfície para a transferência do oxigênio.

    2. Mecanismos da operação

        a. A ventilação mecânica e a ventilação espontânea são exatamente iguais — ambas permitem uma fase expiratória passiva.

        b. O diafragma se relaxa (ou a pressão ventilatória é eliminada), a pressão intrapulmonar cai até se *igualar* à pressão atmosférica e a saída dos gases de dentro dos pulmões cessa.

        c. A PETP evita que a pressão intrapulmonar caia até o nível atmosférico — *é mantida uma pressão intrapulmonar positiva durante a inspiração e a expiração.*

    3. Benefícios

        a. A pressão intrapulmonar positiva pode ajudar a reduzir os efeitos do edema pulmonar, diminuindo a velocidade de transudação do fluido dos capilares pulmonares para os alvéolos.

        b. Pelo fato de aumentar a área superficial para a difusão e de reduzir a shuntagem, muitas vezes é possível usar concentrações de oxigênio inspirado muito mais baixas do que as que seriam necessárias para obter níveis de oxigênio arterial adequados. Isso reduz o risco de toxicidade pelo oxigênio.

    4. Perigos

        a. Já que a pressão intratorácica média é aumentada pela PETP, o retorno venoso e o débito cardíaco podem ser estorvados.

        b. É possível que os altos níveis de PETP (acima de 15-20 cm H_2O) possam causar ruptura alveolar, resultando em pneumotórax hipertensivo.

    5. Precauções

        a. Deve-se realizar com freqüência a ausculta torácica. Ruídos respiratórios diminuídos ou ausentes implicam em notificação imediata ao médico responsável.

        b. A aspiração nunca deve ultrapassar os 15 segundos desde a desconexão até a reconexão do ventilador. Deve-se realizar uma hiperventilação antes de aspirar, com o ventilador fornecendo 100% de oxigênio ou com um reanimador manual capaz de ministrar PETP.

B. *PRPC* — Pressão Respiratória Positiva Contínua (ver Fig. 5-21)

    1. Dá os mesmos resultados finais, porém sem o uso de um ventilador.

    2. Em geral usada se um paciente consegue manter freqüência e volume corrente adequados mas apresenta alguma patologia que impede a manutenção de níveis adequados de oxigenação tecidual.

    3. A PRPC comporta as mesmas finalidades, benefícios, perigos e precauções assinalados com a PETP.

Princípios Básicos

    1. Variáveis que controlam a ventilação e a oxigenação:

        a. *Freqüência* do aparelho — medida com relógio. (Alguns respiradores têm a freqüência marcada no próprio aparelho, sendo ajustada por meio de um botão.)

b. *Volume corrente* — medido como volume expirado com um gasômetro.

c. *Concentração do oxigênio inspirado* — medida por um analisador de oxigênio.

2. O volume corrente e a freqüência, juntos, controlam a eliminação do dióxido de carbono.

3. A concentração do oxigênio inspirado é controlada para produzir uma tensão arterial normal de oxigênio.

4. A duração da inspiração não deve exceder a da expiração. A obstrução do retorno venoso por inspiração prolongada diminui o volume cardíaco e a velocidade de transporte de oxigênio para os tecidos do organismo.

5. O gás a ser inspirado pelo paciente precisa ser completamente saturado com água destilada na temperatura do corpo, para evitar o espessamento das secreções traqueobrônquicas. A água é acrescentada por um umidificador ou nebulizador aquecidos.

Indicações Clínicas

1. Insuficiência respiratória (ver pág. 196)
2. Doença pulmonar obstrutiva crônica
3. Administração de depressores respiratórios
4. Distúrbios neuromusculares
5. Intoxicação medicamentosa

6. Parada cardíaca
7. Traumatismo torácico
8. Insuficiência ventricular esquerda e edema pulmonar
9. Embolia pulmonar

Complicações

Obstrução das vias aéreas (secreções, umidificação insuficiente)
Lesão traqueal (necrose ou malácia)
Infecção

Sangramento gastrintestinal
Pneumotórax hipertensivo
Incapacidade de sair do respirador
Toxicidade pulmonar do oxigênio

ORIENTAÇÕES: Assistência ao Paciente sob Ventilação Mecânica

Procedimento

Ação de Enfermagem	Justificativa
Fase de Realização	
1. Obter amostras de sangue para determinações dos gases sangüíneos (ver págs. 180-182) (pH, PO_2, PCO_2, HCO_3) e raios X de tórax.	1. Essas determinações servem para orientar o progresso da terapia.
2. Fornecer ao paciente explicação sucinta.	2. Enfatizar que a ventilação mecânica é uma medida temporária. O paciente deve ser preparado psicologicamente para o "desmame" desde o primeiro dia de uso do respirador.
3. Estabelecer uma via aérea artificial por meio de cânula endotraqueal com balonete.	3. A intubação endotraqueal dá acesso à parte inferior das vias aéreas para a retirada de secreções. A cânula com balonete evita a perda de ar pela boca durante a ventilação e permite o controle da pressão e da inflação pulmonar.
a. Inflar o balonete para conseguir uma boa vedação. Normalmente a pressão de inflação não deve exceder os 20 mm Hg, medidos por um manômetro de pressão de balonete. (Ver Inflação do Balonete, pág. 227.)	a. Pressões superiores a 20 mm Hg podem comprometer a circulação na traquéia. Uma pressão insuficiente no balonete pode permitir o vazamento dos gases, diminuindo o volume de ar fornecido ao paciente.
b. Fixar a cânula no local com esparadrapo cirúrgico. Introduzir uma cânula oral, como um chumaço de morder, para que o paciente não possa ocluir a cânula orotraqueal.	b. A fixação da cânula evita o deslocamento para dentro dos brônquios-fontes direito ou esquerdo.
4. Preparar o respirador segundo as orientações do fabricante:	4. A manutenção da ventilação depende da ajustagem correta do aparelho.
a. Ligar o aparelho.	
b. Ajustar o controlador de volume; estabelecer os volumes corrente e minuto, conforme determinação do médico.	b. pH arterial, tensão do dióxido de carbono e do oxigênio servem como guia para ajustar o respirador.
c. Regular a concentração de oxigênio.	c. Em geral isso se baseia nos níveis de oxi-

Ação de Enfermagem

Justificativa

d. Ajustar a freqüência do respirador para 12-14 incursões/minuto.

gênio arterial obtidos como uma linha de base.

d. Essa regulagem se aproxima de uma respiração normal. O paciente que tem estímulo respiratório ciclará a máquina por si mesmo; regule o controle para uma freqüência ligeiramente inferior àquela real do paciente. Esses aparelhos podem ser alterados de acordo com as condições do paciente e as normas do aparelho utilizado.

e. Ajustar o fluxo (velocidade do fluxo de ar durante a inspiração) para 30-40 litros/minuto.

e. Quanto menor a velocidade do fluxo menor será a pressão necessária para fornecer o volume de gás exigido pelo paciente. Isso resulta numa pressão intratorácica mais baixa e menor impedância do retorno venoso e do débito cardíaco.

f. Acoplar o tubo endotraqueal do paciente ao respirador.

f. Certificar-se de que as conexões estão firmes. Vigiar atentamente para evitar a desconexão acidental entre a via aérea do paciente e o respirador; observar a separação dos tubos do aparelho do nebulizador, da tomada etc.

5. Realizar determinações dos gases arteriais cerca de 20 minutos depois que o paciente está no respirador. Estas amostras são colhidas periodicamente durante a fase aguda.

5. A única maneira eficaz de se conseguir e manter as tensões normais do oxigênio e do dióxido de carbono é medi-la freqüentemente no sangue arterial e ajustar o volume do respirador de acordo com elas. A monitoragem dos gases arteriais avalia a eficácia da terapêutica. Não existem sinais físicos fidedignos de retenção de CO_2 e de alcalose.

6. *O paciente nunca deve ficar sem observação rigorosa.*

Posicionamento

1. Trocar o paciente de lado a cada hora.
2. Aconselham-se trocas de posição de 120°; da semipronação direita para a esquerda.
3. Sentar o paciente na posição vertical a intervalos regulares.
4. Posicionar o paciente para drenagem postural, se prescrito (págs. 185-187.)

3. A postura ereta aumenta a ventilação dos lobos inferiores.
4. A posição adequada de drenagem diminui a necessidade de aspiração profunda com cateter traqueobrônquico, por prevenir a retenção de secreções nas partes periféricas dos pulmões.

5. Exercitar, com movimentação passiva, todas as extremidades (Cap. 3).

Respirações Profundas

1. Aumentar o volume corrente espontâneo do paciente, oferecendo-lhe, periodicamente, 6-8 incursões mais profundas com um ressuscitador manual ou utilizando o mecanismo respiratório existente em alguns ventiladores. Administrar quantidades adequadas de oxigênio durante essa manobra.

1. Essas inflações periódicas com volumes maiores que o volume corrente normal evitam o colapso alveolar. Auxiliam, igualmente, a promover a tosse e a revelar a presença de secreções retidas.

Aspiração de secreções

1. Aspirar as secreções da traquéia, segundo técnica asséptica (pág. 223).

1. A ventilação e a nebulização liquefazem as secreções e trazem-nas até as vias aéreas superiores.

2. Oxigenar o paciente por 1 a 2 minutos antes de cada aspiração e antes de introduzir o cateter pela segunda vez.

2. Não prolongar a aspiração por mais de 15 segundos, pois poderá ocorrer parada cardíaca nos pacientes com oxigenação limítrofe.

Ação de Enfermagem	*Justificativa*
3. Observar quantidade, cor e consistência das secreções traqueais aspiradas.	
4. Informar o médico se ocorrerem alterações importantes.	

Ausculta Torácica

1. Ouvir o tórax com o estetoscópio, da base ao ápice, de ambos os lados (a cada hora) (Fig. 5-7).	1. A ausculta do tórax constitui um meio de certificar-se da permeabilidade das vias aéreas e da distribuição da ventilação. Confirma, igualmente, a localização correta da cânula endotraqueal ou de traqueostomia.
2. Determinar a presença ou ausência dos sons respiratórios, se são normais ou anormais e se ocorreram alterações.	
3. Observar as excursões diafragmáticas do paciente e se houve alterações no uso da musculatura respiratória auxiliar.	

Umidificação

1. Verificar o nível da água dentro do reservatório do umidificador, para certificar-se de que o paciente nunca será ventilado com gás seco. Esvaziar a água condensada no tubo de saída.
    O umidificador ou nebulizador e o tubo devem ser trocados a cada 24 horas.
	1. A água condensada no tubo de saída pode causar obstrução e encharcamento súbito da traquéia.
	
	    Um tubo morno e úmido constitui uma área perfeita para o crescimento das bactérias.

Pressão nas Vias Aéreas

1. Verificar o calibrador de pressão das vias aéreas, periodicamente, em pacientes que se encontram em aparelhos com volumes limitados.	1. Como esses aparelhos enviam um volume fixo, uma queda súbita da pressão indica escape no sistema. Um aumento rápido indica obstrução no fornecimento de gás ao paciente. Isso pode indicar (1) bloqueio pelas secreções; (2) penetração da cânula num brônquio-fonte; (3) pneumotórax; ou (4) edema pulmonar.

Volumes Correntes

1. Medir o volume corrente com um respirômetro, em pacientes colocados em respiradores que ciclam por pressão.	1. Uma queda súbita no volume corrente indica aumento da resistência das vias aéreas (por exemplo, broncoespasmo ou outra obstrução), aumento da resistência tecidual (edema pulmonar), ou vazamento na parte do circuito do ventilador que fica dentro do paciente.

Inflação do Balonete

1. Limpar a faringe e a laringe de secreções acumuladas, usando aspiração ou drenagem postural.	1. Se houver obstrução do tubo, o paciente não respirará.
2. Retirar lentamente o ar do balonete usando uma seringa, enquanto se mantém pressão positiva valendo-se do respirador ou de um ressuscitador manual auto-inflável.	2. O balonete é esvaziado periodicamente para evitar a necrose da mucosa traqueal. No entanto, com os balonetes macios ou com vedação atmosférica, esse esvaziamento não costuma ser necessário.
3. Reinflar o balonete com ar suficiente para evitar perda grosseira quando se aplicar novamente pressão positiva nas vias aéreas.	3. Inflação excessiva pode levar à necrose por pressão após um certo período de tempo.

Traqueostomia

1. Os cuidados com a traqueostomia devem ser ministrados sempre que necessário e segundo técnica rigorosamente estéril.	1. Para continuar a ventilação quando a cânula interna é removida, uma outra cânula interna substituta esterilizada ou um adaptador deve

Ação de Enfermagem

Justificativa

ser introduzido na cânula externa e conectado ao respirador.

Amostras para Exames Bacteriológicos

1. Aspirar as secreções traqueais para um recipiente estéril e enviá-lo ao laboratório para cultura e antibiograma.
   a. Isso é feito imediatamente após a intubação endotraqueal.
   b. Diariamente as secreções são também coradas pelo método Gram.

1. Essa técnica permite a detecção precoce de infecção ou mudança nos organismos infectantes na árvore traqueobrônquica.

Medições Circulatórias

1. Monitorizar freqüência de pulso e pressão arterial; pode ser medida a pressão intra-arterial.

1. Para se conseguir monitorização da pressão intra-arterial introduz-se um cateter dentro de uma artéria, em geral a radial ou femoral, e a pressão na ponta do cateter é transmitida a um transdutor que converte a onda de pressão em sinal elétrico, que é visualizado continuamente num osciloscópio.

2. Medir a pressão venosa central, segundo orientação recebida (Cap. 7).

2. Essa medida orienta na administração de sangue de outros fluidos intravenosos; serve igualmente como critério para determinar a presença de insuficiência ventricular direita.

Sedação e Relaxantes Musculares

1. Administrar morfina, curare etc., segundo prescrição.

1. Os sedativos e os miorrelaxantes eliminam os esforços respiratórios espontâneos entre os ciclos ventilatórios e reduzem o consumo de oxigênio. A morfina e o curare (ou drogas similares) produzem vasodilatação. Aferir a pressão arterial antes de sua administração, para detectar hipotensão.

2. Explicar a conduta ao paciente e tranquilizá-lo.

2. O paciente pode estar desperto, embora incapaz de qualquer resposta motora, enquanto estas drogas estiverem sendo administradas.

Equilíbrio Hídrico

1. Registrar a ingesta e a eliminação; obter balanço hídrico diário rigoroso.

1. Um balanço hídrico positivo resulta em aumento de peso e edema pulmonar intersticial, o que constitui um problema freqüente nos pacientes que necessitam de ventilação mecânica. A profilaxia requer reconhecimento precoce do acúmulo de líquido. O adulto médio dependente de alimentação parenteral perde 0,25 kg por dia; portanto, *se o peso corporal permanece constante, indica balanço hídrico positivo.*

Nutrição

1. Oferecer ao paciente líquidos e alimentos por via oral, se for capaz de deglutir. Se ocorrer aspiração, cessar a alimentação e colocar o paciente em posição de semipronação, com a cabeça para baixo; incliná-lo e iniciar fisioterapia torácica para retirada do material aspirado.
   a. Iniciar a alimentação com sonda nasogástrica se a ingesta oral não é suficiente (Cap. 8).

1. A inanição grave é uma complicação freqüente e séria em pacientes com insuficiência respiratória.

Ação de Enfermagem	*Justificativa*
Complicações Abdominais	
1. Examinar fezes e secreções gástricas em busca de sangue oculto.	1. Cerca de 1/4 dos pacientes que necessitam de ventilação mecânica desenvolvem sangramento gastrintestinal; muitos deles necessitarão de transfusões de sangue.
2. Medir a circunferência abdominal, diariamente.	2. A distensão abdominal ocorre freqüentemente com a insuficiência respiratória e deteriora ainda mais a respiração, pela elevação do diafragma. A medição da circunferência abdominal fornece informações objetivas quanto ao grau de distensão.

Comunicação

1. Fornecer papel e prancheta para escrever. Um paciente em ventilação mecânica com tubo de traqueostomia é incapaz de falar.
2. Estabelecer alguma forma de comunicação não verbal, se o paciente está muito doente para escrever. Oferecer ao enfermo campainha elétrica para chamada.
3. Assegurar ao paciente e à sua família que a fala normal se restabelecerá com a retirada do tubo traqueal.
4. Assegurar repouso e sono adequados ao paciente.
5. Manter o paciente em contato com a realidade; explicar que a ventilação mecânica é apenas temporária.

Registro

1. Manter uma folha para registro dos padrões ventilatórios, gasometria, hematócrito, balanço hídrico, peso e condições do paciente.

Retirada do Paciente do Ventilador Mecânico

Retirada ("desmame") — processo pelo qual se permite ao paciente reassumir paulatinamente a responsabilidade de regular sua própria respiração.

Modalidades de Retirada ("Desmame")

A. *Ventilação Obrigatória Intermitente (VOI)*

Processo no qual a taxa de volume/minuto fornecido pelo ventilador diminui. Permite-se ao paciente respirar espontaneamente a partir de uma bolsa-reservatório unida em linha ao circuito do ventilador, nos intervalos entre as respirações controladas pela máquina.

A.   Bolsa-reservatório VMI
B.   Suprimento de oxigênio
C.   Umidificador em cascata
D.   Tubo inspiratório
E.   Termômetro
F.   Tubo com várias ligações
G.   Conector da traqueostomia (tubo em T)
H.   Tubo expiratório
I.   Misturador
J.   Fluxômetro
K.   Espirômetro

Tubo em T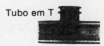

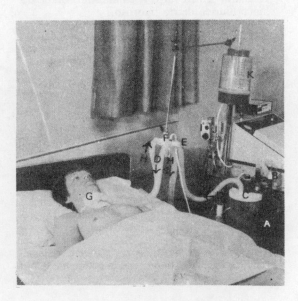

Figura 5-28. Ventilação mecânica com a modalidade VMI. Detalhe do tubo em T.

Ação de Enfermagem	Justificativa
1. Instalar o conjunto VOI no circuito do ventilador.	1. Explicar o procedimento ao paciente.
2. Regular o ventilador para o método de controle.	2. Para se ter certeza que o volume corrente do paciente será o resultado de seu esforço respiratório, em vez de somente desencadear uma respiração controlada pela máquina
3. Regular o intervalo VOI.	3. Determina o período de tempo entre as respirações controladas pela máquina durante as quais o paciente respirará por conta própria a partir da bolsa-reservatório.
4. Observar a bolsa-reservatório.	4. A velocidade do fluxo gasoso para dentro da bolsa deve ser suficiente, para que o paciente não a esvazie totalmente durante a inspiração. Fluxos de 4-6 litros por minuto costumam ser suficientes.
5. Permanecer com o paciente.	5. É fundamental um apoio constante, especialmente durante os estágios iniciais do "desmame".
6. Observar freqüência respiratória e do pulso.	6. Aumentos acentuados tanto na respiração quanto no pulso podem indicar que o paciente ainda não está pronto para o "desmame".
7. Realizar análises dos gases arteriais.	7. A gasometria, especialmente os parâmetros do oxigênio e do dióxido de carbono, constitui um indicador direto da capacidade do paciente em se ventilar de maneira adequada. Uma elevação acentuada nos níveis do dióxido de carbono indica ventilação inadequada.
8. Se o item 7 mostra uma gasometria adequada, então o intervalo VOI pode ser paulatinamente aumentado e os níveis FIO$_2$ podem ser diminuídos até que o paciente não precise mais de nenhum apoio ventilatório.	8. A cada aumento do intervalo VOI ou diminuição no FIO$_2$, deve-se realizar nova gasometria.

B. *Adaptador de Briggs (Tubo em T)*

Este sistema fornece aumento do teor de oxigênio e umidificação aos pacientes com cânula endotraqueal ou de traqueostomia, ao mesmo tempo que permite uma respiração completamente espontânea (ver Fig. 5-28). Para maiores detalhes, consultar parágrafo sobre Oxigenoterapia.

Ação de Enfermagem	Justificativa
1. Explicar o procedimento ao paciente.	
2. Instalar o equipamento.	2. Os níveis de oxigênio costumam ser aqueles usados durante a VOI.
3. Observar atentamente o paciente.	3. Aumentos acentuados nas freqüências do pulso e respiratória podem indicar que o paciente ainda não está pronto para esse estágio de "desmame".
4. Realizar gasometria dentro de 20-30 minutos.	4. O mesmo do # 7, sob VOI.
5. Se a etapa 4 acima mencionada produz gases sangüíneos adequados, os níveis de oxigenação podem ser paulatinamente diminuídos, até que o paciente esteja respirando ar atmosférico.	5. Repetir gasometria após cada modificação.

NOTA: Este livro não pretende estabelecer critérios para o uso de nenhuma dessas modalidades de "desmame".

Estágios de "Desmame"

A. *Avaliação Pré-Desmame*

1. Volume corrente — cerca de 300-400 ml
2. Capacidade vital forçada
   É desejável ter uma CVF de um litro ou de duas vezes o volume corrente.

3. Esforço inspiratório
   a. Mede a capacidade dos músculos respiratórios em criarem uma pressão subatmosférica dentro do sistema respiratório.
   b. Considera-se suficiente 20 cm H_2O.
4. Impulso respiratório
   O paciente deve estar respirando espontaneamente.
5. Gasometria
   a. O paciente deve estar perto do que é para ele um estado ácido-básico "normal".
   b. Os níveis de CO_2 arterial também devem estar próximos dos que são "normais" para o paciente.

NOTA: Os valores fixos para um adulto jovem e sadio não são os mesmos de uma pessoa de 75 anos com DPOC.

   c. A não observância dos preceitos contidos em a e b, acima descritos, poderá resultar em rápidas alterações do pH e fracasso das tentativas de "desmame".

B. *Retirada do Ventilador Mecânico*

   1. VOI (ver pág. 234).
   2. Tubo em T (ver pág. 235).

C. *Retirada da Cânula de Traqueostomia ou Endotraqueal*

   1. O paciente deve ser capaz de manter gases sangüíneos adequados ao respirar espontaneamente.
   2. Sentar o paciente ereto e esvaziar o balonete da traqueostomia ou endotraqueal.
   3. Testar a capacidade do paciente de deglutir sem aspiração, antes de esvaziar o balonete.
      a. Retirar as secreções da traquéia, nasofaringe e orofaringe.
      b. Esvaziar o balonete.
      c. Fazer o paciente beber solução diluída de azul-de-metileno (0,5 ml em 60 ml de água).
      d. Aspirar imediatamente a traquéia; a ausência de corante azul no aspirado traqueal indica que o paciente pode deglutir sem aspirar.

D. *"Desmame" do Estoma da Traqueostomia*

   1. Um tubo fenestrado de traqueostomia (cânula sem balonete, com uma abertura na curvatura maior para diminuir a resistência ao fluxo de ar) pode ser utilizado depois que o paciente foi retirado do ventilador mecânico.
   2. Obstruir o orifício externo do tubo de traqueostomia fenestrado.
      a. Avaliar a capacidade de o paciente respirar espontaneamente por longos períodos.
      b. Avaliar sua capacidade de tossir e de mobilizar secreções sem o auxílio de aspiração traqueal.
      c. Fazer o paciente beber solução diluída de azul-de-metileno (0,5 ml em 60 ml de água).
      d. Aspirar a traquéia imediatamente; a ausência de corante azul no aspirado traqueal indica a capacidade de deglutir sem aspiração.
   3. O tubo é, em geral, retirado quando a aspiração traqueal não se faz necessária durante 24 horas.
   4. Cobrir o estoma com curativo estéril; deixa-se cicatrizar o estoma.

E. *Retirada do Ar Suplementar Inspirado*

   O oxigênio suplementar inspirado pode ser necessário por um período adicional, até que o paciente possa manter tensões adequadas de O_2 e CO_2 ao respirar ar atmosférico.

Educação do Paciente para Evitar a Recidiva da Insuficiência Respiratória

Instruir o paciente como segue:

   1. Evitar e tratar prontamente as infecções respiratórias.
   2. Evitar irritantes respiratórios, particularmente o fumo.
   3. Utilizar broncodilatadores orais ou por nebulização, segundo prescrição.
   4. Assegurar hidratação adequada.
   5. Elaborar um programa de tolerância progressiva aos exercícios.

AFECÇÕES CLÍNICAS

Pneumonias

Pneumonia é uma infecção do parênquima pulmonar. (Ver Quadro 5-3, págs. 241-244.)

Modo de Transmissão

Pode disseminar-se por gotículas ou por contato com pacientes infectados ou portadores; na maioria das vezes resulta da flora endógena de pacientes cuja resistência foi alterada.

Causas

1. Diminuição da resistência do hospedeiro
2. Infecção do trato respiratório superior
3. Ingestão excessiva de álcool — o álcool suprime a função dos macrófagos e a mobilização leucocitária
4. Depressão do sistema nervoso central (drogas, traumatismo cranioencefálico etc.)
5. Insuficiência cardíaca
6. Doenças debilitantes
7. Superinfecção em pacientes hospitalizados
8. Exposição a frio intenso, umidade
9. Qualquer obstrução brônquica (doença pulmonar obstrutiva crônica, câncer, asma etc.) associada a formação de muco
10. Imobilização prolongada dos pacientes

Características Peculiares da Pneumonia

1. Patógenos produtores de pneumonia podem ser carreados na nasofaringe de pessoa saudável.
2. Os patógenos podem invadir os tecidos quando a resistência natural do hospedeiro está enfraquecida.
3. Resfriados e infecções do trato respiratório superior levam a enfermidades mais sérias porque ensejam a invasão bacteriana do trato respiratório inferior.
4. Uma grande variedade de infecções pulmonares pode instalar-se em pacientes que tomam corticosteróides ou outras drogas imunossupressoras (bacilos Gram-negativos aeróbios e anaeróbios, *Staphylococcus, Nocardia,* fungos, *Candida,* vírus [incluindo o citomegálico], *Pneumocystis carinii,* reativação da tuberculose e outros).
5. Pacientes em uso de altas doses de corticosteróides têm resistência diminuída às infecções.
6. Qualquer afecção que interfere com a drenagem pulmonar normal predisporá o indivíduo à pneumonia (e.g., câncer do pulmão).
7. Pacientes em pós-operatório podem desenvolver broncopneumonia, pois a anestesia prejudica as defesas respiratórias e diminui os movimentos diafragmáticos.
8. O tratamento da pneumonia depende da identificação laboratorial do agente causador da infecção e da drenagem de secreções purulentas.

ALERTA À ENFERMAGEM: A pneumonia recidivante costuma indicar doença subjacente (câncer pulmonar, mieloma múltiplo).

Medidas Preventivas

1. Manter a resistência natural (nutrição adequada, repouso, exercício).
2. Evitar contato com pessoas acometidas por infecções respiratórias altas.
3. Evitar a inibição do reflexo da tosse e a aspiração de secreções.
4. Pessoas altamente suscetíveis (velhos e doentes crônicos) devem ser vacinadas contra a gripe.
5. Empregar higiene brônquica adequada.
6. Virar o paciente imobilizado a cada 2 horas e encorajar a respiração profunda, o suspiro e a tosse.

Manifestações Clínicas

Ver Quadro 5-3.

Avaliação Diagnóstica

1. Ausculta e percussão torácica — observar macicez à percussão, diminuição dos ruídos respiratórios, estertores
2. Raios X de tórax laterais e ântero-posteriores — localizar o processo e determinar a presença ou ausência de fluido
3. Coloração Gram, cultura e antibiograma do escarro

4. Hemocultura — identificar o organismo responsável
5. Toracocentese — se existir derrame pleural
6. Testes para anticorpo de aglutinação ao frio — pessoas com pneumonia atípica terão um nível elevado

Objetivos do Tratamento e Conduta da Enfermagem

Para o paciente com pneumonia bacteriana

A. *Colher uma história minuciosa para ajudar a estabelecer o diagnóstico etiológico.*

1. Qual foi o tipo de início?
2. Número, freqüência e duração dos calafrios
3. Descrição da dor torácica
4. O paciente vinha tomando algum antibiótico recentemente?
5. Alguma doença familiar?
6. Abuso de álcool, fumo, droga?

B. *Identificar o agente etiológico causador da pneumonia e determinar a sensibilidade medicamentosa.*

1. Obter escarro recém-expectorado para esfregaço direto (coloração Gram) e cultura.
2. Certificar-se de que o paciente *eliminou* escarro, não saliva.
3. Instruir o paciente para expectorar num recipiente estéril, para a cultura.
4. Utilizar percussão (pág. 187), com ou sem tratamento com RPPI, quando prescrita; o catarro espesso pode ser liquefeito inalando aerossol nebulizado de água ou de solução salina, por máscara.
5. Aspirar a traquéia com cateter se o paciente está muito enfermo e não consegue eliminar o catarro. (Ver Orientações, pág. 182.)
6. O catarro pode também ser colhido por aspiração transtraqueal (pág. 177).

C. *Ouvir estertores, sinais de consolidação ou de derrame pleural.*

1. Colher sangue para hemocultura (para o organismo predominante) e para eritrossedimentação, contagem de leucócitos e contagem celular diferencial.
2. Na pneumonia bacteriana observa-se leucocitose; a leucopenia indica incapacidade do organismo em exibir uma boa resposta imunológica.
3. A contagem celular diferencial avalia a capacidade do organismo em combater as partículas estranhas.

D. *Limpar os brônquios das secreções coletadas — as secreções retidas interferem com as trocas gasosas e podem causar uma involução lenta (abrandamento).*

1. Encorajar um alto nível de ingestão hídrica dentro dos limites da reserva cardíaca do paciente — uma boa hidratação fluidifica o muco e funciona como expectorante eficaz.
2. Umidificar o ar para soltar as secreções e melhorar a ventilação.
3. Encorajar o paciente a tossir, não suprimir o reflexo da tosse, especialmente nos pacientes com estertores "bolhosos".
4. Utilizar percussão da parede torácica (pág. 187) e drenagem postural (pág. 185), para mobilizar as secreções pulmonares.
5. Utilizar aspiração traqueal nos pacientes que tossem mal.
6. Ajudar na retirada broncoscópica de rolhas de muco espessadas, se o paciente está muito fraco para tossir eficazmente.
7. Controlar a tosse quando seus paroxismos causam hipoxia grave; dar doses moderadas de codeína, conforme prescrição.
8. Evitar a hipoxia, especialmente nos pacientes com doença cardíaca preexistente.

E. *Observar o paciente atenta e continuamente até que o estado clínico melhore.*

1. Lembrar-se que podem surgir complicações letais durante o período inicial do tratamento antibiótico.
2. Verificar temperatura, pulso, respiração e pressão arterial a intervalos regulares, para avaliar a resposta do paciente à terapêutica.
3. Auscultar pulmões e coração — murmúrios ou sopros cardíacos podem indicar endocardite, pericardite ou miocardite bacterianas agudas.
4. Avaliar febre resistente ou recaída da febre por:
   a. Alergia medicamentosa. Geralmente aparecem erupções cutâneas 7-10 dias após o início do tratamento.

b. Resistência medicamentosa ou resposta inadequada à terapêutica.

c. Terapêutica antimicrobiana inadequada ou imprópria.

d. Superinfecção (infecção com um segundo organismo resistente aos antibióticos usados).

e. Insucesso na involução da pneumonia; faz surgir a suspeita da presença de carcinoma brônquico.

f. Pneumonia causada por bactérias raras, fungos, pelo bacilo de tuberculose ou pelo *Pneumocystis carinii.*

5. Realizar raios X do tórax para acompanhar a resolução (involução) do processo pneumônico.

F. *Utilizar modalidades de tratamento de apoio.*

1. Realizar gasometria para determinar as necessidades de oxigênio, dar orientações precisas com relação ao oxigênio e avaliar sua eficácia.

Uma tensão de oxigênio arterial (PO_2) inferior a 55 mm Hg indica hipoxemia.

2. Administrar oxigênio com as concentrações necessárias, para manter um nível aceitável de PO_2.

3. Evitar altas concentrações de oxigênio nos pacientes com doença pulmonar obstrutiva crônica (bronquite crônica, enfisema) — *o uso de altas concentrações de oxigênio pode deteriorar a ventilação alveolar por bloquear o único estímulo ventilatório que restava ao paciente.*

4. Observar o paciente quanto a cianose, dispnéia, hipoxemia.

5. Pacientes com pneumonia e insuficiência ventilatória crônica coexistente poderão necessitar de ventilação mecânica.

6. Aliviar a dor pleurítica.

a. Não suprimir a tosse produtiva.

b. Evitar o uso de narcóticos em pacientes com história de DPOC.

c. Administrar doses moderadas de analgésicos para aliviar a dor pleurítica.

d. Tratar a tosse seca e o laringoespasmo com aerossóis aquosos produzidos por um nebulizador ultra-sônico.

e. Dar dieta semilíquida para evitar a aspiração quando o paciente tosse.

f. Avaliar o sensório do paciente antes de administrar sedativos ou tranqüilizantes, para perceber sinais e sintomas sugestivos de meningite.

ALERTA À ENFERMAGEM: Inquietação, confusão e agressividade podem ser decorrentes de hipoxia cerebral. Em tais casos está contra-indicado o uso de sedativos.

---

7. Manter hidratação adequada, pois a perda de líquido aumenta em decorrência da febre, desidratação, dispnéia e diaforese.

8. Encorajar o repouso alternado no leito durante o período febril.

9. Tratar a distensão abdominal decorrente da deglutição de ar durante os intervalos de dispnéia grave.

a. Passar sonda nasogástrica para a distensão gástrica aguda.

b. Usar sonda retal e administrar metilsulfato de neostigmina para facilitar a descompressão intestinal.

c. Permitir que o paciente respire altas concentrações de oxigênio, pois este pode ser absorvido rapidamente nos intestinos (exceto para os pacientes com DPOC).

G. *Observar as complicações:*

1. Os pacientes costumam responder ao tratamento dentro de 24-48 horas. No entanto, estar alerta para verificar o seguinte:

a. Derrame pleural

b. Hipotensão demorada e choque, especialmente em doença causada por bactérias Gram-negativas, particularmente em pacientes idosos

c. Meningite; pesquisar rigidez da nuca

d. Atelectasia (pode ocorrer durante qualquer estágio da pneumonia aguda)

e. Delírio tóxico (*é considerado como emergência médica*)

f. Abscesso pulmonar; abscesso cerebral

g. Insuficiência cardíaca congestiva, arritmias cardíacas, pericardite, miocardite

h. Tromboflebite periférica, com ou sem embolia pulmonar

i. Petéquias cutâneas — possível endocardite bacteriana

j. Empiema

2. Vigilância de enfermagem especial para pacientes com as seguintes condições:
   a. Alcoolismo ou doença pulmonar obstrutiva crônica; esses indivíduos, bem como os pacientes idosos, podem ter pouca ou nenhuma febre.
   b. Bronquite crônica. É difícil detectar alterações sutis nessa afecção, pois o paciente pode já ter comprometimento sério da função pulmonar.
   c. Epilepsia; a pneumonia pode resultar de aspiração após uma crise.
   d. Delírio, que pode ser causado por hipoxia, meningite, ou delirium tremens do alcoolismo.
      (1) Preparar material para punção lombar; a meningite pode ser letal.
      (2) Assegurar hidratação adequada e administrar sedação leve.
      (3) Administrar oxigênio.
      (4) O delírio deve ser controlado para prevenir a exaustão e a insuficiência cardíaca.
3. Observar esses pacientes em busca de *anormalidades do comportamento*, alterações no estado mental, estupor e insuficiência cardíaca congestiva.

Planejamento de Alta e Orientação Médica

1. Fadiga e fraqueza podem ser prolongadas após pneumonia.
2. Encorajar o repouso em cadeira após a regressão da febre; aumentar paulatinamente as atividades, para restaurar o nível de energia ao estágio pré-doença.
3. Encorajar exercícios respiratórios (pág. 188) para limpar os pulmões e promover expansão e função plenas após a regressão da febre.
4. Explicar que serão realizados raios X do tórax 2-4 semanas após a alta; deverão mostrar pulmões limpos.
5. Convém parar de fumar. O cigarro destrói a ação ciliar traqueobrônquica, que constitui a primeira linha de defesa dos pulmões; irrita também as células mucosas dos brônquios e inibe a função das células alveolares de limpeza (macrófagos).
6. Alertar o paciente para manter uma boa resistência natural, com nutrição e repouso adequados — um episódio de pneumonia pode tornar o indivíduo suscetível a infecções respiratórias recidivantes.
7. Instruir o paciente para evitar fadiga, alterações bruscas de temperatura e ingestão excessiva de álcool, que diminuem a resistência à pneumonia.
8. Encorajá-lo a vacinar-se contra a gripe a intervalos prescritos. A gripe aumenta a suscetibilidade à pneumonia bacteriana secundária.

Pneumonia por Aspiração

Aspiração, representa a inalação de secreções orofaríngeas e/ou do conteúdo gástrico para dentro dos pulmões. Pode causar uma forma aguda de pneumonia.

Etiologia

Pacientes em risco; fatores associados com o risco:

1. Perda dos reflexos protetores das vias aéreas — de deglutição, laríngeo, da tosse
   a. Estado de consciência alterado (anestesia geral, traumatismo de crânio, apoplexia, coma, convulsão)
   b. Medicamentos, álcool
   c. Durante as manobras de reanimação
   d. Pacientes debilitados e gravemente enfermos
2. Alimentação por sonda nasogástrica
3. Pacientes obstétricos — por anestesia geral, posição de litotomia, esvaziamento retardado do estômago por útero aumentado, contrações do parto
4. Doença esofágica — doença da motilidade, hérnia hiatal
5. Aumento do tempo de esvaziamento gástrico — obstrução intestinal
6. Intubação endotraqueal/traqueostomia prolongadas — podem deprimir os reflexos glótico e laríngeo, por desuso.

Manifestações Clínicas

1. Dependem do volume e da natureza dos materiais aspirados
   a. Partículas alimentares — bloqueio mecânico das vias aéreas e infecção secundária
   b. Bactérias patogênicas — das secreções orofaríngeas contendo bactérias
   c. Suco gástrico — nocivo aos alvéolos e capilares; resulta em produção de fluidos ricos em

Quadro 5-3. *Pneumonias Encontradas Comumente*

Tipo (não bacteriana)	Organismo responsável	Manifestações
Pneumonia por mico-plasma	*Mycoplasma pneumoniae*	Início paulatino, cefaléia intensa, tosse seca e irritante que produz pouca quantidade de escarro mucóide Anorexia; mal-estar Febrícula
Pneumonia virótica	Os vírus da gripe Os vírus da parainfluenza Os vírus sinciciais respi-ratórios Adenovírus Varicela, sarampo, rubéola, herpes simples, vírus citomegálico, vírus de Epstein-Barr	Tosse Os sintomas constitucionais podem ser intensos (cefaléia intensa, anorexia, febre e mialgia)
Pneumonia pelo *Pneu-monocystis carinii*	*Pneumocystis carinii*	Início insidioso Dispnéia e tosse improdutiva progressivas Taquipnéia; evolui rapidamente para retração in-tercostal, batimentos das asas do nariz e cianose Diminuição da tensão do oxigênio arterial Os raios X de tórax revelarão pneumonia intersti-cial bilateral difusa

proteínas nos espaços intersticial e intra-alveolar — deteriora a troca de oxigênio e o dió-xido de carbono, produzindo hipoxemia e insuficiência respiratória

d. Contaminação fecal — as endotoxinas podem ser absorvidas ou o espesso material protei-náceo encontrado no conteúdo intestinal pode obstruir as vias aéreas, produzindo atelecta-sia e infecção bacteriana secundária

2. Taquicardia
3. Dispnéia
4. Cianose
5. Estertores, roncos e sibilos

6. Escarro rosado e espumoso (pode simular edema pulmonar agudo)
7. Febre

Prevenção

1. Estar constantemente alerta e monitorizar o paciente em risco, conforme descrição supra.
2. Elevar a cabeceira da cama para os pacientes debilitados, para os que estão sendo alimenta-dos com sonda e para aqueles com doenças da motilidade esofágica.
3. Colocar os pacientes com reflexos embotados numa posição lateral.
4. Certificar-se de que a sonda nasogástrica está funcionando.
5. Fornecer as refeições por sonda muito lentamente, com o paciente sentado na cama. (Ver pág. 490.)
   a. Verificar a posição da sonda no estômago antes de alimentar.
   b. Verificar o estado de vedação do balonete da traqueostomia ou da cânula endotraqueal antes de alimentar.
6. Manter o paciente em jejum antes da anestesia (pelo menos 6 horas).

Tratamento e Assistência da Enfermagem

Objetivo: remover o(s) fator(es) que interfer(em) com uma troca adequada dos gases

1. Limpar as vias aéreas obstruídas.
   a. Se o corpo estranho se aloja na garganta, realizar a manobra de Heimlich (Cap. 20), ou removê-lo com pinça.
   b. Colocar o paciente na posição inclinada, de cabeça para baixo e em decúbito lateral direito (o lado direito é afetado mais freqüentemente se o paciente aspirou partículas sólidas).
   c. Aspirar a cânula traqueal/endotraqueal.
   d. Preparar para laringoscopia/broncoscopia se o paciente está sendo asfixiado por material sólido.
2. Corrigir a hipoxia por ventilação imediata.
   a. Administrar oxigênio.

Quadro 5-3. *Pneumonias Encontradas Comumente* (Continuação)

Características clínicas	Tratamento	Complicações

Ocorre mais comumente em crianças e adultos jovens
Aumento do título de anticorpo da aglutinina ao frio
	Tetraciclina	Raras:
		  derrame pleural
		  meningoencefalite
		  mielite
		  síndrome de Guillain-Barré

Na maioria dos pacientes a gripe começa como uma coriza aguda; outros apresentam bronquite, pleurisia etc., enquanto que outros apresentam sintomas gastrintestinais O risco de contrair gripe se relaciona com a presença de multidões e com o contato íntimo com grupos de indivíduos	Tratar sintomaticamente Não responde ao tratamento com os antibióticos atualmente existentes Vacinação profilática recomendada para as pessoas de alto risco (com mais de 65 anos; doença cardíaca ou pulmonar crônica, diabetes e outros distúrbios metabólicos)	Pode surgir uma infecção bacteriana superimposta Broncopneumonia Pericardite, endocardite
Em geral observada em hospedeiro cuja resistência está comprometida Os organismos invadem os pulmões de pessoas com supressão do sistema imunológico (por câncer, leucemia) ou após terapia imunossupressora para câncer, transplante de órgão ou doença do colágeno Associadas frequentemente à infecção simultânea por vírus (citomegálico), bactérias e fungos Diagnóstico feito por biópsia pulmonar	Pentamido isetionato	Os pacientes estão gravemente enfermos A morte pode ser devida à asfixia

   b. Colocar o paciente em respiração assistida — se não se consegue manter uma PO$_2$ adequada com os outros meios de administrar oxigênio. (Ver pág. 230.)
   c. Administrar aminofilina I.V. ou broncodilatadores por nebulizador — para ajudar a reduzir o broncoespasmo.
 3. Corrigir a hipotensão (em geral resulta de hipovolemia e hipoxia) com reposição do volume líquido.
 4. Administrar terapia de apoio, conforme indicado.
   a. Corticosteróides — podem diminuir a resposta inflamatória
   b. Antibióticos — para prevenir a infecção bacteriana secundária
   c. Corrigir a acidose — as acidoses respiratória e metabólica indicam uma reação grave devida ao conteúdo gástrico
   d. Controlar os gases arteriais

Pleurisia

Pleurisia (pleurite) é a inflamação da pleura.
Pleurisia fibrinosa é a deposição de exsudato fibrinoso na superfície pleural.

Causas

Pode ocorrer durante a evolução de uma série de doenças pulmonares:
   1. Pneumonia (bacteriana, virótica)   4. Abscesso pulmonar
   2. Tuberculose   5. Infecção do trato respiratório superior
   3. Infarto pulmonar, embolia   6. Neoplasia pulmonar

Manifestações Clínicas

   1. Dor torácica — torna-se intensa, aguda e cortante durante a inspiração.
      a. A dor pode se tornar mínima ou ausente quando se prende a respiração.
      b. A dor pode ser localizada ou irradiada para o ombro ou o abdome.
   2. Dor intercostal
   3. Atrito pleural — som coriáceo ou de arranhadura, audível em ambas as fases da respiração;

Quadro 5-3. *Pneumonias Encontradas Comumente* (continuação)

Tipo (bacteriana)	Organismo responsável	Manifestações
Pneumonia estreptocócica[1]	*Streptococcus pneumoniae*	Pode haver história de infecção respiratória prévia Início brusco, com tremores e calafrios Febre rapidamente progressiva Tosse, com expectoração de escarro ferruginoso ou esverdeado (purulento) Dor pleurítica agravada pela tosse Maçicez torácica à percussão; estertores, ruídos respiratórios brônquicos
Pneumonia estafilocócica	*Staphylococcus aureus*	Em geral com história prévia de infecção virótica Surgimento insidioso de tosse, com expectoração de muco amarelado com estrias de sangue O início pode ser súbito se o paciente está fora do hospital Febre Dor torácica pleurítica O pulso varia; pode ser lento com relação à temperatura
Pneumonia por Klebsiella	*Klebsiella pneumoniae* (bacilo de Friedländer — bacilo aeróbio Gram-negativo encapsulado)	Início rápido com febre alta, calafrios, dor pleurítica, hemoptise Dispnéia, cianose Expectoração de catarro rosado, gelatinoso ou fluido, fino Prostração profunda e toxicidade
Pneumonia por pseudomonas	*Pseudomonas aeruginosa*	Apreensão, confusão, cianose, bradicardia, inversão da curva de temperatura diária

[1]Anteriormente classificada no gênero *Diplococcus* (pneumococo).

baixo sob a axila ou na base pulmonar posterior, pode ser percebido somente durante alguns dias.

4. Evidência de infecção: febre, mal-estar, leucocitose.

Avaliação Diagnóstica

1. Raios X de tórax
2. Exame de escarro
3. Exame do líquido pleural obtido por toracocentese, para esfregaço e cultura
4. Biópsia pleural (pacientes selecionados)

Tratamento e Conduta de Enfermagem

Objetivo: descobrir a afecção subjacente.

1. Tratar a doença primária básica (pneumonia, infarto etc.). A inflamação costuma desaparecer com a cura da doença básica.
2. Aliviar a dor.
   a. Administrar os analgésicos prescritos.
   b. Imobilizar a caixa torácica (Fig. 5-29), quando o paciente tosse.
   c. Aplicar calor ou frio — para fornecer alívio sintomático.
   d. Instruir o paciente para deitar-se ocasionalmente sobre o lado afetado — para imobilizar a parede torácica.
   e. Realizar bloqueio intercostal com procaína.
3. Pesquisar os sinais de instalação de derrame pleural (acúmulo de líquido no espaço pleural): respiração superficial, dor, diminuição localizada da movimentação da parede torácica.

Derrame Pleural

Derrame pleural se refere a um acúmulo de fluido no espaço pleural. Só raramente constitui uma doença primária, pois em geral é secundário a outras enfermidades.

Quadro 5-3. *Pneumonias Encontradas Comumente* (continuação)

Características clínicas	Tratamento	Complicações
Costumam existir lesões de herpes simples Geralmente envolve um ou mais lóbulos	Penicilina G Terapia medicamentosa alterna- da no paciente alérgico à peni- cilina (eritromicina, clinda- micina, cefalotina)	Choque Derrame pleural Superinfecções Pericardite
Observada com freqüência em ambiente hospi- talar, a pneumonia estafilocócica é uma infecção necrosante O tratamento deve ser vigoroso e prolonga- do. devido à tendência da doença de des- truir os pulmões O organismo pode criar uma rápida resistên- cia pulmonar É habitual uma convalescença prolongada	Meticilina, nafcilina, clinda- micina, lincomicina	Derrame/pneumotórax Abscesso pulmonar Empiema Meningite
Costuma atacar homens cronicamente enfer- mos, debilitados, alcoólatras e velhos ou aqueles com doença pulmonar obstrutiva crônica Ocorre rapidamente necrose tecidual nos pulmões Pode ser rapidamente fulminante, evoluindo para um resultado fatal Alta taxa de mortalidade	Gentamicina, cefalotina, cefa- zolina, Kanamicina	Múltiplos abscessos pul- monares com formação cística Tosse persistente com ex- pectoração que continua por um período prolon- gado Empiema Pericardite
Pessoas suscetíveis: aquelas com doença pulmonar preexistente, câncer (especial- mente leucemia); aquelas com transplantes de homoenxertos, queimaduras; pessoas de- bilitadas; pacientes que recebem trata- mentos prolongados com antibióticos O equipamento de respiração com pressão po- sitiva pode contaminar-se com esses or- ganismos	Gentamicina, carbenicilina	Formação de múltiplos abscessos pulmonares Alta taxa de fatalidades

Etiologia

Complicação de:

1. Câncer disseminado (especialmente pulmonar e mamário); linfoma
2. Infecção: tuberculose, pneumonia bacteriana, infecção pulmonar
3. Insuficiência cardíaca congestiva

Manifestações Clínicas

1. Dispnéia progressiva
2. Macicez ou embotamento à percussão (sobre a área com fluido), com ruídos respiratórios mínimos ou ausentes.

Avaliação Diagnóstica

1. Raios X de tórax
2. Toracocentese — estudos bioquímicos, bacteriológicos e citológicos do fluido pleural
3. Exame físico
4. Pleuroscopia (pág. 178), feita raramente

Tratamento e Conduta da Enfermagem

Objetivos: determinar a causa.
　　　　　　retirar o fluido, para minorar o desconforto e a dispnéia.
　　　　　　evitar a recidiva do acúmulo de líquidos.

1. O tratamento depende da causa. Ministrar tratamento específico, relacionado com a doença subjacente.
2. Advogaram-se as seguintes modalidades de tratamento para os derrames malignos.

a. Toracocentese (aspiração) para a retirada do líquido e alívio da dispnéia.
   (1) Nas doenças malignas a toracocentese poderá proporcionar benefícios apenas transitó-
       rios, pois o derrame poderá se refazer dentro de poucos dias.
   (2) A repetição da toracocentese resulta em dor, depleção de proteínas e eletrólitos e
       pneumotórax.
b. Drenagem com tubo (cateter torácico) ligado a um sistema de drenagem subaquática ou à
   aspiração; irrigação única ou diária do espaço pleural com substância citotóxica ou outras
   drogas quimicamente irritantes.
   (1) o cateter torácico ajuda a esvaziar o espaço pleural e a reexpandir o pulmão.
   (2) O medicamento é introduzido dentro do cateter; o tubo é clampeado; o paciente é
       ajudado a ficar nas seguintes posições, por pelo menos 1 minuto em cada uma delas,
       para garantir uma distribuição uniforme do medicamento e para aumentar o contato do
       mesmo com as superfícies pleurais: prona, decúbito lateral esquerdo, supina, decúbito
       lateral direito, joelhos contra o tórax (se exeqüível).
   (3) O tubo é clampeado de acordo com a prescrição.
   (4) A mostarda nitrogenada poderá ter que ser aspirada dentro de 24 horas — produz
       reação inflamatória.
   (5) A drenagem torácica é continuada por vários dias.
c. Isótopos radioativos introduzidos no espaço pleural (ouro, ítrio, combinações ouro/ítrio).
d. Irradiação da parede torácica.
e. Pleurectomia cirúrgica.   f. Diuréticos.

Abscesso Pulmonar

Um *abscesso pulmonar* é uma lesão necrótica, localizada, purulenta, que ocorre no pulmão e se
caracteriza pela formação de uma cavidade.

Etiologia

1. Aspiração de material infectado do trato respiratório superior.
   a. Sangue após amigdalectomia.
   b. Resíduos dentários, secreções nasofaríngeas mucóides ou purulentas.
   c. Corpo estranho aspirado para dentro do pulmão — durante uma superdosagem medica-
      mentosa, coma, ataque epilético.
2. Obstrução brônquica (em geral um tumor causa obstrução de um brônquio, produzindo estase
   distal e infecção das secreções, ou existe necrose dentro da massa tumoral).
3. Pneumonias necrosantes
4. Tuberculose
5. Embolia pulmonar   6. Traumatismo torácico

Manifestações e Características Clínicas

1. O pulmão direito é acometido com mais freqüência do que o esquerdo — devido à posição
   inclinada do brônquio direito, ao ângulo menos agudo que o brônquio-fonte direito faz com a
   traquéia e ao seu maior tamanho.
2. Nos estágios iniciais, a cavidade pulmonar pode ou não se comunicar com o brônquio.
3. Eventualmente, a cavidade é circundada ou encapsulada por uma parede de tecido fibroso,
   exceto em um ou dois pontos, onde o processo necrótico se estende até alcançar a luz de
   algum brônquio ou do espaço pleural e estabelecer uma comunicação com o trato respiratório, com a cavidade pleural (fístula broncopleural) ou com ambos.

Sintomas

1. Tosse
2. Febre e mal-estar — conseqüentes à pneumonite segmentar e à atelectasia
3. Cefaléia, astenia, perda de peso
4. Dor torácica pleurítica — conseqüente à extensão da pneumonite supurativa à superfície pleural
5. Produção de escarro — material mucopurulento, fétido, amarelo-esverdeado, que se torna
   profuso após a ruptura dos abscessos para dentro da árvore brônquica
6. Baqueteamento dos dedos e artelhos — pode significar presença de carcinoma broncogênico

Avaliação Diagnóstica

1. História do paciente
2. Raios X de tórax — para diagnóstico e localização da lesão
3. Broncograma — pode ser necessário para diferenciar o abscesso pulmonar da bronquiectasia
4. Visualização direta pela broncoscopia — para excluir a possibilidade de tumor ou corpo estranho
5. Leucocitose no estágio agudo
6. Cultura de escarro e teste de sensibilidade — para determinar o(s) organismo(s) causador(es) e o antibiograma
7. Macicez e sons respiratórios brônquicos — podem ser percebidos sobre o segmento doente

Tratamento e Conduta de Enfermagem

Objetivos: estabelecer drenagem adequada.
erradicar a infecção.

1. Administrar antibiótico adequado, com base na sensibilidade dos organismos cultivados — são comuns infecções mistas e pode ser necessário o uso de diversos antibióticos.
2. Usar técnicas de drenagem.
   a. Drenagem postural (acelera a resolução) — posições a serem assumidas na dependência da localização segmentar do abscesso. (Ver pág. 185.)
   b. Broncoscopia terapêutica — para drenar o abscesso.
3. Medir e registrar o volume do escarro — para acompanhar o processo de cura.
4. Utilizar medidas de apoio durante a fase aguda da enfermidade.
   a. Administrar dieta com alto teor protéico e calórico — pode ocorrer perda protéica significativa quando o paciente expectora grandes quantidades de secreção.
   b. Assistir o paciente que necessita de transfusões de sangue — pode existir anemia grave em pacientes com infecção.
5. Preparar para intervenção cirúrgica, se indicada — realizada somente se o paciente não reage a um tratamento clínico adequado.
   a. Excisão — em geral lobectomia (eventualmente ressecção segmentar); feita porque a pneumonite infiltrativa que circunda a bolsa do abscesso pulmonar costuma estender-se além dos limites segmentares do pulmão.
   b. Drenagem com tubo de toracotomia — em geral feita em pacientes que não podem tolerar uma grande toracotomia (pacientes idosos, alcoólatras, com pouca reserva funcional pulmonar).
   c. Ver pág. 261 para o cuidado com os pacientes submetidos á cirurgia torácica.

Planejamento da Alta e Orientação Médica

1. Encorajar o indivíduo a ter paciência — os raios X podem levar de 10 dias a vários meses para voltar à normalidade, quando então a cavidade estará fechada.
2. Encorajar o paciente a assumir a responsabilidade de alcançar e manter um estado de saúde ótimo com um programa planejado de boa nutrição, repouso e exercícios.

Bronquiectasia

Bronquiectasia é uma dilatação crônica dos brônquios.

Causas

1. Infecções pulmonares e obstrução dos brônquios
2. Aspiração de corpos estranhos, vômito, ou material do trato respiratório superior
3. Pressão extrínseca conseqüente a tumores, dilatação dos vasos sangüíneos, aumento dos nódulos linfáticos

Alteração na Fisiologia

Obstrução brônquica → infecção → fibrose progressiva das áreas acometidas → enfraquecimento da parede brônquica → estenose dos segmentos acometidos → estase das secreções infectadas → dilatação brônquica

Manifestações Clínicas

O paciente apresenta sintomas, quando acometido por superinfecção.

1. Tosse produtiva
2. Escarro mucopurulento
3. Hemoptise
4. Estertores sobre as áreas pulmonares acometidas
5. Crises recidivantes de infecção pulmonar localizada
6. Dispnéia (dependendo da quantidade de tecido pulmonar acometido)
7. Dedos em baqueta de tambor
8. Chiados

Avaliação Diagnóstica

1. Radiografia do tórax (pode revelar áreas de atelectasia, com dilatação disseminada dos brônquios)
2. Broncoscopia (em geral mostra secreções purulentas provenientes da área acometida)
3. Broncograma (para mapear toda a árvore brônquica e para determinar o grau de dilatação dos brônquios)

Tratamento e Conduta de Enfermagem

Objetivo: livrar as porções pulmonares afetadas do excesso de secreções.

1. Tratar o paciente durante os períodos de infecção aguda.
   a. Empregar antibioticoterapia judiciosa orientada pelos estudos de sensibilidade, segundo cultura de escarro.
   b. Os pacientes que sofrem de infecções repetidas podem tomar pequenas doses de antibióticos profiláticos durante os meses de inverno.
2. Esvaziar os brônquios das secreções acumuladas.
   a. Utilizar a drenagem postural mais indicada aos segmentos afetados, para esvaziar as bronquiectasias por gravidade, reduzindo assim o grau de infecção e a quantidade de secreção (ver pág. 185).
      (1) Deve-se realizar drenagem postural durante 20 minutos, duas vezes ao dia ou mais freqüentemente, se as condições clínicas o indicarem.
      (2) A área torácica acometida pode ser percutida ou sofrer "taponas", para auxiliar a saída das secreções (ver pág. 197).
   b. Encorajar ingesta abundante de líquidos, para reduzir a viscosidade do escarro.
   c. Utilizar vaporizador para umidificar e liquefazer as secreções.
   d. Eliminar o fumo e a poeira, que além de irritarem os brônquios aumentam a secreção.
   e. Administrar expectorantes e drogas broncodilatadoras, quando indicado. (Ver tratamento do paciente enfisematoso, pág. 249.)
   f. Preparar o paciente para a broncoscopia, quando necessário, para drenar a secreção e remover corpos estranhos.
3. Empregar intervenção cirúrgica quando o tratamento clínico for inadequado.
   a. Ressecção segmentar, para poupar a maior quantidade possível de parênquima pulmonar funcionante. (Ver pág. 262 para os princípios de enfermagem após cirurgia torácica.)
   b. Avaliar as complicações pós-operatórias.
      (1) Pneumonia   (2) Empiema

Planejamento da Alta e Orientação Médica

1. Instruir o paciente para evitar fumaças nocivas, irritantes pulmonares (cigarros) e poeiras.
2. Estimular um cuidado odontológico regular.
3. Ensinar ao paciente os exercícios de drenagem postural. Ver págs. 251-252 para outros aspectos da orientação médica (paciente com enfisema).

Doença Pulmonar Obstrutiva Crônica (DPOC)

Doença pulmonar obstrutiva crônica (DPOC) é o termo designativo de um grupo de afecções associadas à obstrução crônica do influxo de ar nos pulmões. Inclui:

1. Bronquite   2. Enfisema   3. Asma (ver Cap. 11)

Alteração da Fisiologia

1. Basicamente, a pessoa com DPOC apresenta:

a. Secreção excessiva de muco nas vias aéreas que não é devida a causas específicas (bronquite)
b. Aumento do tamanho dos espaços aéreos distais aos bronquíolos-terminais, com perda das paredes alveolares e da retração elástica dos pulmões (enfisema)
c. Estreitamento das vias aéreas brônquicas que muda de intensidade (asma; ver Cap. 11, pois o mecanismo desencadeador na asma é de origem alérgica)
d. Pode haver uma superposição dessas afecções.
2. Em conseqüência dessas afecções, ocorre uma alteração subseqüente da dinâmica respiratória — e.g., obstrução ao fluxo aéreo.

Causas de DPOC (Complexo Enfisema-Bronquite)

1. Fumo
2. Poluição do ar
3. Exposição profissional
4. Alergia
5. Auto-imunidade
6. Infecção
7. Predisposição genética
8. Envelhecimento

Bronquite Crônica

Bronquite crônica é uma infecção crônica do trato respiratório inferior associada a tosse produtiva e obstrução do fluxo aéreo.

Alteração da Fisiologia

Infecção, irritação, hipersensibilidade → hiperemia local → hipertrofia.

Manifestações Clínicas

Em geral insidiosas, desenvolvendo-se durante vários anos
1. Acessos repetidos de tosse e expectoração
2. Infecções respiratórias agudas recidivantes, seguidas por tosse persistente
3. Produção de catarro gelatinoso e espesso (aumenta durante as superinfecções)
4. Sibilos e dispnéia aparecem à medida que a enfermidade progride

Características Clínicas

1. As exacerbações da bronquite crônica ocorrem, com mais freqüência, durante os meses de inverno — os pacientes sofrem de broncoespasmo devido à inalação de ar frio.
2. Uma grande variedade de infecções viróticas, bacterianas e micóticas pode produzir exacerbações agudas da bronquite.
3. As secreções precisam ser expelidas ou produzirão obstrução brônquica crônica, retenção de ar e de dióxido de carbono, hipoxemia e infecção localizada.
4. A bronquite crônica quase invariavelmente evoluirá para enfisema.

Avaliação Diagnóstica

1. Raios X de tórax — para excluir outras enfermidades torácicas
2. Estudos da função pulmonar
3. Gasometria

Tratamento e Conduta da Enfermagem

Objetivos: manter a permeabilidade da árvore brônquica periférica.
facilitar a remoção dos exsudatos brônquicos.
prevenir a incapacidade.
Ver pág. 249 (enfisema) para o tratamento.

Enfisema Pulmonar

O *enfisema pulmonar* é uma doença pulmonar complexa caracterizada por perda da elasticidade pulmonar devida à destruição alveolar.

Causas

(Ver Causas da Doença Pulmonar Obstrutiva Crônica, acima.)

Avaliação Diagnóstica

1. Avaliação clínica do paciente
2. Determinação da capacidade vital
3. Raios X de tórax
4. Gasometria (se possível com exercícios) para detectar hipoxemia
5. Ensaio Alfaı-Antitripsina — útil para identificar pessoas propensas

Manifestações Clínicas

1. *Dispnéia;* instalação lenta e evolução progressiva
2. Fraqueza, letargia, anorexia, perda de peso — devidas à hipoxemia, aumento do esforço da musculatura respiratória e acidose respiratória
3. A tosse pode ser mínima, exceto quando existe infecção respiratória

Complicações

1. Acidose respiratória
2. Cor Pulmonale
3. Insuficiência cardíaca congestiva
4. Pneumotórax espontâneo
5. Infecções respiratórias fulminantes
6. Arritmias cardíacas
7. Depressão profunda
8. Má nutrição

Objetivos do Tratamento e Conduta da Enfermagem

A. *Eliminar as secreções brônquicas — a retenção das secreções mucopurulentas perpetua o problema.*

  1. *Eliminar todos os irritantes pulmonares, especialmente o cigarro.*

    a. Em geral, ao parar de fumar, consegue-se diminuir a irritação pulmonar, a produção de catarro e a tosse.

    b. Evitar atividades físicas externas quando o ar está muito poluído.

    c. As roupas de cama devem conter o mínimo possível de poeira.

    d. Pensar no uso de filtros de ar para remover as partículas e os poluentes atmosféricos, nas áreas onde isso constitui um problema.

    e. Usar um umidificador no quarto — condiciona a deposição das partículas e torna o ar menos irritante.

  2. Controlar o broncoespasmo — quase todos os pacientes com doença pulmonar obstrutiva crônica apresentam um certo grau de broncoespasmo.

    a. O broncoespasmo é identificado pela ausculta com estetoscópio.

    b. Administrar os broncodilatadores prescritos, enquanto se dilatam as vias aéreas, combatendo tanto o edema da mucosa brônquica quanto a contração do músculo liso.

      (1) Ver pág. 200 para o quadro de broncodilatadores.

      (2) Os medicamentos podem ser administrados pela via oral, subcutânea, endovenosa ou retal; ou por nebulização (por aerossóis sob pressão, nebulizadores manuais, nebulizadores acionados por bomba ou RPPI).

      (3) Avaliar o paciente para efeitos colaterais cardiovasculares — tremor, formigamento nas extremidades, taquicardia e perspiração excessiva.

      (4) Evitar o uso excessivo de broncodilatadores.

      (5) Auscultar o tórax após a administração de broncodilatadores em aerossol, para avaliar a melhora da entrada de ar e a redução nos ruídos respiratórios adventícios.

  3. Liquefazer as secreções.

    a. Encorajar um alto nível de ingesta líquida (10-12 copos; 2,5 a 3 litros diários) dentro dos limites da reserva cardíaca.

    b. Administrar os expectorantes prescritos, para modificar as secreções brônquicas.

    c. Administrar inalações de água nebulizada para umidificar a árvore brônquica e liquefazer o catarro.

  4. Tratar com RPPI para forçar os medicamentos nebulizados, aumentar a ventilação alveolar, umidificar as secreções e aliviar a insuficiência respiratória.

    a. Ver pág. 214 para a técnica da RPPI.

    b. Os pacientes podem receber simultaneamente nebulizações com um broncodilatador simpaticomimético e com um agente mucolítico.

    c. Usar inspiração suave com fase expiratória prolongada.

    d. Os tratamentos com RPPI e oxigênio devem ser feitos com muita cautela nos pacientes com elevações crônicas das tensões de dióxido de carbono e que estão respirando com estímulo hipóxico. Usar ar comprimido para acionar a máquina, se o paciente retém CO_2.

5. Usar posições de drenagem postural para ajudar a limpar as secreções mucopurulentas que são responsáveis pela obstrução das. vias aéreas.
   a. As posições que drenam os lobos médio e inferior parecem ser mais úteis nos pacientes com DPOC.
   b. Outros pacientes conseguem uma tosse eficaz e uma boa limpeza das secreções ficando sentados e inclinados para a frente.
   c. Utilizar percussão torácica (pág. 187) para facilitar a propulsão do catarro através dos brônquios, quando necessário.
6. Preparar o paciente para a retirada broncoscópica das secreções, se não consegue tossir e impulsionar seu catarro.
7. Preparar o paciente para intubação endotraqueal ou traqueostomia, quando indicado, para permitir uma aspiração mais eficaz das secreções e para propiciar um apoio ventilatório.

B. *Controlar as infecções, a fim de diminuir o edema inflamatório e permitir que a mucosa brônquica recupere uma ação cïliar normal — as infecções respiratórias repetidas contribuem para a progressão da DPOC.*

1. Reconhecer as manifestações precoces da infecção respiratória — respiração cada vez mais superficial; fadiga, mudança na cor, quantidade e natureza do catarro, nervosismo, irritabilidade, febrícula.
2. Colher escarro para esfregaço e cultura.
3. Administrar os antibióticos prescritos para controlar a infecção bacteriana secundária na árvore brônquica, limpando com isso as vias aéreas (tetraciclina, eritromicina, ampicilina).
4. Devem ser realizadas culturas de escarro periódicas para a possível superinfecção nos pacientes com terapêutica antibiótica a longo prazo.
5. Alertar o paciente para evitar contato com pessoas portadoras de infecção do trato respiratório.
6. Administrar os corticosteróides prescritos; essas substâncias exercem um efeito antiinflamatório e ajudam a combater a obstrução das vias aéreas.
   a. Uma série curta de corticosteróides pode ser benéfica para as pessoas com ataques agudos de obstrução brônquica, respiração muito ofegante ou eusinofilia intensa no escarro ou no sangue.
   b. Podem prescrever-se antiácidos, para prevenir a formação de uma úlcera.

ALERTA À ENFERMAGEM: Estar alerta para a maior suscetibilidade às infecções, para ulceração gastrintestinal e para tendências hemorrágicas.

C. *Manter a nutrição, pois a anorexia é um problema comum.*

1. A dispnéia, com a conseqüente deglutição de ar, assim como a produção de catarro combinada com a ingestão de medicamentos, promovem a perda do apetite.
2. Oferecer dieta rica em proteínas, com lanches entre as refeições, para aumentar a ingestão calórica e neutralizar a perda ponderal.
3. Evitar alimentos que produzem desconforto abdominal.
4. Administrar oxigênio suplementar enquanto o paciente está comendo (quando prescrito).

D. *Combater a hipoxemia grave e sintomas correlatos.*

1. Administrar oxigênio com pouco fluxo em pacientes selecionados com doença pulmonar obstrutiva crônica grave — para aumentar a tolerância aos exercícios, minorar os efeitos da hipoxemia, reduzir a eritrocitose secundária, reduzir a sobrecarga ventricular direita.
2. A terapia por oxigênio com baixo fluxo destina-se a aliviar a perigosa hipoxia celular, sem deprimir a ventilação global:
   a. Nos pacientes com DPOC a precária troca de gases pode resultar em CO_2 cronicamente elevado (que passa a constituir um estímulo menos eficaz para a respiração). Ao administrar uma alta concentração de oxigênio, pode-se remover o estímulo hipóxico — que resulta em maior hipoventilação, descompensação respiratória e aparecimento de uma acidose respiratória progressiva.
   b. A dosagem de oxigênio com baixo fluxo deve ser individualizada, só sendo administrada após realizar a gasometria arterial.

    c. A taxa habitual do fluxo de oxigênio é de 1-3 l/minuto em repouso ou de 1-4 l/minuto com exercícios, dependendo da P_{O_2}.

    d. Podem ser ministrados exercícios gradativos com baixo fluxo de oxigênio, para aumentar a capacidade de esforço.

  3. Evitar narcóticos, sedativos e tranqüilizantes. Observar se ocorre sonolência excessiva, inquietação, agressividade ou confusão.

E. *Utilizar técnicas de reeducação respiratória para fortalecer o diafragma e os músculos expiratórios e para reduzir o trabalho da respiração.*

  1. Ensinar respiração costal baixa, diafragmática e abdominal (pág. 188), utilizando um padrão respiratório lento e relaxado, para reduzir a resistência das vias aéreas e a dispnéia.

  2. Usar respiração com os lábios entreabertos (pág. 189) a intervalos regulares e durante os períodos de dispnéia — previne o colapso das passagens aéreas com precário apoio elástico durante a expiração.

F. *Recondicionar o paciente e aumentar sua atividade física.*

  1. Utilizar exercícios progressivos e programas de condicionamento físico — andar, bicicleta estacionária. Em certos pacientes selecionados pode-se usar um cilindro portátil de oxigênio, a ser administrado com baixo fluxo, para a deambulação.

  2. Encorajar o paciente a realizar um treinamento regular de exercícios, destinado a aumentar a resistência física (endurance) e a promover uma sensação de bem-estar e de independência.

  3. Treinar o paciente em métodos que poupam energia.

G. *Amparar emocionalmente o paciente.*

  1. Demonstrar o paciente uma atitude positiva e interessada.

    a. Ser um bom ouvinte e mostrar que se preocupa.

    b. Mostrar-se sensível aos seus temores, ansiedade e depressão; isso ajuda a proporcionar conforto emocional e uma nova visão da situação.

  2. Reforçar a auto-imagem do paciente.

  3. Permitir ao paciente expressar seus sentimentos e refrear (dentro de certo grau) os mecanismos de negação e repressão.

Planejamento da Alta e Orientação Médica

Objetivo: melhorar a qualidade de vida.

  1. Dar ao paciente uma explicação clara de sua doença, o que esperar, como tratá-la e viver com ela.

    Reforçar isso com explicações freqüentes, material de leitura, demonstrações e sessões de perguntas e respostas.

  2. Rever com o paciente os objetivos do tratamento e da conduta de enfermagem (págs. 249-251).

Instruir o paciente da seguinte forma:

  1. Evitar exposição aos irritantes respiratórios — por exemplo, cigarro, fumaças, poeira, frio.

    a. Parar de fumar!

    b. Afastar-se de temperaturas extremamente frias ou usar um cachecol sobre o nariz e a boca para aquecer o ar inspirado; isso evita a irritação das vias aéreas.

    c. Tentar evitar as mudanças ambientais bruscas.

    d. Dispor de um sistema umidificador em casa:

  2. Prevenir e eliminar as infecções brônquicas.

    a. Comunicar *imediatamente* ao médico qualquer evidência de infecção respiratória.

    b. Tomar o antibiótico prescrito ao primeiro sinal de infecção.

      (1) Dispor de um estoque em casa.

      (2) Realizar culturas de escarro freqüentes, quando se faz uma terapia antibiótica prolongada.

  3. Reduzir as secreções brônquicas.

    a. Manter uma ingestão líquida adequada (10-12 copos por dia); anotar a quantidade de líquidos consumida diariamente.

    b. Tomar broncodilatadores somente quando prescritos.

    c. Executar os exercícios de drenagem postural ordenados.

      (1) Ficar em cada posição 5-15 minutos.

      (2) Utilizar tosse controlada após cada posição.

    d. Tomar os medicamentos prescritos para tosse e expectoração.

4. Aumentar á ventilação pulmonar:

    Usar permanentemente e fielmente o tratamento por nebulização.

    a. Realizar o procedimento logo ao acordar e antes das refeições, quando prescrito.

    b. Inspirar e expirar o mais uniformemente possível durante o tratamento.

    c. Tentar tossir *produtivamente* (com *tosse controlada*) após o tratamento.

        (1) Respirar lenta e profundamente, usando respiração diafragmática.

        (2) Prender a respiração por vários segundos.

        (3) Tosse — 2 tossidas curtas e fortes com a bocà aberta; a primeira tossida solta o muco e a segunda o desloca.

        (4) Realizar uma pausa e inspirar profunda e tranqüilamente. (A inspiração vigorosa pode desencadear tosse improdutiva, que consome energia.)

        (5) Repousar.

    d. Praticar higiene oral após cada tratamento.

    e. Limpar o equipamento da terapia respiratória diariamente.

5. Realizar exercícios respiratórios para fortalecer os músculos da expiração e para fortalecer e coordenar os músculos inspiratórios.

    a. Praticar respiração diafragmática e com os lábios entreabertos (pág. 188).

    b. Usar conscientemente respiração com lábios entreabertos durante os episódios de dispnéia e de stress.

    c. Manter o tônus muscular do corpo com exercícios regulares.

6. Manter a saúde geral no nível mais alto possível.

    a. Exercitar-se para melhorar a condição física.

    b. Ter períodos de repouso antes e depois das refeições, se a alimentação produz dispnéia.

    c. Evitar excesso de fadiga, que é um dos fatores que produzem angústia respiratória.

    d. Realizar vacinação antigripal — a gripe pode desencadear insuficiência respiratória aguda.

7. Estudar seu estilo de vida e evitar as atividades com desgaste de energia.

    a. Viver dentro dos limites que o enfisema impõe.

    b. Ajustar as atividades ao padrão de fadiga individual.

    c. Respirar lenta e relaxadamente durante os períodos de atividade física.

Doença Cardiopulmonar (Cor Pulmonale)

A *doença cardiopulmonar (cor pulmonale)* é uma alteração na estrutura ou função do ventrículo direito resultante de doença que afeta a estrutura ou função pulmonar ou sua vascularização (exceto quando essa alteração resulta de doença do lado esquerdo do coração ou de doença cardíaca congênita).

Etiologia

1. Doença pulmonar obstrutiva crônica — bronquite crônica, enfisema (mais comuns)
2. Afecções que restringem a função ventilatória — cifoescoliose
3. Doença vascular pulmonar — êmbolos pulmonares

Fisiopatologia

Doença pulmonar obstrutiva crônica → hipoxia → hipercapnia → acidose → complicações circulatórias → hipertensão pulmonar → dilatação do coração direito → insuficiência cardíaca direita.

Manifestações Clínicas

1. Edema periférico
2. Insuficiência respiratória; dispnéia progressiva (ortopnéia, dispnéia paroxística noturna), tosse crônica
3. Dilatação do coração direito, demonstrada por:
    a. Exame físico
    b. Alterações eletrocardiográficas
    c. Raios X de tórax — mostram modificação no tamanho do coração
4. Manifestações de narcose pelo dióxido de carbono — cefaléia, confusão, sonolência, coma

Avaliação Clínica

1. Gasometria arterial
2. Provas de função pulmonar

Tratamento e Conduta de Enfermagem

Objetivos: tratar a doença pulmonar subjacente.
corrigir a hipoxemia.
corrigir as manifestações de doença cardíaca.

1. Melhorar a ventilação.
   a. Utilizar RPPI, com broncodilatadores
      ou, se o paciente apresenta sinais de insuficiência respiratória,
      Utilizar intubação endotraqueal, aspiração brônquica e/ou ventilação mecânica.
   b. Monitorizar os gases arteriais como guia na avaliação da adequação da ventilação alveolar.
   c. Usar oxigênio nasal contínuo e de baixo fluxo, nos pacientes com hipoxia crônica e acidose.
   d. Evitar depressores do sistema nervoso central (narcóticos, barbitúricos, hipnóticos) — exercem ação depressora sobre os centros respiratórios.
   e. Ver pág. 198 para o tratamento da insuficiência respiratória.
2. Combater as infecções respiratórias, que costumam precipitar doença cardiopulmonar — a infecção respiratória acarreta retenção de dióxido de carbono e hipoxia, resultando em constricção das arteríolas pulmonares e subseqüente hipertensão pulmonar.
3. Tratar a insuficiência cardíaca, quando existe.
   a. Eliminar a hipoxemia e hipercapnia do paciente. (Ver primeiro o tratamento acima mencionado, destinado a melhorar a ação cardíaca.)
   b. Limitar a atividade física.
   c. Restringir a ingestão de sódio.
   d. Administrar diuréticos para reduzir o edema periférico e a sobrecarga circulatória para o coração direito.
   e. Administrar digitálicos, quando prescritos. Os digitálicos são administrados com cautela, pois sua toxicidade constitui um problema sério no tratamento da insuficiência respiratória por causa da hipoxia, acidose e anormalidades eletrolíticas.
   f. Utilizar monitorização ECG quando necessário — alta incidência de arritmias nesses pacientes.

Planejamento da Alta e Orientação Médica

1. Enfatizar a importância de parar de fumar; o fumo constitui a principal causa de doença cardiopulmonar.
   a. Inquirir o paciente acerca de seus hábitos de fumante.
   b. Informar ao paciente os riscos de fumar e os benefícios auferidos quando esse vício é abandonado.
2. Ensinar o paciente a tratar imediatamente as infecções.
3. Informar ao paciente a inter-relação entre infecção, poluição do ar e doença cardiopulmonar.

Embolia Pulmonar

A *embolia pulmonar* refere-se à obstrução de uma ou mais artérias pulmonares por um trombo ou (trombos) originado em algum lugar do sistema venoso ou na cavidade cardíaca direita.

Fatores Predisponentes

1. Estase da circulação venosa, especialmente em vasos sangüíneos com lesão endotelial — acarreta coagulação intravascular.
2. Lesão da íntima.
3. Hipercoagulabilidade do sangue.
4. A maioria dos êmbolos origina-se em veias das extremidades inferiores ou da região pélvica, de onde acabam se soltando e são levados para os pulmões.
   O repouso na cama, a posição sentada e ereta prolongada contribuem para a estase venosa das extremidades inferiores.

Medidas Preventivas

1. Avaliar cada paciente com um alto índice de suspeita para à embolia pulmonar.
2. Conhecer os pacientes de alto risco — aqueles que sofreram trauma da pelve (especialmente cirúrgico) e das extremidades inferiores (especialmente fratura do quadril), obesidade, varizes, gravidez, insuficiência cardíaca congestiva, infarto do miocárdio, doença maligna e os pacientes em pós-operatório.

3. Evitar a estase de sangue nas extremidades devida à posição pendente das pernas, à permanência prolongada sentada, à imobilidade e às roupas apertadas.
   a. Elevar periodicamente as pernas em 15-20 graus — para reduzir a estase e aumentar o retorno venoso.
   b. Colocar meias elásticas — para aumentar o fluxo sangüíneo nas veias profundas das pernas.
   c. Instruir o paciente para mexer os artelhos e os pés, elevar e abaixar as pernas com freqüência — para aumentar o retorno venoso.
   d. Evitar que os pés e as pernas permaneçam em posição pendente; oferecer uma cadeira para o paciente apoiar seus pés quando sentado à beira do leito (se a cama é alta). Instruir o paciente para não cruzar as pernas.
4. Evitar a hemoconcentração e a imobilização dos pacientes confinados ao leito.
5. Encorajar uma maior ingesta hídrica durante os períodos de imobilidade.
6. Evitar a cateterização de veias (terapêutica parenteral, medida de pressão venosa central) por períodos longos.
7. Usar terapêutica anticoagulante profilática em pequenas doses nos pacientes de alto risco.
8. Pesquisar a positividade do sinal de Homan. (Enquanto o paciente estiver em posição supina, fazer com que eleve a perna e realize a dorsiflexão do pé. Dor na panturrilha durante essa manobra pode indicar trombose de veia profunda.)

Manifestações Clínicas

1. Princípios básicos
   a. O tamanho e a localização do êmbolo determinam o efeito fisiológico. Portanto, os sintomas podem inexistir ou constituírem um quadro de colapso cardiovascular.
   b. Os efeitos fisiológicos decorrem da obstrução da artéria pulmonar.
   c. Êmbolos diminutos tendem a ser múltiplos e recidivantes.
2. Dispnéia e taquicardia
3. Deterioração sutil do estado do paciente, sem causa evidente
4. Dor retroesternal com inquietação e sensação de morte iminente; ocorre quando quase toda a artéria pulmonar está obstruída
5. Palidez, cianose, taquiarritmias, choque clínico
6. Ingurgitamento das veias do pescoço
7. Atrito pleural, hiperfonese da 2.ª bulha pulmonar, ritmo de galope

---

ALERTA À ENFERMAGEM: Ter um alto índice de suspeita quando ocorre uma deterioração súbita no estado do paciente e diante de achados cardiovasculares e pulmonares inexplicáveis.

Avaliação Diagnóstica

1. Sinais físicos
2. Raios X de tórax
3. Angiografia pulmonar (mais definitiva)
4. Cintilografia pulmonar
5. ECG
6. Gasometria arterial — indica o grau de insuficiência respiratória
7. Flebografia contrastada ou flebografia de impedância — para identificar trombose venosa profunda

Objetivos do Tratamento e Conduta de Enfermagem

Objetivos: amparar a vida durante um episódio agudo.
         promover a involução e evitar a recidiva.

A. *Restaurar a função cardiopulmonar.*

1. Fornecer assistência respiratória para eliminar a hipoxia.
   a. Oxigênio por máscara facial ou cateter nasal
   b. Intubação traqueal, se necessário (ver pág. 219).
2. Controlar os sinais vitais, o ECG e os gases arteriais (ver pág. 179).
3. Tratar a insuficiência cardíaca, quando existe.
4. Administrar os analgésicos e sedativos prescritos, para controlar a dor e a apreensão.

B. *Administrar terapia anticoagulante para prevenir a recidiva e a extensão da tromboembolia.*

  1. Administrar heparina (I.V.) — a heparina prolonga o tempo de coagulação do sangue; é anticoagulante e antitrombótica.
  2. A heparina pode também ser administrada por infusão endovenosa contínua (gotejamento ou bombeamento), excelente método para se obter e controlar o desejado aumento do tempo de coagulação.
  3. Dosagem ajustada para manter os testes de coagulação em 2-2,5 vezes os níveis-controles uma hora antes da próxima dose.
  4. Avaliar o paciente para sangramento indesejável.
  5. Dispor de protamina para neutralizar a heparina durante os episódios de sangramento intenso.
  6. Administrar warfarin sódico (cumarínico) como anticoagulante; pode ser dado simultaneamente no início ou no final da terapia heparínica.
     a. Os anticoagulantes podem ser proibidos em certas situações: cirurgia cerebral, medular, articular ou urinária recente; certas tendências hemorrágicas; fratura de bacia ou de extremidade; sangramento recente por úlcera péptica.
     b. Dispor de fitonadiona (Mephyton) para neutralizar os efeitos dos medicamentos que deprimem a protrombina (warfarin sódico)
  7. Estar ciente que muitas drogas interagem com os anticoagulantes.

C. *Preparar o paciente para a intervenção cirúrgica quando a anticoagulação está contra-indicada ou falhou, ou quando o paciente sofreu uma embolização maciça.*

  1. Interrupção da veia cava inferior — reduz o tamanho do canal e impede a passagem dos êmbolos, permitindo ao mesmo tempo a passagem de algum sangue. Essa interrupção pode ser feita por um dos seguintes métodos:
     a. Plicatura com sutura ou clipes
     b. Obstrução intraluminal conseguida com filtros tipo guarda-chuva, cateteres com balonetes, cateteres-armadilhas.
     c. Todos os métodos de interrupção da veia cava podem produzir insuficiência venosa das extremidades inferiores, com subseqüente estase e edema.
  2. Embolectomia pulmonar — retirada direta do êmbolo da artéria pulmonar.
     Realizada com "bypass" cardiopulmonar nos pacientes com embolia maciça e choque.

Planejamento da Alta e Orientação Médica

  1. Ver "Medidas Preventivas", pág. 253.
  2. O paciente poderá ter que continuar tomando anticoagulantes por 3 a 6 meses após seu episódio inicial.
  3. Pacientes do sexo feminino que sofreram tromboembolia devem ser alertadas para não usarem anticoncepcionais orais.
  4. Instruir o paciente para estar alerta aos sinais de excesso de anticoagulação: sangramento gengival e nasal, equimoses, hematúria, sangue nas fezes etc.
  5. O paciente não deve tomar *nenhum* medicamento, a menos que aprovado pelo médico, pois muitos deles interagem com os anticoagulantes.
  6. O paciente deve avisar o dentista que está tomando anticoagulantes.

Sarcoidose

Sarcoidose é uma doença granulomatosa sistêmica de causa desconhecida. Pode acometer praticamente qualquer órgão ou tecido, porém afeta mais comumente os pulmões, os gânglios linfáticos, o fígado, o baço, a pele, os olhos, as falanges e as parótidas.

Características Clínicas

  1. Os pacientes com sarcoidose podem exibir alterações da reatividade imunológica.
  2. O início costuma ocorrer durante a terceira ou quarta décadas.
  3. As primeiras manifestações clínicas em geral são torácicas, com aumento dos gânglios linfáticos hilares e mediastínicos; pode evoluir até o comprometimento pulmonar difuso, seguido por fibrose.

Manifestações Clínicas

(Dependem do tamanho e da extensão das lesões e do grau de fibrose)

  1. Manifestações pulmonares — dispnéia e tosse (podem surgir tardiamente)

2. Lesões cutâneas — nódulos e infiltrações na face, orelhas, nariz, superfícies extensoras
3. Hipercalciúria e hiperglobulinemia
4. Uveíte, dor articular, febre — dependendo de ser aguda ou de progressão lenta

Avaliação Diagnóstica

1. Teste de Kveim:
   a. Injeção intradérmica de suspensão salina de tecido sarcóideo obtido do baço ou de gânglios linfáticos de paciente com sarcoidose aguda
   b. Produz-se um nódulo no local da injeção (em 4-8 semanas).
   c. A área é biopsiada e o tecido examinado
2. Biópsia da pele e dos gânglios linfáticos (procedimento diagnóstico mais definitivo) — revela granulomas sem caseação
3. Globulina, cálcio e fosfatase alcalina séricas aumentadas
4. Raios X de tórax — revelam adenopatia hilar; produz um aumento hilar regular
5. Provas de função pulmonar — dão uma indicação do grau de deterioração funcional

Tratamento

1. Não existe tratamento específico; a evolução natural da doença é para a resolução.
2. Terapia corticosteróidea em pacientes selecionados; exerce efeito antiinflamatório; usada em pacientes com hipercalcemia, doença ocular e miocárdica, doença pulmonar extensa com comprometimento da função pulmonar.
3. Pode-se administrar isoniazida nos pacientes com teste tuberculínico positivo.

Orientação Médica

1. A maioria das pessoas não requer tratamento. Muitos pacientes melhoram espontaneamente.
2. Realizam-se medições da função pulmonar com intervalos regulares, para acompanhar o impacto fisiológico da doença.

Câncer do Pulmão (Câncer Broncogênico)

O *carcinoma broncogênico* é um tumor pulmonar maligno que cresce na parede ou no epitélio que recobre os brônquios. O pulmão é também um sítio comum de metástases de carcinomas localizados em outras partes do organismo, cujas células ali chegam por via venosa ou por disseminação linfática. O câncer da pleura é raro.

Classificação (de acordo com o tipo celular)

1. Epidermóide — o mais comum
2. Indiferenciado (inclui a variedade de células anaplásicas ou pouco diferenciadas)
   a. Carcinoma de pequenas células indiferenciadas
   b. Carcinoma de grandes células indiferenciadas
3. Adenocarcinoma   4. Carcinoma bronquiolar ou alveolar

Fatores Predisponentes

1. Fumo — a quantidade, freqüência e duração do hábito têm uma relação positiva com o câncer do pulmão
2. Exposição industrial ao amianto, arsênico, cromo, níquel, ferro, substâncias radioativas, óleo isopropil, fumaça de alcatrão, vapores de petróleo

Medidas Preventivas

1. Manter uma observação minuciosa em pacientes que são fumantes — a doença é insidiosa e existe antes de produzir sintomas.
2. Encorajar os pacientes a se abstemerem do fumo.
3. Reconhecer a presença do tumor antes de surgirem os sintomas.
   a. Vigilância contínua em fumantes, principalmente acima de 40 anos.
   b. Raios X de tórax realizados a intervalos regulares.

ALERTA À ENFERMAGEM: Suspeitar de câncer pulmonar nos pacientes que pertencem a um grupo etário suscetível e que apresentam infecções pulmonares repetidas e difíceis de tratar.

Manifestações Clínicas

Costumam ser tardias e se relacionam com o tamanho e a localização do tumor, grau de disseminação e comprometimento de outras estruturas.

1. Tosse, especialmente o aparecimento de uma forma diferente ou nova de tosse
2. Hemoptise
3. Dor torácica; desconforto torácico
4. Sibilos
5. Infecções repetidas do trato respiratório superior
6. Sintomas gerais; perda de peso, fadiga, anorexia
7. Áreas habituais de metástases: gânglios regionais, fígado, supra-renais, cérebro, ossos, rins

Avaliação Diagnóstica

1. Raios X de tórax — incluindo fluoroscopia e tomografia; os cânceres pulmonares podem ser parcial ou completamente camuflados por outras estruturas
2. Broncoscopia e biópsia; raspado brônquico
3. Citologia do escarro ou lavagens com soro fisiológico do brônquio suspeito
4. Biópsia do gânglio escaleno; mediastinoscopia
5. Testes da função pulmonar
6. Testes de função supra-renal pré-operatórios — sob o stress cirúrgico o paciente necessita de maior secreção de adrenocorticóides. (Se as glândulas supra-renais tiverem sido afetadas por câncer metastático, o paciente pode desenvolver insuficiência supra-renal aguda.)
7. Avaliação cardíaca
8. Cintilografias pulmonar, cerebral e óssea, quando indicadas
9. Tomografia computadorizada

Tratamento

Objetivo: proporcionar a maior probabilidade de cura.

Existem 3 métodos de tratamento: cirurgia, irradiação e quimioterapia, usados separadamente ou em combinação.

1. Remoção cirúrgica da lesão e dos gânglios linfáticos regionais
   A operação pode consistir de ressecção segmentar, lobectomia ou pneumectomia com remoção dos gânglios linfáticos adjacentes, dependendo do estado clínico do paciente e do estágio da doença.
2. Terapia "curativa" com irradiação por supervoltagem
3. Tratamento para o câncer pulmonar inoperável
   a. Radioterapia paliativa para diminuir o tamanho do tumor e aliviar a pressão sobre as estruturas vitais (ver Cap. 19)
      A irradiação com dose alta é usada para o carcinoma de pequenas células
   b. Quimioterapia sistêmica (terapia combinada com 2 ou mais agentes) — para controle sintomático da doença metastática (ver Cap. 19)

Conduta de Enfermagem

1. Preparar o paciente para intervenção cirúrgica, se for o caso (ver pág. 261).
2. Apoiar e encorajar o paciente que recebe tratamento paliativo.
3. Tratar a bronquite ou as infecções pulmonares subjacentes.
   a. Drenagem brônquica e retirada de secreções
   b. Terapia com broncodilatadores e vapor d'água
   c. Antibióticos para infecção
4. Administrar nutrição suplementar e encorajar períodos extras de repouso.
5. Observar a presença de distúrbios do sistema nervoso central devidos a metástases para o cérebro, ou lombalgia, dor na pelve e nas extremidades, decorrentes de metástases ósseas.
6. Ver Cap. 16 para conduta de enfermagem do paciente com câncer.
7. Ver Cap. 19 para conduta de enfermagem do paciente em fase final.

Traumatismos Torácicos

Traumatismo torácico é uma lesão do tórax causada por qualquer forma de violência.

1. Os traumatismos torácicos são potencialmente ameaçadores à vida porque (1) alteram imediatamente a fisiologia cardiopulmonar e produzem hemorragia, e (2) posteriormente surgem infecções e lesões pulmonares e da caixa torácica.

2. Pacientes com traumatismos torácicos podem ter lesões intra-abdominais que devem ser tratadas agressivamente.

Alteração da Fisiologia

1. Nas feridas penetrantes, algum ar penetra no espaço pleural. (A pressão intrapleural negativa é substituída pela pressão atmosférica.)
2. A perda da pressão negativa dentro da cavidade pleural pode fazer colapsar o pulmão.
3. A alteração da pressão interfere com a expansão do pulmão não acometido e existe um balanço do mediastino e do pulmão colabado para trás e para diante.
4. Este balanço interfere com o enchimento das cavidades cardíacas direitas, fazendo diminuir o débito cardíaco e causando colapso cardiopulmonar.

Conduta de Emergência

A ordem de prioridade é determinada pelas condições clínicas do paciente.

Objetivo: restaurar a função cardiopulmonar ao normal o mais rapidamente possível.

Isso é feito mantendo a permeabilidade das vias aéreas, restaurando a integridade da parede torácica e reexpandindo o pulmão.

1. Avaliar as condições e o estado fisiológico do paciente.
    a. O ouvido do examinador é colocado junto à boca e nariz do paciente, o que lhe permite ouvir os ruídos produzidos nas vias aéreas, observar os movimentos do tórax descoberto e verificar o pulso — isso dá uma estimativa grosseira da adequação da ventilação.
    b. Observar o pescoço para posição da traquéia, enfisema subcutâneo e distensão das jugulares.
2. Estabelecer e manter via aérea permeável.
    a. Aspirar secreções, vômito e sangue do nariz e da garganta por:
        (1) Aspiração traqueal, se o paciente for incapaz de limpar sua árvore traqueobrônquica pela tosse (pág. 182).
        (2) Utilizar cânula traqueal se o paciente está sangrando pela nasofaringe ou se a traquéia está lesada (uso a curto prazo).
        (3) Utilizar aspiração broncoscópica, se necessário.
        (4) Preparar para traqueostomia, se necessário.
            (a) A traqueostomia auxilia a limpar a árvore traqueobrônquica, facilita a respiração do paciente, diminui o espaço morto da árvore respiratória e reduz a movimentação paradoxal.
            (b) O uso de um tubo de traqueostomia com balonete permite a formação de um sistema de troca de ar fechado quando conectado ao respirador.
    b. Estabilizar a parede torácica.
    c. Retirar sangue e ar da cavidade pleural.
    d. As feridas aspirantes de tórax devem ser fechadas com um curativo de emergência. Deve-se também pensar na presença de lesão pulmonar e na utilização de drenagem com tubo de tórax.
3. Controlar a hemorragia.
4. Tratar o choque. (O choque pode ser devido à hemorragia ou à deterioração da função cardiopulmonar.)
    a. Usar uma ou mais linhas de infusão endovenosa; colher sangue para os estudos de rotina.
    b. Restaurar o volume sangüíneo para níveis adequados — plasma, expansores plasmáticos, soluções eletrolíticas.
    c. Administrar a infusão rapidamente.
    d. Monitorizar com freqüência a pressão venosa central, para evitar hipovolemia e sobrecarga circulatória (ver Cap. 7).

Tipos de Lesão Torácica

A. *Hemotórax*

Sangue na cavidade pleural decorrente de lesão de órgãos torácicos ou vasos sangüíneos da parede torácica.
1. O sangue na cavidade pleural produz compressão pulmonar e pode deslocar as estruturas do mediastino.
2. O paciente pode estar assintomático; ou pode estar dispnéico, apreensivo ou chocado.

3. Tratamento
   a. Sangue e ar são aspirados com agulha de toracocentese *ou*
   b. Introduz-se um cateter intercostal (tubo de toracotomia) e inicia-se a drenagem, para se conseguir uma retirada mais completa e contínua do sangue — efetua a reexpansão pulmonar e permite controlar a perda sangüínea.
      O cateter torácico é suturado na posição e ligado a uma drenagem subaquática (pág. 265).
   c. Preparar para a reposição sangüínea imediata e a toracotomia, se o sangramento continua.

B. *Pneumotórax*

Ar no espaço pleural que ocorre espontaneamente por traumatismo ou doença. Nos pacientes com traumatismo torácico resulta, em geral, da laceração do parênquima pulmonar, da árvore traqueobrônquica ou do esôfago.
O estado clínico do paciente depende da velocidade do vazamento do ar e do tamanho da ferida.

1. *Pneumotórax espontâneo*
   a. Pode ocorrer em indivíduos sadios; em geral é devido à ruptura de uma bolha subpleural do pulmão.
   b. O tratamento costuma ser conservador se o pneumotórax não é extenso; poderá ser necessária aspiração por agulha ou drenagem torácica com tubo para se conseguir a reexpansão do pulmão colabado.
   c. Intervenção cirúrgica (toracotomia) aconselhada nos pacientes com pneumotórax espontâneo recidivante.

2. *Pneumotórax Hipertensivo*
   a. A rápida penetração de ar no espaço pleural produzirá *pneumotórax hipertensivo* (ar na cavidade pleural produzindo desvio do mediastino para o lado não afetado, o que resulta em grave distúrbio cardiorrespiratório).
   b. Quando existe pneumotórax hipertensivo, o espaço pleural pode ser descomprimido temporariamente com uma seringa presa a uma agulha calibre 16-18 introduzida no segundo espaço intercostal.
   c. Drenagem com tubo de tórax (toracotomia fechada) do espaço pleural para evacuar o ar. (Tubo de tórax ligado à aspiração subaquática.)

C. *Ferida Aspirante de Tórax*

Ar passando por um orifício da parede torácica, provocando o colapso pulmonar e o desvio do mediastino. Existe uma passagem de ar audível durante a inspiração e a expiração.

1. A pressão intrapleural negativa é eliminada, criando um problema para a ventilação, o que pode causar morte súbita por asfixia.
2. Tratamento
   a. Fechar imediatamente a ferida torácica para restaurar ventilação e respiração adequadas.
   b. Instruir o paciente para inspirar e expirar de maneira forçada contra a glote fechada (manobra de Valsalva), enquanto o curativo compressivo (gaze vaselinada) está sendo colocado. (Esta manobra auxilia a expandir o pulmão colabado.)
   c. Se necessário, preparar o paciente para intervenção cirúrgica ou para drenagem com cateter do espaço pleural (ver pág. 265). O tubo de toracotomia é introduzido após o tratamento de emergência acima descrito.
   d. Estar alerta para possível lesão pulmonar — um curativo sem drenagem com tubo de toracotomia pode produzir um pneumotórax hipertensivo.
   e. Se as condições o permitirem, colocar o paciente em posição semi-sentada, para permitir maior eficácia ventilatória.

D. *Fratura das Costelas e do Esterno* (lesão torácica mais comum)

1. Manifestações
   a. Dor localizada ou crepitação (estalido) no local da fratura.
   b. Dor torácica referida ao local da fratura.
   c. Respiração superficial e dolorosa (devida à imobilidade do tórax afetado).
2. Pneumonite é uma complicação de fratura de costela, que ocorre se o paciente não for encorajado a respirar fundo, periodicamente.
3. O bloqueio do nervo intercostal da área acometida às vezes é útil para aliviar a dor.

4. Analgésicos (em geral são narcóticos) devem ser administrados para permitir que o paciente respire e tussa de maneira eficiente.
5. O enfaixamento do tórax com bandagem elástica de 15 cm proporciona um certo conforto.
6. Colete de esparadrapo ou bandagens apertadas devem ser evitados, pois limitam os movimentos da parede torácica, com o risco de reter as secreções e de produzir atelectasia.

E. *Tórax Instável*

Perda de estabilidade da parede torácica, com subseqüente prejuízo da função respiratória. Resulta, em geral, de múltiplas fraturas de costelas.

1. Fisiopatologia
   a. Quando isso ocorre, uma porção do tórax perde suas conexões ósseas com o restante da caixa torácica.
   b. Durante a respiração, a parte solta do tórax afundará na inspiração e fará protrusão na expiração (movimento paradoxal).
   c. A mecânica respiratória normal fica tão alterada que ameaça seriamente a ventilação.
2. Manifestações Clínicas
   a. Dor, dispnéia, cianose
   b. Movimentação paradoxal (inversa à normal) da parede torácica acometida
3. Tratamento

Objetivo: estabilizar o tórax com movimento paradoxal.

   a. Estabilizar a porção instável do tórax com as mãos; aplicar um curativo compressivo e deitar o paciente sobre o lado lesado, ou colocar um saco de areia de 4,5 quilos sobre o local instável.
   b. Preparar para a imediata intubação endotraqueal ou traqueostomia com ventilação mecânica por pressão positiva contínua — isso "faz boiar" o segmento instável, melhora a ventilação alveolar, restaura a estabilidade da caixa torácica e o volume intratorácico e diminui o trabalho respiratório.

F. *Síndrome do Pulmão Encharcado*

Presença de líquido nos pulmões (muco, sangue, soro) como resultado de lesão torácica grave, contusão do tecido pulmonar, pneumonite por aspiração.

1. Manifestações
   a. Tosse constante e produtiva, estertores, sibilos
   b. Roncos presentes na ausculta
   c. Dispnéia, taquicardia, cianose
2. Objetivo do tratamento: melhorar a drenagem traqueobrônquica.
   a. Limpar as vias aéreas; estabilizar a parede torácica com ventilação por pressão positiv (bolsa e máscara) ou por tubo endotraqueal com oxigênio.
   b. Dar oxigênio quando existem cianose e dispnéia.
      Encorajar o paciente a tossir.
      (1) Apoiar o tórax manualmente
      (2) Administrar analgesia adequada para permitir a tosse.
      (3) Aspirar o sangue ou o ar da cavidade pleural (ver toracocentese, pág. 182).
3. Administrar RPPI periódica para auxiliar a limpeza da árvore traqueobrônquica.
4. Administrar droga broncodilatadora se houver broncoespasmo.
5. Preparar para traqueostomia com apoio ventilatório contínuo, se os esforços respiratórios estiverem exaurindo o enfermo.

G. *Tamponamento Cardíaco*

Acúmulo progressivo de líquido ou sangue dentro do espaço pericárdico que interfere com o enchimento diastólico dos ventrículos.

1. Fisiopatologia
   O tamponamento cardíaco resulta de feridas penetrantes nas quais o sangue penetra no saco pericárdico; ou pode ser conseqüente à cirurgia cardíaca.
2. Manifestações: (dependem de se existe lesão aguda ou derrame crônico)
   a. Abafamento dos ruídos cardíacos
   b. Achatamento da pressão de pulso
   c. Aumento da pressão venosa
   d. Elevação da pressão venosa central

   e. Queda da pressão arterial
   f. Turgência das veias do pescoço
   g. Dispnéia, cianose, choque

3. Tratamento
   a. Aspiração pericárdica (pericardiocentese), aspiração ou drenagem do pericárdio (ver Cap. 7); permite a retomada da ação cardíaca.
      (1) Poderão ser necessárias aspirações repetidas.
   b. Cirurgia (toracotomia) para controlar a hemorragia e reparar a lesão cardíaca.

ALERTA À ENFERMAGEM: No paciente com hipovolemia a pressão venosa poderá não subir, mascarando assim os sinais do tamponamento cardíaco.

CIRURGIA TORÁCICA

O Desafio: Atenção meticulosa deve ser prestada nos períodos pré e pós-operatórios aos pacientes submetidos à cirurgia torácica. Estas operações têm um grande alcance; pode estar presente doença pulmonar obstrutiva e a margem de segurança é pequena.

Cuidado Pré-Operatório

Objetivos: assegurar condição cirúrgica ótima ao paciente.
determinar se o paciente pode sobreviver a um procedimento planejado.

A. *Determinar o estado pré-operatório do paciente, suas condições físicas e suas deficiências.*

1. Auxiliar o paciente durante os exames diagnósticos.
   a. História e exame físico
   b. Raios X de tórax (ver pág. 173).
   c. Estudos da função pulmonar (pág. 178) — para saber se o paciente terá tecido pulmonar funcionante no pós-operatório
   d. Estudos diagnósticos especiais, quando solicitados
   e. Estudos básicos para averiguar quaisquer anormalidades não suspeitadas e para servirem como referência durante o período pós-operatório.
      (1) ECG — para vislumbrar a presença de doença cardíaca arteriosclerótica ou defeito de condução
      (2) Nitrogênio uréico do sangue, creatinina sérica — para obter uma avaliação "grosseira" da função renal
      (3) Glicemia ou tolerância à glicose — para detectar diabetes não suspeitado
      (4) Dosagem dos eletrólitos, estudos das proteínas séricas e determinações do volume sangüíneo, conforme indicado
      (5) Gasometria arterial
2. Avaliação do paciente pela enfermagem
   a. Quais os sinais e sintomas presentes? (tosse, expectoração, hemoptise, dor torácica)
   b. O paciente é tabagista? Há quanto tempo fuma? Quantos cigarros fuma atualmente?
   c. Qual é a tolerância cardiopulmonar do paciente ao se banhar, comer, andar etc.?
   d. Qual a "idade fisiológica" do paciente? (aparência geral, alerta mental, comportamento grau de nutrição)
   e. Existem outras entidades médicas?
   f. Qual o seu padrão respiratório?
   g. Quanto exercício se faz necessário para gerar dispnéia?
   h. Quais suas preferências e aversões pessoais?

B. *Melhorar a ventilação alveolar*

1. Encorajar o paciente a parar de fumar, pois o fumo aumenta a irritação brônquica.
2. Empregar todas as medidas para reduzir as secreções pulmonares.
   a. Medir o catarro diariamente em pacientes com secreções abundantes, para verificar se o volume das mesmas está diminuindo.
   b. Instruir o paciente para tossir contra a glote fechada para aumentar a pressão intrapulmonar.
   c. Umidificar o ar para liquefazer as secreções.
   d. Administrar broncodilatadores para o broncoespasmo.
   e. Administrar antibióticos para as infecções.
   f. Administrar expectorantes, enzimas e agentes mucolíticos, segundo prescrição.
   g. Empregar terapia com RPPI para melhorar a ventilação pulmonar (pág. 214).

h. Realizar posicionamento para drenagem postural nos pacientes com bronquiectasias etc. (ver pág. 185).

i. Ensinar a respiração diafragmática no pré-operatório (ver pág. 188).

j. Instituir um esquema de exercícios respiratórios para encorajar o uso dos músculos abdominais (ver pág. 188).

C. *Avaliar o estado cardiovascular e pulmonar, de modo que as complicações possam ser antecipadas e prevenidas.*

1. Estudar os resultados dos testes diagnósticos para detectar os desvios da normalidade.
2. Observar o paciente e suas reações às várias atividades do quotidiano.
3. Administrar drogas cardiotônicas aos pacientes com insuficiência cardíaca congestiva (ver Cap. 7).
4. Corrigir anemia, desidratação e hipoproteinemia — infusões intravenosas, alimentação por sonda nasogástrica e transfusões de sangue, conforme prescrição.

D. *Preparar o paciente para a experiência cirúrgica dando-lhe apoio, explicações e assistência de enfermagem habilitada, no período pré-operatório.*

1. Orientar o paciente para os eventos do período pós-operatório.
    a. Tosse e rotinas respiratórias
    b. Presença de dreno torácico e frascos de drenagem
    c. Oxigenoterapia; terapia com respirador
    d. Medidas utilizadas para controlar o desconforto
    e. Exercícios de pernas e movimentação do ombro afetado
2. Encorajar a expressão das necessidades psicológicas e de segurança.
3. Fornecer explicações acerca do consentimento formal e obter sua assinatura (ver Cap. 4).

E. *Participar na preparação pré-operatória, conforme indicado.*

1. Lavagem da área incisional
2. Limpeza da pele com antisséptico
3. Restrição da ingestão oral
4. Medicamentos especiais
5. Colocação dos tubos necessários, conforme indicado (linhas I.V., sonda de demora, sonda nasogástrica)

Cuidado Pós-Operatório

Objetivo: restaurar a função cardiopulmonar normal o mais rapidamente possível.

1. Manter as vias aéreas permeáveis.
    a. Olhar e ouvir a boca aberta do paciente enquanto ele respira, para evidências de obstrução, assim como auscultar seu tórax com estetoscópio.
    b. Monitorizar os gases arteriais — uma queda progressiva na PO_2 constitui uma indicação para o uso do respirador; uma PCO_2 elevada também costuma significar a necessidade de um apoio ventilatório (exceto nos pacientes com doença das vias aéreas obstrutiva crônica).
    c. O paciente pode ficar com cânula endotraqueal e ser ajudado por um respirador até demonstrar poder realizar uma respiração adequada — lançando mão da terapia ventilatória no momento apropriado, pode-se inverter a tendência para a insuficiência respiratória.
    d. Aspirar todas as secreções até que o paciente seja capaz de eliminá-las de maneira eficaz — existe uma quantidade excessiva de secreções endotraqueais nos pacientes póstoracotomia, devido ao traumatismo da árvore traqueobrônquica durante a operação, à menor ventilação pulmonar e ao embotamento do reflexo da tosse.
        (1) Secreções excessivas produzirão obstrução das vias aéreas; o ar existente nos alvéolos distais à obstrução será absorvido e os pulmões sofrerão colapso.
        (2) Realizar aspiração traqueal num paciente comatoso "encharcado", para prevenir atelectasia.
2. *Técnica para a aspiração traqueal se o paciente não puder limpar as secreções ou quando se recusa a tossir.*
    Deve-se usar técnica estéril, o que deve ser aprendido sob supervisão clínica experimentada.
    a. Colocar o paciente em posição sentada ou semi-Fowler. Ligar o cateter estéril a um tubo em Y ou em T que foi conectado ao aspirador.
    b. Pré-oxigenar o paciente por vários minutos antes de cada procedimento de aspiração.

c. Dar ao paciente um pedaço de gaze; instruí-lo para puxar sua língua para fora; isso projeta a epiglote para cima (ou outra pessoa terá que fazer isso).

d. Introduzir o cateter (lubrificado com gel solúvel em água) pela narina, até a faringe.

e. Checar a posição da ponta do cateter; deve estar na parte inferior da faringe.

f. Pedir ao paciente para respirar profundamente — serve para abrir a epiglote e também facilita a movimentação do cateter na direção da pressão negativa gerada pela inspiração.

g. Fazer avançar o cateter para dentro da traquéia, apenas durante a inspiração.

h. Aplicar aspiração *intermitentemente,* fechando a extremidade aberta do cateter em "Y" (ou em "T") com o dedo e rodando-a lentamente entre o polegar e o indicador.

i. A aspiração *nunca* deve ser prolongada por mais de 5-10 segundos, pois poderia ocorrer parada cardíaca nos pacientes com oxigenação limítrofe.

j. Enquanto o cateter está sendo retirado, realizar aspiração suave para limpar as paredes traqueais de secreção.

k. Ventilar o paciente com oxigênio por cerca de 2-5 minutos antes de uma segunda passagem do cateter (se isso for necessário). Checar a freqüência do pulso.

ALERTA à ENFERMAGEM: Observar se ocorrem mudanças na cor e consistência do catarro aspirado. Não é raro um catarro incolor e fluido; a opacificação ou mudança de cor do catarro pode significar desidratação ou infecção.

---

3. Manter supervisão contínua do paciente.

a. Tomar pressão arterial, pulso e respiração a cada 15 minutos ou mais freqüentemente, conforme indicado; repetir, após intervalos maiores, de acordo com o estado clínico do paciente.

b. Avaliar o *caráter* da respiração e a cor do paciente — a profundidade da respiração constitui um critério importante ao avaliar se os pulmões estão se expandindo de maneira adequada.

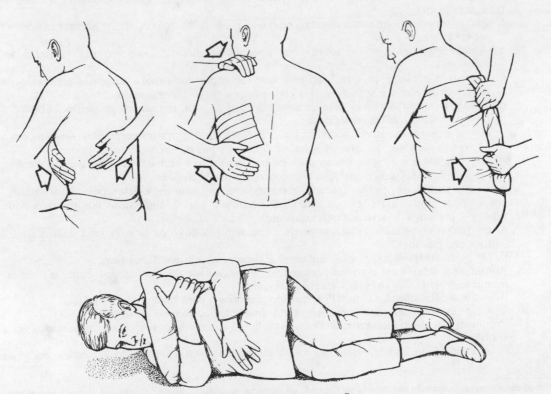

Figura 5-29. Promoção de uma tosse eficaz.

    c. Monitorizar freqüência e ritmo cardíacos pela ausculta e pelo ECG, pois as arritmias são observadas mais freqüentemente após a cirurgia torácica.

        (1) As arritmias podem ocorrer a qualquer momento, porém costumam manifestar-se entre o segundo e o sexto dias pós-operatórios.

        (2) A ocorrência de arritmias aumenta com a idade do paciente.

    d. Manter um cateter arterial para facilitar a monitorização freqüente dos gases arteriais, dos eletrólitos séricos, da hemoglobina, do hematócrito e da pressão arterial.

    e. Monitorizar a pressão venosa central para o reconhecimento imediato da hipotensão e para avaliar a eficácia do volume sangüíneo.

4. Manter vigilância e cuidado minucioso com relação ao sistema de drenagem torácica (pág. 267).

Compreender o sistema que está sendo usado.

    a. A drenagem torácica é utilizada após cirurgia/traumatismo que invade a pleura e colaba o pulmão (com exceção da pneumectomia*)

    b. Os tubos torácicos são introduzidos por ocasião da cirurgia para prevenir o acúmulo de ar e de fluido no espaço pleural ou mediastínico e para ajudar na reexpansão do tecido pulmonar residual.

    c. Checar a quantidade e a natureza do material drenado no pós-operatório imediato e com os intervalos necessários daí para diante — a drenagem deve diminuir progressivamente após as 12 primeiras horas. A drenagem costuma ser sanguinolenta logo após a cirurgia, porém se torna serosa após cerca de 24 horas.

    d. A persistência de drenagem sanguinolenta indica sangramento. Preparar-se para reposição sangüínea e possível reoperação para realizar a hemostasia.

5. Dar oxigênio umidificado no período pós-operatório imediato, para conseguir uma oxigenação máxima — a respiração ainda está deprimida e as secreções residuais nas passagens respiratórias periféricas podem bloquear parcialmente as trocas gasosas. Poderá ser necessária a monitorização por meio de gasometria arterial.

    a. Verificar se existe angústia respiratória e uma sensação de constrição torácica.

    b. Verificar se existe agitação — com freqüência o primeiro sinal de hipoxia.

6. Encorajar e promover uma rotir a eficaz no que se relaciona com a tosse (Fig. 5-29); uma tosse persistente e improdutiva esgota o paciente e as secreções retidas resultam em atelectasia e pneumonia.

    a. Sentar o paciente na borda da cama com os pés apoiados numa cadeira, se suas condições o permitirem.

    b. Apoiar firmemente o tórax sobre o lado operado e contra o lado oposto, para reduzir a dor incisional.

    c. Instruir o paciente para realizar uma inspiração profunda (para aumentar a pressão da tosse), para contrair seus músculos abdominais e tossir vigorosamente.

    d. Ajudar o paciente a tossir pelo menos uma vez por hora, durante as primeiras 24 horas, e quando necessário daí para diante.

        (1) Se existem estertores audíveis, poderá ser necessário utilizar percussão torácica com a rotina da tosse, até que os pulmões fiquem limpos de secreção (pág. 187).

        (2) Se a tosse e/ou a aspiração traqueal não conseguem eliminar os estertores, poderá se tornar necessária a remoção broncoscópica das secreções.

7. Auscultar ambos os pulmões (anterior e posteriormente) com um estetoscópio, para determinar se ocorreram alterações nos ruídos respiratórios, pois a diminuição dos mesmos pode indicar a presença de alvéolos colabados ou hipoventilados.

    a. Os ruídos respiratórios estão normais, indicando um fluxo de ar livre para dentro e para fora dos pulmões?

    b. Os ruídos respiratórios estão abafados? Existem murmúrios? Estertores?

8. Administrar terapia em aerossol para reduzir a viscosidade das secreções e evitar o ressecamento excessivo das secreções traqueobrônquicas.

9. Administrar tratamentos com RPPI, quando prescritos, para melhorar a ventilação.

10. Utilizar garrafas para soprar ou espirômetro inspiratório, quando prescrito.

11. Promover um alívio inteligente da dor — esta limita as excursões torácicas, reduzindo assim a ventilação.

    a. A intensidade da dor varia com o tipo de incisão, com a reação do paciente e com sua

---

*Um paciente com pneumectomia não costuma ser colocado em drenagem subaquática, pois é desejável que o espaço pleural seja preenchido por derrame, que acabará por obliterar este espaço. Alguns cirurgiões usam um sistema subaquático "modificado".

capacidade em suportá-la. As incisões cutâneas póstero-laterais costumam ser as mais dolorosas.

b. Administrar narcóticos (geralmente em doses pequenas e freqüentes) para o alívio da dor, para permitir que o paciente respire mais profundamente e tussa com mais eficácia; passar para analgésicos orais (codeína) logo que possível.

c. Evitar a depressão dos sistemas respiratório e vascular com excesso de narcóticos; o paciente não pode ficar tão sonolento que não possa tossir.

d. Fazer o paciente adotar posições apropriadas no leito.

e. Fixar os tubos de tórax para evitar tração sobre a parede torácica.

f. Ajudar o paciente com bloqueio do nervo intercostal para o controle da dor.

12. Monitorizar o débito urinário horário pela sonda de demora, pois o volume urinário reflete o débito cardíaco e a perfusão tecidual.

a. O paciente deve excretar pelo menos 30 ml de urina por hora.

b. A diminuição do débito urinário costuma ser devida à hipovolemia e à hipoidratação.

c. A densidade urinária ajuda a avaliar o estado de hidratação.

13. Administrar sangue e fluidos parenterais com menor velocidade após a cirurgia torácica — o edema pulmonar por sobrecarga de transfusão/infusão constitui uma ameaça constante; após uma pneumectomia o sistema vascular-pulmonar fica muito reduzido.

14. Tomar cuidado no posicionamento do paciente no pós-operatório da toracotomia.

a. Colocar o paciente em posição horizontal na cama a intervalos regulares, a menos que isso produza dispnéia.

b. Colocar o paciente na posição semi-Fowler para permitir que o ar residual alcance as porções superiores do espaço pleural e seja removido através do cateter existente na parte alta do tórax.

c. Os pacientes com reserva respiratória limitada poderão não conseguir se deitar sobre o lado não operado, pois isso pode limitar a ventilação do lado operado.

d. Modificar a posição da horizontal para a semi-ereta; a permanência numa única posição costuma promover a retenção das secreções na porção declive dos pulmões.

e. Sentar o paciente ereto para tossir.

15. Pesquisar a presença de distensão gástrica aguda (não é incomum após a cirurgia torácica).

a. Introduzir sonda nasogástrica para a descompressão.

b. Manter a sonda nasogástrica funcionando para evitar o vômito e a aspiração traqueobrônquica (ver Cap. 8).

16. Prever e prevenir as complicações.

a. Insuficiência pulmonar
b. Hemorragia
c. Acidose respiratória
d. Pneumonite; atelectasia
e. Arritmias cardíacas
f. Insuficiência renal
g. Distensão gástrica

17. Restaurar a amplitude normal de movimento do ombro e do tronco.

a. Encorajar os exercícios respiratórios para mobilizar o tórax (pág. 188).

b. Encorajar os exercícios esqueléticos para promover a abdução e a mobilização do ombro.

c. Encorajar a deambulação logo que os sistemas pulmonar e circulatório estejam compensados.

Planejamento da Alta e Orientação Médica

1. Haverá alguma dor intercostal durante um certo período de tempo, mas que poderá ser aliviada por calor local e analgesia oral.

2. São comuns a fraqueza e a fadiga durante as 3 primeiras semanas após uma toracotomia.

3. Exercícios de movimentação para o braço e o ombro do lado afetado devem ser realizados várias vezes por dia, para evitar anquilose do ombro ("ombro congelado").

Drenagem Torácica Subaquática

Fisiopatologia

1. A drenagem torácica subaquática (water-seal) representa um sistema destinado a drenar os denominados espaços pleural e mediastínico. A anatomia e fisiologia do tórax e os efeitos da patologia sobre o espaço pleural devem ser levados em conta nessa modalidade terapêutica.

2. O espaço pleural é essencial para a drenagem torácica. A pleura constitui uma delgada folha de tecido que recobre as superfícies internas das costelas, do diafragma e das estruturas do mediastino; continua como uma cobertura sobre toda a superfície de ambos os pulmões, formando assim um espaço pleural e sendo denominada de pleura parietal e pleura visceral.

3. Na realidade, o espaço pleural é realmente um espaço potencial, pois as duas superfícies pleurais entram em contato uma com a outra. Em conseqüência de traumatismos, doença ou cirurgia, esse espaço se torna mais evidente.
4. Normalmente o espaço pleural tem sempre uma pressão "negativa", pois os pulmões são elásticos e tendem a se afastar da parede torácica.
5. As pressões no espaço pleural são de aproximadamente 8 cm de água durante a inspiração e de 3,5 cm durante a expiração. Durante a inspiração forçada (como ocorre ao respirar contra uma glote fechada), pode-se constatar uma pressão negativa da ordem de 54 cm de água, enquanto que durante a expiração forçada (tosse) surge uma pressão positiva de aproximadamente 68 cm de água.
6. Uma abertura no tórax, por qualquer causa, produz perda da pressão negativa e o pulmão colaba. O acúmulo de fluidos ou de outros materiais no tórax também resulta em colapso do pulmão, pois essas substâncias ocupam espaço. O ar e o acúmulo de outras substâncias são deletérios para a função cardiorrespiratória.
7. Três tipos de materiais patológicos acumulados no espaço pleural:
   a. Sólidos, como fibrina ou sangue coagulado
   b. Líquidos — fluidos serosos, sangue, pus, quilo ou suco gástrico
   c. Gás — como ar proveniente do pulmão, da árvore traqueobrônquica ou do esôfago
8. Um sistema de drenagem torácica deve ser capaz de remover quaisquer acúmulos existentes na cavidade pleural um pouco mais rapidamente do que a velocidade com que se acumulam, para poder restaurar e manter um espaço pleural normal e uma função cardiorrespiratória normal.

Princípios da Drenagem Torácica

A drenagem torácica pode ser classificada em três tipos de sistemas mecânicos (Fig. 5-30).

A. *O sistema subaquático com garrafa única.*

1. A extremidade do tubo de drenagem proveniente do tórax do paciente fica recoberta por uma camada de água, o que permite a drenagem e evita o colapso pulmonar por ficar isolada da atmosfera.
2. Do ponto de vista funcional, a drenagem depende da gravidade, da mecânica respiratória e, quando for desejável, da aspiração produzida pelo acréscimo de um vácuo *controlado*.
   a. O tubo que sai do tórax do paciente vai até cerca de 2,5 cm abaixo do nível da água no recipiente (Fig. 5-30).
   b. Existe uma abertura para a saída de todo o ar que possa vazar do pulmão.
   c. O nível da água flutua quando o paciente respira; sobe quando o paciente inspira e desce quando expira.
   d. Na extremidade do tubo de drenagem pode-se ou não ver o borbulhar. A presença de borbulhas significa que o vazamento de ar do pulmão ou de outros tecidos persiste, ou que existe uma falha no sistema.

B. *O sistema com duas garrafas*

1. Consiste da mesma câmara subaquática e mais uma garrafa-manômetro.
2. A drenagem é semelhante à da unidade única, porém pode-se adicionar aspiração. Esta é controlada pela profundidade de imersão de um piezômetro (sifão) dentro do segundo frasco contendo fluido suficiente para estabelecer o grau de vácuo desejado (Fig. 5-30).
3. Uma boa drenagem depende da gravidade e da quantidade de aspiração adicionada, controlada pela garrafa-manômetro.
   a. Quando se adiciona ao sistema vácuo produzido por uma fonte externa, como aspiração elétrica, adiciona-se água na garrafa-manômetro para determinar a quantidade de vácuo aplicada no espaço pleural.
   b. A solução estéril adicionada em alguns aparelhos manufaturados ou que recobre o sifão da Garrafa B é medida em aproximadamente 20 cm.

C. *O sistema com três garrafas*

1. Semelhante em todos os aspectos aos dois anteriores, exceto que a câmara inicial coleta o material drenado (Garrafa C), fazendo com que o líquido na câmara subaquática se mantenha constante enquanto a drenagem se acumula (Fig. 5-30). (Isso constitui uma vantagem, pois nos outros dois sistemas, à medida que o material da drenagem torácica se acumula na garrafa subaquática, a resistência ao fluxo proveniente do espaço pleural aumenta; quando o fluido na

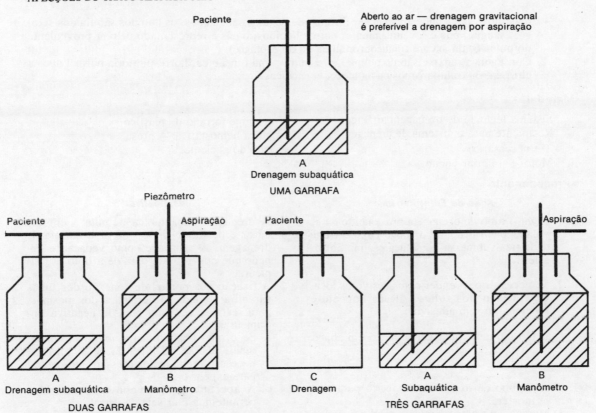

Figura 5-30. Sistemas de drenagem torácica. (O desenho é cortesia de Edward R. Munnell, M.D.)

garrafa subaqüática iguala a quantidade de fluido existente na garrafa-manômetro, cessa toda e qualquer aspiração eficaz.)

2. No sistema com três garrafas (como nos outros dois) a drenagem depende da gravidade e da quantidade de aspiração acrescentada e controlada pelo manômetro.

3. O motor mecânico de aspiração ou a aspiração elétrica criam e mantêm uma pressão negativa em todo o sistema de drenagem fechado.

4. A garrafa-manômetro regula a quantidade de vácuo existente no sistema. Essa garrafa contém três tubos (Fig. 5-30).

   a. Um tubo curto que fica acima do nível da água e que vem da garrafa subaquatica.

   b. Um outro tubo curto que vai até o motor de vácuo ou de aspiração ou até a aspiração elétrica.

   c. O terceiro tubo é longo (sifão) e se estende até abaixo do nível da água na garrafa e se abre para a atmosfera por fora da garrafa. Este é o tubo que regula a quantidade de vácuo no sistema, o qual, por sua vez, é regulado pela profundidade a que o tubo fica submerso na água — a profundidade habitual é de 20 cm.

5. Quando o vácuo no sistema ultrapassa a profundidade a que o tubo fica submerso na água, o ar externo é aspirado para dentro do sistema. Isso resulta num borbulhar constante na garrafa reguladora da pressão (garrafa-manômetro), indicando que o sistema está funcionando mal.

NOTA: Quando o motor está parado ou o vácuo elétrico é desligado, o sistema de drenagem deve ficar aberto para a atmosfera, para que o ar intrapleural possa sair do sistema, o que pode ser feito retirando-se o tubo proveniente do motor da aspiração para criar uma abertura.

ORIENTAÇÕES: Cuidando do Paciente com Drenagem Torácica Subaquática

Finalidades

1. Retirar sólidos, líquidos e gases do espaço pleural ou da cavidade torácica e do espaço me-

diastínico. (Os sólidos podem ser fibrina ou coágulos sangüíneos; os líquidos são fluidos serosos, sangue, pus e, eventualmente, outros líquidos; o gás é representado pelo ar proveniente do pulmão, da árvore traqueobrônquica ou do esôfago.)

2. Conseguir a reexpansão do pulmão e restaurar uma função cardiorrespiratória normal após a cirurgia, os traumatismos ou as afecções médicas.

Material

Sistema fechado de drenagem torácica
Recipiente para o sistema de drenagem
(se necessário)
Motor para criar vácuo

Um clampe forrado de plástico
ou pinça hemostática — presa
ao leito do paciente.

Procedimento

Ação de Enfermagem	*Justificativa*
1. Ligar o tubo de drenagem proveniente da cavidade pleural ao tubo longo cuja extremidade fica submersa na solução salina normal estéril.	1. A drenagem subaquática permite a entrada de ar e de fluido dentro de uma garrafa de drenagem. A água age como vedação e impede que o ar retorne para dentro do espaço pleural.
2. Se necessário, prender com adesivo os locais de conexão dos tubos. Alguns conectores funcionarão sem adesivo.	2. A fixação dos pontos de conexão dos tubos garantirá a condição hermética dos mesmos, para restabelecer uma pressão negativa (intrapleural).
a. O tubo deve ficar cerca de 2,5 cm abaixo do nível da água.	a. Se o tubo fica submerso muito profundamente abaixo do nível da água, torna-se necessária uma maior pressão intrapleural para expelir o ar.
b. O tubo curto é deixado aberto para a atmosfera.	b. A abertura do pequeno tubo de vidro permite que o ar saia da garrafa.
3. Marcar com esparadrapo o nível original do fluido na parte externa da garrafa de drenagem. Marcar os aumentos horários/diários (data e hora) no nível de drenagem.	3. Essa marcação mostrará a quantidade de fluido perdido e a velocidade com que esse fluido se acumula na garrafa de drenagem. Serve como base para a reposição sangüínea, quando o fluido é sangue. Drenagem macroscopicamente sanguinolenta aparecerá na garrafa no período pós-operatório imediato e, se excessiva, poderá exigir reoperação. A drenagem costuma declinar progressivamente depois das primeiras 24 horas.
4. Fixar o tubo à roupa de cama com tiras de borracha e alfinetes de segurança, para ocorrer fluxo por gravidade. O tubo *não* deve fazer alça nem interferir com os movimentos do paciente.	4. Torções, alças ou pressão sobre o tubo de drenagem podem produzir pressão retrógrada, forçando possivelmente a drenagem de volta para dentro do espaço pleural ou impedindo que a mesma saia desse espaço.
5. Permitir ao paciente assumir uma posição confortável. Facilitar o bom alinhamento corporal. Quando o paciente está numa posição lateral, colocar uma toalha enrolada por baixo do tubo, para protegê-lo do peso do corpo do paciente. Encorajar o paciente a mudar freqüentemente de posição.	5. A posição do paciente deve ser mudada com freqüência para facilitar a drenagem; o corpo deve ficar bem alinhado para prevenir as deformidades posturais e as contraturas. Um bom posicionamento ajuda a respiração e facilita as trocas gasosas. Poderá estar indicada uma medicação analgésica para propiciar conforto e permitir a respiração profunda.
6. Realizar com o braço e o ombro do lado afetado movimentos de amplitude várias vezes ao dia. Poderá ser necessária uma certa analgesia.	6. Os exercícios ajudam a evitar a anquilose do ombro e diminuem a dor e o desconforto pós-operatórios.
7. "Ordenhar" o tubo na direção da garrafa de drenagem de hora em hora.	7. A "ordenha" do tubo ajuda a prevenir seu entupimento com coágulos e fibrina. A atenção constante na conservação da permeabilidade do tubo facilitará a expansão imediata do pulmão e minimizará as complicações.
8. Certificar-se de que existe flutuação ("osci-	8. A flutuação do nível da água no tubo mostra

Ação de Enfermagem	Justificativa

lação'') do nível líquido no longo tubo de vidro (Fig. 5-30, Garrafa A).

que existe comunicação real entre a cavidade pleural e a garrafa de drenagem, dá uma indicação valiosa da permeabilidade do sistema de drenagem e constitui um medidor da pressão intrapleural.

9. A flutuação do fluido no tubo cessará quando:
   a. o pulmão se reexpandiu
   b. o tubo está entupido com coágulos de sangue ou fibrina
   c. se formou uma alça declive (veja # 4)
   d. o motor da aspiração ou a aspiração elétrica não está funcionando corretamente.

10. Observar se existem vazamentos de ar no sistema de drenagem, indicados pelo borbulhar constante na garrafa com nível líquido.
    a. Clampear o tubo (momentaneamente) perto do tórax, para ver se existem vazamentos, somente quanto solicitado pelo médico.
    b. Relatar imediatamente o borbulhar excessivo na câmara subaquática.

10. O vazamento e encarceramento de ar no espaço pleural pode resultar em pneumotórax hipertensivo.
    Se o vazamento está ocorrendo dentro do paciente e o tubo é clampeado por mais alguns segundos, o ar pode retornar ao espaço pleural e agravar o pneumotórax.

11. Observar e relatar imediatamente os sinais de respiração rápida e superficial, cianose, opressão torácica, enfisema subcutâneo ou sintomas de hemorragia.

11. Muitas afecções clínicas podem causar esses sinais e sintomas, incluindo o pneumotórax hipertensivo, o desvio do mediastino, a hemorragia, a dor incisional intensa, a embolia pulmonar e o tamponamento cardíaco. Poderá se tornar necessária a intervenção cirúrgica.

12. Encorajar o paciente a respirar profundamente e a tossir a intervalos freqüentes. Se existirem sinais de dor incisional estará indicada uma boa analgesia.

12. A respiração profunda e a tosse ajudam a aumentar a pressão intrapleural, servindo assim para esvaziar os materiais acumulados no espaço pleural e eliminar as secreções da árvore traqueobrônquica, com subseqüente expansão pulmonar e prevenção da atelectasia.

13. Estabilizar a garrafa de drenagem no chão ou num sustentáculo especial.

    Alertar as visitas e o resto do pessoal para não mexer no equipamento nem deslocar a garrafa de drenagem.

13. Se alguma parte do aparelho enguiça, o sistema fechado de drenagem será destruído e o paciente ficará ameaçado pela ação da pressão atmosférica no espaço pleural e conseqüente colapso do pulmão. O sistema de drenagem deve ser mantido hermeticamente fechado, para restabelecer uma pressão intrapleural negativa.

14. Se o paciente tiver que ser transferido para outra área, colocar a garrafa de drenagem abaixo do nível do tórax (o mais perto possível do chão), se o mesmo está deitado numa maca. As pinças hemostáticas (clampes) devem ficar presas ao avental do paciente ao ser transportado.

14. O aparelho de drenagem deve ser mantido num nível inferior ao tórax do paciente, para evitar o fluxo retrógrado do fluido para dentro do espaço pleural.

15. Ao ajudar o cirurgião na retirada do tubo:
    a. Instruir o paciente para realizar a manobra de Valsalva (expiração forçada contra a glote fechada, prendendo a respiração).
    b. O tubo de tórax é clampeado e retirado rapidamente.
    c. Simultaneamente, aplica-se uma pequena bandagem que é isolada com gaze vaselinada coberta por pedaços de gaze de 4 x 4 cm e recoberta completamente e lacrada com esparadrapo.

15. O tubo de tórax é retirado quando o pulmão já se expandiu (geralmente de 24 horas a vários dias). Durante a retirada do tubo as prioridades principais consistem na prevenção da entrada de ar na cavidade pleural, enquanto o mesmo é puxado, e na prevenção da infecção.

BIBLIOGRAFIA

Afecções do Nariz e da Garganta

Livros

DeWeese, D., and Saunders, W.: Textbook of Otolaryngology, 4th ed. St. Louis, C. V. Mosby, 1973.
Havener, W. H., et al.: Nursing Care in Eye, Ear, Nose, and Throat Disorders. St. Louis, C. V. Mosby, 1974.
Paparella, M. M., and Strong, M. S. (eds.): Yearbook of Ear, Nose and Throat. Chicago, Year Book Med. Pubs., 1975.
Pracy, R., et al.: A Short Textbook: Ear, Nose and Throat, 2nd ed. Philadelphia, J. B. Lippincott Co., 1974.

Artigos

Nariz

Brewster, E. M.: OR care for epistaxis patients. AORN Journ., 22: 373–378, Sept. 1975.
Donald, P. J.: Leading with the nose. Emerg. Med., 7: 27–33, Nov. 1975.
For nosebleeds, artery ligation. Med. World News, 16: 24, 17 Nov. 1975.
Pilgrim, M. C., and Sands, D.: Reconstructive nasal surgery. Am. J. Nurs., 73: 451–456, March 1973.
Is vitamin C really good for colds? Consumer Reports, 41: 68–79, Feb. 1976.
Lehane, D. E., et al.: Environmental modifications for controlling acute respiratory disease. Amer. J. Epidemiol., 99: 139–144, 1974.
McGuckin, M.: The problem with respiratory tract cultures—and what you can do about them. Nursing '76, 6: 19–20, Feb. 1976.
Mufson, M. A., and Zollar, L. M.: Nonbacterial respiratory infections, Disease-A-Month. Chicago, Year Book Med. Pubs., Nov. 1975.

Seios

Clairmont, A. A., and Per-Lee, J. H.: Complications of acute frontal sinusitis. Amer. Fam. Phys., 11: 80–84, May 1975.
Frederick, J., et al.: Anaerobic infection of the paranasal sinuses. New Engl. J. Med., 290: 135–137, 17 Jan. 1974.
Ryan, R. E. Sr., and Ryan, R. E. Jr.: Acute nasal sinusitis. Postgrad. Med. 56: 159–162, Sept. 1974.

Garganta

Cocke, E. W., and Wang, C. C.: Part 1, Cancer of the larynx: selecting optimum treatment. CA—A Cancer Journ. for Clinicians, 26: 194–200, July–Aug. 1976.
Cocke, E. W., Jr.: Part 2, Cancer of the larynx: surgery. CA—A Cancer Journ. for Clinicians, 26: 201–211, July–Aug. 1976.
Klein, H. C.: Routine telescopic laryngoscopy, Amer. Fam. Phys., 12: 86–89, June 1975.
Merenstein, J. H., and Rogers, K. D.: Streptococcal pharyngitis. JAMA, 227: 1278–1282, 18 March 1974.
Morrison, P. T.: Group visits help T and A patients. AORN Journ., 20: 323–326, Aug. 1974.
Paradise, J. L., and Bluestone, C. D.: Toward rational indications for tonsil and adenoid surgery. Hosp. Pract., 11: 79–87, Feb. 1976.
Wang, C. C.: Part 3, Cancer of the larynx: radiation therapy. CA—A Cancer Journ. for Clinicians, 26: 212–218, July–Aug. 1976.
Walsh, T., et al.: Recognition of streptococcal pharyngitis in adults. Arch. Int. Med., 135: 1493–1497, Nov. 1975.

Laringe

Klein, H. C.: Routine telescopic laryngoscopy. Amer. Fam. Phys., 12: 86–89, June 1975.

Afecções Torácicas

Livros

Geral

Baum, G. L.: Textbook of Pulmonary Diseases. Boston, Little, Brown, 1974.
Collis, J. L., et al.: d'Abreu's Practice of Cardiothoracic Surgery. Baltimore, Williams and Wilkins Co., 1976.
Gaskell, D. V.: The Brompton Hospital Guide to Chest Physiotherapy. Oxford, Blackwell Scientific Publications, 1973.
Holman, C. W., and Muschenheim, C. (eds.): Bronchopulmonary Diseases and Related Disorders, Vols. 1 and 2. Hagerstown, Harper and Row, 1972.
Lewis, E. P., and Browning, M. H.: Nursing in Respiratory Diseases. New York, American Journal of Nursing Co., 1972.
Moncure, A. C., and Scannell, J. C.: "Chest Injuries: Chest wall, lung, esophagus, and pleural

spaces. In Cave, E. F., et al.: Trauma Management, pp. 993–1003. Chicago, Year Book Medical Publishers, Inc., 1974.

Petty, T. L.: Pulmonary Diagnostic Techniques. Philadelphia, Lea and Febiger, 1975.

Sabiston, D. C., and Spencer, F. C.: Gibbon's Surgery of the Chest. Philadelphia, W. B. Saunders Co., 1976.

Schonell, M.: Respiratory Medicine. Edinburgh, Churchill Livingstone, 1974.

Seydel, H. G.: Cancer of the Lung. New York, John Wiley and Sons, 1975.

Shapiro, B. A., et al.: Clinical Application of Respiratory Care. Chicago, Year Book Medical Publishers, Inc., 1975.

Assistência Respiratória Intensiva

Belinkoff, S.: Introduction to Respiratory Care, 2nd ed. Boston, Little, Brown, 1976.

Bushnell, S.: Respiratory Intensive Care Nursing. Boston, Little, Brown, 1973.

Cherniack, R. M., et al.: Respiration in Health and Disease, 2nd ed. Philadelphia, W. B. Saunders, 1972.

Egan, D. F.: Fundamentals of Respiratory Therapy, 3rd ed. St. Louis, C. V. Mosby, 1977.

Harris, E. A., et al.: Intensive Care of the Heart and Lungs. Philadelphia, J. B. Lippincott, 1975.

McPherson, S. P.: Respiratory Therapy Equipment. St. Louis, C. V. Mosby, 1977.

Petty, T. L.: Intensive and Rehabilitative Respiratory Care: A Practical Approach to the Management of Acute and Chronic Respiratory Failure, 2nd ed. Philadelphia, Lea and Febiger, 1974.

Shapiro, B. A.: Clinical Application of Blood Gases, 2nd ed. Chicago, Year Book Med. Pub., 1977.

Shapiro, B. A., et al.: Clinical Application of Respiratory Care. Chicago, Year Book Med. Pub., 1975.

Slonim, N. B., et al.: Pediatric Respiratory Therapy. New York, Glenn Education Medical Services, 1974.

Sykes, M. K., et al.: Respiratory Failure. Philadelphia, J. B. Lippincott Co., 1976.

Wade, J. F.: Respiratory Therapy Nursing Care. St. Louis, C. V. Mosby, 1977.

Artigos

Geral

Anderson, H. A., et al.: Lung biopsy: transbronchoscopic, percutaneous, open. Surg. Clin. N. Amer., 53: 785–793, Aug. 1973.

Beekman, J. F., et al.: Spectrum of pleural involvement in sarcoidosis. Arch. Intern. Med., 136: 323–330, March 1976.

Ferrer, M. I.: Cor pulmonale (pulmonary heart disease): present-day status. Amer. Heart J., 89: 657–664, May 1975.

Gwin, E., et al.: Pleuroscopy and pleural biopsy with the flexible fiberoptic bronchoscope. Chest, 67: 527–531, May 1975.

Izbicki, R., et al.: Pleural effusion in cancer patients. Cancer, 36: 1511–1518, Oct. 1975.

Malovany, R. J., et al.: Acute respiratory insufficiency and cor pulmonale. Amer. Heart J., 88: 251–255, Aug. 1974.

Mitchell, D. N., et al.: Sarcoidosis. Amer. Rev. Resp. Dis., 110: 774–802, Dec. 1974.

Overholt, R. H., et al.: Primary cancer of the lung. Ann. Thoracic Surg., 20: 511–519, Nov. 1975.

Proceedings of the conference on the scientific basis of respiratory therapy. Amer. Rev. of Resp. Dis., 110: entire volume, Dec. 1974.

Sackner, M. A.: Diaphragmatic breathing exercises. JAMA, 231: 295–296, 20 Jan. 1975.

Traver, G. A. (ed.): Symposium on care in respiratory disease. Nurs. Clin. N. Amer., 9: 97–207, March 1974.

White, J. F.: Yes, I hear you, Mr. H.: Amer. J. Nurs., 75: 410–413, March 1975.

Drenagem de Tórax

Kersten, L.: Chest-tube drainage system—indications and principles of operation. Heart and Lung, 3: 97–101, Jan.-Feb. 1974.

Munnell, E. R., et al.: Current concepts in thoracic drainage systems. Annals of Thoracic Surg., 19: 261–268, March 1975.

Van Meter, M.: Chest tubes. Basic techniques for better care. Nursing '74, 4: 48–55, Dec. 1974.

Doença Pulmonar Obstrutiva Crônica

American College of Chest Physicians: Report of the committee on emphysema. Recommendations for continuous oxygen therapy in chronic obstructive lung disease. Chest, 64: 505–507, Oct. 1973.

Barach, A. L., et al.: Is chronic obstructive lung disease improved by physical exercise? JAMA, 234: 854–855, 24 Nov. 1975.

———: The indiscriminate use of IPPB. JAMA, 231: 1141–1142, 17 March 1975.

Bergofsky, E. H.: Rehabilitation medicine and prospects for the prevention of disability from chronic obstructive lung disease. Preventive Medicine, 2: 43–56, March 1973.

Gracey, D. R.: Home. oxygen therapy for the COPD patient. Heart and Lung, 4: 792–794, Sept.-Oct. 1975.

Hodgkin, J. E., et al.: Chronic obstructive airway diseases. Current concepts in diagnosis and comprehensive care. JAMA, 232: 1243–1260, 23 June 1975.

Traver, G. A.: Living with chronic respiratory disease. Amer. J. Nurs., 75: 1777–1781, Oct. 1975.

Pneumonia

Bartlett, J. G., et al.: The triple threat of aspiration pneumonia. Chest, 68: 560–566, Oct. 1975.

Lerner, A. M., et al.: The classic bacterial pneumonias. Disease-a-Month, 22: 1–46, Feb. 1975.

McCormick, P. W.: Immediate care after aspiration of vomit. Anesthesia, 30: 658–665, Sept. 1975.

McHenry, M. C., et al.: Hospital-acquired pneumonia. Med. Clin. N. Amer., 58: 565-580, May 1974.

Mostow, S. R.: Pneumonias acquired outside the hospital. Med. Clin. N. Amer., 58: 555–564, May 1974.

Pierce, A. K., et al: Aerobic gram-negative bacillary pneumonias. Amer. Rev. Resp. Dis., 110: 647–648, Nov. 1974.

Stevens, D. A.: Viral and mycoplasma pneumonias. Postgrad. Med., 55: 81–86, Feb. 1974.

Taylor, C. M.: Pneumococcal pneumonia: your patient's second threat? Nursing, 6: 31–38, March 1976.

Waizer, P. P., et al.: *Pneumocystis carinii* pneumonia in the United States. Ann. Intern. Med., 80: 83–93, Jan. 1974.

Embolia Pulmonar

Dietzman, R. H., et al.: Treatment of pulmonary emboli: Vena caval interruption or anticoagulation. Geriatrics, 30: 64–69, Jan. 1975.

Ebert, P. A.: The role of surgery in the treatment of pulmonary thromboembolism. Surg. Clin. N. Amer., 54: 1107–1113, Oct. 1974.

Fitzmaurice, J. B., et al.: Current concepts of pulmonary embolism: implications for nursing practice. Heart and Lung, 3: 209–218, March-April 1974.

Lopez-Majano, V.: Radioisotopic methods in the diagnosis of pulmonary embolism. Int. Surg., 59: 35–39, Jan. 1974.

Nelson, R. P., et al.: Pulmonary emboli. Urology, 5: 83–88, Jan. 1975.

Sasahara, A. A.: Current problems in pulmonary embolism. Prog. Cardiovasc. Dis., 17: 161–165, Nov.-Dec. 1974.

———: Therapy for pulmonary embolism. JAMA, 229: 1795–1798, 23 Sept. 1974.

Sharma, G. V. R. K., et al.: Pulmonary embolism: the great imitator. Disease-a-Month, 23: 3–38, April 1976.

Silver, D.: Pulmonary embolism. Surg. Clin. N. Amer., 54: 1089–1106, Oct. 1974.

Wyper, M.: Pulmonary embolism: Fighting the silent killer. Nurs. 75, 5: 31–38, Oct. 1975.

6

Distúrbios Hematológicos

COMPONENTES CELULARES DO SANGUE NORMAL

Eritrócitos (Células Vermelhas do Sangue ou Hemácias)

1. Compreendem a esmagadora maioria de todas as células do sangue; são os principais responsáveis pela coloração do sangue.
2. Existem aproximadamente 5 milhões de eritrócitos em 1 mm³ de sangue.
3. A hemácia normal é um disco bicôncavo; a hemácia no sangue normal não tem núcleo.
4. Sua função principal é o transporte de oxigênio — realizado através da valência livre de um pigmento que contém ferro, a hemoglobina, que é responsável por 34% da massa das células.
   Concentração total normal de hemoglobina — 15 g/100 ml de sangue.
5. As hemácias são produzidas na medula óssea vermelha, que também fornece a maior parte dos leucócitos do sangue e todas as suas plaquetas.
   As hemácias de adultos normais são encontradas nos ossos curtos e chatos — costelas, esterno, crânio, vértebras, ossos das mãos e dos pés, pelve.
6. A medula óssea necessita de uma série de nutrientes, incluindo ferro, vitamina B12, ácido fólico e piridoxina, para a eritropoiese normal (formação de células vermelhas).
7. O período de vida normal de uma hemácia oscila entre 115 e 130 dias — sendo então eliminada por fagocitose no sistema reticuloendotelial, predominantemente no baço e no fígado.

Leucócitos (Células Brancas do Sangue)

1. Normalmente estão presentes em uma concentração que oscila entre 5.000 e 10.000 células em cada mm³ de sangue (1 célula branca para cada 500-1.000 células vermelhas).
2. Os leucócitos possuem um núcleo e são capazes de movimentação ativa.
3. As principais categorias de leucócitos incluem a série granulocítica, os linfócitos, os monócitos e os plasmócitos.
4. Leucocitose — contagem de células brancas acima de 10.000.

5. Leucopenia — contagem de células brancas abaixo de 5.000.
6. *Granulócitos* — leucócitos produzidos na medula.
   a. Compreendem 70% de todas as células brancas.
   b. São denominados *granulócitos* devido aos abundantes grânulos contidos em seu citoplasma, ou *leucócitos polimorfonucleares,* pois seus núcleos, quando maduros, têm uma configuração multilobulada e altamente irregular.
7. *Linfócitos* — os mais numerosos das *células mononucleares;* compreendem cerca de 25% das células brancas circulantes.
   a. Produzidos nos gânglios linfáticos de todo o corpo e, em menor grau, na medula óssea.
   b. São responsáveis pela competência imunológica do indivíduo.
8. *Monócitos* — derivados de componentes do sistema reticuloendotelial (particularmente o baço, o fígado, os gânglios linfáticos e a medula óssea).
   a. Constituem uma fonte imediata de fagócitos móveis, acumulando-se e realizando sua função de limpeza nos locais de inflamação e de necrose tecidual.
   b. São responsáveis por cerca de 5% da contagem de células brancas.
9. *Plasmócitos* — formados nos gânglios linfáticos e na medula óssea.
   a. São a principal e provavelmente a única fonte de imunoglobulinas circulantes (anticorpos).
   b. Representam aproximadamente 1% dos leucócitos do sangue.

Plaquetas (Trombócitos)

1. São os menores e os mais frágeis dos elementos formados; são pequenas partículas (sem núcleos) que se formam como resultado da fragmentação de células gigantes denominadas *megacariócitos* na medula óssea.
2. Existem cerca de 250.000-500.000 plaquetas por mm^3 de sangue.
3. Sua função principal é estancar o sangramento — realizada pela agregação e agrupamento em todos os locais de lesão vascular e pela oclusão das luzes dos vasos sangrantes com suas próprias substâncias. À medida que se desintegram, liberam um constituinte (fator plaquetário 3) que desencadeia a formação do coágulo em sua vizinhança imediata, obstruindo, desse modo, o fluxo de sangue e a perda do mesmo pelo vaso lacerado.

PROBLEMAS COMUNS DE PACIENTES COM DISTÚRBIOS HEMATOLÓGICOS

O Problema	Conduta da Enfermagem
Fadiga e fraqueza	Planejar o cuidado de enfermagem para conservar a força do paciente. Ordenar períodos de repouso freqüentes. Encorajar as atividades de ambulação, caso sejam toleradas. Evitar as atividades incômodas e o barulho Encorajar uma nutrição ótima.
Tendências hemorrágicas	Alertar o paciente para se autoproteger de traumatismos. Manter o paciente em repouso durante os episódios de sangramento. Exercer pressão suave sobre os locais sangrantes. Aplicar compressas frias nos locais de sangramento, quando indicado. Evitar remover os coágulos Usar agentes hemostáticos tópicos, quando prescritos. Usar agulhas de pequeno calibre ao administrar medicações por injeção. Pesquisar possíveis sintomas de sangramento interno. Dar gelo para o paciente que está sangrando pela boca — induz à vasoconstrição. Realizar avaliações seriadas do hematócrito para verificar se o sangramento continua. Ter uma bandeja de traqueostomia disponível para o paciente que está sangrando pela boca ou garganta; pesquisar possíveis sinais de asfixia. Transfundir o paciente com agentes apropriados.
Lesões ulcerativas da língua, gengivas ou membranas mucosas	Evitar alimentos e bebidas irritantes. Fazer higiene oral freqüente com soluções colutórias suaves e frias.

O Problema	Conduta da Enfermagem
	Usar cotonetes ou escova de dentes de cerdas macias.
	Manter os lábios lubrificados.
	Fazer higiene bucal antes e após as refeições.
Dispnéia	Elevar a cabeceira da cama.
	Usar travesseiros para manter o paciente em posição ortopnéica.
	Administrar oxigênio, quando indicado.
	Prevenir esforço desnecessário.
	Evitar alimentos que formam gases.
Dores ósseas e articulares	Suprimir a pressão da roupa de cama, utilizando um leito especial.
	Aplicar compressas quentes ou frias, como prescrito.
	Imobilizar a articulação, quando ordenado.
Febre	Aplicar compressas frias.
	Administrar drogas antipiréticas, como prescrito.
	Encorajar a ingestão hídrica liberal, a não ser que contra-indicado.
	Manter a temperatura do meio ambiente fria.
Erupções cutâneas ou prurido	Manter as unhas do paciente curtas.
	Usar sabão com parcimônia.
	Utilizar loções emolientes no cuidado da pele.
Ansiedade do paciente e de sua família	Explicar a natureza, os desconfortos e as limitações de atividade associadas aos procedimentos diagnósticos e aos tratamentos.
	Encorajar o paciente a verbalizar seus *sentimentos*.
	Escutá-lo.
	Mostrar uma atitude empática e de aceitação.
	Promover o relaxamento e o conforto do paciente.
	Lembrar-se de suas preferências individuais.
	Promover um sentimento de independência e de suficiência, dentro das limitações do paciente.
	Encorajar a família a participar dos cuidados do paciente (como desejado).
	Criar uma atmosfera confortável para as visitas da família ao paciente.

AMOSTRAS DE SANGUE E DE MEDULA ÓSSEA

O sangue pode ser obtido por (1) punção cutânea (dedo, artelho, calcanhar, ou lóbulo da orelha) ou (2) punção venosa.

A *punção cutânea* só é realizada para uma pequena quantidade de sangue (para a contagem do número de células vermelhas e brancas, para as determinações da hemoglobina e do hematócrito, para a contagem de reticulócitos e para esfregaços de sangue para a contagem diferencial). Entretanto, as taxas para as células vermelhas, hematócrito, hemoglobina e plaquetas são mais baixas no sangue capilar do que no sangue venoso.

A *punção venosa* é a punção de uma veia para obtenção de uma grande quantidade de sangue (método preferido).

ORIENTAÇÕES: Obtenção de Sangue por Punção Cutânea

Material

Lanceta descartável
Pipeta e tubos

Lâminas
Gazes com álcool e gazes estéreis secas

Procedimento

Ação de Enfermagem	Justificativa
Fase de Realização	
1. Limpar a área (preferencialmente a polpa digital) com álcool e secar com uma gaze estéril.	1. Se a pele está umedecida com álcool, o sangue hemolizará; também não formará uma gota

Ação de Enfermagem	Justificativa
2. Criar estase pela pressão sobre a articulação distal do dedo até produzir uma vermelhidão em sua ponta.	compacta, pois escorrerá pelo dedo do paciente.
3. Usar uma lanceta estéril descartável (Fig. 6-1).	3. Evita a possibilidade de transferência do vírus da hepatite.
4. Puncionar a pele, brusca e rapidamente, com a lanceta.	4. A punção rápida da pele diminui a dor e produz um sangramento que flui mais livremente.
5. Soltar a pressão sobre o dedo. Desprezar a primeira gota de sangue (Fig. 6-2).	5. Células epiteliais ou endoteliais podem ser encontradas na primeira gota de sangue e tornar a contagem imprecisa. Além disso, as plaquetas começarão a se aglomerar imediatamente no sangue, no local da punção.
6. Deixar que o sangue flua livremente com uma punção adequada.	6. A pressão para acelerar a saída do sangue faz com que o mesmo fique diluído com o fluido tecidual.

7. Obter amostra de sangue (Fig. 6-3).
  a. Encher a pipeta (Fig. 6-4).
  b. Fazer os esfregaços de sangue de acordo com o estudo solicitado (Figs. 6-5 e 6-6).	

8. Aplicar pressão sobre a ferida com uma gaze seca, até estancar o sangramento.	

ORIENTAÇÕES: Obtenção de Sangue pelo Método da Seringa

Veias Usadas

Veia basílica mediana na área antecubital	Dorso da mão
Punho	Dorso do pé

Material

Álcool a 70% e tintura de iodo	Seringas de 5 e 10 ml
Gazes estéreis secas	Agulha(s) de calibre 20

Procedimento

Ação de Enfermagem	Justificativa
Fase de Realização	
1. Tranqüilizar o paciente. Explicar que será retirado relativamente pouco sangue.	1. O paciente é tranqüilizado quando a enfermeira mostra autoconfiança e competência no trato com as pessoas e quando realiza as tarefas com técnica.
2. Instruir o paciente para estender seu braço; este deve ser retificado ao nível do cotovelo.	
3. Aplicar o garrote logo acima do cotovelo, com pressão apenas suficiente para bloquear o retorno venoso.	3. Um garrote aumenta a pressão venosa e torna a veia mais proeminente e mais facilmente penetrável.
4. Inspecionar a área para visualizar a veia. Palpá-la.	4. Selecione uma veia visível, palpável e bem fixa ao tecido circundante.
5. Limpar a pele com iodo e álcool. Secar.	5. A limpeza da pele reduz os patógenos.
6. Fixar a veia escolhida com o polegar e manter a pele esticada logo abaixo do local de introdução da agulha.	6. A veia pode se deslocar por baixo da pele quando a agulha se aproxima de sua superfície externa (especialmente em pacientes idosos e extremamente magros).
7. Introduzir a agulha, com o bisel para cima, num ângulo de 30 graus, de modo que atravesse primeiro a pele e depois a veia.	7. Quando a ponta da agulha penetra na luz da veia, entra sangue na ponta da seringa.
8. Soltar o garrote.	
9. Obter amostra de sangue tracionando *suavemente* o êmbolo.	9. Use uma aspiração mínima, para prevenir a hemólise do sangue e o colapso da veia.
10. Retirar a agulha lentamente.	10. A retirada lenta da agulha é menos dolorosa.

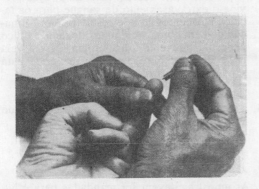

Figura 6-1. Para obter amostra de sangue, segure o dedo até sua ponta se tornar avermelhada. A lanceta tem uma reborda (ou proteção) para impedir uma introdução muito profunda.

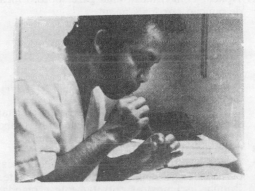

Figura 6-4. O sangue é colocado na solução de Drabkins para a determinação da hemoglobina.

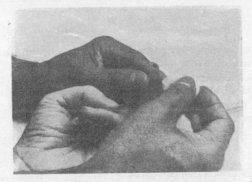

Figura 6-2. A primeira gota de sangue é retirada com um algodão seco para permitir que o sangue que vem depois forme uma gota arredondada.

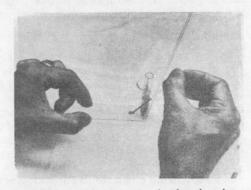

Figura 6-5. Uma gota de sangue é colocada sobre a lâmina.

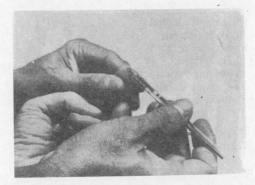

Figura 6-3. O sangue é recolhido num tubo capilar. A enfermeira afasta os dedos da mão direita do paciente para fixar o dedo deste e manter a ponta do tubo capilar na gota de sangue.

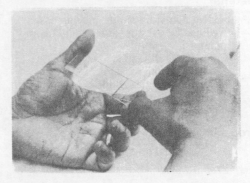

Figura 6-6. O sangue é espalhado sobre a lâmina.

Ação de Enfermagem	*Justificativa*
11. Aplicar com firmeza uma gaze sobre o local de punção por 2 a 4 minutos.	11. A pressão firme sobre o local da punção previne o extravasamento de sangue para os tecidos adjacentes, o que resultaria em formação de hematoma. A simples flexão do braço pode não prevenir o hematoma, pois a veia pode deslizar para fora da área onde está sendo aplicada a pressão.
12. Fazer o esfregaço de sangue com a agulha, como desejar.	
13. Retirar a agulha da ponta da seringa. Injetar suavemente a amostra de sangue em um tubo de ensaio contendo um anticoagulante.	13. Transfira lentamente o sangue para o tubo de ensaio *sem* formar bolhas.
14. Colocar rolha no tubo de ensaio.	
15. Inverter o tubo suavemente, várias vezes, para misturar o sangue com o anticoagulante.	
16. Rotular as amostras corretamente e mandar para o laboratório imediatamente.	16. As amostras devem ser mandadas para o laboratório o mais rápido possível, para se obter um resultado fidedigno.

ORIENTAÇÕES: Biópsia e Aspiração da Medula Óssea

Realiza-se *biópsia ou aspiração da medula óssea* para se obterem amostras de medula óssea e para se estabelecer um diagnóstico.

Finalidades

1. Diagnosticar doença hematológica — permite um exame dos precursores das células do sangue periférico e a determinação de seus números relativos; avaliação do conteúdo férrico.
2. Acompanhar a evolução da doença e a resposta do paciente ao tratamento.
3. Diagnosticar outras doenças além dos distúrbios hematológicos puros, tais como tumores primários e metastáticos, doenças infecciosas, certos granulomas e infestações parasitárias.
4. Isolar bactérias e outros agentes patogênicos pela cultura ou inoculação em animal.

Complicações

1. Osteomielite (rara)
2. Sangramento e hematoma em pacientes com distúrbios hemorrágicos
3. Punção de órgãos vitais, se a biópsia é muito profunda

Contra-indicações

Hemofilia e distúrbios hemorrágicos correlatos

Material

Bandeja de aspiração de medula óssea
  Agulhas de aspiração de medula com
    mandris
  Campos esterilizados
  Agulhas de calibre 22 e 25
  Duas seringas de 20 ml
  Três seringas de 5 ml
  Anestésico local (xilocaína ou procaína a 1%)

Luvas esterilizadas
Antisséptico para a pele
Equipamento de laboratório
  Lamínulas
  Lâminas para microscópio
  Tubos de ensaio (puros e heparinizados)
Lâmina e cabo de bisturi

Procedimento

Ação de Enfermagem	*Justificativa*
Fase Preparatória	
1. Explique o procedimento ao paciente.	1. Uma explicação ajuda o paciente a enfrentar o stress que ele antecipa.
2. Dê medicação — meperidina (Demerol) —, se prescrita; geralmente não é necessário.	2. O Demerol pode ser usado como um analgésico e sedativo, para a apreensão.
3. Coloque o paciente em posição supina.	
4. Raspe a área. Podem utilizar-se os seguintes locais:	4. A medula do esterno e a medula da crista ilíaca são usadas comumente para a obtenção de aspirados.

Ação de Enfermagem	Justificativa
a. Esterno b. Crista ilíaca (espinhas anterior e posterior) c. Apófises espinhosas das vértebras (geralmente a 2.ª ou 3.ª vértebra lombar). d. Tíbia — até os 2 anos de idade	

ASPIRAÇÃO ESTERNAL

Fase de Realização (pelo médico)

1. A pele é preparada e o local infiltrado com procaína ou xilocaína.	
2. O local selecionado geralmente é a linha medioesternal, ao nível do segundo espaço intercostal.	2. O esterno é mais fino e a medula mais abundante na área do esterno adjacente aos espaços intercostais.
3. Pode-se fazer uma pequena incisão antes de introduzir a agulha na medula óssea.	3. Esta técnica evita que a pele seja empurrada para dentro da medula óssea.
4. A agulha de biópsia com o mandril no local é introduzida através da córtex do osso com um ligeiro movimento rotatório. O médico geralmente percebe quando a agulha penetra na cavidade medular.	4. A punção esternal é considerada mais perigosa do que nas outras áreas, devido a proximidade com estruturas vitais do mediastino.
5. O mandril é retirado e uma seringa conectada à agulha. O êmbolo é tracionado lentamente até que apareça medula na seringa (é aspirado 0,2 ml de líquido).	5. A medula aparecerá como partículas granulares esbranquiçadas no meio do aspirado sanguinolento.
6. Avise ao paciente que sentirá uma ligeira dor aguda.	6. A dor é causada pela aspiração da seringa e dura somente alguns segundos.
7. A seringa e a agulha são retiradas e entregues a um técnico, para o preparo dos esfregaços.	7. Caso não se obtenha medula após aspirações repetidas, isso indica que a medula esternal não é adequada para a aspiração.
8. Aplica-se pressão sobre o local da punção até que o sangramento (se existir) cesse.	8. Se o paciente tem trombocitopenia, a pressão deve ser aplicada por 5 a 10 minutos.

BIÓPSIA/ASPIRAÇÃO DA CRISTA ILÍACA

Fase de Realização (pelo médico)

ACESSO ANTERIOR

1. Posicione o paciente em decúbito dorsal ou lateral.	1. As cristas ilíacas anterior e posterior apresentam como vantagem o fato de não existirem órgãos vitais perto do local da punção.
2. A agulha é introduzida na cavidade do ilíaco, 2 cm para trás e 2 cm abaixo da espinha ilíaca ântero-superior e perpendicular à superfície plana do osso.	2. A dor indica que a agulha está dentro da cavidade medular.
3. Pode-se usar um pequeno martelo para ajudar a introduzir a agulha, porém isso raramente é necessário.	3. O osso da crista ilíaca é mais duro do que o do esterno.

ACESSO POSTERIOR

1. Posicione o paciente em decúbito lateral.	
2. A agulha é introduzida ao longo de um trajeto anestesiado que se situa por trás da proeminência da espinha ilíaca posterior e formando um ângulo reto com a parede abdominal anterior.	
3. Instrua o paciente para se deitar em decúbito lateral, sobre o lado puncionado, após o procedimento.	3. O decúbito sobre o lado afetado promove a hemostasia.

Fase Subseqüente

1. Dê um analgésico fraco, se necessário.
2. Avalie o paciente à procura de desconforto, sangramento contínuo e sintomas indesejáveis.

TERAPÊUTICA TRANSFUSIONAL

Sangue

Uma unidade de sangue (retirada de um doador) consiste de aproximadamente 450 ml de sangue total e de 60-70 ml de solução ácido-citrato-dextrose (ACD), que é uma das soluções anticoagulantes para a preservação, ou de heparina.

1. O sangue total é usado para a perda sangüínea aguda.
2. Ver pág. 281 para a técnica de administração.

Componentes do Sangue

A. *Papa de Hemácias* — são eritrócitos separados de uma unidade de sangue total por centrifugação ou sedimentação; retiram-se cerca de 80% de plasma, o que produz um hematócrito de 60-70%.

1. O plasma é usado para o preparo das várias frações plasmáticas tipo albumina, crioprecipitado ou gamaglobulina.
2. Indicada para:
   a. Pacientes que precisam apenas de hemácias
   b. Pacientes com anemia intensa e com volume sangüíneo relativamente normal
   c. Pacientes com risco de insuficiência cardíaca
3. A papa de hemácias é administrada com uma agulha de orifício grande, com uma velocidade de fluxo menor que a do sangue total.

B. *Transfusões de Plaquetas* — feitas em pacientes com graus perigosos de trombocitopenia (diminuição de plaquetas no sangue circulante) para controlar ou prevenir sangramento.

1. Plaquetas viáveis podem ser fornecidas na forma de:
   a. Sangue fresco — substitui células vermelhas e plaquetas
   b. Plasma rico em plaquetas (PRP) — contém 80-90% das plaquetas originais
   c. Concentrados de plaquetas (CP) — retêm quase todas as plaquetas originais num estado viável, porém num volume reduzido.
      Eliminam o risco de sobrecarga circulatória.
2. O uso de plaquetas equivalentes é mais vantajoso e reduz o risco de formação de anticorpos.
3. As transfusões de plaquetas são feitas no tratamento da leucemia, anemia aplástica e trombocitopenia induzida pela quimioterapia ou por medicamentos.

C. *Infusões de Granulócitos* — feitas em pacientes com depressão intensa e temporária da medula óssea.

1. Os granulócitos são colhidos de um doador por centrifugação de fluxo contínuo ou são isolados em filtros de nylon.
2. O processo é complexo e caro; no momento só pode ser realizado em alguns centros.

D. *Plasma Total* — é a parte líquida do sangue na qual os corpúsculos ficam suspensos.

1. Utilidade clínica (usado cada vez menos)
   a. Tratamentos dos defeitos da coagulação — todos os fatores plasmáticos podem ser fornecidos prontamente sem superexpansão do volume sangüíneo do paciente.
   b. Correção de hipovolemia devida à perda seletiva de plasma — principalmente em pacientes queimados.
   c. Correção de hipovolemia na perda aguda de sangue, quando não se dispõe no momento de sangue total.
2. Como um expansor plasmático para a hipovolemia ou como uma fonte exógena de albumina plasmática para a hipoalbuminemia, o plasma total foi amplamente substituído por preparados puros de albumina sérica e de outras frações plasmáticas que estão incluídas na albumina.
3. *Plasma Fresco Congelado* — plasma que foi separado imediatamente de sangue recém-doado e a seguir rapidamente congelado.
      O fator V (um dos aceleradores da conversão da protrombina) e o fator VIII (o fator anti-hemofílico) são retidos por esse processo.
4. *Concentrados do Fator VIII* (Existem numerosos fatores da coagulação identificados por números e nomes).
      Crioprecipitado — eficaz no tratamento da hemofilia A (deficiência do fator VIII) e na deficiência de fibrinogênio.
5. *Albumina Sérica Humana e Outros Preparados de Albumina*
      Utilidade clínica

(1) Para combater a exsudação de plasma e prevenir a hemoconcentração em pacientes queimados.

(2) Para expandir o volume sangüíneo em pacientes com choque hipovolêmico.

(3) Para aumentar a albumina circulante em pacientes com hipoalbuminemia.

6. *Fibrinogênio Humano*

Usado para a hipofibrinogenemia congênita e adquirida, complicada por sangramento ativo.

ORIENTAÇÕES: Administração de Transfusões de Sangue

Transfusão de sangue é a introdução de sangue na circulação.

Finalidades

1. Restaurar o volume sangüíneo circulante.
2. Repor os fatores da coagulação.
3. Melhorar a capacidade de transporte de oxigênio do sangue.

Material

Equipo de administração de sangue (descartável)
Agulhas, calibre N.º 18-19
Infusão de soro fisiológico

Sangue, como prescrito
Antisséptico com iodo
Garrote

Procedimento

Ação de Enfermagem	Justificativa
Fase Preparatória	
1. Certificar-se de que o sangue foi classificado e de que foi feita a prova cruzada.	1. A classificação é feita para estabelecer o grupo sangüíneo (A, B, AB ou O) e o fator Rh; a prova cruzada é feita para estabelecer a compatibilidade entre o sangue do paciente e o do doador.
2. Administrar o sangue dentro de 20 minutos após retirá-lo do banco de sangue.	2. A estocagem a 1-6ºC deve ser mantida até pouco antes da administração. Pode ocorrer deterioração rápida das hemácias num sangue não congelado.
3. Inspecionar o sangue à procura de bolhas gasosas e de qualquer coloração ou turvação anormal.	3. Bolhas de gás podem indicar crescimento bacteriano; coloração ou turvação anormais podem sugerir hemólise.
Fase de Realização	
1. *Conferir os rótulos de identificação do sangue do doador e do receptor (número e tipo) e confirmar a identidade do paciente que vai recebê-lo:* chamar o paciente pelo seu nome completo, conferir sua braçadeira de identificação, conferir sua papeleta para ter certeza de seu número e tipo.	1. A atenção meticulosa aos detalhes é essencial para evitar a administração de sangue errado para o paciente (o que pode causar uma reação fatal).
2. Tomar a T.P.R. (temperatura, pulso, respiração) do paciente.	2. As medidas de temperatura, pulso e respiração servem como linha de base para comparações posteriores.
3. Preparar a solução de soro fisiológico.	
4. Escolher uma veia adequada (ver Cap. 4). Limpar a pele completamente (álcool e iodo). Deixar secar.	4. A limpeza da pele é feita para remover as bactérias e a gordura da pele.
5. Realizar a punção venosa (ver Cap. 4).	5. A transfusão é feita através de uma agulha calibrosa ou de um cateter plástico.
6. Permitir que 50 ml de soro fisiológico fluam para a veia do paciente.	6. O soro fisiológico é usado para lavar o tubo do equipo antes de se injetar o sangue. As soluções isotônicas são compatíveis com o sangue.

Ação de Enfermagem	*Justificativa*
7. Deixar o sangue fluir através do equipo de transfusão de sangue.	7. Um filtro está localizado entre o frasco de sangue e o indicador de fluxo, para reter as partículas que podem embolizar. A precipitação de plaquetas, leucócitos e fibrinas pode obstruir o equipo de administração.
8. Pendurar a unidade de sangue a cerca de 1 metro acima do nível do coração do paciente.	8. A velocidade de fluxo é determinada pela altura na qual o frasco está suspenso e pelo tamanho da agulha.
9. Interromper a infusão de soro e iniciar a de sangue.	
10. NÃO ADICIONAR MEDICAMENTOS AO SANGUE. NÃO DAR SOLUÇÃO DE DEXTROSE A 5% COM O SANGUE.	10. O acréscimo de medicamentos ao sangue pode causar uma incompatibilidade farmacológica entre o sangue ou a solução anticoagulante existente no mesmo. A dextrose não contém eletrólitos e pode causar hemólise e coagulação no equipo. Além disso, sempre que se penetra num frasco de sangue existe o perigo de contaminação bacteriana.
11. Ajustar a velocidade de fluxo do sangue para 5 ml por minuto durante os primeiros 15 minutos da transfusão. Permanecer ao lado do paciente pelo menos por 15 a 30 minutos após o início da transfusão. Se não surgirem sinais de reação nem de sobrecarga circulatória, a velocidade de infusão pode ser aumentada.	11. Os sinais ou sintomas de uma reação colateral geralmente se manifestam durante a infusão dos primeiros 50 a 100 ml de sangue. Se a transfusão é interrompida precocemente, raramente ocorrem a necrose renal aguda e a morte. A transfusão deve terminar dentro de 1 1/2 hora.
12. Administrar o sangue mais lentamente se o paciente é idoso ou se tem doença cardíaca.	12. A administração muito rápida de sangue pode sobrecarregar um sistema circulatório precário e resultar em insuficiência cardíaca congestiva e edema pulmonar.
13. Monitorizar a pressão venosa central através de uma linha de infusão separada para os pacientes com sobrecarga circulatória.	
14. Observar o paciente atentamente. Monitorizar os sinais vitais a cada hora, ou mais freqüentemente, como indicado.	14. Uma alteração na condição do paciente pode indicar o aparecimento de uma complicação da transfusão.
15. Trocar o equipo de administração (tubo, filtro) caso tenha de administrar uma outra unidade de sangue.	15. O filtro pode se obstruir após a passagem de uma unidade de sangue.

Complicações

ALERTA À ENFERMAGEM: A terapêutica transfusional (quer com sangue total ou com componentes de sangue) comporta uma série de riscos calculados. Algumas dessas complicações potenciais não podem ser prevenidas com certeza absoluta. Existe uma incidência significativa de morbidez e mortalidade associada à administração de transfusão de sangue.

Sobrecarga Circulatória

Devido à administração de um volume excessivo ou numa velocidade superior a que o coração pode aceitar.

Pesquisar a ocorrência de elevação da pressão venosa, distensão das veias do pescoço, dispnéia, tosse, estertores nas bases pulmonares.

Prevenção:

1. Prevenida pelo uso de papa de hemácias, pelas transfusões a intervalos adequados e feitas numa velocidade compatível com a reserva circulatória do paciente.
2. Monitorizar a P.V.C. dos pacientes com doença cardíaca.

Tratamento:

1. Interromper a transfusão imediatamente.
2. Colocar o paciente com o tórax elevado e as pernas pendentes.
3. Aplicar torniquetes em rodízio nas extremidades. (Ver Cap. 7.)

Ação de Enfermagem	Justificativa

Justificativa

4. Preparar-se para a flebotomia.
5. Administrar diuréticos (Manitol), quando prescritos.

Transmissão de Doença

Hepatite A ou B, malária, vírus citomegálico e doenças bacterianas podem ser transmitidos do doador para o receptor através de sangue infectado.

Prevenção:

1. Selecione os doadores cuidadosamente.
2. Rejeite doadores com história de hepatite ou icterícia ou se o exame laboratorial é positivo para o antígeno da hepatite B.

Reações Pirogênicas (Reação Febril)

Geralmente devidas à presença de leucoaglutininas ou de aglutininas plaquetárias no paciente ou de antígenos no sangue transfundido.

Prevenção:

1. Manter os frascos de sangue completamente recobertos durante a transfusão.

Sintomas: (podem ocorrer após a interrupção da transfusão)

a. Calafrios súbitos e febre
b. Cefaléia
c. Vermelhidão; taquicardia

Tratamento:

1. Interromper a transfusão; avisar o médico e o banco de sangue (para novo exame de sangue).
2. Tome a temperatura ½ hora após o início dos calafrios e como indicado, daí em diante.
3. Dar aspirina para reduzir a febre.

Contaminação Bacteriana

Devido a transfusão de bactérias ou de suas toxinas no sangue.

Prevenção:

1. Não deixar que o sangue fique exposto desnecessariamente à temperatura ambiente — isso aceleraria o crescimento de organismos contaminantes.
2. Não aquecer os recipientes do sangue antes da transfusão.
3. Verificar se existem no sangue bolhas ou alterações da cor, antes de iniciar a transfusão.

Sintomas:

a. Febre elevada (acima de 38,4ºC)
b. Ruborização intensa
c. Cefaléia intensa ou dor retroesternal
d. Vômitos; diarréia
e. Hipotensão; estado semelhante ao choque, com pele seca e vermelha.
f. Dor no abdome e nas extremidades

Tratamento:

1. Interromper a transfusão.
2. Realizar culturas do sangue doador (e do sangue do receptor) — enviar o resto do sangue ao laboratório.
3. Tratar a septicemia, conforme prescrição — antibióticos, fluidos venosos, transfusão fresca, vasopressores, esteróides. (Ver tratamento do choque por Gram-negativos, Cap. 17.)

Reações Alérgicas

O sangue de paciente alérgico pode conter anticorpos capazes de reagirem com alérgenos existentes no sangue do doador.

Prevenção:

1. Selecionar e rejeitar todos os doadores com alergias conhecidas.
2. Perguntar ao paciente se tem história de alergia.
3. Dar anti-histamínicos profiláticos *antes* de iniciar a transfusão nos pacientes com alergias conhecidas.

Sintomas:

a. Ruborização
b. Prurido e erupções cutâneas
c. Urticária
d. Sibilos asmáticos
e. Edema laríngeo

Tratamento:

1. Interromper a transfusão.
2. Preparar adrenalina se a angústia respiratória for intensa.

Reação Hemolítica ou Incompatibilidade
(mais grave)

A hemólise ocorre quando se injetam hemácias incompatíveis no sangue circulante do paciente.

Prevenção:

1. Identificar positivamente o paciente e o sangue, antes do início da transfusão.

Ação de Enfermagem

Pode causar insuficiência renal oligúrica e morte.

Manifestações Clínicas:

a. Calafrios; febre
b. Lombalgia
c. Sensação de "cabeça pesada"; vermelhidão
d.. Sensação de opressão no tórax
e. Distensão das veias do pescoço
f. Taquicardia; taquipnéia
g. Queda da pressão arterial e depressão vascular

Hipercalemia (excesso de potássio)

Sintomas:

a. Náuseas, cólicas, diarréia
b. Fraqueza muscular
c. Parestesias das mãos, pés, língua, face
d. Paralisia flácida
e. Apreensão
f. Diminuição da freqüência do pulso
g. Parada cardíaca

Hipocalcemia (déficit de cálcio)

O déficit de cálcio pode ocorrer com a administração de um grande volume de sangue citratado.

Manifestações Clínicas:

a. Dormência nos dedos e na região perioral
b. Cãibras musculares
c. Reflexos hiperativos
d. Convulsões
e. Espasmos carpopedais das mãos
f. Espasmos laríngeos

Embolia Gasosa (pode ocorrer se o sangue é transfundido sob pressão)

Sintomas e Sinais:

a. Dor torácica
b. Tosse
c. Dispnéia

Justificativa

2. Permanecer ao lado do paciente durante os primeiros 15 a 30 minutos após começar a receber a transfusão — se a transfusão for interrompida precocemente, pode-se evitar a reação colateral (que pode ser até fatal).
3. Administrar o sangue lentamente durante esse período.

Tratamento:

1. Interromper a transfusão imediatamente — as conseqüências são proporcionais à quantidade de sangue incompatível administrado.
2. Iniciar imediatamente infusão de Manitol — para manter o fluxo urinário, a filtração glomerular e o fluxo sangüíneo renal.
3. Manter o volume com infusões endovenosas, após surgir uma boa diurese.
4. Suspeitar de necrose tubular aguda se não ocorrer diurese — tratar com fluidos e eletrólitos, diálise — num centro que dispõe dessas instalações.
5. Introduzir sonda de demora; controlar o débito urinário horário.
6. Enviar amostra do sangue e da urina do paciente ao laboratório para pesquisar a presença de hemoglobina (indicativa da presença de hemólise) e para os testes de coagulação intravascular disseminada.

Prevenção:

1. Evitar o uso de sangue velho — o sangue estocado contém maiores níveis de potássio.

Tratamento:

1. Clampear o tubo e notificar o médico.

Prevenção:

1. Impedir a penetração de ar nos equipos, especialmente ao trocar os conjuntos de infusão.

Tratamento:

1. Clampear o equipo
2. Deitar o paciente em decúbito lateral esquerdo, numa ligeira posição de Trendelenburg — para aprisionar o ar no lado direito do coração.

Responsabilidades da Enfermagem na Reação Transfusional

1. Notificar imediatamente o médico e o banco de sangue quando ocorrer uma reação transfusional suspeita.
2. Retirar o equipo de transfusão, porém manter aberta a linha endovenosa com uma solução de dextrose ou de soro fisiológico, para o caso de se necessitar rapidamente de uma medicação endovenosa.
3. Guardar o recipiente de sangue e o tubo; enviá-los ao laboratório para repetir a classificação e realizar a cultura.
4. Colher sangue no paciente para dosar a hemoglobina plasmática, para cultura e reclassificação.
5. Colher amostra de urina e enviá-la ao laboratório para determinação da hemoglobina. Colher a urina eliminada nas micções subseqüentes.

ANEMIA

Anemia é uma definição laboratorial que implica em diminuição do número de hemácias e em níveis de hemoglobina ou de hematócrito abaixos do normal.

Alteração da Fisiologia

1. O aparecimento de anemia reflete (1) insuficiência da medula óssea, (2) perda excessiva de hemácias, (3) uma combinação de (1) e (2), ou (4) defeitos congênitos na síntese da hemoglobina.
2. A insuficiência da medula óssea pode ocorrer como resultado de deficiência nutricional, exposição tóxica ou invasão tumoral, ou por causas desconhecidas.
3. As hemácias podem ser perdidas através de hemorragia ou por hemólise (destruição aumentada).
   a. Este problema pode ser devido a algum defeito da hemácia, que a torna inadequada para uma sobrevida normal, ou pode ser explicado por algum fator extrínseco à hemácia que promove sua destruição.
   b. A lise das hemácias ocorre principalmente dentro das células fagocíticas do sistema reticuloendotelial, notadamente dentro do fígado e do baço.
   c. Sendo um dos produtos finais deste processo, a bilirrubina, formada a partir da hemoglobina dentro do fagócito, penetra na corrente circulatória e um aumento da hemólise se reflete imediatamente por um aumento da bilirrubina total do plasma.

Manifestações Clínicas

1. Quanto mais rápida a instalação da anemia, mais intensos serão seus sintomas:
   a. Palidez
   b. Suscetibilidade à fadiga
   c. Respiração superficial
   d. Cefaléia; distúrbios mentais; tonteiras
   e. Predisposição à angina pectoris ou à insuficiência cardíaca congestiva, nos indivíduos suscetíveis
2. A intensidade dos sintomas depende:
   a. Da velocidade e do grau com que a anemia se desenvolveu
   b. De sua duração anterior, isto é, de sua cronicidade
   c. Das necessidades metabólicas de cada paciente
   d. De quaisquer outros distúrbios que afetam atualmente o paciente, especialmente afecções cardíacas etc.
   e. De complicações especiais ou aspectos concomitantes da afecção que está produzindo a anemia

Anemia por Deficiência de Ferro

As *anemias por deficiência de ferro* são afecções nas quais o conteúdo total de ferro do corpo está abaixo do nível normal.

Etiologia

A deficiência surge quando a necessidade corporal de ferro excede o suprimento.

1. Perda sangüínea crônica — sangramento pelo trato gastrintestinal, sangramento excessivo por menorragia, gestações múltiplas.

2. Absorção gastrintestinal de ferro dificultada — doença do intestino delgado, certas ressecções gástricas.
3. Fontes dietéticas de ferro inadequadas.
4. Aumento das necessidades de ferro — durante a gravidez, períodos de crescimento rápido, menstruação (cerca de 20 mg de ferro são perdidos num ciclo menstrual).

Implicações Dietéticas

1. Normalmente, a pessoa ingere 10-15 mg de ferro por dia nos alimentos, sob a forma de ferro e de sais inorgânicos de ferro; menos de 10% de todo o ferro ingerido são absorvidos (incluindo os alimentos e os suplementos de ferro).
2. São ingeridos aproximadamente 6 mg de ferro por 1.000 calorias.
3. Uma boa dieta deve manter o equilíbrio normal de ferro, a não ser que exista uma drenagem anormal (hemorragia, gravidez).
4. Fontes alimentares de ferro:
   Carne fresca (especialmente fígado), vegetais frescos, frutas secas (damascos, ameixas).
5. Demonstrou-se que o ácido ascórbico aumenta a absorção de ferro.

Manifestações Clínicas

A redução na concentração de hemoglobina diminui a capacidade do sangue em transportar e liberar oxigênio para os tecidos.

1. Fadiga
2. Cefaléia, tonteira, vertigem
3. Palpitações e dispnéia
4. Parestesias
5. Palidez das membranas mucosas
6. Glossite
7. Pagofagia (vontade de comer muito gelo)
8. Roer as unhas

Tratamento

1. Reconhecer e corrigir a causa subjacente.
   a. Ajudar na procura do local de perda crônica de sangue.
      (1) Perguntar ao paciente acerca de hematemese, melena, epistaxe, hematúria, menometrorragia, procedimentos diagnósticos múltiplos.
      (2) Enviar urina e fezes para o laboratório, para exame de sangue oculto.
      (3) Preparar o paciente para sigmoidoscopia, colonoscopia, enema baritado, estudos do trato gastrintestinal superior.
2. Corrigir a deficiência de ferro tecidual e hemoglobínico com a administração do preparado de ferro prescrito.

A. *Terapêutica com Ferro Oral*

1. Permite ao paciente regenerar a hemoglobina. (Os valores hematológicos costumam voltar ao normal entre 4 a 8 semanas.) A terapia é continuada por cerca de 6 meses após a normalização dos valores sangüíneos, para refazer os estoques de ferro.
2. A escolha do ferro depende de (1) tolerância do paciente, (2) absorção gastrintestinal, (3) dosagem, de acordo com a estimativa da deficiência de hemoglobina.
3. Preparados orais de ferro
   a. Sulfatos ferrosos (preferíveis)
   b. Gluconato ferroso
   c. Fumarato ferroso
4. Não se costuma utilizar as formas de ferro de liberação lenta. Nesse tipo de preparado o ferro é liberado além do duodeno, que é a principal área de absorção do ferro.
5. *Ênfase de Enfermagem e Orientação Médica*
   a. Os preparados de ferro são absorvidos em todos os níveis do trato gastrintestinal, abaixo do estômago; a absorção máxima ocorre no duodeno e na parte inicial do jejuno.
   b. Dar o ferro imediatamente após as refeições, para minimizar a irritação gástrica; posteriormente, adotar um esquema com administração entre as refeições, para se obter uma absorção máxima do medicamento.
   c. Alertar o paciente para a possibilidade de um certo grau de dispepsia, de tempos em tempos.
   d. Os sais de ferro alteram a coloração das fezes; diga ao paciente para esperar alterações de coloração (de cinza escuro para negro).
   e. O sulfato ferroso pode depositar-se nos dentes e nas gengivas; aconselhar o paciente a usar medidas higiênicas orais freqüentes.

f. A dosagem de ferro pode ser aumentada gradualmente, em poucos dias.

g. Se os efeitos colaterais gastrintestinais são incômodos, a dosagem talvez tenha que ser reduzida à metade.

h. A administração de ferro deve ser continuada por cerca de 6 meses após os níveis de hemoglobina terem retornado ao normal — para possibilitar o rearmazenamento de ferro.

i. Avisar ao paciente para não deixar de tomar o composto de ferro.

B. *Terapêutica Parenteral com Ferro*

1. A terapêutica parenteral com ferro é dada (1) quando o paciente não tolera os preparados férricos oralmente, (2) quando o paciente tem distúrbios gastrintestinais graves ou (3) quando continua ocorrendo um balanço negativo de ferro, apesar de o paciente estar tomando as doses orais máximas toleradas.

ALERTA À ENFERMAGEM: O extravasamento da medicação férrica resulta numa induração local dolorosa. Podem ocorrer reações sistêmicas (vasodilatação cutânea, náuseas, vômitos, mialgia e febre).

---

2. Preparados parenterais de ferro
   a. Ferro dextran (Inferon)
   b. Complexo sorbitol-ferro (Jectofer) — pode tornar a urina do paciente escura ao sedimentar, pois cerca de 50% do ferro são excretados na urina dentro de 24 horas.
3. Técnica de administração parenteral de ferro
   a. Descarte a agulha que foi usada para aspirar a medicação para dentro da seringa; use uma outra agulha para a injeção.
   b. Use uma agulha de 5 cm de comprimento — a medicação é injetada profundamente no músculo.
   c. Retraia a pele sobre o músculo, *lateralmente,* antes de introduzir a agulha — para prevenir o refluxo através do trajeto da injeção, o que mancharia a pele.

C. *Orientação Médica*

1. Orientar na escolha de uma dieta bem balanceada.
   As adolescentes devem receber aconselhamento nutricional.
2. Durante a gravidez devem ser administrados suplementos de ferro.

Anemia Perniciosa

A *anemia perniciosa* é uma anemia megaloblástica* devida à deficiência de vitamina B_{12} e causada pela falta de fator intrínseco no suco gástrico. (A deficiência de vitamina B_{12} é observada também nas doenças do intestino delgado, isto é, má absorção, síndrome da alça cega etc.)

Alteração da Fisiologia

1. A anemia perniciosa é produzida por um defeito na mucosa gástrica; a parede do estômago se atrofia e deixa de secretar o fator intrínseco.
2. Essa substância normalmente se une à vitamina B_{12} alimentar para se dirigir até o íleo, onde a vitamina é absorvida. Sem fator intrínseco, a vitamina B_{12} administrada oralmente não consegue penetrar no corpo.
3. Portanto, depois que os depósitos de vitamina B_{12} se esgotam, o paciente começa a apresentar sinais de anemia.
4. A vitamina B_{12} é o fator extrínseco necessário para a maturação das hemácias.

Manifestações Clínicas

1. Sintomas devidos à anemia
   a. Palidez   b. Dispnéia ou ortopnéia   c. Angina pectoris   d. Edema das pernas.

---

*Anemias megaloblásticas
1. Um megaloblasto é uma hemácia nucleada com maturação nuclear retardada e anormal.
2. As anemias megaloblásticas mais comuns são as por deficiência de vitamina B_{12} e de ácido fólico.
3. As anemias por deficiência de vitamina B_{12} e de ácido fólico mostram alterações idênticas na medula óssea e no sangue periférico. Isto porque ambos são essenciais para a síntese normal do DNA.

2. Sintomas devidos às alterações fisiológias no trato gastrintestinal
   a. Dor bucal, com língua "carnosa", lisa   c. Indigestão e desconforto epigástrico
      e avermelhada   d. Diarréia ou constipação recidivantes
   b. Perda do apetite   e. Perda de peso
3. Sintomas devidos às alterações neurológicas (ocorrem em uma alta percentagem de pacientes não tratados)
   a. Formigamento e dormência ou dor em queimação (parestesias) envolvendo mãos e pés
   b. Perda do sentido de posição, acarretando distúrbios da marcha
   c. Distúrbios da função intestinal e vesical
   d. Irritabilidade; depressão
   e. Paranóia e delírio

Avaliação Diagnóstica

1. Esfregaço de sangue — revela uma variação acentuada no tamanho e forma das células e um número variável de células extremamente grandes contendo uma concentração normal de hemoglobina.
2. Análise gástrica — o suco gástrico não possui ácido clorídrico livre (acloridria).
3. *Teste de Schilling* — um teste para a absorção de vitamina B_{12}.

   Finalidade: provar que o paciente não pode absorver a vitamina B_{12} oral, a menos que se acrescente o fator intrínseco.
   a. Faz-se o paciente beber uma pequena dose de B_{12} radioativa misturada em água, seguida por uma grande dose não radioativa intramuscular.
   b. Quando a vitamina oral é absorvida, será excretada na urina; a dose I.M. ajuda a encaminhá-la para dentro da urina.
   c. Colhe-se a urina de 24 horas e mede-se sua radioatividade.
   d. No caso de haver uma excreção muito pequena, o teste é repetido alguns dias mais tarde (o "segundo estágio"), acrescentando-se uma cápsula de fator intrínseco oral à B_{12} oral.
   e. Se o paciente sofre de anemia perniciosa, dessa vez encontrar-se-á muito mais radioatividade na amostra de urina de 24 horas.
4. Aspiração da medula óssea — revela uma medula megaloblástica.
5. Gastroscopia — a mucosa gástrica se mostra delgada e acinzentada.
6. Baixo nível de B_{12} no soro.

Tratamento

Objetivos: apoiar o paciente durante a fase aguda de sua doença.
           dar fator antianêmico suficiente (vitamina B_{12}) para produzir uma remissão.
           ajudar o paciente a aceitar o fato de que terá que tomar vitamina B_{12} durante toda a sua vida.

A. *Tratamento Durante o Estágio Agudo*

1. Dar cianocobalamina (vitamina B_{12}), segundo prescrição.
   a. Os reticulócitos começam a aumentar no 4.º dia após o início da terapêutica; os valores hemoglobínicos normais são obtidos em aproximadamente 6 semanas.
   b. O paciente começa a apresentar melhoras do estado geral e mental em poucos dias.
   c. As alterações neurológicas *recentes* geralmente regridem.
2. Administrar transfusão de papa de hemácias muito lentamente (se prescrito).
   a. As transfusões são feitas somente nos pacientes cuja anemia é uma ameaça à vida (sintomas de hipoxia cardíaca ou cerebral).
   b. Colocar o paciente sentado na cama.
      A administração muito rápida da transfusão em um paciente com anemia pode produzir edema pulmonar agudo ou edema cerebral.
3. Amparar o paciente com acometimento neurológico (ver Cap. 9 como lidar com pacientes com bexiga neurogênica).

B. *Terapia de Manutenção*

1. Inculcar no paciente que a vitamina B_{12} deve ser tomada pelo resto da vida.
   a. Esquema da dose de manutenção — vitamina B_{12} I.M. de quatro em quatro semanas.
   b. Instruir o paciente e a família ou encarregar a enfermeira comunitária da administração da dose de manutenção.
   c. A anemia perniciosa não tratada é fatal.

2. Instruir o paciente para marcar exames de acompanhamento a cada 6 meses — para determinação do hematócrito e feitura do examè físico.
   a. O paciente pode apresentar recaída hematológica ou neurológica se a terapêutica for inadequada.
   b. Os pacientes com anemia perniciosa apresentam uma maior incidência de câncer gástrico e de problemas tireoidianos; portanto, devem realizar-se exames de fezes periódicos para sangue oculto e citologia gástrica, assim como os testes da função tireoidiana.
3. Após uma gastrectomia total (e eventualmente de uma gastrectomia subtotal) o paciente deve receber doses de manutenção de vitamina B_{12} com a freqüência indicada — a retirada do fundo gástrico priva o paciente de todo o fator intrínseco; podem transcorrer até 10 anos antes de surgirem os sintomas clínicos, por causa da pequena quantidade de vitamina B_{12} diária necessária e das grandes reservas orgânicas existentes para o uso.
4. É preferível a terapia com vitamina B_{12} parenteral — proporciona maior fidedignidade, melhor supervisão do paciente e é mais barata.

Anemia Aplástica

A *anemia aplástica* é uma condição de insuficiência da medula óssea que resulta numa quase ausência de todas as células sangüíneas (eritrócitos, leucócitos e plaquetas [pancitopenia]).

Causas

1. Idiopática — aproximadamente 50% das causas de anemia aplástica são de etiologia desconhecida.
2. Compostos químicos — o benzol (agentes de limpeza a seco) pode acarretar lesão permanente da medula óssea.
3. Drogas — antibióticos (cloranfenicol), agentes antitumorais e antidiabéticos, fenotiazinas, antidepressores, medicação tireóidea, anti-histamínicos, inseticidas, metais pesados. (Quase todas as drogas possuem essa potencialidade.)
4. Radiação ionizante — terapêutica, industrial ou acidentes de laboratório.
5. Infecções viróticas — hepatite e vírus, mononucleose etc.
6. Congênita (anemia de Fanconi) — defeito constituído congenitamente na medula óssea.

Manifestações Clínicas

1. Anemia — resulta da depressão da hemoglobina e da rapidez das alterações ocorridas nas células sangüíneas
   a. Palidez; fraqueza
   b. Dispnéia de esforço, palpitação
2. Infecções com febre alta — resultantes da granulocitopenia
   a. Faringite
   b. Infecção através do trato gastrintestinal ou geniturinário
3. Sangramento anormal — resultante da trombocitopenia
   a. Púrpura; petéquias; equimoses
   b. Sangramentos gengival, nasal, gastrintestinal e urinário

Avaliação Diagnóstica

1. O esfregaço de sangue periférico mostra pancitopenia (deficiência em todos os elementos do sangue).
2. Aspiração da medula óssea — a medula óssea está hipoplástica ou aplástica; há redução de seus elementos celulares, com ausência quase completa de atividade hemopoiética.

Evolução Clínica

1. A evolução clínica é variável; os pacientes com pancitopenia grave, com medula totalmente aplástica, comportam um prognóstico sombrio.
2. Aproximadamente metade dos pacientes com anemia aplástica morre da doença, geralmente de *hemorragia, infecção* e *complicações da anemia crônica.*

Tratamento

(O tratamento mais apropriado é ainda controverso.)

Objetivos: dar ao paciente a chance de uma remissão
prolongar seu tempo de sobrevida com terapêutica de apoio

1. Tentar identificar e remover o(s) agente(s) tóxico(s) subjacente(s) — dar à medula a oportunidade de se recuperar antes de ficar muito danificada. No entanto, o dano permanente é freqüente.
   a. Questionar o paciente a respeito de todos os agentes (químicos, drogas) com os quais tenha tido contato.
   b. Instruir o paciente para evitar exposição às toxinas e suprimir todas as medicações desnecessárias.
2. Amparar o paciente que vai submeter-se a transplante de medula óssea (substituição da medula óssea afetada por medula proveniente de doador sadio — de preferência irmãos equivalentes). Essa modalidade de tratamento é realizada em centros especializados, com resultados variáveis.

Tratamento do paciente no qual é inexeqüível o transplante de medula óssea:

1. Administrar transfusões de sangue
   a. Realizar com cuidado as transfusões de papa de hemácias — para manter um nível de hemoglobina compatível com as atividades do paciente e para minorar os sintomas de dispnéia, palpitação e fraqueza.
   b. Administrar transfusão de sangue total para as emergências hemorrágicas.
   c. Quando possível, realizar transfusões de plaquetas de doadores histocompatíveis — para interromper o sangramento no paciente com trombocitopenia. (Ocorrem complicações hemorrágicas quando a contagem plaquetária é inferior a 20.000/mm^3.)
   d. Manter o paciente que recebeu transfusões múltiplas sob cuidadosa vigilância de enfermagem durante algum tempo — são comuns as complicações transfusionais nesses pacientes.
      (1) Às vezes, o paciente pode elaborar anticorpos contra os antígenos hemáticos secundários e contra os antígenos plaquetários; nesse caso, as transfusões não conseguirão mais corrigir as falhas existentes.
      (2) As transfusóés múltiplas diminuem as chances de sucesso do transplante medular.
2. Administrar agentes (esteróides anabólicos) para tentar estimular a regeneração medular e conseguir uma remissão.
3. Preparar o paciente para a esplenectomia (pág. 308), quando indicada — o baço destrói um grande número de leucócitos e de plaquetas; a esplenectomia pode causar uma ligeira elevação dos níveis hemoglobínicos e reduzir as necessidades de transfusão.
4. Procurar as evidências de infecção — os pacientes com anemia aplástica são suscetíveis às infecções, devido à diminuição de leucócitos.
   a. Utilizar técnicas assépticas rígidas nos pacientes com leucopenia acentuada.
   b. Tratar as infecções com os agentes apropriados.
      (1) A terapia antibiótica prolongada pode causar enterite e diarréia, em conseqüência das alterações produzidas na flora intestinal.
      (2) Pode também surgir moniliase generalizada nos pacientes enfraquecidos que tomam antibióticos por longos períodos.

Planejamento da Alta e Orientação Médica

Instruir o paciente como segue:

1. Conhecer os medicamentos que podem lesar as células da medula óssea.
2. Quando tomar medicamentos que podem produzir discrasias sangüíneas (cloranfenicol, fenilbutazona, sulfonamidas) realizar exames de sangue com regularidade; apesar disso, a anemia aplástica pode surgir após a suspensão do medicamento.
3. Durante os episódios hemorrágicos usar colutórios orais ou Water Pik , ao invés de escovar os dentes.
4. Prevenir as pequenas infecções. Qualquer abrasão ou ferida das membranas mucosas ou da pele representa uma área potencial de infecção.

POLICITEMIA VERA

A *policitemia vera (eritremia)* é uma doença de causa desconhecida caracterizada por um aumento do número de hemácias no volume sangüíneo total. A medula óssea é vermelho-escura e intensamente celular. Caracteriza-se por leucocitose, trombocitose e esplenomegalia.

A *policitemia secundária* está comumente associada a hipoxia (doença cardiovascular e pulmonar), com produção excessiva de eritropoietina, esteróides adrenocorticais ou androgênios, ou com exposição química crônica.

Alteração da Fisiologia

1. Fisiologia alterada devido ao aumento do volume sangüíneo conseqüente ao aumento na massa celular
2. Suprimento aumentado de células precursoras (para a linha eritróide, mielóide e megacariocítica)
3. Aumento acentuado no volume sangüíneo total; aumento gradual da viscosidade do sangue
4. Diminuição do ferro medular
5. Ingurgitamento de todos os órgãos com sangue
6. Hiperplasia de todos os elementos da medula óssea
7. Esplenomegalia (às vezes)

Evolução Clínica

1. Início insidioso e gradual — provavelmente medido em anos.
2. Evolução clínica de longa duração — de até 20 anos.
3. Mais freqüente em homens; mais comum durante a meia-idade e nos últimos anos da vida.
4. As úlceras pépticas são comuns nesses pacientes; as hemorragias cerebral, gastrintestinal e nasal podem ocorrer a qualquer momento durante a evolução da doença.

Manifestações Clínicas

Esta é uma doença que acomete muitos órgãos e sistemas.

1. Fraqueza e fadiga
2. Cefaléia, tonteira, capacidade mental deteriorada, distúrbios visuais
3. Prurido
4. Aspecto pletórico
5. Matiz vermelho-arroxeado da face, lábios, mãos, pés e cavidade bucal; agravado pelo frio
6. Queixas vasculares periféricas
7. Parestesia
8. Esplenomegalia, produzindo desconforto abdominal
9. Pressão arterial sistólica elevada
10. Hepatomegalia (tardiamente na evolução da doença)

Avaliação Diagnóstica

1. Aumento da massa de hemácias — medido por uma técnica isotópica
2. Trombocitose; com freqüência, agregação anormal das plaquetas
3. Leucocitose
4. Atividade da fosfatase alcalina granulocítica elevada
5. Atividade celular aumentada na medula óssea; diminuição do ferro medular

Tratamento

Objetivo: reduzir a massa de hemácias (isto é, normalizar o hematócrito)

1. Auxiliar com flebotomia (venossecção) para corrigir a viscosidade do sangue e as anormalidades circulatórias e para fazer baixar o hematócrito.
   a. 500 ml de sangue devem ser retirados cada 2 a 3 dias até que o hematócrito alcance o nível desejado.
   b. Podem ser realizadas flebotomias repetidas para fazer diminuir a hemoglobina, o hematócrito e a massa de hemácias até níveis normais.
2. Administrar quimioterapia.
   a. Melphalan (Alkeran)
   b. Clorambucil (Leukeran)
   c. Busulfan (Myleran)
   d. Citosina arabinoside
   e. Ver no Cap. 19 as medidas de apoio de enfermagem para o paciente que está recebendo quimioterapia.
3. Ou prepare o paciente para receber o fósforo radioativo P^{32}, oralmente ou na veia — reduz a mielopoiese (formação de medula óssea).
4. Manter o paciente ambulatorial — a probabilidade de trombose aumenta quando o paciente fica em repouso no leito.
5. Avaliar e tratar as complicações — a evolução clínica da policitemia é determinada pelo aparecimento de complicações.

a. Complicações trombóticas — devidas à hipervolemia e à hiperatividade dos tecidos hematopoiéticos.

Inclui a tromboflebite das veias profundas, os infartos miocárdico e cerebral e a oclusão trombótica das veias esplênica, hepática, porta e mesentérica.

b. Hemorragia — o sangramento ocorre espontaneamente, por ingurgitamento dos leitos capilares.

c. Gota — devida à superprodução de ácido úrico (secundária à renovação ["turnover"] das nucleoproteínas das células medulares).

d. Insuficiência congestiva — devida ao aumento do volume sangüíneo e à hipertensão.

e. Leucemia aguda — pode constituir uma complicação terminal.

AGRANULOCITOSE (Granulocitopenia)

A *agranulocitose (granulocitopenia)* é uma doença aguda na qual a contagem de leucócitos cai para níveis extremamente baixos e a neutropenia é acentuada.

Etiologia

1. Hipersensibilidade a certas drogas ou produtos químicos — pode suprimir a atividade da medula óssea e diminuir a produção de leucócitos. Alguns agentes ocasionalmente associados à agranulocitose incluem:
   a. Fenotiazinas
   b. Anti-histamínicos
   c. Analgésicos (Butazolidina)
   d. Diuréticos
   e. Compostos dibenzodiazepínicos
   f. Tranqüilizantes
   g. Drogas antitireoidianas
   h. Sulfonamidas e seus derivados (incluindo os agentes hipoglicemiantes)
   i. Certos antibióticos (cloranfenicol)
   j. Anticonvulsivantes
   k. Agentes que regularmente deprimem a leucopoiese (agentes alquilantes, antimetabólitos)
2. Em alguns pacientes não se consegue identificar a causa.

Manifestações Clínicas

1. Dor de garganta, ulcerações da mucosa bucal e faríngea (angina agranulocítica); a garganta fica cada vez mais dolorida e eventualmente se torna necrótica
2. Febre/calafrios
3. Grande prostração
4. Ulceração vaginal e retal — pode resultar de uma infecção focal
5. Pneumonia, infecção do trato urinário, septicemia

Evolução Clínica

A restauração espontânea da função medular (exceto em pacientes com doença neoplásica) ocorre freqüentemente num período de uma a três semanas, quando se consegue evitar a morte por infecção.

Avaliação Diagnóstica

O sangue mostra acentuada redução no número de neutrófilos circulantes
Exame da medula óssea

Tratamento

Objetivos: eliminar o fator responsável pela supressão da medula óssea.
prevenir e tratar as infecções até que a medula óssea tenha retornado ao normal.

1. Perguntar ao paciente quais os medicamentos que vem usando, inclusive os que toma por conta própria.
2. Suprimir a droga ofensora. Alertá-lo para evitar nova exposição a essa droga.
3. Prevenir e tratar as infecções.

ALERTA À ENFERMAGEM: Os granulócitos são a primeira barreira à infecção. Em pacientes com agranulocitose, a infecção se instala rapidamente e em pouco tempo pode tornar-se fulminante.

a. Observar a ocorrência de febre.
b. O paciente pode ser colocado em isolamento protetor; no entanto, em geral a infecção se

origina da flora endógena do paciente (no trato gastrintestinal, trato urinário) ou de organismos existentes no ambiente hospitalar.

c. As infecções micóticas oportunísticas (que num hospedeiro normal não são patogênicas) podem ser ameaçadoras nesse tipo de pacientes

d. A terapia de uma suspeita de septicemia é iniciada logo após colher-se material para a cultura — culturas de sangue, de material da garganta, de urina, de escarro etc. É realizada com uma combinação de antibióticos, pois nesse estágio nenhum agente isolado fornece um espectro antibacteriano suficientemente amplo para controlar todos os organismos patogênicos comuns habitualmente implicados.

   (1) O paciente geralmente recebe antibióticos do grupo aminoglicosídeos (gentamicina mais um medicamento tipo penicilina) quando existe evidência de infecção. Esses medicamentos exercem um amplo espectro de atividade *in vitro* contra a maioria dos bacilos Gram-negativos passíveis de serem patogênicos num hospedeiro enfraquecido.

   (2) Se o paciente é intensamente neutropênico, acrescenta-se carbenicilina a esse esquema, por causa do problema das *Pseudomonas*.

3. Administrar esteróides anabólicos (testosterona, fluoximesterona), conforme prescrição — estimulam a célula básica da medula óssea.

4. Utilizar medidas destinadas a amparar o paciente e a aumentar seu conforto.

a. Utilizar medidas de enfermagem e terapêuticas para minorar a dor de garganta — gargarejos, colar de gelo, analgésicos, pastilhas anestésicas.

b. Encorajar o paciente a ficar em repouso no leito.

c. Dar uma dieta pastosa ou líquida, com alto conteúdo vitamínico e calórico.

Complicações

1. Septicemia
2. Broncopneumonia
3. Necrose hemorrágica das lesões nas membranas mucosas.

LEUCEMIA

As *leucemias* são distúrbios neoplásicos dos tecidos formadores do sangue (baço, sistema linfático e medula óssea). Caracterizam-se pela proliferação disseminada, dentro da medula óssea e dos outros tecidos formadores do sangue, de precursores imaturos de algum tipo de leucócito. O processo leucêmico reduz drasticamente a produção dos principais constituintes do sangue normal, resultando em anemia e num aumento de suscetibilidade a infecção e hemorragia.

Classificação

Classificadas de acordo com:

1. A linha celular afetada (linfocítica, granulocítica ou monocítica)
2. A maturidade das células malignas
   a. Agudas (células imaturas)
   b. Crônicas (células diferenciadas)

Fatores Predisponentes

Etiologia desconhecida: vários fatores estão associados ao aumento de sua incidência:

1. Exposição à irradiação
2. Agentes químicos — benzeno
3. Agentes infecciosos — vírus (estão sendo investigados atualmente)
4. Anormalidades genéticas — maior risco de leucemia em pacientes com síndrome de Down (ver Cap. 40)
5. Tratamento quimioterápico — especialmente melfalan (Alkeran)
6. Distúrbios mieloproliferativos — policitemia vera, mielofibrose (fibrose da medula óssea)
7. Hereditários — algumas famílias apresentam maior incidência de leucemia

*Leucemia Aguda**

Leucemia aguda é uma doença rapidamente progressiva que acomete as células primitivas ou blastos. Pode ser linfocítica, granulocítica, monocítica, mielomonocítica ou indiferenciada (célula básica).

---

*Para a análise da leucemia aguda em crianças, ver Cap. 43.

Manifestações Clínicas

Produzida pela proliferação e infiltração da medula óssea e de outros órgãos por leucócitos imaturos do grupo linfocítico, granulocítico ou monocítico.

1. Fatigabilidade fácil e mal-estar geral; palidez — pela anemia decorrente da depressão da eritropoiese, da hemorragia e da hemólise
2. Febre persistente de causa desconhecida
3. Gânglios linfáticos e baço aumentados; desconforto abdominal — causado pela invasão tecidual local
4. Dor óssea, artralgia — causadas pela expansão medular no osso e pela gota da hiperuricemia
5. Sangramento das gengivas, epistaxe, petéquias, sangramento prolongado após um procedimento cirúrgico — causados pela trombocitopenia (contagem plaquetária diminuída)
6. Taquicardia, perda de peso, dispnéia aos esforços, intolerância ao calor — causadas pelo aumento do metabolismo
7. Infiltração leucêmica da pele — tendência dos tecidos leucêmicos de infiltrarem outros órgãos e tecidos
8. Hemorragia cerebral, paralisia dos nervos cranianos, aumento da pressão intracraniana — causados por complicações neurológicas (as células leucêmicas costumam invadir o sistema nervoso central — habitualmente em pacientes com longas remissões)
9. Dor — causada pelo infarto, particularmente no baço.

Avaliação Diagnóstica

1. Avaliação hematológica — a contagem total de leucócitos periféricos varia muito (10.000-100.000 por mm^3).
2. Biópsia da medula óssea — caracteristicamente, as células nucleadas da medula óssea, em sua grande maioria, são formas imaturas de leucócitos, denominados "blastos"
3. Biópsia de gânglio linfático
4. Raios X do tórax — para detectar acometimento dos gânglios do mediastino e pulmonar
5. Raios X do esqueleto — para detectar lesões ósseas

Tratamento

Objetivos: restaurar a função normal da medula óssea o mais rapidamente possível
conseguir uma remissão completa
proporcionar ao paciente uma vida mais longa e mais normal possível
O tratamento inicial numa instituição médica com equipamento especial, que trata os pacientes leucêmicos com uma abordagem de equipe, constitui a melhor promessa de uma remissão prolongada.

A. *Quimioterapia*

1. Os remédios são classificados de acordo com seus efeitos sobre a química celular. (Ver no Cap. 19 a lista completa dos medicamentos usados na quimioterapia do câncer).
2. Objetivo da quimioterapia — induzir remissão (desaparecimento de todas as formas celulares anormais na medula óssea e no sangue periférico).

B. *Princípios Básicos de Quimioterapia*

1. A quimioterapia inibe o crescimento das células leucêmicas destruindo ou inativando os ácidos nucléicos ou interferindo com sua síntese; produz depressão da medula óssea e deprime o mecanismo de defesa imunológica do paciente.
2. Os medicamentos costumam ser administrados em combinação e em esquemas de doses altas, para produzirem um maior dano das células leucêmicas (exercem efeitos biológicos diferentes).
3. O esquema de tratamento destina-se a agir sobre as células em diferentes fases do ciclo miótico.
4. Em geral realiza-se no início da terapia um tratamento intensivo com vários agentes para induzir uma remissão, seguido pela terapia de "manutenção" a longo prazo.
5. O cuidado de enfermagem do paciente com leucemia aguda inclui a vigilância constante do paciente à procura dos efeitos de toxicidade dos medicamentos.

C. *Alguns Medicamentos Usados na Leucemia Aguda*

Vários medicamentos exercem um efeito antileucêmico. O esquema medicamentoso vem mudando à medida que são recebidos os progressos alcançados pela pesquisa.

1. Antimetabólitos — competem com o metabólito natural, bloqueando a via para a síntese do DNA ou de outro constituinte celular (evitando, assim, o crescimento celular).
    Metotrexato
    Antipurinas (6-mercaptopurina)
    Arabinosil-citosina (Ara-C)
2. Agentes alquilantes — podem exercer seus efeitos anticancerosos por uma interação química direta com o DNA da célula.
    Ciclofosfamida (Cytoxan); melfalan (Alkeran); busulfan (Myleran)
3. Antibióticos — inibem a síntese das proteínas celulares
    Doxorubicina (Adriamicina); daunorubicina
4. Alcalóides vegetais
    Vincristina (Oncovin) — bloqueia o processo de divisão celular
    Vinblastina (Velban)
5. Hormônios — suprimem o crescimento dos linfócitos
    Esteróide cortical supra-renal (prednisona)
6. Outros medicamentos:
    L-asparaginase — uma enzima que desintegra a asparagina, um aminoácido geralmente necessário para o crescimento das células leucêmicas.

Conduta de Enfermagem

A. *Vigilância Constante de Enfermagem do Paciente Que Está Recebendo Quimioterapia*

1. Obter informação básica antes do início da quimioterapia.
    a. Conhecer temperatura, pulso, respiração e pressão arterial normais do paciente.
    b. Acompanhar os valores da série branca, da contagem diferencial, das dosagens da hemoglobina, das contagens de plaquetas — para estar a par dos efeitos do medicamento sobre o organismo.
    c. Acompanhar os estudos da química do sangue, dos eletrólitos, do nitrogênio uréico, da creatinina, das enzimas hepáticas, da bilirrubina.
    d. Pesar o paciente uma ou duas vezes por semana.
    e. Auxiliar nas aspirações da medula óssea, como determinado (ver pág. 278).
2. *Pesquisar manifestações tóxicas durante a quimioterapia.*
    a. As modificações do esquema quimioterapêutico do paciente se baseiam nos exames laboratoriais e físicos antes de cada série de tratamento.
    b. Monitorizar a infusão venosa dos medicamentos — pode causar irritação local nas veias; o paciente pode se queixar de sensação de queimação durante as infusões de metotrexato e de prednisona.
        (1) Ajustar a velocidade de infusão, diminuindo-a.
        (2) Mudar a posição da extremidade, para prevenir a cãibra muscular.
        (3) O paciente pode se queixar de náuseas, vômitos e sensação de queimação ao longo do trato gastrintestinal durante ou imediatamente após a infusão.
    c. Pesquisar a presença de úlceras na boca — ocorrem freqüentemente quando o paciente está tomando metotrexato. Oferecer freqüentes soluções de limpeza bucal para aliviar o desconforto oral.
    d. O paciente pode apresentar queda dos cabelos durante o tratamento antileucêmico — a alopécia ocorre num grande número de pacientes que estão recebendo vincristina.
        Encorajar o paciente a experimentar o uso de perucas, próteses capilares ou lenços de cabeça.
    e. Pesquisar os reflexos tendinosos profundos. Observar o paciente à procura de pé caído, fraqueza no poder de apreensão e ptose das pálpebras — a vincristina pode causar neuropatia.
    f. Observar se há constipação e dor.abdominal — a vincristina pode produzir íleo adinâmico.
    g. Observar se ocorrem alterações da personalidade, retenção hídrica, hipertensão, úlceras gástricas e diabetes mellitus — ocorrem durante a terapêutica com prednisona.
    h. Pesquisar outros efeitos colaterais do medicamento — diarréia, erupção cutânea maculopapular, estomatite, flebite, depressão da medula óssea, evidências de toxicidade cardíaca (taquicardia, arritmias, taquipnéia, dispnéia).
    i. Fazer os ECG, conforme prescrito — a toxicidade cardíaca está associada a certos agentes quimioterápicos.

B. *Medidas de Apoio Para o Paciente Com Leucemia ou Linfoma*
Consideração Básica: O insucesso costuma dever-se às complicações — infecção e hemorragia.

Objetivo: controlar as complicações, para que os agentes quimioterápicos possam demonstrar sua eficácia

1. Eliminar a morbidez e a mortalidade que resultam de hemorragia.
   a. A principal causa de hemorragia é a trombocitopenia (diminuição das plaquetas).
   b. O risco de hemorragia é maior quando as plaquetas estão abaixo de 15.000-20.000 (normal: 250.000-500.000 plaquetas/mm³).
   c. Prepara o paciente para uma transfusão de plaquetas compatíveis ou de plaquetas estocadas, quando ocorre hemorragia.
      A transfusão de plaquetas poderá ser repetida 2-3 vezes por semana — a meia vida normal da plaqueta é de 3-5 dias.
2. Prevenir e tratar a infecção — principal causa de morbidez e mortalidade associada à leucemia; a invasão da medula óssea pela linhagem de células leucêmicas impede a produção e maturação normal dos granulócitos. O organismo patogênico também costuma provir da flora do próprio paciente.
   a. Monitorizar a concentração de granulócitos circulantes. Concentrações abaixo de 1.000 por mm³ — grande perigo de infecção.
   b. Reconhecer imediatamente a infecção.
      (1) Controlar a temperatura a intervalos regulares — a febre constitui o principal sintoma de infecção.
      (2) As manifestações habituais de infecção se modificam nos pacientes com leucemia.
   c. Realizar culturas (para aeróbios e anaeróbios) de sangue, urina, escarro, líquido raquiano.
   d. Fazer raios X de tórax.
   e. Em geral administram-se antibióticos de largo espectro até identificar-se o organismo.
   f. Verificar o aparecimento de infecção micótica (especialmente por *Candida* e *Aspergillus*) — conseqüente a sondas de demora, antibióticos, efeitos imunossupressores da quimioterapia e diminuição da resistência do paciente.
3. Prevenir as complicações infecciosas pelo controle da contaminação do meio ambiente.
   a. Quarto com fluxo aéreo laminar — uma "barreira" de fluxo aéreo unidirecional que estabelece um ambiente aéreo no qual o paciente propenso à infecção está livre do contato com os microrganismos exógenos. (Ver Fig. 19-2)
   b. Utilizar todas as medidas apropriadas para reduzir a contaminação ambiental quando não se dispõe de unidades especiais (isolamento protetor; ver Cap. 17).
4. Numa base experimental, o paciente pode receber transfusões de leucócitos — usadas como terapia de apoio na aplasia medular (atualmente não são facilmente disponíveis).
   a. A quimioterapia gera aplasia da medula óssea e produz uma diminuição no número de células imunocompetentes (linfócitos e macrófagos), o que, por sua vez, resulta em exacerbação aguda da infecção.
   b. As transfusões de leucócitos (provenientes de doadores normais) podem ajudar o paciente com neutropenia intensa durante a fase perigosa de sua doença até ocorrer uma boa regeneração da medula óssea.

C. *Outras Medidas*

1. Auxiliar o paciente a aceitar e participar do seu esquema terapêutico.
   a. Dê atenção e apoio físico experientes — encorajar o paciente a suportar o desconforto associado ao tratamento.
   b. Ajudar o paciente a mobilizar suas defesas para suportar os distúrbios fisiológico e emocional.
      (1) O paciente pode reagir com surpresa e raiva ao tomar conhecimento da doença pela primeira vez; a raiva pode ser dirigida contra o pessoal que cuida da saúde.
      (2) A raiva representa um mecanismo de defesa; o paciente percebe que a morte é inevitável; representa também uma defesa contra a ansiedade.
      (3) Desenvolver habilidades para aceitar e lidar com esse tipo de raiva — importante para se estabelecer uma relação terapêutica paciente-enfermeira.
      (4) Permitir que o paciente e sua família exteriorizem suas emoções.
      (5) O paciente pode usar o mecanismo de negação — tal negação poderá ter que ser aceita ou orientada.
2. Controlar a dor e o desconforto.
   a. Usar analgésicos suaves quando possível; trocar para um narcótico mais potente se a condição do paciente assim o exigir.
   b. Dar tranqüilizantes como prescritos, para aumentar os efeitos dos narcóticos.

   c. Dar medicação antiemética antes das refeições — para mitigar a náusea do paciente; os sedativos também podem ser úteis.
3. Manter uma ingesta oral entre 3 a 4 litros por dia — para prevenir a precipitação de cristais de ácido úrico na urina; a superprodução de ácido úrico deve-se à enorme proliferação de células sangüíneas e à destruição dessas pelos agentes antileucêmicos.
4. Controlar a febre — empregar compressas geladas, aumentar a ingesta líquida e dar medicamentos antipiréticos.
5. Realizar um tratamento freqüente e especial da boca para remover sangue seco, combater o odor e aliviar a dor das ulcerações orais.
   a. Alternar soluções de limpeza bucal, solução de água oxigenada diluída, glicerina e soluções de limão.
   b. Usar cotonetes, ao invés de escova de dentes, quando existe sangramento oral.
   c. Limpar e lubrificar lábios e narinas — para prevenir ressecamento e rachaduras.
   d. Oferecer uma dieta branda, se indicada — para reduzir a irritação mecânica das gengivas.
6. Demonstrar um interesse contínuo pelo bem-estar do paciente (ver no Cap. 19 uma revisão de outros princípios básicos do tratamento de enfermagem).

Leucemia Linfocítica Crônica

A *leucemia linfocítica crônica* é um tipo de leucemia caracterizado por um grande aumento dos linfócitos maduros na circulação e nos órgãos linfóides do corpo.

Características Clínicas

1. Ocorre mais freqüentemente entre os 45 e 60 anos
2. Início insidioso; os sintomas se assemelham muito aos do tipo mielógeno crônico (pág. 298)
3. A evolução é variável

Manifestações Clínicas

1. Aparecimento gradual de aumento generalizado dos gânglios linfáticos — região cervical, axilas, virilha; esplenomegalia
2. Anemia, febre, perda ponderal e problemas hemorrágicos
3. Possíveis infiltrações leucêmicas nas retinas e na pele. (A pele pode se tornar prurítica e bronzeada.)
4. Infiltrações ascítica e pleurítica
5. Os leucócitos podem ultrapassar os 100.000/mm^3; os linfócitos podem perfazer 90 a 99% das células.
6. São comuns as anormalidades dos eritrócitos, granulócitos e plaquetas.

Tratamento

Objetivo: obter remissão dos sintomas

A. *Paciente assintomático com leucemia linfocítica crônica*

1. Pode não necessitar de tratamento por vários anos.
2. Amparar o paciente com uma nutrição ótima, repouso, exercício, recreação e atividade mental.

B. *Paciente sintomático* (com adenopatia generalizada, anemia grave, trombocitopenia, acometimento cutâneo e infecções recidivantes)

1. *Quimioterapia* — produz alívio sintomático; faz diminuir o tamanho dos gânglios linfáticos e do baço
   a. Clorambucil (Leukeran)
   b. Terapia com combinação de medicamentos (podem administrar-se 3 ou 4 substâncias nos pacientes com linfócitos pouco diferenciados que não respondem a um agente quimioterápico único) — reduz o número de leucócitos, alivia os sintomas constitucionais
2. Para a anemia — por perda de sangue; por substituição da medula óssea por células leucêmicas
   a. Radioterapia para doença local
   b. Corticosteróides (prednisona)
   c. Quimioterapia
   d. Transfusões: sangue total para a hemorragia; papa de hemácias quando existe hemólise ou distúrbio da medula óssea

3. Para a adenopatia
   Radioterapia por supervoltagem para os gânglios localizados, massas ou esplenomegalia
4. Para a hemorragia — pode ocorrer quando existe trombocitopenia grave e púrpura ou quando
   o sangramento, secundário à úlcera péptica, ocorre como uma complicação da terapêutica
   com corticosteróides.
   Transfusões para repor a perda sangüínea.

Conduta de Enfermagem

Ver à pág. 295 as medidas de apoio da enfermagem para o paciente que está recebendo quimioterapia e à pág. 296 os outros aspectos da assistência a um paciente com leucemia.

Leucemia Granulocítica Crônica

A *leucemia granulocítica crônica (mielocítica, mielógena)* é uma afecção caracterizada por um aumento em todas as fases do desenvolvimento dos leucócitos. Atinge os granulócitos que são produzidos pelo tecido mielóide ou medula óssea. A condição está associada a um grande aumento do baço e
do fígado. Pode ocorrer também na forma aguda.

Características Clínicas

1. Aparece mais freqüentemente entre 35-50 e 60-70 anos
2. Início insidioso e gradual. A doença segue uma evolução progressiva durante vários anos

Manifestações Clínicas

1. Palidez, palpitações, dispnéia — devidas à anemia
2. Sensação de peso ou aumento do lado esquerdo do abdome — devido ao aumento do baço
3. Problemas hematológicos: contagem plaquetária elevada; contagem de granulócitos elevada;
   o esfregaço sangüíneo mostra predominância dos granulócitos em todos os estágios de maturação
4. Fraqueza, perda de peso e do apetite devidos ao aumento da taxa metabólica pela progressão
   da doença
5. Hipersensibilidade e dor nos ossos longos (particularmente na tíbia, nas costelas e no esterno)
   — devidas à invasão por medula anormal

Tratamento

Objetivo: obter uma remissão dos sintomas

Quimioterapia

1. Busulfan (Myleran) — pode induzir uma remissão completa ou parcial na maioria dos pacientes.
   a. Após o tratamento inicial o paciente pode ser submetido a uma terapia de manutenção a
      longo prazo com doses baixas ou, quando existe evidência de recidiva da doença, a uma
      terapia com altas doses.
   b. As vezes o paciente deixa de responder; a fase de exacerbação aguda é denominada crise
      mieloblástica ou de ''blasto''. Nesse caso o paciente é tratado como o seria para a leuce-
      mia aguda. (Ver pág. 293.)
2. Podem ser usados outros agentes quimioterápicos (medicamentos da segunda linha).

Conduta de Enfermagem

1. Ver pág. 295 para o apoio de enfermagem do paciente que está recebendo quimioterapia.
2. Ver pág. 296 para os outros aspectos do cuidado de um paciente com leucemia.

LINFOMAS MALIGNOS

Os *linfomas* constituem um grupo de doenças neoplásicas do sistema linforreticular e incluem a
doença de Hodgkin e os linfomas não-Hodgkin.

1. Os linfomas são classificados, de acordo com a célula maligna predominante, como linfoma
   linfocítico (anteriormente denominado linfossarcoma), linfoma histiocítico (anteriormente sar-
   coma de células reticulares) ou doença de Hodgkin.

2. Esses tumores geralmente começam nos gânglios linfáticos, porém podem acometer qualquer tecido linfóide no baço, no trato gastrintestinal (amígdalas, paredes do estômago), no fígado ou na medula óssea.
3. Podem disseminar-se para todas essas áreas e para os tecidos extralinfáticos (pulmões, rins, pele).
4. A etiologia dessas doenças é desconhecida.

Doença de Hodgkin

A *doença de Hodgkin* é uma doença maligna de etiologia desconhecida que se origina no sistema linfóide e acomete predominantemente os gânglios linfáticos. Pode ocorrer em quase todas as massas de tecido linfóide: baço, medula óssea.

Alteração da Fisiologia

1. A célula maligna da doença de Hodgkin é a célula de "Reed-Sternberg", que é uma célula tumoral gigante atípica, morfologicamente única e de linhagem incerta.
2. Os diferentes tipos histopatológicos da doença de Hodgkin estão associados a prognósticos diferentes.
3. A doença de Hodgkin mostra um padrão altamente previsível de disseminação — geralmente através dos canais linfáticos, de uma cadeia de gânglios linfáticos para outra, freqüentemente para o baço e, finalmente, para áreas extralinfáticas.
4. A doença de Hodgkin pode apresentar uma disseminação hematogênica, pois as áreas extra-ganglionares incluem o trato gastrintestinal, a medula óssea, a pele, as vias aéreas superiores e outros órgãos.

Manifestações Clínicas

1. Aumento indolor dos gânglios linfáticos de um lado do pescoço
2. Prurido generalizado (coceira), sudorese, perda de peso
3. Anemia progressiva
4. Febre de baixa a alta
5. Aumento dos gânglios linfáticos em outras regiões do corpo
6. Aumento dos gânglios linfáticos mediastinicos e retroperitoneais que produz sintomas por pressão
   a. Dispnéia pela pressão contra a traquéia
   b. Disfagia por pressão contra o esôfago
   c. Paralisia laríngea devido a pressão contra o nervo laríngeo recurrente
   d. Neuralgias braquial, lombar ou sacra devidas a pressão sobre os nervos
   e. Edema das extremidades devido a pressão sobre as veias
   f. Aumento do baço e do fígado
7. Derrames na pleura ou no peritônio
8. Icterícia obstrutiva

Avaliação Diagnóstica

A extensão da doença deve ser determinada antes do tratamento.

1. Biópsia do(s) gânglio(s) linfático(s) para identificação dos aspectos histológicos característicos
2. Hemograma completo
3. Radiografia de tórax e tomografia
4. Pesquisa radiográfica do esqueleto
5. Cintilografia óssea com tecnécio
6. Biópsia da medula óssea
7. Provas de função hepática e cintilograma hepático
8. Linfangiograma
   a. Revela o tamanho dos gânglios linfáticos
   b. Detecta aumentos dos gânglios linfáticos abdominais que não podem ser vistos ou sentidos pelos meios ordinários
9. Laparotomia — para determinar a extensão da doença; esplenectomia (pode aumentar a tolerância do sangue à radioterapia e quimioterapia); biópsia hepática aberta; biópsia dos gânglios linfáticos para-aórticos. Esses procedimentos são importantes na determinação do prognóstico e do tratamento.

Estágios da Doença de Hodgkin*

A classificação em estágios é feita para orientar no prognóstico e para ajudar a tomar as decisões terapêuticas.

Estágio   I: Comprometimento de uma única região dos gânglios linfáticos (I) ou de um único órgão ou área extralinfáticos (IE)

Estágio   II: Comprometimento de duas ou mais regiões de gânglios linfáticos do mesmo lado do diafragma (II) ou comprometimento localizado de uma área ou órgão extralinfático e de uma ou mais regiões de gânglios linfáticos do mesmo lado do diafragma (IIE)

Estágio III: Comprometimento de regiões de gânglios linfáticos de ambos os lados do diafragma (III) que pode também ser acompanhado por comprometimento localizado de regiões ou órgãos extralinfáticos (IIIE) ou por comprometimento do baço (IIIB) ou de ambos (IIIEB)

Estágio IV: Comprometimento difuso ou disseminado de um ou mais órgãos ou tecidos extralinfáticos, com ou sem hipertrofia associada dos gânglios linfáticos

Tratamento

Depende do estágio, dos sintomas e do tipo celular.

A. *Conceitos*

1. Radioterapia de um só campo (local), de um campo extenso, ou de todas as áreas que contêm gânglios (irradiação ganglionar total) constitui a primeira escolha no tratamento da doença de Hodgkin em fase inicial (sem quaisquer sintomas).
Um fator importante no tratamento é a dose de irradiação administrada.

2. A doença de Hodgkin pode ser erradicada de qualquer local que tenha recebido 4.000-4.500 rads, no espaço de 4 semanas. As técnicas de irradiação com megavoltagem permitem o emprego de tal dose numa ou mais cadeias linfáticas por inteiro.

3. As áreas do corpo nas quais as cadeias dos gânglios linfáticos estão localizadas podem tolerar dòses desta magnitude sem lesão grave (p.ex., a área do baço e da oronasofaringe); as estruturas vitais, tais como os pulmões, o fígado e os rins, são protegidas por escudos de chumbo.

4. Radioterapia em geral administrada diariamente durante um período de várias semanas.

5. *Complicações da Radioterapia Intensiva*
   (a) Pneumonite, fibroses miocárdica e pericárdica, hepatite, menopausa artificial, impotência, aparecimento de malignidade secundária (leucemia) — dependendo da área irradiada e das circunstâncias relacionadas com a dose.
   (b) Reações agudas à irradiação — secura da boca; perda do paladar; disfagia; náuseas e vômitos; apatia e lassidão; hiperemia cutânea, descamação seca nos campos de tratamento; queda dos pêlos na nuca e nas áreas tratadas; redução na contagem leucocitária.

B. *Tratamento da Doença de Hodgkin em Fase Avançada*

Objetivos: produzir a regressão e a remissão do tumor
aliviar a pressão sobre um órgão vital (cérebro, rim, brônquio)

1. A irradiação pode ser usada isoladamente como uma medida paliativa ou pode-se usar uma combinação de radioterapia e quimioterapia.

2. Usa-se a quimioterapia, pois a doença de Hodgkin é considerada como um tumor sensível aos medicamentos.
   a. Usa-se quimioterapia com agentes múltiplos (mostarda nitrogenada, vincristina, procarbazina e prednisona).
   b. Outras combinações também se revelaram eficazes.
   c. A dosagem depende do estado do paciente e da sua resposta ao tratamento.
   d. Poderá ser necessária uma terapia de manutenção intermitente para manter a doença sob controle.
   e. Os efeitos tóxicos dessas substâncias costumam superporse, especialmente a depressão da medula óssea.
   f. Ver pág. 295 para uma análise do paciente que recebe quimioterapia.

Conduta de Enfermagem

1. Amparar o paciente que apresenta efeitos tóxicos da quimioterapia. (Ver pág. |295.)

---

*Committee on Hodgkin's Disease Staging Classification, *Cancer Research* 31 (novembro de 1971): 1.860-1.861.

2. Encorajar o paciente dizendo-lhe que a terapia terá um fim dentro de um "certo período de tempo" — isso serve como um incentivo para o paciente continuar com a terapia.
3. Dar emolientes fecais para controlar a constipação que acompanha a quimioterapia ou submeter o paciente a um programa de condicionamento intestinal. (Ver Cap. 3.)
4. Prever que os pacientes em quimioterapia apresentarão leucopenia, trombocitopenia e anemia.
5. Ajudar o paciente a enfrentar os efeitos colaterais desagradáveis da irradiação.
   a. Esofagite — alimentos macios e leves com temperaturas moderadas, pastilhas de aspirina (usar moderadamente), pastilhas anestésicas, medicação analgésica antes das refeições, se o paciente não consegue comer.
   b. Perda do paladar — servir refeições saborosas.
   c. Anorexia — encorajar o paciente a se esforçar para comer.
   d. Náuseas — antieméticos administrados para agirem no momento máximo de náuseas.
   e. Vômitos — poderá ser necessária a redução da dose de irradiação.
   f. Diarréia — medicação antidiarréica.
   g. Reação cutânea (aspecto de queimadura de sol na área de tratamento) — evitar fricção, calor, frio, aplicação de loções.
   h. Letargia — repouso/sono para manter alto o nível de energia; atividades diversificadas para prevenir o tédio.
6. Preparar o paciente para a excisão cirúrgica de gânglios linfáticos localizados, quando indicada (pode ser seguida pela terapia por irradiação).
   A cirurgia pode também ser utilizada para aliviar as complicações causadas pela pressão ou obstrução devidas a massas tumorais.

Linfoma Linfocítico

Linfoma linfocítico é um crescimento maligno de linfócitos no tecido linfóide, caracterizado por uma progressiva linfadenopatia generalizada e esplenomegalia, freqüentemente evoluindo para acometimento de um ou mais órgãos não linfóides. O dano da medula óssea, manifestado por anemia e trombocitopenia, assim como a disfunção imunológica, com aumento da suscetibilidade às infecções bacterianas e micóticas, também são evidentes nesses pacientes.

Manifestações Clínicas

1. Linfadenopatia generalizada e proeminente
2. Fadiga — atribuível principalmente à anemia conseqüente à deterioração da eritropoiese e à hemólise
3. Mal-estar, anorexia, perda de peso
4. Febre e sudorese
5. Distensão abdominal — devida ao aumento do baço

Avaliação Clínica

1. Cintilografia óssea
2. Cintilografia reticuloendotelial (fígado, baço)
3. Pielografia endovenosa
4. Linfografia retroperitoneal
5. Biópsia da medula óssea
6. Biópsia hepática
7. Laparotomia

Tratamento e Conduta de Enfermagem

Objetivo: induzir uma remissão

1. Administrar quimioterapia, segundo prescrição.
   a. Usa-se terapia com combinação de medicamentos (ciclofosfamida, vincristina, prednisona) — em diferentes doses e esquemas.
   b. Ver pág. 295 para a conduta de enfermagem do paciente sob quimioterapia.
2. Preparar o paciente para a irradiação — pode ser útil como paliativo.
3. Estar em vigilância constante para as complicações.
   a. Infecção — por bactérias, vírus, fungos; devido às deficiências da imunidade celular.
   b. Anemia — devida à invasão da medula óssea, hemorragia, quimioterapia, hiperesplenismo, insuficiência da medula óssea, hemólise.
   c. Compressão da medula raquiana — pela infiltração linfomatosa.
   d. Hiperuricemia.
4. Ver também a discussão sobre o cuidado de pacientes com doença de Hodgkin (acima).

Micose Fungóide

A *micose fungóide* é um linfoma cutâneo que pode evoluir e acometer os gânglios linfáticos e outros órgãos internos. O estágio final da doença se assemelha muito ao do linfoma maligno.

Manifestações Clínicas

1. Coceira intensa e generalizada — pode durar vários anos
2. Lesões eritematosas, urticariformes, eczematosas ou semelhantes às da psoríase — existem exacerbações e remissões dessas erupções.
3. Tumores ulcerativos e necróticos da pele — as lesões se tornam induradas e mais fungóides até ficarem semelhantes a cogumelos (de coloração escarlate ou arroxeada), variando de 1 a 15 cm de tamanho; o corpo pode ficar recoberto por essas lesões.
4. O paciente geralmente morre de linfoma sistêmico.

Avaliação Diagnóstica

Biópsia da lesão dérmica — dá um padrão diagnóstico característico da micose fungóide.

Tratamento e Conduta da Enfermagem

Objetivo: produzir uma remissão

1. A irradiação é aplicada por um feixe de elétrons — dá uma pequena penetração na pele e permite uma irradiação corporal total sem dano visceral; usada principalmente quando não existe evidência de acometimento sistêmico.
2. Quimioterapia — para bloquear a doença
   a. *Terapia tópica* (para as manifestações cutâneas)
      (1) Mostarda nitrogenada, usada como terapia tópica — eficaz em certos estágios da doença.
      (2) Pode surgir hipersensibilidade alérgica por contato à mostarda.
      (3) Outros agentes usados incluem a acetonida fluocinolona tópica (sob curativos plásticos oclusivos).
   b. Podem ser tentadas as injeções intralesionais de triamcinolona ou de mostarda nitrogenada.
   c. Utiliza-se a quimioterapia sistêmica quando existe comprometimento de órgãos internos, para prevenir o crescimento progressivo e a disseminação da doença.
      (1) Pode-se usar um esquema de quimioterapia com um só agente.
      (2) Podem ser usados antimetabólitos, antibióticos citotóxicos e corticosteróides.
      (3) Ver pág. 295 para o cuidado de pacientes que recebem quimioterapia.
3. Radioterapia (terapia com feixe de elétrons) — para os pacientes com micose fungóide disseminada.
4. Procurar evidências de infecção (principal causa de morte, especialmente a septicemia e a pneumonia bacteriana).
5. Amparar o paciente com lesões ulcerativas dolorosas.
   a. Colocar uma armação de suporte sobre a cama do paciente incapaz de tolerar o peso das roupas de cama sobre suas lesões cutâneas.
   b. Aplicar pomadas bacteriostáticas (quando prescritas) nas lesões, como uma profilaxia contra a infecção e para promover o conforto, pois impedem que o ar entre em contato com as terminações nervosas expostas:
   c. Administrar analgésicos para a dor.
   d. Ver à pág. 301 uma análise sobre a conduta de enfermagem para pacientes com a doença de Hodgkin.

Mieloma Múltiplo

O *mieloma múltiplo (mieloma de células plasmáticas; plasmocitoma; mielomatose)* é uma doença maligna das células plasmáticas (plasmócitos) que infiltram os ossos e os tecidos moles. A causa é desconhecida. É uma doença das pessoas idosas que não é classificada como linfoma.

Alteração da Fisiologia

1. A célula maligna é o plasmócito; a proliferação neoplásica ocorre principalmente na medula óssea. (O plasmócito se origina dos linfócitos e produz imunoglobulinas [anticorpos]).
2. Os ossos mais comumente afetados são as vértebras, o crânio, as costelas, o esterno, a pelve e as extremidades superiores dos úmeros.

3. As células plasmáticas malignas geralmente produzem quantidades anormais de imunoglobulina ou de partes de uma imunoglobulina (proteína de Bence Jones) que, em geral, pode ser detectada na urina pela imuneletroforese.
4. Existe uma ameaça constante de hipercalcemia, hipercalciúria e hiperuricemia, devida à destruição esquelética, pois as células do mieloma estimulam os osteoclastos.
5. A maior perda de substância óssea resulta em colapso dos corpos vertebrais, fraturas de costelas etc..

Manifestações Clínicas

1. Dor óssea intensa e constante, especialmente na movimentação — a medula fica infiltrada com plasmócitos e ocorrem lesões ósseas destrutivas.
   a. Lombalgia — o sintoma mais característico
   b. Lesões esqueléticas — produzindo edema, hipersensibilidade, dor e *fraturas patológicas*
2. Anemia — devida a substituição da medula óssea por células plasmáticas neoplásicas e/ou a malignidade. Pode estar associada à trombocitopenia e granulopenia — causa um aumento da suscetibilidade à infecção e ao sangramento anormal
3. Acentuada perda de peso
4. Sintomas de insuficiência renal — podem ser devidos a precipitação da imunoglobulina nos túbulos ou a pielonefrite, hipercalcemia, aumento do ácido úrico, infiltração do rim com plasmócitos (rim do mieloma), trombose da veia renal
5. Tendências hemorrágicas
6. Náuseas, vômitos, constipação, letargia (estágio final)

Avaliação Diagnóstica

1. Anormalidades presentes no hemograma básico — anemia, aumento da eritrossedimentação, leucopenia com diminuição dos granulócitos; diminuição do número de plaquetas
2. Os plasmócitos malignos produzem globulinas anormais que aparecem na eletroforese sérica como um "pico" de paraproteínas — fragmentos dessas globulinas são excretados na urina como proteínas de Bence Jones
3. Biópsia da medula óssea — pode mostrar evidência de um maior número de plasmócitos anormais na medula
4. Podem aparecer lesões ósseas aos raios X; podem ser visualizadas numerosas áreas de destruição óssea localizada; pode ocorrer desmineralização do esqueleto (osteoporose)
5. Cintilografias ósseas com tecnécio radioativo — as áreas acometidas mostram uma maior captação de tecnécio

Tratamento e Conduta de Enfermagem

Objetivos: diminuir a massa tumoral
controlar a dor

A. *Diminuir a massa tumoral e aliviar a dor óssea*

1. Administrar a quimioterapia apropriada (a base do tratamento)
   a. A terapia com combinação de medicamentos parece mais eficaz do que a terapia com dose única, na maioria dos pacientes.
   b. Melfalan, prednisona, ciclofosfamida — são alguns dos agentes atualmente em uso.
   c. Ver pág. 295 para o cuidado de apoio nos pacientes que estão recebendo quimioterapia.
2. Amparar o paciente que está recebendo radioterapia — para o alívio da dor produzida pelas grandes lesões (especialmente por compressão nervosa e pelas fraturas) e para reduzir o tamanho dos tumores extra-esqueléticos de plasmócitos.

B. *Propiciar um cuidado atento e protetor*

1. Manter o paciente ambulatorial, a menos que alguma lesão na coluna possa produzir compressão da medula — a deambulação diminui a reabsorção óssea e a hipercalcemia.
   a. Evitar a imobilização.
   b. *Pesquisar a presença de fraturas patológicas* — podem ocorrer quando o paciente se vira, ao ser colocado numa comadre ou transferido para uma maca.
   c. Evitar o transporte de pesos e o esforço excessivo. Tratar o paciente com movimentos suaves e calmos.
   d. Usar analgésicos, talas de suporte e coletes para o paciente com patologias da coluna vertebral.

e. A irradiação local pode ser empregada para obter a mobilização.

f. Ajudar o paciente a *andar* o máximo possível.

2. Verificar se há compressão medular — por invasão da raque por tecido neoplásico. Pesquisar a presença de distensão vesical (compressão medular).

a. Radioterapia — para prevenir a paraplegia.

b. Laminectomia para descompressão — para a compressão da medula ou para as fraturas vertebrais.

3. Pesquisar a presença de infecções recidivantes — o paciente tem menor capacidade de produzir anticorpos.

a. Controlar a temperatura — os pacientes que tomam esteróides podem não apresentar sintomas nítidos de infecção. Pesquisar a presença de apatia, letargia.

b. Verificar se existem sintomas de infecção do trato urinário e de broncopneumonia.

c. Realizar culturas das lesões cutâneas, do sangue, do escarro e da urina, quando prescritas.

4. Observar o paciente em busca de sinais e sintomas de insuficiência renal — pela precipitação da proteína de Bence Jones nos túbulos renais, que pode resultar em obstrução e dilatação tubular e uremia; ou por pielonefrite, hipercalcemia (que pode resultar da destruição óssea e da imobilização), por amiloidose, por hiperuricemia, por mieloma renal.

a. Encorajar a ingesta líquida liberal — para prevenir a precipitação de proteínas e para diminuir a hipercalcemia.

b. Dar alopurinol, quando prescrito — para controlar a hiperuricemia.

c. Pesquisar os sintomas de cistite hemorrágica nos pacientes que tomam Cytoxan; manter uma ingesta líquida liberal.

d. Dar prednisona, quando prescrita — pode ser usada no tratamento da hipercalcemia.

e. Evitar a desidratação — pode precipitar uma insuficiência renal aguda; poderá ser necessária a administração de fluidos endovenosos.

ALERTA À ENFERMAGEM: Os pacientes com mieloma múltiplo não devem ser colocados em jejum para os testes diagnósticos, pois os procedimentos desidratantes podem precipitar uma insuficiência renal aguda.

---

5. Tratar a anemia concomitante — ocorre na maioria dos pacientes.

a. Dar transfusões de papas de hemácias aos pacientes com anemia grave.

b. Administrar quimioterapia, hormônios esteróides e androgênios — para estimular a eritropoiese; podem minorar a anemia.

c. Determinar métodos para conservar a energia do paciente; anotá-los no plano de assistência da enfermagem.

6. Estar alerta para as complicações.

a. Infecção — devida à diminuição de anticorpos normais circulantes pela proliferação de células plasmáticas anormais que produzem globulinas ineficazes; o acometimento extenso da medula óssea causa leucopenia; a quimioterapia e a radioterapia também causam depressão da medula óssea; os hormônios esteróides aumentam a suscetibilidade às infecções oportunistas.

b. *Complicações neurológicas*

(1) Paraplegia — devida ao colapso das estruturas de suporte, à infiltração das raízes nervosas, à compressão da medula pelos tumores de células plasmáticas.

c. Complicações ósseas — fraturas patológicas.

d. Complicações hematológicas — anemia e pancitopenia.

e. Complicações renais

(1) Insuficiência renal — causada pelo bloqueio dos túbulos renais por cristais proteináceos.

(2) Cálculos renais por hipercalcemia — decorrente da destruição óssea e do aumento da reabsorção óssea.

(3) Infiltração dos rins pelas células plasmáticas etc.

(4) Hipercalciúria — a destruição óssea excessiva resulta em maior excreção de cálcio na urina.

(5) Hiperuricemia — pode produzir insuficiência renal.

f. Podem ocorrer neoplasias primárias múltiplas — uma vigilância imunológica desordenada pode tornar o paciente suscetível ao aparecimento de tumores múltiplos.

DISTÚRBIOS DO SANGRAMENTO

Púrpuras Vasculares

O termo *púrpura* refere-se ao extravasamento (escape) de sangue para dentro da pele e membranas mucosas. As lesões purpúricas podem ocorrer espontaneamente como um fenômeno isolado ou como um co-fenômeno de uma doença óbvia.

Tipos de Púrpura

1. *Petéquias* — pequenas hemorragias puntiformes sob a pele.
2. *Equimoses* — escape de sangue para os tecidos, produzindo uma grande mancha.
3. As petéquias e equimoses podem ocorrer como resultado da ruptura vascular, permitindo o extravasamento de sangue para dentro do tecido subcutâneo e das membranas mucosas.
4. *Púrpura sintomática ou secundária* — certos tipos de infecções hematogênicas (exemplos, a meningococemia e a endocardite infecciosa) exibem este fenômeno devido a lesão das paredes vasculares pelo agente infeccioso.
5. Hipertensão arterial grave — pode, com facilidade, provocar equimose; a manobra de Valsalva pode causar petéquias.
6. *Púrpura anafilactóide* — geralmente vista como um distúrbio alérgico no qual existem várias lesões cutâneas (purpúricas e outras) e episódios de artrite, dor abdominal, hematúria, hemorragias gastrintestinais e febre.
   a. Os ataques duram várias semanas e se sucedem durante vários anos.
   b. A terapêutica esteróide costuma ser eficaz.
7. *Telangiectasia hemorrágica familiar* — um distúrbio hereditário que se manifesta por uma tendência anormal para sangrar e formar equimoses.
   a. A natureza exata do defeito é obscura.
   b. A afecção não responde a nenhum método de tratamento comprovado.
8. *Púrpura tóxica* — uma afecção observada após a exposição a certas drogas e venenos.
9. *Deficiência de vitamina C* — uma púrpura vascular.
10. Púrpura senil.
11. Doença do colágeno e vascular.
12. Púrpura esteróidea.

Púrpura Trombocitopênica Idiopática

A *púrpura trombocitopênica* é uma púrpura (extravasamento de sangue na pele) acompanhada pela redução do número de plaquetas circulantes. A causa é desconhecida.

Manifestações Clínicas

1. O início costuma ser brusco.
2. Sangramento — de ligeiro a intenso (a trombocitopenia não costuma ser acompanhada por sangramento, a menos que a contagem plaquetária caia para menos de 20.000/mm^3)
   a. Lesões cutâneas — pequenas hemorragias avermelhadas; a cor não desaparece com a pressão
   b. Podem ocorrer lesões purpúricas nos órgãos vitais (cérebro)
   c. O sangramento pode se processar pelo nariz, boca, trato geniturinário

Manifestações Laboratoriais

1. Pode haver ausência de plaquetas ou apenas uma ligeira diminuição em seu número; podem ser constatadas anormalidades no tamanho das plaquetas ou no aspecto morfológico
2. Anemia — geralmente normocítica
3. Proteinúria e hematúria micro ou macroscópica presentes na maioria dos pacientes

Tratamento e Conduta de Enfermagem

Objetivos: pesquisar as possíveis causas do sangramento
    tratar o paciente durante os episódios hemorrágicos espontâneos

1. Administrar corticosteróides supra-renais (prednisona) — pode produzir uma melhora por diminuir o sangramento (pela ação sobre os vasos sangüíneos, resultando em uma diminuição da fragilidade capilar; ou pela elevação do nível de plaquetas circulantes; ou pela supressão das células fagocíticas do sistema reticuloendotelial). Essa forma de terapêutica é controversa.

2. Preparar o paciente para uma esplenectomia (pág. 308).

A esplenectomia pode resultar em melhora por aumentar os níveis de plaquetas e pela retirada do principal local de seqüestro das plaquetas.

3. Administrar terapêutica imunossupressora — usada nos pacientes que não respondem aos corticosteróides nem à esplenectomia.

Azatioprina, ciclofosfamida, vincristina etc.

4. Amparar o paciente que está recebendo transfusões.

a. Transfusões de sangue total fresco (sangue colhido dentro de 24 horas) — o sangue fresco é uma fonte de plaquetas, assim como dos fatores plasmáticos da coagulação.

Feitas para aumentar a hemostasia durante os episódios de sangramento, para repor o volume sangüíneo circulante e para corrigir a anemia.

b. Transfusões de plaquetas (na forma de sangue total fresco, plasma rico em plaqueta e concentrados de plaquetas).

Usadas no tratamento de pacientes com trombocitopenia secundária à supressão da medula óssea causada por medicamentos (quimioterapia), ou na púrpura trombocitopênica idiopática.

5. Utilizar outras medidas para ajudar o paciente.

a. Evitar os traumatismos desnecessários (injeções intramusculares etc.).

b. Manter o paciente em repouso no leito durante os períodos de sangramento ativo.

c. Administrar sais de ferro para a anemia por deficiência de ferro devida à perda crônica de sangue.

d. Suprimir o fluxo menstrual (com agentes progestacionais — estrogênicos orais) se a paciente sofre de menorragia recidivante.

e. Evitar a aspirina — interfere com a função hemostática das plaquetas.

DEFEITOS DA COAGULAÇÃO

Coagulação Intravascular Disseminada (CID)

A *coagulação intravascular disseminada (coagulopatia por consumo)* consiste na formação de microtrombos nos capilares e pequenos vasos com o conseqüente consumo dos fatores da coagulação, especialmente fibrinogênio e plaquetas, gerando tendências ao sangramento.

Características Clínicas

1. A coagulação intravascular disseminada é uma complicação de muitas doenças, às vezes fatais

a. Infecções
b. Complicações obstétricas
c. Malignidades
d. Lesões teciduais maciças (queimaduras)
e. Complicações vasculares e circulatórias
f. Anafilaxia
g. Reações transfusionais hemolíticas

2. A tendência hemorrágica constitui uma conseqüência da ativação aguda do mecanismo da coagulação sangüínea — resulta em consumo intravascular dos fatores plasmáticos da coagulação

3. O consumo desses fatores é mais rápido do que a capacidade do fígado em refazê-los

Manifestações Clínicas

Sangramento difuso — pele e membranas mucosas
Equimoses; petéquias
Sangramento pelos tratos gastrintestinal e urinário
Sangramento demorado pelos locais de venopunção
Sinais e sintomas de insuficiência renal aguda

Avaliação Diagnóstica

Testes de coagulação — aumentados
Trombocitopenia
Hipofibrinogenemia
Deficiências nos fatores da protrombina V e VIII e níveis elevados dos produtos de degradação da fibrina

Tratamento

(É difícil emitir generalizações acerca do tratamento)

1. Remover o evento desencadeante — isto é, atacar a causa da síndrome, pois a CID parece ser secundária a alguma doença.
   a. Corrigir qualquer afecção que exagera a coagulopatia (choque, acidose, infecção).
   b. Administrar tratamento com anti-sépticos para as alterações da coagulação produzidas pela bacteriemia.
2. Administrar heparina nos estágios iniciais (I.V.) — para bloquear a coagulação *(controversa)*.
   a. Pode estar contra-indicada em certas afecções (insuficiência hepática aguda, hemorragia intracraniana).
   b. Acompanhar a terapia heparínica com testes laboratoriais.
3. Realizar a reposição dos componentes do sangue e outras modalidades de tratamento, conforme indicado pela condição de cada paciente.

Hemofilia

A *hemofilia* é um distúrbio hereditário da coagulação. (Ver Cap. 31.)

Defeitos Adquiridos da Coagulação

Os defeitos adquiridos da coagulação podem estar associados a muitas afecções, incluindo:

1. Deficiência de vitamina K
2. Administração de medicamentos anticoagulantes cumarínico-indanedionas
3. Terapêutica com heparina
4. Doenças do fígado
5. Coagulação intravascular disseminada
6. Uremia
7. Deficiência de fatores da coagulação induzida por transfusão
8. Insuficiência renal crônica
9. Certos antibióticos — inibem os fatores da coagulação

Deficiência de Vitamina K

A deficiência de vitamina K produz uma anormalidade característica nos mecanismos da coagulação sanguínea.

A. *Considerações Gerais*

1. Uma parte da vitamina K é obtida da dieta e outra pela ação bacteriana no trato intestinal.
   a. Alimentos ricos em vitamina K — vegetais com folhas (espinafre, couve-flor, couve-galega, couve, hortaliças)
   b. A vitamina K não é absorvida na ausência de sais biliares

B. *Causas*

1. Interferência com o fluxo dos sais biliares dentro do trato gastrintestinal — icterícia obstrutiva, fístula biliar
2. Absorção intestinal prejudicada (espru, esteatorréia, fístula gastrocólica, enterite regional)
3. Ressecção cirúrgica extensa do intestino delgado
4. Privação dietética
5. Terapêutica com antibióticos de largo espectro

C. *Manifestações Clínicas*

1. Equimoses
2. Epistaxe
3. Sangramento gengival
4. Hematúria
5. Hematêmese e melena
6. Menorragia
7. Sangramento operatório e pós-operatório

D. *Tratamento*

1. Administrar vitamina K por via oral, subcutânea ou I.M. — o sangramento cessará em 3 a 4 horas, a atividade de coagulação se elevará e, dentro de 12 a 14 horas, o tempo de protrombina estará dentro dos limites normais.
   a. Fitonadiona (Mephyton, AquaMEPHYTON)
   b. Difosfato sódico de menadiona (Synkavite, Synkamin)
2. Administrar sangue total ou terapêutica com seus componentes para o sangramento grave.

Sangramento Devido à Ingestão de Medicamentos Anticoagulantes Tipo Cumarina-Indanediona

A. *Causas*

O sangramento pode ser conseqüente ao uso prolongado de medicamentos anticoagulantes do tipo cumarina ou indanediona, usados no tratamento dos distúrbios tromboembólicos.

ALERTA À ENFERMAGEM: As determinações laboratoriais do estado antiçoagulante devem ser realizadas em pacientes que estão tomando medicamentos anticoagulantes, que tenham tido uma alteração na condição física, ou que tenham tido outros medicamentos introduzidos ou retirados subitamente. A dosagem de anticoagulante deve ser adequadamente ajustada nestas circunstâncias.

B. *Manifestações Clínicas*

1. Sangramento no trato gastrintestinal ou no sistema nervoso central
2. Equimoses
3. Hematomas
4. Epistaxe
5. Hematúria
6. Sangramento vaginal

C. *Tratamento*

1. Administrar vitamina K (fitonadional, [Mephyton]) por vias oral, subcutânea ou intramuscular — neutralizará os efeitos dos medicamentos.
2. Precauções de enfermagem — a dor, o edema e a hipersensibilidade ocorrem ocasionalmente no local da injeção subcutânea ou intramuscular.
3. O paciente pode ficar resistente à terapia anticoagulante posterior durante alguns dias após a administração de vitamina K.
4. Nas emergências pode-se administrar Konyne (concentrados dos fatores dependentes da vitamina K, fatores II, VII, IX e X), porém isso pode aumentar o risco de hepatite em alguns pacientes.

Terapêutica Com Heparina Como Causa de Sangramento

A terapêutica com heparina é feita para os distúrbios tromboembólicos.

A. *Causas do sangramento*

1. Secundário ao efeito anticoagulante
2. Superdosagem de heparina
3. Traumatismos (evitar injeções I.M.)
4. Cirurgia

B. *Complicações*

1. Hemorragia cerebral
2. Hemoptise
3. Sangramento por lesões preexistentes no trato gastrintestinal e em locais de cirurgia ou de traumatismos.

C. *Tratamento*

1. Interromper a terapêutica com heparina imediatamente.
2. Dar sulfato de protamina, como prescrito — neutraliza a ação da heparina.

ESPLENECTOMIA

A *esplenectomia* é a retirada do baço. É útil nas formas graves de doenças auto-imunes (púrpura trombocitopênica, anemia hemolítica adquirida).

Indicações de Esplenectomia

1. Ruptura do baço — indicação mais comum
   a. História de lesão
   b. Dor abdominal persistente
   c. Rigidez abdominal, compressão abdominal dolorosa, choque
2. Hiperesplenismo (destruição prematura das células sangüíneas pelo baço)
3. Para os distúrbios hematológicos
   a. Púrpura trombocitopênica idiopática
   b. Esplenomegalia de causa indeterminada

  c. Esplenomegalia crônica
  d. Anemia hemolítica adquirida

Conduta de Enfermagem

A. *Cuidados Pré-Operatórios*

1. Realizar estudos do estado de coagulação do paciente.
  a. Providenciar plaquetas; providenciar plasma fresco congelado.
  b. Administrar vitamina K para as anormalidades do tempo de protrombina.
  c. Preparar-se para a transfusão de papa de hemácias ou de sangue total fresco se o paciente está com anemia intensa.
2. Ajudar com fisioterapia pulmonar no pré-operatório — para reduzir a incidência de complicações pulmonares; o paciente pode estar debilitado em conseqüência de doença hematológica, de imunossupressores etc.
3. *Preparo Pré-Operatório Para o Paciente Com Ruptura de Baço*
  a. Administrar sangue total se ocorreu ruptura do baço.
  b. Evacuar o estômago com sonda nasogástrica — para prevenir a aspiração.
  c. Checar o paciente para pneumotórax/hemotórax — pode-se introduzir um tubo de toracotomia antes de iniciar a anestesia.

B. *Cuidados Pós-Operatórios*

1. Ver no Cap. 4 os aspectos gerais da conduta de enfermagem após a cirurgia abdominal.
2. Estar alerta para o aparecimento de complicações — relacionadas com a localização (anatômica) do baço, com a razão de sua retirada e com as seqüelas da esplenectomia.
  a. Infecção — especialmente em crianças
  b. Trombocitopenia — se o paciente já tinha trombocitopenia antes da esplenectomia, esse estado pode agravar-se após a mesma.
  c. Hemorragia persistente ou recidivante.
  d. Trombose — pode surgir alguns dias após a esplenectomia; pode-se observar uma contagem plaquetária de 3 a 5 vezes os valores normais; esta trombocitose fisiológica pós-operatória pode gerar complicações tromboembólicas.
   (1) O desconforto abdominal e a febre podem ser causados por trombos alojados nos ramos do sistema porta.
   (2) Trombose mesentérica — verificar se ocorrem cãibras pós-prandiais, dor abdominal; está indicada a ressecção do delgado.
  e. Atelectasia do lobo inferior esquerdo com pneumonia; derrame pleural — as operações no quadrante superior esquerdo predispõem à limitação dos movimentos diafragmáticos.
  f. Abscesso subfrênico — pesquisar a presença de febre persistente.

BIBLIOGRAFIA

Livros

Biggs, R. (ed.): Human Blood Coagulation, Hemostasis and Thrombosis, 2nd ed. Oxford, Blackwell Scientific Publications, Ltd., 1976.
Brown, B.: Hematology: Principles and Procedures, 2nd ed. Philadelphia, Lea and Febiger, 1976.
Caprini, J. A.: Bleeding Problems: Diagnosis and Treatment. Hagerstown, Harper and Row, 1973.
Cleton, F. J., et. al.: Advances in Acute Leukemia. New York, American Elsevier, 1974.
Cline, M. J.: The White Cell. Cambridge, Harvard University Press, 1975.
Custer, R. P.: An Atlas of the Blood and Bone Marrow. Philadelphia, W. B. Saunders, 1974.
Eastham, R. D.: Clinical Haematology. Baltimore, Williams and Wilkins, 1974.
Huestis, D. W., et al. Practical Blood Transfusion. Boston, Little, Brown, 1976.
Klastersky, J. (ed.): Infections in Cancer Chemotherapy. Oxford, Pergamon Press, 1976.
Leavell, B. S., et al.: Fundamentals of Clinical Hematology; 4th ed. Philadelphia, W. B. Saunders, 1976.
Nussbaum, M.: Understanding Hematology. Flushing, Medical Examination Publishing Co., 1973.
Owen, C. A., et al.: The Diagnosis of Bleeding Disorders. Boston, Little, Brown, 1975.
Rebuck, J., et al.: The Reticuloendothelial System. Baltimore, Williams and Wilkins, 1975.
Sommers, S. C. (ed.): Hematologic and Lymphoid Pathology Decennial, 1966–1975. New York, Appleton-Century-Crofts, 1975.
Williams, W. J., et al.: Hematology. New York, McGraw-Hill, 1972.
Wintrobe, M. M., et al.: Clinical Hematology, 7th ed. Philadelphia, Lea and Febiger, 1974.

Artigos

Anemias

Camitta, B. M., et al.: Anemia in adolescence. Disturbances of iron balance. Postgrad. Med., 57: 143–146, Feb. 1975.
— — —: Selection of patients for bone marrow transplantation in severe aplastic anemia. Blood, 45: 355–363, March 1975.
Editorial. Bone-marrow grafting for aplastic anemia. Lancet, 1, #7897: 22–23, 4 Jan. 1975.
Haut, A.: Iron deficiency anemia. Amer. Fam. Phys., 11: 136–145, April 1975.
McCurdy, P. R.: "B$_{12}$ shots." Flip Side. JAMA, 231: 289–290, 20 Jan. 1975.
Van Rood, J. J. (ed.): Marrow transplants in aplastic anemia and leukemia. Seminars in Hematology, 11: 353–367, July 1974.

Distúrbios do Sangramento/Esplenectomia

Balz, J., et al.: Mesenteric thrombosis following splenectomy. Ann. Surg., 181: 126–128, Jan. 1975.
Brooks, D. H.: Surgery of the spleen. Surg. Clin. N. Amer., 55: 287–301, April 1975.
Caplan, S. N., et al.: Immunosuppressive therapy of idiopathic thrombocytopenic purpura. Med. Clin. N. Amer., 60: 971–986, Sept. 1976.
Granberg, J., et al.: Disseminated intravascular coagulation: a patient profile. Can. Nurse, 72: 42–47, July 1976.
Kazmier, F. J., et al.: Treatment of intravascular coagulation and fibrinolysis syndromes. Mayo Clin. Proc., 49: 665–672, Sept. 1974.
Lerner, R. G.: The defibrination syndrome. Med. Clin. N. Amer., 60: 871–880, Sept. 1976.
Vaisrub, S.: Editorial: Disseminated intravascular coagulation—a color of different horses. JAMA, 231: 180–181, 13 Jan. 1975.
Zieve, P. D., et al.: Disseminated intravascular coagulation. Major Probl. Intern. Med., 10: 71–79, 1976.

Leucemia

Berard, C. W., et al.: Current concepts of leukemia and lymphoma: etiology, pathogenesis, and therapy. Ann. Intern. Med. 85: 351–366, Sept. 1976.
Kass, L.: The spectrum of chronic lymphocytic leukemia. Postgrad. Med., 60: 95–100, Oct. 1976.
Klastersky, J.: The use of synergistic combinations of antibiotics in patients with haematologic diseases. Clin. Haematol., 5: 361–377, June 1976.
Pochedly, C.: How does leukemia invade the central nervous system? Postgrad. Med., 59: 101–105, Jan. 1976.
Rodriguez, V., et al.: Antibacterial therapy—special considerations in neutropenic patients. Clin. Haematol., 5: 347–360, June, 1976.
Wolk, R. W., et al.: The incidence of central nervous system leukemia in adults with acute leukemia. Cancer, 33: 863–869, March 1974.

Linfomas Malignos e Não Malignos

Carbone, P. P., et al.: Report of the Committee on Hodgkin's Disease Staging and Classification. Cancer Res., 31: 1860–1861, Nov. 1971.
Levi, J. A., et al.: Management of mycosis fungoides—current status and future prospects. Medicine, 54: 73–88, Jan. 1975.
Sahakian, G. J.: Management of Hodgkin's and Non-Hodgkin's Lymphomas. Med. Clin. N. Amer., 59: 387–397, March 1975.
Sutherland, R. M., et al.: Effect of splenectomy and radiotherapy on lymphocytes in Hodgkin's disease. Clin. Oncol., 1: 275–284, Dec. 1975.
Tealey, A. R.: Radiotherapy and Hodgkin's disease. Current Pract. in Oncol. Nurs., 1: 89–99, 1976.
Wiernik, P. H., et al.: Combined modality therapy for localized Hodgkin's disease. Oncology, 32: 208–213, 1975.

Mieloma Múltiplo

Murray, J. A.: Multiple myeloma. Current Pract. in Orthopaed. Surg., 6: 145–170, 1975.
Rickel, L.: Emotional support for the multiple myeloma patient. Nursing '76, 6: 76–80, April 1976.
Robins, S. M., et al.: Multiple myeloma and multiple neoplasms. JAMA, 236: 1609, 4 Oct. 1976.
Rosen, B. J.: Multiple myeloma. Med. Clin. N. Amer., 59: 375–386, March 1975.
Schumann, D., et al.: Multiple Myeloma. Amer. J. Nurs., 75: 78–81, Jan. 1975.

Terapêutica Transfusional

Djerassi, I.: Editorial: Transfusions of filtered granulocytes. N. Eng. J. Med., 292: 803–804, 10 April 1975.
Goldman, J. M.: Leucocyte separation and transfusion. Br. J. Haematol., 28: 271–275, Nov. 1974.
Pierce, L. E., et al.: Current transfusion practices. Amer. Fam. Phys., 11: 129–136, March 1975.
Russell, J. A., et al.: A practical guide to granulocyte transfusion therapy. J. Clin. Pathol., 29: 369–379, May 1976.

Afecções do Sistema Cardiovascular

7

1. Distúrbios Cardíacos

Manifestações da Doença Cardíaca
Avaliação Diagnóstica da Doença Cardíaca,
  Orientações: Pressão Venosa Central
  Orientações: Medida da Pressão da Artéria
    Pulmonar por Cateter com Balão
    Flutuante (Cateter de Swan-Ganz)
Condutas Especiais Médicas e de
  Enfermagem
  Orientações: Assistência ao Paciente
    Submetido à Pericardiocentese
    (Aspiração Pericárdica)
  Orientações: Reanimação Cardiopulmonar
    por Parada Cardíaca
  Orientações: Procedimento de
    Contrachoque por Corrente Direta para a
    Fibrilação Ventricular
  Orientações: Rodízio de Torniquetes
Arritmias Cardíacas
  Regulação do Ritmo Cardíaco
Doença Cardíaca Aterosclerótica

Angina Pectoris
Infarto do Miocárdio (IM)
Choque Cardiogênico
Contrapulsação (Assistência Cardíaca
  Mecânica)
Doença do Endocárdio
Doença Cardíaca Reumática
Miocardite
Pericardite
Doença Adquirida das Válvulas Cardíacas
  Estenose Aórtica
  Insuficiência Aórtica
  Estenose Mitral
  Insuficiência Mitral
  Estenose Tricúspide
  Insuficiência Tricúspide
Insuficiência Cardíaca Congestiva
Edema Agudo do Pulmão
Cirurgia Cardíaca

2. Elementos Básicos de Eletrocardiografia

O ECG e a Fisiologia Cardíaca
Interpretação do ECG no Infarto do
  Miocárdio
Interpretação do ECG nas Arritmias
  Cardíacas
  Taquicardia Sinusal
  Bradicardia Sinusal
  Arritmia Sinusal
  Contrações Atriais Prematuras (CAPs)

Taquicardia Atrial Paroxística (TAP)
Flutter Atrial
Fibrilação Auricular
Bloqueio AV
Contrações Ventriculares Prematuras
  (CVPs)
Taquicardia Ventricular
Fibrilação Ventricular
Orientações: Cardioversão Sincronizada

3. Distúrbios Vasculares

Manifestações Fisiopatológicas dos
  Distúrbios Vasculares
Cuidados Gerais nos Pacientes com
  Distúrbios Vasculares
Modalidades Terapêuticas para Aumentar o
  Suprimento Sangüíneo aos Tecidos
Terapêutica Anticoagulante
Orientações: Injeção Subcutânea de
  Heparina
Conduta de Enfermagem no Paciente com

Problema Vascular Periférico
Cuidados com os Pés no Paciente com
  Distúrbio Vascular
Flebite ou Tromboflebite
Insuficiência Venosa Crônica (Síndrome
  Pós-Flebítico)
Úlceras de Estase
Veias Varicosas
Embolia Arterial
Arteriosclerose e Aterosclerose

Arteriosclerose Obliterante
Tromboangeíte Obliterante (Doença de
   Buerger)
Doenças da Aorta
   Aortite
   Aneurisma Aórtico

Doença de Raynaud
Hipertensão
Sistema Linfático
   Linfangite
   Adenite Cervical Aguda
   Linfedema

1. Distúrbios Cardíacos
MANIFESTAÇÕES DA DOENÇA CARDÍACA

Os sintomas do paciente com doença cardíaca dependem de:

1. Natureza da cardiopatia
2. Distúrbios fisiológicos resultantes na circulação

Dispnéia

A *dispnéia* é um esforço respiratório exagerado, uma sensação de desconforto associada à respiração.

A. *Aspectos Gerais*

1. Dispnéia Cardíaca — maior esforço na respiração devido à redução da capacidade pulmonar como resposta a uma congestão venosa.
2. A dispnéia produzida por doença cardíaca costuma ser rápida e superficial.
3. O limiar (tolerância) para a dispnéia varia de acordo com o indivíduo.

B. *Tipos de Dispnéia*

1. *Dispnéia de esforço* — dificuldade respiratória após exercício moderado, aliviada com o repouso; é observada na insuficiência cardíaca congestiva e na doença pulmonar crônica.
2. *Ortopnéia* — dispnéia que surge quando o paciente assume a posição de decúbito, sendo prontamente aliviada ao se sentar.
   a. Geralmente devida à estase do sangue nos pulmões, o que indica insuficiência ventricular esquerda ou doença mitral.
   b. Pode ser devida a insuficiência cardíaca ou insuficiência pulmonar.
3. *Dispnéia paroxística noturna* — dispnéia súbita, que surge quando em decúbito, à noite, devida à insuficiência ventricular esquerda, ao edema pulmonar e à estenose mitral.
4. *Respiração de Cheyne-Stokes* — respiração periódica caracterizada por aumento gradual na profundidade da respiração e seguida por diminuição da mesma, resultando em apnéia; períodos alternados de hiperpnéia e apnéia.
   a. Tipo de respiração considerado como um sinal grave.
   b. Associada à insuficiência ventricular esquerda (grave) e doença vascular cerebral.

C. *Avaliação da Dispnéia pela Enfermagem*

1. O que precipita ou alivia a dispnéia?
2. Qual a posição que o paciente adota?
3. Qual a coloração da pele? Pálida? Cianótica?

Dor Torácica

A. *Causas Cardíacas de Dor Torácica*

1. Em geral deve-se à isquemia causada pelo estímulo das terminações nervosas aferentes do miocárdio pelos metabólitos que resultam da oxigenação insuficiente do músculo cardíaco — devido à doença da artéria coronária (angina pectoris, pág. 340; infarto do miocárdio, pág. 343).
2. Dor lancinante — devida à dissecção aguda de aneurisma da aorta.
3. Dor precordial em pontada (sobre a área cardíaca) agravada pela respiração profunda — indica pericardite aguda.
4. A ansiedade é uma causa comum da dor torácica.

B. *Avaliação pela Enfermagem do Paciente com Dor Torácica*

1. Qual a intensidade da dor — surda, em pontada, em queimadura, esmagadora, lancinante?
2. Qual a localização da dor? É irradiada?
3. Quando e como surge?
4. Qual o tempo de duração do episódio?

5. Que fatores desencadeiam a dor (respiração, tosse, deglutição, caminhadas rápidas, stress emocional)?
6. Que fatores aliviam a dor (repouso, mudança de posição)?

Edema

O *edema* é um acúmulo anormal de líquido seroso nos tecidos conjuntivos.

A. *Aspectos Gerais*

1. Causa cardíaca de edema — insuficiência cardíaca congestiva
2. Outras causas de edema — retenção de sódio, doença hepática, doença renal, hipoproteinemia, obstrução venosa ou linfática

B. *Tipos*

1. Ascite — excesso de líquido na cavidade peritoneal
2. Derrame pleural — excesso de líquido na cavidade pleural
3. Anasarca — edema intenso e generalizado

C. *Implicações de Enfermagem*

1. Nas afecções cardíacas a localização do edema é influenciada pela gravidade. O acúmulo de líquido se faz nas partes inferiores do corpo (edema de declive).
   a. Avalie o edema dos tornozelos e dos pés no paciente ambulatorial.
   b. Avalie o edema da região sacra e posterior da coxa em pacientes confinados ao leito.
2. Evite pressões excessivas nas áreas edemaciadas. Os pacientes com edema costumam apresentar úlceras de decúbito.

Palpitação

A *palpitação* é um batimento rápido, vigoroso ou irregular percebido pelo paciente.

A. *Aspectos Gerais*

1. O paciente reclama de sensações de pressão, agitação e parada no tórax
2. Pode estar associada a doença cardíaca — aumento da área cardíaca, distúrbios do ritmo
3. Outras causas — ansiedade, febre, anemia, distúrbios da tireóide

B. *Implicações de Enfermagem*

1. Fazer ECG durante os episódios de palpitação — para ajudar na elaboração do diagnóstico.
2. Contar os pulsos radial, carotídeo e apical. (Ver Cuidados de Enfermagem para o Paciente com Arritmia, pág. 335.)

Hemoptise

A *hemoptise* é a eliminação de sangue através da tosse.

1. Pequenas quantidades de coágulos de sangue escuro — indicam estenose mitral.
2. Mistura de sangue e pus — indica supuração pulmonar.
3. Expectoração rósea, espumosa — indica edema agudo do pulmão.
4. Expectoração com estrias sangüíneas — indica congestão pulmonar aguda.
5. Hemoptise franca — devida a patologia pulmonar (ver Cap. 5).

Fadiga

1. A fadiga associada à doença cardíaca é produzida por um débito cardíaco baixo.
2. A fadiga excessiva relacionada com esforço — indica doença cardíaca em fase avançada, insuficiência cardíaca congestiva, estenose mitral.

Síncope e Desmaio

1. Podem ser causados por anoxemia ou redução do débito cardíaco, determinando uma circulação inadequada.
2. Também observados em arritmias, bloqueio atrioventricular e sensibilidade do seio carotídeo.

Cianose

A *cianose* é uma coloração azulada da pele e das membranas mucosas.

A. *Tipos de Cianose*

1. Cianose central — baixa saturação de oxigênio do sangue arterial.

2. Cianose periférica — redução de oxiemoglobina nos capilares por lentidão circulatória — determinada por um débito cardíaco reduzido devido a estenose mitral, estenose pulmonar, insuficiência cardíaca.

B. *Causas Cardíacas da Cianose*

1. Doença cardíaca congênita — devida à mistura da corrente arterial com sangue venoso.
2. Insuficiência cardíaca congestiva e edema pulmonar — devidos a hipoxia circulatória por insuficiência circulatória.

C. *Avaliação de Enfermagem da Cianose*

1. Observe o pavilhão auricular, os leitos ungueais, as superfícies mucosas dos lábios, as membranas mucosas.
2. Quando indicado, administre oxigênio.

Dor ou Desconforto Abdominal

1. Dor epigástrica (região superior do abdome) — devida a infarto do miocárdio, distensão da cápsula do fígado por insuficiência cardíaca congestiva.
2. Dor abdominal intensa — pode decorrer da dissecção da aorta abdominal, ruptura de aneurisma aórtico.
3. Dor abdominal intermitente (relacionada com a ingestão de alimentos) — indica insuficiência circulatória das artérias mesentéricas.

Outras Manifestações da Doença Cardíaca

1. Distensão das veias do pescoço — pode ser produzida por pressão sobre o fígado (reflexo hepatojugular), por insuficiência cardíaca congestiva, por compressão do pericárdio devida a derrame, ou por pericardite constritiva.
2. Baqueteamento digital (dedos em baqueta de tambor) — devido a cardiopatia congênita cianótica, endocardite bacteriana, certas formas de patologia pulmonar; também pode ser familiar.
3. Icterícia — insuficiência cardíaca congestiva associada a congestão hepática grave.

AVALIAÇÃO DIAGNÓSTICA DA DOENÇA CARDÍACA

Ausculta Cardíaca

1. A ausculta cardíaca requer conhecimento, experiência e "ouvidos treinados" sintonizados para ouvir cada evento do ciclo cardíaco.
2. A ausculta cardíaca deve ser sistemática e o estetoscópio deve "mover-se lentamente" de uma área para outra.
3. Observar a freqüência e a regularidade do ritmo.
   a. Determine se a irregularidade se relaciona com os movimentos respiratórios.
   b. Avalie a seqüência na qual ocorre a irregularidade.
4. Durante a ausculta, o examinador verifica o pulso venoso, sente a pulsação da artéria carótida direita e da artéria radial, sente o movimento precordial e escuta o coração (Fig. 7-1).
5. Ver Cap. 2 para um estudo mais completo do exame cardíaco.

Estudos Cardiográficos

1. *Eletrocardiograma* — uma representação visual da atividade elétrica do coração, traduzida por alterações do potencial elétrico na superfície cutânea.
   a. O ECG é obtido colocando-se derivações em várias partes do corpo (Fig. 7-2) e registrando-se o impulso elétrico como um traçado sobre uma tira de papel ou sobre o visor de um osciloscópio.
   b. Utilidade clínica — avaliação de afecções que interferem com a função eletrofisiológica normal — distúrbios do ritmo, distúrbios do músculo cardíaco, dilatação das câmaras cardíacas, distúrbios eletrolíticos.
   c. Responsabilidades da enfermagem:
      (1) Anote os dados relativos ao paciente na requisição do ECG — idade, pressão arterial, sintomas, medicamentos (especialmente digital, drogas antiarrítmicas, diuréticos).
      (2) Ver pág. 376 para um estudo mais detalhado da eletrocardiografia.
2. *Monitorização Eletrocardiográfica Ambulatorial* — O paciente porta um aparelho de registro miniaturizado com sistema de derivação único ou duplo preso ao cinto ou usado num dispositivo de ombro.

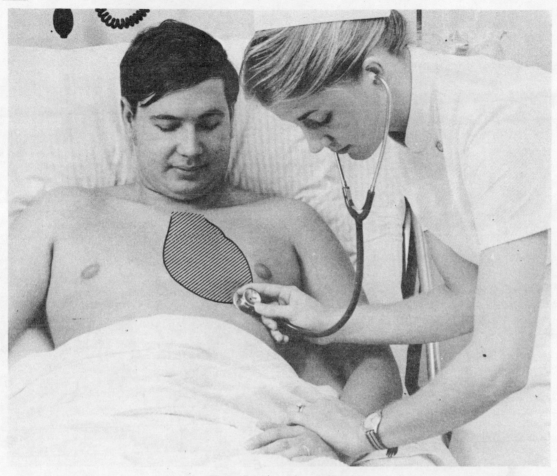

Figura 7-1. Ausculta cardíaca.

    a. Existem vários sistemas que registram continuamente o ECG do paciente por até 24 horas, enquanto o mesmo realiza suas atividades diárias.

    b. Útil para determinar os efeitos do stress, para identificar arritmias, para avaliar a resposta à terapêutica e controlar os pacientes após um infarto do miocárdio.

3. *Balistocardiograma* — um registro gráfico dos movimentos do corpo gerados a cada batimento cardíaco — fornece informação sobre a força e coordenação da contração cardíaca.

4. *Fonocardiograma* — um registro gráfico da ocorrência, sincronização e duração dos sons do ciclo do coração. (Pode-se registrar simultaneamente um eletrocardiograma.).

    a. Identifica e diferencia os vários sons.

    b. Fornece um registro permanente para comparações posteriores.

    c. Não requer nenhum preparo do paciente; leva cerca de 20 minutos.

5. *Vetocardiografia* — um método de registro da dimensão e direção da ação elétrica cardíaca sob a forma de alças vetoriais mostradas num osciloscópio de raios catódicos.

6. *Ecocardiografia (cardiografia ultra-sônica)* — registro de vibrações sonoras de alta freqüência que foram dirigidas ao coração através da parede torácica. As estruturas cardíacas devolvem os ecos derivados do ultra-som. Os movimentos dos ecos são traçados num osciloscópio e registrados num filme.

    a. O paciente é colocado em posição supina e o condutor é aplicado em seu tórax.

    b. O condutor é aplicado (borda esternal esquerda) com geléia ultra-sônica, para manter um contato hermético entre a pele e o condutor.

    c. Trata-se de uma técnica incruenta e indolor; não existe exposição à irradiação; sua realização leva, em média, de 30 minutos a uma hora.

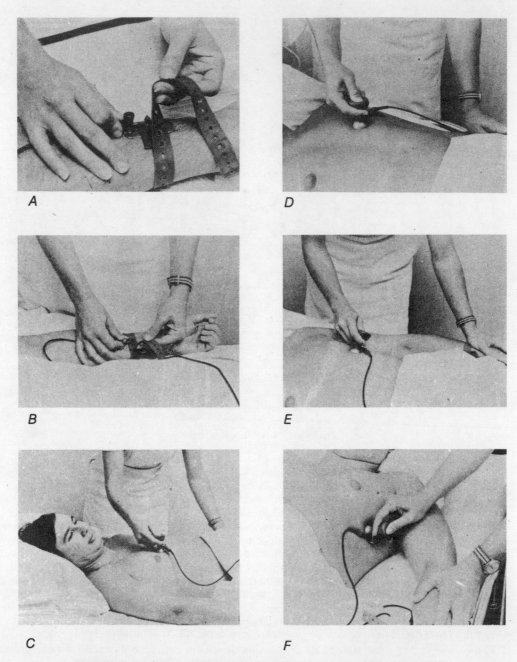

Figura 7-2. Técnica de colocação da derivação de extremidade do ECG.

(A)   A derivação deve ser conectada firmemente, porém não em demasia.
(B)   Coloque a derivação de extremidade no braço esquerdo.
(C)   Derivação precordial V1.
(D)   Derivação precordial V2. (A derivação precordial V3 é colocada ligeiramente à esquerda de V2 e aproxima-
        damente a um espaço intercostal abaixo.)
(E)   Derivação precordial V4.
(F)   Derivação precordial V5. (A derivação precordial V6 deve ser colocada logo abaixo, na linha medioaxilar.)

    d. *Utilidade Clínica*
- (1) Demonstração de deformidades valvulares e de outras estruturas
- (2) Identificação de derrame pericárdico
- (3) Avaliação da função de prótese valvular
- (4) Diagnóstico de tumores cardíacos; espessamento assimétrico do septo interventricular
- (5) Diagnóstico de cardiomegalia (aumento do coração)

7. *Teste de Exercícios com Carga* — teste de exercício numa esteira ou num aparelho semelhante a uma bicicleta feito para avaliar a resposta circulatória ao stress.
    a. Avaliar a capacidade para o desempenho físico; avaliar as anormalidades ECG que indicam isquemia miocárdica; útil para localizar afecções cardíacas ocultas.
    b. O paciente é exercitado aumentando a velocidade da marcha e a inclinação da esteira ou aumentando a carga contra a qual pedala.

Estudos Radiológicos

1. *Raios X do Tórax* — mostram o tamanho, contorno e posição do coração; demonstram o início do edema pulmonar intersticial.
2. *Tomografia* (radiografia de uma secção do corpo) — identifica o contorno cardíaco que pode não ser visível aos Raios X simples; identifica e localiza calcificações intracardíacas e vasculares.
3. *Radioscopia* — determina os contornos cardíacos incomuns e as pulsações cardíacas e vasculares numa tela luminosa. É útil também para verificar a posição dos eletródios de marcapassos intravenosos e para orientar um cateter na cateterização cardíaca.
4. *Cinerradioscopia* — a imagem cinerradioscópica é fotografada em movimento, num filme.
5. *Angiocardiografia* — injeção de contraste dentro do sistema vascular (para delinear o coração e vasos sangüíneos) acompanhada de uma série de radiografias ou então fotografada, usando filmes em movimento de alta velocidade; fornece informação acerca de anormalidades estruturais (oclusões, defeitos ou fístulas, ou anormalidades funcionais das válvulas cardíacas).
    a. *Angiocardiografia seletiva* — injeção do contraste através de cateter colocado diretamente em uma das câmaras cardíacas, artérias coronárias ou grandes vasos, com registro do angiocardiograma feito por meio de filmes rápidos ou de uma câmera cinematográfica.
    b. *Aortografia* — uma forma de angiografia que delineia a luz da aorta e das principais artérias que nascem dela.
        Na *aortografia torácica* o meio de contraste é introduzido e o arco aórtico e seus grandes vasos são estudados por meio de uma seriografia rápida. Pode-se utilizar a abordagem endovenosa, translombar ou retrógrada.
    c. *Implicações de enfermagem*
- (1) Mantenha o paciente em jejum antes do exame.
- (2) Limite as atividades do paciente durante cerca de 12 horas após o exame.
- (3) Registre os sinais vitais a cada 15 minutos (ou mais freqüentemente, de acordo com o estado do paciente), até que se estabilizem.
- (4) Verifique se existe sangramento no local da punção ou da incisão.
- (5) O paciente pode reclamar de cefaléia moderada e de desconforto no local da punção.

6. *Arteriografia coronária* — introduz-se um cateter radiopaco na artéria braquial direita via arteriotomia aberta (ou na artéria femoral via punção percutânea), que passa através da aorta descendente e é introduzido, sob controle fluoroscópico, na artéria coronária apropriada.
    a. Usada como meio de avaliação antes de uma cirurgia da artéria coronária ou de revascularização do miocárdio e após a cirurgia, para avaliar a permeabilidade do enxerto.
    b. Usada para estudo quando há suspeita de anomalias congênitas das artérias coronárias.

7. *Cateterização cardíaca* — o(s) cateter(es) é(são) introduzido(s) no coração e vasos sangüíneos para (1) medir a concentração, a saturação, a tensão e a pressão de oxigênio nas várias câmaras cardíacas; (2) identificar a presença de shunts; (3) colher sangue para análise; e (4) determinar o débito cardíaco e o fluxo sangüíneo pulmonar. Em geral combina-se a angiografia com a cateterização cardíaca, para visualização da artéria coronária.
    a. *Cateterização do coração direito* — introduz-se um cateter radiopaco a partir da veia antecubital ou femoral até o interior da aurícula direita, ventrículo direito e dos vasos pulmonares, sob visualização direta com fluoroscópio.
- (1) Medição das pressões na aurícula direita e ventrículo direito; colheitas de sangue para hematócrito e saturação de oxigênio.
- (2) Cateter introduzido na artéria pulmonar e o mais longe possível além desse ponto; com isso colhem-se amostras capilares e registram-se as pressões capilares (encunhadas).

b. *Cateterização do coração esquerdo* — pode ser feita a partir de quatro áreas: (1) punção percutânea com agulha da aurícula esquerda, (2) punção percutânea com agulha do ventrículo esquerdo, (3) punção transeptal ou (4) cateterização retrógrada do ventrículo esquerdo.
   (1) Permite medições de fluxo e de pressão (dados hemodinâmicos) do coração esquerdo.
   (2) Útil para avaliar o estado das válvulas mitral e aórtica e das artérias coronárias.

c. *Complicações da cateterização cardíaca e implicações para a avaliação da enfermagem*
   (1) Arritmias (fibrilação ventricular), síncope, vasoespasmo
   (2) Tamponamento cardíaco, infarto do miocárdio, edema pulmonar
   (3) Tromboflebite da veia usada para a cateterização
   (4) Reação alérgica ao meio de contraste
   (5) Perfuração de grandes vasos do coração; embolização sistêmica
   (6) Desaparecimento do pulso distal à arteriotomia e possível isquemia do antebraço e da mão.

d. *Responsabilidades de Enfermagem*
   Antes da cateterização cardíaca
   (1) Saiba qual a abordagem a ser utilizada para poder antecipar as possíveis complicações.
   (2) Suspenda alimentos e líquidos 6 horas antes do procedimento — para prevenir o vômito e a aspiração.
   (3) Averigúe a existência de alergias prévias.
   (4) Explique ao paciente que ficará deitado numa mesa de exames durante um longo período e que poderá experimentar sensações como:
       (a) Baque no tórax — por extra-sístoles, especialmente quando a ponta do cateter atravessa o ventrículo direito.
       (b) Desejo incontrolável de tossir — pode ocorrer duránte a injeção do contraste dentro do coração direito, durante a angiografia.
       (c) Sensação transitória de calor, especialmente na cabeça — pela injeção do meio de contraste.
   (5) Retire as dentaduras, se o paciente as usa.
   (6) Certifique-se de que o paciente recebeu a pré-medicação prescrita.

   Após a cateterização cardíaca
   (1) Durante o procedimento o paciente é monitorizado eletrocardiograficamente e visualizado com o osciloscópio. Deve-se dispor de equipamento de reanimação adequado.
   (2) Registre a pressão arterial e o pulso apical a cada 15 minutos (ou mais freqüentemente) até que os sinais vitais se estabilizem, após o procedimento — para identificar arritmias.
   (3) Verifique os pulsos periféricos na extremidade afetada (pulsos pedioso e tibial posterior, na extremidade inferior, e pulso radial, na extremidade superior); avalie a temperatura e a cor da extremidade e as queixas de dor, dormência ou sensação de formigamento — para determinar sinais de insuficiência arterial.
   (4) Deixe o paciente na cama até a manhã seguinte.
   (5) Examine os locais de punção (incisão) para formação de hematoma. Pergunte ao paciente sobre aumento de dor/sensibilidade no local.
   (6) Averigúe as queixas de dor torácica e relate imediatamente sua ocorrência.

8. *Indicador das curvas de diluição* — injeção de contraste numa das câmaras cardíacas e avaliação de seu aparecimento numa artéria periférica.
   a. Fornece dados relativos à presença ou ausência de shunts intracardíacos.
   b. Constitui um meio para calcular o débito cardíaco.

9. *Estudo nuclear do débito cardíaco* — injeta-se numa veia a substância radioativa e o aparecimento da radioatividade sobre a aorta é monitorizada por um detector.

Testes do Tempo de Circulação

O *tempo de circulação* mede a velocidade do fluxo sangüíneo e ajuda a diagnosticar a insuficiência do coração direito e esquerdo. Utilizam-se dois métodos:

1. Braço-a-língua — injeção rápida (I.V.) de ácido desidrocólico (Decholin) em uma veia periférica. Mede-se, com um cronômetro, o intervalo entre o momento em que é feita a injeção e aquele em que o paciente se refere a um amargor na boca.
2. Braço-a-pulmão — injeção intravenosa de éter ou paraldeído. Atinge-se o ponto de leitura quando o paciente percebe o odor do medicamento ou quando começa a tossir.

    a. Tempo normal braço-a-língua — 8 a 16 segundos.
    b. Tempo normal braço-a-pulmão — 4 a 8 segundos.

Estudos Sangüíneos

1. *Título de antiestreptolisina* — medida dos anticorpos sangüíneos antiestreptococos; mostra se o paciente teve uma infecção recente.
2. *Velocidade de hemossedimentação* — velocidade de sedimentação das hemácias expressa em milímetros por hora. A taxa é elevada quando há um processo inflamatório; também é usada como um teste para febre reumática. Pode estar diminuída na insuficiência cardíaca congestiva.
3. *Proteína C reativa (PCR)* — um exame de sangue que é usado como um indicador sensível (porém inespecífico) de inflamação, de origem infecciosa ou não.
4. *Hemocultura* — exame para detectar a presença de bactérias no sangue circulante. Utilidade clínica em cardiologia — indica endocardite infecciosa.
5. *Eletrólitos sangüíneos* (potássio, sódio, cálcio) — para identificar pacientes com insuficiência cardíaca ou doença renal (especialmente se tratados com digital ou diuréticos).
6. *Testes das enzimas séricas* — o músculo cardíaco é rico em enzimas que podem causar reações biológicas diferentes.
    a. A atividade sérica das enzimas aumenta muito após o infarto do miocárdio, pois ocorre liberação enzimática pelas células miocárdicas lesadas ou mortas.
    b. A atividade sérica das enzimas pode também aumentar em conseqüência de lesão dos músculos esqueléticos, fígado, cérebro, rins e outros órgãos.
    c. Utilizam-se com freqüência os seguintes estudos enzimáticos:*
        (1) Desidrogenase láctica sérica (LDH) (100-225 mU/ml)
        (2) Transaminase oxalacélica glutâmica sérica (SGOT) (7-40 mU/ml)
        (3) Transaminase pirúvica glutâmica sérica (SGPT) (10-40 mU/ml)
        (4) Creatina fosfoquinase (CPK) (mede a presença de dano do músculo cardíaco com maior especificidade, pois só existe no miocárdio, nos músculos esqueléticos e no tecido cerebral)
            Homens: 50-325 mU/ml
            Mulheres: 50-250 mU/ml
        (5) Desidrogenase hidroxibutírica (HBD) (até 140 mU/ml)

ORIENTAÇÕES: Pressão Venosa Central

A *pressão venosa central (PVC)* é a pressão existente dentro da aurícula direita ou nas grandes veias dentro do tórax.

Finalidades

1. Servir como guia para a reposição líquida nos pacientes gravemente enfermos.
2. Calcular os déficits do volume sangüíneo.
3. Determinar as pressões na aurícula direita e nas veias centrais.
4. Avaliar a insuficiência circulatória (no contexto do quadro clínico total do paciente).

Áreas Venosas para Colocação do Cateter

Os locais mais comumente usados são:

Cefálica ou basílica	Subclávia	Jugular interna ou externa

Material

Bandeja de pressão venosa
Bandeja de instrumentos de corte
Solução para infusão e equipo
Cateter intravenoso; apoio para braço,
  esparadrapo

Monitor ECG
Nível de Carpenter (para estabelecer
  o ponto zero)

---

*Os valores normais variam de acordo com o tipo de teste utilizado.

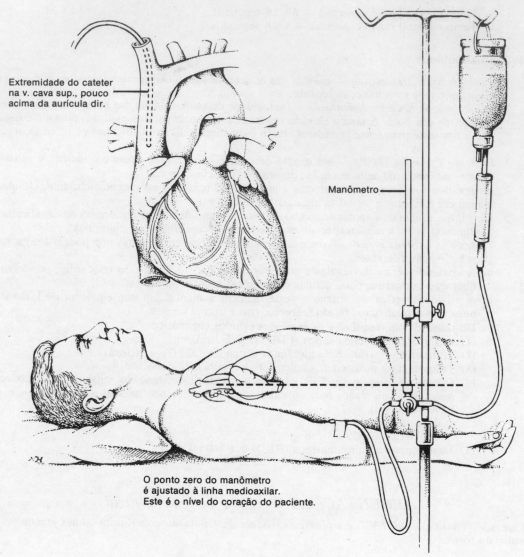

Extremidade do cateter na v. cava sup., pouco acima da aurícula dir.

Manômetro

O ponto zero do manômetro é ajustado à linha medioaxilar. Este é o nível do coração do paciente.

Figura 7-3. Pressão venosa central.

Técnica (Fig. 7-3)

Ação de Enfermagem	Justificativa

Fase Preparatória

1. Monte o equipamento de acordo com as instruções do fabricante.

2. Explique ao paciente que o procedimento é semelhante a um equipo IV e que ele poderá mover-se na cama como desejar, após a passagem do cateter da PVC.

3. Coloque-o numa posição confortável. Essa será a posição básica para as leituras subseqüentes.

   3. As leituras seriadas da PVC terão de ser feitas com o paciente na mesma posição.

4. Ligue o manômetro ao pólo IV. O ponto zero do manômetro deve ficar ao mesmo nível da aurícula direita do paciente.

   4. A aurícula direita fica na linha medioaxilar, que se situa a aproximadamente 1/3 da distância entre as paredes torácicas anterior e posterior (Fig. 7-3).

Ação de Enfermagem

Marque a linha medioaxilar no paciente com um lápis, de forma indelével.

5. O cateter da PVC é ligado a uma torneira de 3 vias que se comunica com uma via IV aberta (solução salina e heparina) e a um manômetro (o aparelho para medição).
6. Inicie o fluxo IV e encha o manômetro até 10 cm acima da leitura antecipada (ou até alcançar o nível de 20 cm H_2O). Vire a torneira e encha o tubo com fluido.
7. A área da PVC é limpa cirurgicamente. O cateter (linha) da PVC é introduzido pela via percutânea ou por incisão venosa direta e enfiado através de uma veia antecubital, subclávia ou jugular interna ou externa até o interior da veia cava superior, logo antes de penetrar na aurícula direita.
8. Quando o cateter penetra no tórax observa-se uma queda inspiratória e uma subida expiratória na pressão venosa.
9. O paciente pode ser monitorizado pelo ECG durante a introdução do cateter.

10. O cateter pode ser suturado e fixado no local. Aplica-se um curativo esterilizado.
11. A infusão é ajustada para fluir na veia do paciente com um gotejamento lento e contínuo.

Medição da PVC

1. Coloque o paciente na posição já identificada e confirme o ponto zero.

2. Vire a torneira para abrir a conexão entre o paciente e o manômetro num nível de 10-20 cm acima da leitura esperada. Feche o fluxo da solução IV.

3. Observe a queda na altura da coluna líquida no manômetro. Registre o nível no qual a solução se estabiliza. Essa é a pressão venosa central. Registre a PVC e a posição do paciente.
4. A PVC pode oscilar de 5-12 cm H_2O. (Não existe concordância quanto aos valores numéricos absolutos.)

5. Vire novamente a torneira para deixar a solução fluir do frasco para dentro da veia do paciente.

6. Avalie a condição clínica do paciente. Mudanças freqüentes nas medições (interpretadas dèntro do contexto da situação clínica) servirão como guia para saber se o coração

Justificativa

A linha medioaxilar constitui um ponto de referência externa para o nível zero do manômetro (que coincide com o nível da aurícula direita).

5. Ou então, o cateter da PVC pode ser ligado a um condutor e a um monitor elétrico com leitura da onda de PVC digital ou calibrada.

7. A colocação correta do cateter pode ser confirmada pela fluoroscopia ou pela radiografia de tórax, ou observando-se as flutuações no manômetro com os movimentos respiratórios (balanço respiratório).

8. O nível líquido flutua com a respiração. Sobe ligeiramente com a tosse e os esforços.

9. Quando a ponta do cateter toca na parede da aurícula direita (ou do ventrículo direito) pode produzir impulsos aberrantes e perturbar o ritmo cardíaco.

10. Rotule o curativo com a hora e a data de introdução do cateter.
11. A infusão pode gerar um grande aumento na pressão venosa, no caso de fluir muito rapidamente.

1. O ponto zero ou linha de base para o manômetro deve ficar no mesmo nível da aurícula direita do paciente.
2. Quando a torneira é virada para unir o manômetro ao cateter endovenoso, o fluido na coluna do manômetro cai até equilibrar a pressão venosa central existente na veia cava superior.
3. A leitura da PVC se reflete na altura de uma coluna líquida no manômetro quando existe uma comunicação aberta entre este e o cateter.

4. As mudanças na PVC representam uma indicação muito útil da adequação do volume sangüíneo venoso e das alterações da função cardiovascular. A PVC é uma medida dinâmica. Os valores normais podem mudar de paciente para paciente. O tratamento não se baseia numa única leitura mas em leituras seriadas repetidas correlacionadas ao estado clínico do paciente.
5. Quando não se estão realizando leituras, o fluxo se processa através de um microgotejamento muito lento até o cateter, contornando o manômetro.
6. A PVC é interpretada levando-se em conta todo o quadro clínico do paciente; débito urinário horário, freqüência cardíaca, pressão arterial, medições do débito cardíaco.

Ação de Enfermagem	*Justificativa*
pode suportar sua carga líquida e se existe hipovolemia ou hipervolemia.	a. Uma PVC perto de zero indica que o paciente é hipovolêmico (o que é confirmado se a infusão IV rápida resulta em melhora do paciente). b. Uma PVC acima de 15-20 cm H_2O pode ser devida a uma hipervolemia ou a uma contratilidade cardíaca precária.

7. Observe o paciente para possíveis complicações.
    Tromboflebite
    Infecção
    Embolização ou coágulo na ponta do cateter
	7. Inspecione o local de entrada duas vezes por dia para sinais de inflamação/flebite local. Remova imediatamente se houver sinais de infecção.

Fase Subseqüente

1. Limpe e guarde o material no lugar apropriado.

ORIENTAÇÕES: Medida da Pressão da Artéria Pulmonar por Cateter com Balão Flutuante (Cateter de Swan-Ganz)

O *cateter de Swan-Ganz* permite a monitorização da pressão na artéria pulmonar e a medição da pressão encunhada na artéria pulmonar. Fornece informação valiosa sobre o volume de enchimento intravascular e a competência cardíaca. Torna possível a avaliação da função do coração esquerdo, a determinação do débito cardíaco e a colheita de sangue venoso misto.

Finalidades

1. Realizar medições de pressão na aurícula direita, ventrículo direito e artéria pulmonar, assim como nos ramos distais da artéria pulmonar. Estas últimas refletem o nível da pressão de enchimento no ventrículo esquerdo.
2. Permitir uma seleção racional da terapêutica quando ocorrem mudanças críticas na dinâmica cardíaca (choque cardiogênico, insuficiência cardíaca, edema pulmonar).

Considerações Básicas

1. A pressão na aurícula esquerda está intimamente relacionada com a pressão diastólica terminal do ventrículo esquerdo (pressão de enchimento do ventrículo esquerdo); assim sendo, constitui um indicador da função ventricular esquerda.
2. A cateterização Swan-Ganz permite a medição da pressão da artéria pulmonar num vaso ocluído. Esta é denominada pressão encunhada (fornece uma boa aproximação da pressão auricular esquerda).

Material

Conjunto de cateter Swan-Ganz	Seringas: de tuberculina; seringa de 2,5 ml
ECG; unidade de monitorização e de registro	Solução salina estéril
Desfibrilador	Heparina
Condutor de pressão; suporte para o condutor	Gotejamento de lidocaína (à espera)
Bandeja de pequena cirurgia (incisão)	Anestésico local
	Antisséptico para a pele

Técnica

Ação de Enfermagem	*Justificativa*
Fase Preparatória	
1. O cateter da artéria pulmonar requer um condutor/monitor para determinação das pressões e das ondas e um sistema de fluxo para manter a linha permeável.	1. O sistema de monitorização pode variar muito. A complexidade do equipamento requer conhecimento do equipamento em uso. Mantém-se um microgotejamento cons-

Ação de Enfermagem	***Justificativa***
	tante, exceto ao realizar as leituras das pressões.
2. Raspe e prepare a pele sobre o local de introdução. Cubra com campo esterilizado.	
3. Teste o cateter sob água esterilizada para possíveis vazamentos do balonete.	3. A presença de bolhas na água demonstra vazamento de ar pelo balonete.

Fase de Execução (pelo médico)

1. O cateter de Swan-Ganz é introduzido através de uma veia antecubital ou da veia jugular interna, por punção percutânea ou por venotomia (incisão).

1. Podem ser usadas outras veias (braquial, subclávia, femoral).

2. O cateter avança até a veia cava superior.
   As oscilações das ondas de pressão indica-

A localização do cateter pode ser determi-

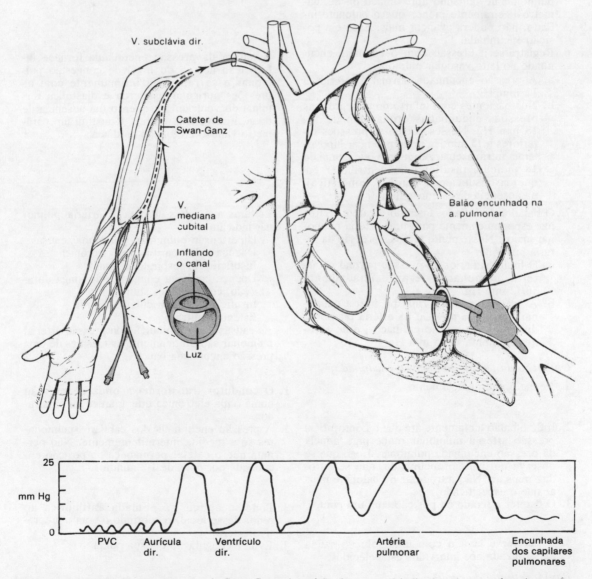

Figura 7-4. Introdução de um cateter de Swan-Ganz. A posição do cateter é indicada pelos traçados. A pressão capilar encunhada é obtida inflando-se o balonete.

Ação de Enfermagem

rão quando a ponta do cateter está dentro da cavidade torácica (Fig. 7-4).

3. Quando o cateter chega na veia cava superior é inflado com ar e avança suavemente.

    A quantidade de ar a ser usada está impressa no cateter.

4. O balão inflado na ponta do cateter será guiado pelo fluxo da corrente sangüínea através da aurícula direita e da válvula tricúspide até dentro do ventrículo direito. A partir dessa posição encontra seu caminho até dentro do tronco da artéria pulmonar.

5. O fluxo sangüíneo continuará dirigindo o cateter mais distalmente até dentro da árvore pulmonar. Quando o cateter alcança um vaso pulmonar de tamanho aproximado ou de diâmetro ligeiramente menor que o balonete inflado, não poderá avançar mais. Essa é a posição encunhada.

6. Registra-se a pressão com o balonete encunhado no leito vascular pulmonar.

    a. A pressão encunhada normal é inferior a 12 mm Hg.

    b. Nos pacientes com infarto do miocárdio as pressões encunhadas ótimas são de 15-18 mm Hg. Nesses pacientes pressões inferiores a 15 mm Hg podem indicar hipovolemia intravascular, enquanto que acima de 18 indicam insuficiência ventricular esquerda (insuficiência cardíaca congestiva), na ausência de estenose mitral.

7. O balão é desinflado, fazendo o cateter retornar espontaneamente para uma artéria pulmonar maior. Nesse ponto temos a pressão da artéria pulmonar.

    a. O limite superior da pressão normal na artéria pulmonar é de aproximadamente 30/12 mm Hg.

    b. A pressão média normal na artéria pulmonar (média da pressão na artéria pulmonar durante todo o ciclo cardíaco) é de aproximadamente 10-15 mm Hg.

Obtenção da leitura da pressão encunhada:

1. Feche o microgotejamento.

2. Infle o balão lentamente até que o contorno da pressão arterial pulmonar mude para aquele da pressão encunhada pulmonar. Logo que se observa um padrão encunhado, não se introduz mais ar. Não introduzir no balonete mais ar que o especificado.

3. O cateter é fixado na posição com um ponto.

4. O cateter é lavado com uma solução salina heparinizada nos intervalos estabelecidos.

Para a retirada do cateter:

1. Certifique-se que o balão não está inflado.

Justificativa

nada pela fluoroscopia, pela avaliação das ondas de pressão e também pelas demarcações existentes sobre o cateter.

3. O cateter n.º 5 possui um balonete com 0,8 ml, enquanto que os cateteres maiores possuem balonetes que comportam 1,5 ml de ar.

4. Observe o monitor ECG para sinais de irritabilidade ventricular quando o cateter penetra no ventrículo direito.

    O balão fluirá da aurícula direita para a artéria pulmonar em cerca de 10-20 segundos.

6. A leitura da pressão encunhada fornece informação acerca do nível de congestão pulmonar e se relaciona intimamente com as pressões auricular esquerda e diastólica terminal do ventrículo esquerdo (na ausência de doença da válvula mitral). Constitui um parâmetro valioso da função cardíaca.

7. Leituras mais altas de pressão arterial pulmonar indicam:

    Hipertensão pulmonar, por muitas causas
    Doença pulmonar obstrutiva crônica
    Insuficiência respiratória aguda
    Doença cardíaca congênita de longa duração, com grandes shunts.
    Insuficiência ventricular esquerda
    Estenose mitral

    As causas para diminuição da pressão arterial pulmonar são praticamente as mesmas de uma pressão encunhada baixa.

1. O condutor transforma a onda de pressão numa onda eletrônica que aparece no mostrador.

2. A pressão encunhada dos capilares pulmonares só é medida intermitentemente. Não permita que o cateter permaneça na posição encunhada por mais de 1-2 minutos.

3. Pode-se aplicar-se pomada antibiótica ao redor desse local, recobrindo-o com um curativo estéril.

4. Evita a coagulação em sua ponta.

Ação de Enfermagem	Justificativa
2. O cateter é retirado lentamente; aplica-se um curativo compressivo no local.	2. O local deve ser examinado periodicamente para possível sangramento.

Complicações:

1. Infarto pulmonar
2. Arritmias
3. Tromboembolia
4. Ruptura do balonete ou nó do cateter

CONDUTAS ESPECIAIS MÉDICAS E DE ENFERMAGEM

ORIENTAÇÕES: Assistência ao Paciente Submetido a Pericardiocentese (Aspiração Pericárdica)

Pericardiocentese é a punção do saco pericárdico com o objetivo de aspirar fluido e, por esse meio, aliviar o tamponamento cardíaco.

Tamponamento cardíaco é a compressão do coração por sangue, derrame ou corpo estranho no saco pericárdico, o que restringe a ação cardíaca normal.

Manifestações Clínicas de Tamponamento Cardíaco

1. Aumento da pressão venosa (20 cm H_2O ou mais)
2. Queda da pressão arterial
3. Coração pequeno e imóvel; abafamento das bulhas (evidenciado por radioscopia e ausculta)
4. Diminuição da pressão do pulso (diferença entre pressões sistólica e diastólica)
5. Pulso paradoxal (diminuição da amplitude do pulso durante a inspiração)
   Avaliação do pulso paradoxal (pulsus paradoxus)
   a. Coloque o paciente em posição deitada.
   b. Infle o manguito do aparelho de pressão até desaparecerem os ruídos de Korotkoff; esvazie lentamente o manguito.
   c. Os ruídos sistólicos iniciais são ouvidos durante a expiração e desaparecerão com a inspiração se existe pulso paradoxal (queda de pressão inspiratória).
   d. Indica presença de grande derrame pericárdico.
6. Distensão das veias do pescoço e elevação dessas veias com a inspiração (sinal de Kussmaul)
7. Apreensão; dispnéia
8. Taquipnéia; palidez ou cianose
9. Postura característica — sentado e inclinado para a frente
10. Choque clínico

Finalidade

1. Remover o fluido do saco pericárdico causado por:
   a. Pericardite
   b. Derrame por linfoma ou neoplasia maligna
   c. Trauma cardíaco e torácico
   d. Febre reumática aguda
   e. Uremia
2. Obter fluido para diagnóstico
3. Instilar certas drogas terapêuticas

Material

Bandeja de pericardiocentese
Conjunto de Intracath
Antisséptico cutâneo
Procaína a 1-2%
Luvas esterilizadas
ECG para monitorização
Fio-terra estéril — para ser conectado entre a agulha pericárdica e a derivação V do ECG (usar conectores tipo clipe jacaré)

Aparelho para respiração artificial
Equipamento para desfibrilação
Equipamento de toracotomia
Marcapasso
Fluidos IV; agentes beta-simpaticomiméticos (Isoproterenol [Isuplel])

Locais de Pericardiocentese (Fig. 7-5)

1. Subxifóide — introduz-se a agulha no ângulo entre a reborda costal esquerda e o apêndice xifóide

2. Junto ao ápice cardíaco, 2 cm para dentro da borda esquerda da área de macicez cardíaca
3. À esquerda do 5.º ou 6.º espaço intercostal, ao nível da borda do esterno
4. Lado direito do 4.º espaço intercostal, exatamente para dentro da área de macicez

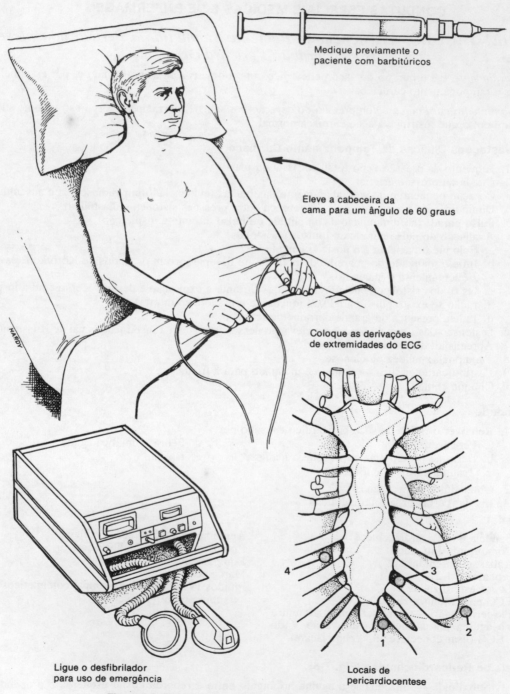

Medique previamente o
paciente com barbitúricos

Eleve a cabeceira da
cama para um ângulo de 60 graus

Coloque as derivações
de extremidades do ECG

Ligue o desfibrilador
para uso de emergência

Locais de
pericardiocentese

Figura 7-5. Preparando o paciente para a pericardiocentese.

Conduta (Fig. 7-5)

Ação de Enfermagem

Justificativa

Fase Preparatória

1. Premedique o paciente com diazepan (Valium), conforme prescrição.
2. Inicie um gotejamento endovenoso lento de solução salina ou glicose.
3. Coloque o paciente em posição confortável, elevando a cabeceira da cama ou da maca num ângulo de 60 graus.
4. Coloque as derivações de extremidades do ECG no paciente.
5. Ligue o desfibrilador para uso de emergência.

6. Providencie um marcapasso.
7. Abra a bandeja, usando técnica asséptica.

1. Ajuda a reduzir a apreensão.
2. Isso mantém uma via para a terapia endovenosa, para o caso de ocorrer uma emergência.
3. Essa posição torna mais fácil a introdução da agulha no saco pericárdico.
4. O paciente é monitorizado durante o procedimento por ECG.
5. No caso de o procedimento ter efeitos deletérios graves.

Fase de Realização (pelo médico)

1. Prepara-se o local com antissépticos; cobre-se a área com campos esterilizados e injeta-se uma solução de procaína.
2. Conecta-se a agulha de aspiração pericárdica a uma seringa de 50 ml através de uma torneira com três derivações. A derivação V (derivação precordial) do ECG é conectada ao canhão da agulha de aspiração, através de um fio estéril e de grampos ou pinças.
3. Introduz-se lentamente a agulha até obter-se o líquido.
4. Após penetrar no saco pericárdico coloca-se uma pinça hemostática fixando a agulha à parede torácica, rente à pele.
5. Monitorize constantemente o ECG, a pressão arterial e a pressão venosa do paciente.

2. Existe o perigo de lacerar o miocárdio/artéria coronária e de arritmias cardíacas.

3. Geralmente aspira-se líquido a uma profundidade de 2,5-4 cm.
4. Isto impede a movimentação da agulha e a penetração ulterior enquanto o líquido está sendo removido.
5. a. O segmento ST sobe se a ponta da agulha toca o ventrículo; podem ocorrer batimentos ventriculares ectópicos.
   b. O segmento PR fica elevado quando a agulha toca a aurícula.
   c. Complexos QRS grandes e erráticos indicam penetração do miocárdio.

6. Se existe grande quantidade de líquido, pode-se introduzir um cateter de polietileno através de uma agulha (um intracath) e deixá-lo no saco pericárdico, sendo depois conectado a um frasco de drenagem.
7. Observe a presença de líquido sanguinolento. Se houver um rápido acúmulo de sangue, há indicação de toracotomia e cardiorrafia imediatas (sutura do músculo cardíaco).

7. A presença de líquido pericárdico sanguinolento pode ser devida a trauma. O derrame sangüíneo pericárdico não coagula, enquanto o sangue obtido por uma punção involuntária de uma das câmaras *coagula*.

Fase Subseqüente

1. Coloque o paciente em uma unidade de tratamento intensivo ou em uma unidade coronariana.

2. Observe a elevação da pressão venosa e a queda da pressão arterial.

3. Ausculte a área cardíaca.

1. Após a pericardiocentese é necessária a monitorização cuidadosa da pressão arterial e da pressão venosa, para indicar possível recorrência do tamponamento. Nesse caso será necessária uma nova aspiração.
2. Na presença desses sinais, o paciente estará provavelmente apresentando um tamponamento cardíaco.
3. Uma diminuição da intensidade das bulhas

Ação de Enfermagem   **Justificativa**

cardíacas indica recidiva do tamponamento cardíaco.

4. Prepare-se para a intervenção cirúrgica (toracotomia, ver Cap. 5) se:
   a. Há acúmulo repetido de líquido pericárdico, ou
   b. A aspiração foi mal sucedida, ou
   c. Surgem complicações
5. Avaliação das complicações:
   Punção involuntária de câmara cardíaca
   Arritmias
   Punção do pulmão, estômago ou fígado
   Laceração da artéria coronária ou do miocárdio

ORIENTAÇÕES: Reanimação Cardiopulmonar por Parada Cardíaca*

Parada cardíaca é a cessação súbita e inesperada dos batimentos cardíacos e da circulação eficaz.

A. Causas

1. Cardíacas
   a. Fibrilação ventricular   c. Dissociação eletromecânica
   b. Assistolia ventricular
2. Asfixia (afogamento, envenenamento por dióxido de carbono, superdosagem medicamentosa, fumaça de incêndios)
3. Reação anafilática (a insetos, medicamentos, alimentos)
4. Acidentes (eletrocussão, afogamento, inalação de gases tóxicos)
5. Cirurgia
6. Obstrução aguda das vias aéreas

B. Sinais e Sintomas

1. Perda imediata da consciência
2. Ausência de pulsos carotídeo ou femoral palpáveis
3. Ausência de sons cardíacos audíveis
4. Ausência de ruídos respiratórios ou de movimento do ar pelo nariz ou boca
5. Convulsões (podem ou não estar presentes)
6. Dilatação das pupilas
7. Cor cinza-pálida

Finalidade

1. Estabelecer *prontamente* circulação e ventilação eficazes
2. Prevenir o dano cerebral anóxico irreversível

Material

Pessoal treinado

Mesa de reanimação
Cânulas para vias aéreas   Desfibrilador
Ambu (bolsa e máscara)   Medicamentos cardiotônicos de emergência

Princípios Básicos

1. A reanimação cardiopulmonar básica (RCB) consiste da seguinte seqüência ARC: Aeração, Respiração e Circulação
2. A reação cardiopulmonar consiste em manter uma via aérea aberta, em fornecer ventilação artificial por meio de respiração salvadora e em proporcionar circulação artificial por massagem (compressão) cardíaca externa.

---

*Adaptado de "Standards for Cardiopulmonary Resuscitation (CPR) and Emergency Cardiac Care (ECC)": JAMA (Suplemento), 227: N.º 7, 18 de fevereiro de 1974.

Conduta

Ação de Enfermagem	Justificativa

Fase de Realização

1. Anote a hora tão logo a parada cardíaca seja determinada. Peça ajuda imediatamente. Coloque o paciente em posição horizontal, sobre uma superfície firme.

ALERTA À ENFERMAGEM: A interrupção de circulação eficaz no sistema nervoso central por mais de 3 a 5 minutos pode resultar em dano irreversível.

2. Numa parada cardíaca confirmada pode-se aplicar um golpe precordial: aplique um único golpe firme sobre a parte média do esterno, usando a porção carnosa do punho; golpeie de uma distância de 20,3-30,5 cm acima do tórax (Fig. 7-6).

2. O golpe precordial é útil quando não se consegue perceber o pulso após uma parada cardíaca confirmada ou ao lidar com um paciente que está sendo monitorizado ou controlado para um bloqueio AV conhecido. O choque precordial deve ser aplicado um minuto após a parada cardíaca.

3. Se o paciente não está respirando, abra a via aérea e ventile rapidamente os pulmões 4 vezes. (Ver Ventilação Artificial, adiante.)
4. Palpe o pulso carotídeo.

4. Inicie imediatamente a massagem cardíaca externa se o pulso carotídeo está ausente ou é questionável.

VENTILAÇÃO ARTIFICIAL

Realize ventilação artificial e massagem cardíaca externa, *simultaneamente*.
1. Remova as secreções das vias aéreas.
2. Incline a cabeça para trás e tracione a mandíbula para a frente.

2. Esta manobra afasta a língua da parede posterior da faringe e abre as vias aéreas.

3. Se possível, introduza um cateter orofaríngeo.
4. Ventile o paciente. Infle os pulmões do paciente com uma expiração forçada através da manobra boca-a-boca. Ou ventile o paciente pela técnica com bolsa e máscara (ver Cap. 5).

4. A ventilação forçada ajuda a superar a obstrução das vias aéreas por aumentar o gradiente de pressão do movimento do ar e por dilatar a via aérea superior. A cada tentativa de inflação o tórax do paciente deve elevar-se num grau visível. A ausência de expansão torácica indica obstrução das vias aéreas.

5. Mantenha a mandíbula tracionada anteriormente durante a ventilação, para aliviar a obstrução.
6. Forneça 12 inspirações por minuto.

MASSAGEM CARDÍACA EXTERNA *(deve ser acompanhada por ventilação artificial)*

1. Coloque a região hipotenar de uma das mãos sobre a metade inferior do externo, a 3,8 cm da ponta do apêndice xifóide, e dirigida na direção da cabeça do paciente.

1. A colocação correta das mãos reduz as possíveis complicações de fraturas costais ou de lesão dos órgãos abdominais adjacentes. O coração está localizado à esquerda do meio do tórax, entre a parte inferior do esterno e a coluna.

2. Coloque a outra mão sobre a primeira. Os dedos não devem tocar a parede torácica (Fig. 7-7).

3. Usando seu peso e mantendo os cotovelos retificados, comprima rapidamente e com força a parte inferior do esterno em 3,8-5 cm na direção da coluna e a seguir solte a pressão esternal.
   a. Não permita que as mãos percam o contato com o esterno.
   b. O peso do corpo deve ser suportado pelos músculos dos braços.

3. Cada compressão força o sangue existente dentro do coração para dentro do sistema arterial. O relaxamento acompanha imediatamente a compressão, sendo de igual duração.

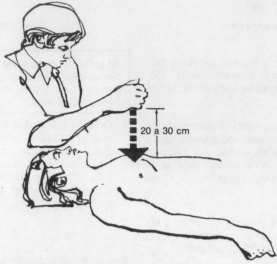

20 a 30 cm

Figura 7-6. Golpe precordial.

(De Suplemento do American Medical Association, 18 de fevereiro de 1974. Copyright 1974, the American Medical Association.).

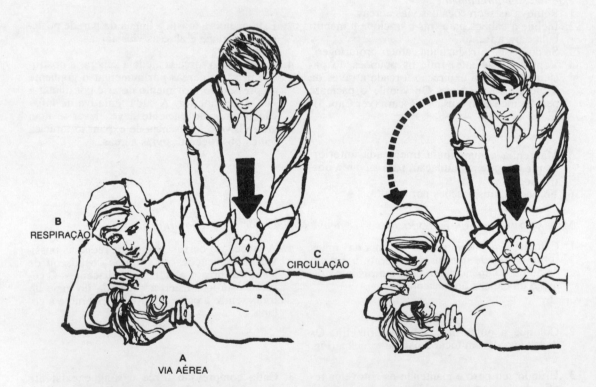

B
RESPIRAÇÃO

C
CIRCULAÇÃO

A
VIA AÉREA

Figura 7-7. Reanimação cardiopulmonar feita   Reanimação cardiopulmonar feita
por duas pessoas: por uma só pessoa:

5 compressões torácicas   15 compressões torácicas (freqüência de 80/minuto)
    Freqüência de 60/minuto
    Nenhuma pausa para ventilação
1 inflação pulmonar
    Após cada 5 compressões
    Interposta entre as compressões

Ação de Enfermagem	Justificativa
4. Faça 60 compressões por minuto, com 2 pessoas realizando a RCP.* As compressões devem ser regulares, uniformes e ininterruptas.	4. Se realizada corretamente, essa freqüência pode manter um fluxo sangüíneo adequado e uma boa pressão e permitir o enchimento cardíaco.
5. A segunda pessoa realiza uma respiração profunda para cada 5 compressões cardíacas, sem interrupção no ciclo de compressões.	5. Existindo apenas uma pessoa, terá que realizar 2 inflações pulmonares antes de cada 15 compressões torácicas.
6. Palpe o pulso carotídeo ou femoral periodicamente e observe o tamanho das pupilas como uma indicação da resposta.	6. A presença de um pulso carotídeo palpável e de constrição das pupilas constitui evidência de uma circulação eficaz e de oxigenação do sangue. Se as pupilas continuam amplamente dilatadas e não reagem à luz e se o paciente está profundamente inconsciente, com ausência de respiração espontânea, o dano cerebral grave é iminente ou já ocorreu.
7. Enquanto a reanimação prossegue, envidam-se esforços simultâneos para iniciar uma infusão endovenosa. Prepare a aspiração e ligue os eletródios do ECG ao paciente.	
8. A decisão de interromper a reanimação é tomada do ponto de vista médico e leva em consideração o estado cerebral e cardíaco. A massagem cardíaca deve continuar até que o paciente possa manter a pressão arterial etc., ou até que a situação se torne irremediável.	8. Se ocorre fibrilação ventricular, deve-se realizar a conversão para um ritmo sinusal normal por contrachoque elétrico desferido por um desfibrilador.
9. Terapêutica medicamentosa — ver Quadro 7-1 para as principais drogas comumente usadas na reanimação cardiopulmonar.	

ORIENTAÇÕES: Procedimento de Contrachoque por Corrente Direta para a Fibrilação Ventricular

Contrachoque é o uso de descarga elétrica na parede torácica do paciente para eliminar a fibrilação ventricular.

Um *desfibrilador* é um instrumento que libera um choque elétrico no coração para transformar uma fibrilação ventricular num ritmo sinusal normal. (Os desfibriladores são também usados para reverter outros ritmos cardíacos anormais.)

Finalidade

Eliminar a fibrilação ventricular.

Material

Desfibrilador com placas
Geléia condutora (geléia de eletródios) ou
   gazes de 4 × 4 cm impregnadas em solução
   salina

Material de reanimação

Técnica

Ação de Enfermagem	Justificativa
Fase de Realização	
1. Descubra a parte anterior do tórax do paciente.	1. Ao se detectar a fibrilação ventricular deve-se adotar imediatamente esta conduta, para que sejam minimizados os danos cerebrais e circulatórios.
2. Inicie imediatamente a reanimação cardiopulmonar.	2. A reanimação cardiopulmonar é essencial antes e após a desfibrilação, para garantir su-

*É preferível que esse procedimento seja realizado por duas pessoas. Quando só existe uma, deve-se realizar tanto a ventilação artificial quanto a massagem cardíaca externa, utilizando uma relação de 15:2 que consiste de 2 expansões pulmonares rápidas após cada 15 compressões torácicas. Quem presta socorro deve realizar cada série de compressões torácicas numa freqüência superior a 80 compressões por minuto, por causa das interrupções para as inflações pulmonares.

Ação de Enfermagem

3. Uma segunda pessoa deve ligar o desfibrilador e regulá-lo corretamente (400 watts/segundo são usados para pacientes com mais de 50 kg).
4. Desligue o oxigênio.
5. Aplique pasta para eletródios (ou compressas impregnadas em solução salina) com liberalidade nas placas dos eletródios, se as mesmas não são conservadas o tempo todo em cubas com pasta.

Justificativa

primento sangüíneo ao cérebro e às artérias coronárias.
3. O choque é medido em watts por segundo ou joules.

5. A pasta para eletródios ajuda a criar um melhor contato e evita as queimaduras dérmicas. Não deixe nenhuma pasta sobre a pele entre os eletródios. Se as áreas com pasta se tocam, a corrente pode fazer um curto-cir-

Quadro 7-1. *Principais Medicamentos Usados Comumente na Reanimação Cardiopulmonar*

Medicamentos e doses	Efeitos principais	Indicações
Adrenalina: administração intra-venosa ou intracardíaca de 0,5 a 1,0 ml de uma solução a 1:1000 (0,5 a 1,0 mg); repetir a cada 5 minutos, se necessário	Efeitos inotrópico positivo, cronotrópico positivo e pressor; transforma uma fibrilação de delicada em grosseira, o que torna mais fácil a desfibrilação	1. Assistolia ventricular 2. Fibrilação ventricular (delicada) 3. Dissociação eletromecânica
Isoproterenol: 2 mg em 500 ml de dextrose a 5% em água (D₅W) com 2 a 4 μg por minuto (isto é, 0,5 a 1,0 ml por minuto)	Efeitos inotrópico e cronotrópico positivos; produz mais vasodilatação do que vasoconstrição	1. Assistolia ventricular 2. Acelera um bloqueio AV lento
Cloreto de cálcio: 5 a 10 ml (0,5 a 1,0 g) de uma solução a 10% administrados lentamente na veia durante um período de 5 minutos OU Gliconato de cálcio: 10 a 20 ml de uma solução a 10% (1 a 2 g), administrados lentamente na veia.	Efeitos inotrópico e cronotrópico positivos; usar com cautela nos pacientes digitalizados	1. Assistolia ventricular 2. Fibrilação ventricular (delicada) 3. Dissolução eletromecânica
Atropina: 0,5 mg administrado a cada 5 minutos, até um total de 2 mg na veia	Reduz o tônus vagal	Freqüência cardíaca lenta com ritmo supraventricular, se acompanhada por hipotensão ou batimentos ventriculares erráticos
Bicarbonato de sódio: 1 mEq por kg de peso corporal dentro de 2 minutos após a parada cardíaca; repetir a cada 10 minutos na ausência de circulação funcional espontânea	Combate a acidose produzida pela perfusão tecidual inadequada; bicarbonato em excesso pode gerar uma alcalose plasmática e hiperosmolalidade, com acidose cerebral	Circulação funcional ausente
Noradrenalina: 8 mg em 500 ml D₅W, 1 a 2 ml por minuto (16 a 32 μg por minuto)	Agente vasopressor devido à vasoconstrição periférica, efeitos inotrópico e cronotrópico positivos	Hipotensão na presença de um pulso palpável e de um bom ritmo ventricular
Metaraminol: 200 mg em 500 ml D₅W com 1 ml por minuto (0,8 mg por minuto) ou doses maciças de 2 a 5 mg administradas na veia a cada 5 a 10 minutos	Os mesmos da noradrenalina, porém mais fracos	As mesmas da noradrenalina
Lidocaína: 1 a 2 mg por kg de peso corporal em doses a jato na veia; 4 g em 1.000 ml (gotejamento 4:1) em gotejamento intravenoso contínuo com 2 a 4 mg por minuto, para a manutenção.	Eleva o limiar de fibrilação e aumenta o limiar de estimulação elétrica do ventrículo durante a diástole	1. Fibrilação ventricular resistente à desfibrilação por corrente direta ou desfibrilação bem sucedida que reverte repetidamente em fibrilação. 2. Controle dos batimentos ventriculares prematuros multifocais e dos episódios de taquicardia ventricular.
Procainamida HCl: 50 a 100 mg por minuto na veia, alcançando um máximo de 1 g em 15 minutos	Eleva o limiar de fibrilação; retarda a condução e diminui a excitabilidade dos ventrículos	As mesmas da lidocaína

(De Vijay, N. K., e Schoonmaker, F. W.: Major drugs commanly used in cardiopulmonary resuscitation. Publicado no número de agosto de 1975 da American Family Physician.)

Ação de Enfermagem

Justificativa

6. Coloque um eletrodio logo à direita da parte superior do esterno, abaixo da clavícula, e o outro eletródio logo à esquerda do ápice cardíaco ou do mamilo esquerdo (Fig. 7-8).

cuito (queimando gravemente o paciente) e poderá não penetrar no coração.

6. Quando se usam placas ântero-posteriores, a placa anterior é mantida com pressão sobre a parte média do esterno enquanto o paciente fica deitado sobre a placa posterior, sob a região infra-escapular esquerda. Com este método o contrachoque atravessa mais diretamente o coração.

7. Segure as placas somente pelos cabos isolados.

8. DÊ ORDENS PARA QUE TODOS SE AFASTEM DO PACIENTE E DA CAMA.

8. Se uma pessoa toca a cama, passa a agir como terra para a corrente e recebe um choque.

9. Comprima os botões de descarga em ambas as placas, simultaneamente.

10. Retire as placas do paciente *imediatamente,* após administrar o choque.

11. Reinicie os esforços de reanimação cardiopulmonar.

11. Após a descarga do contrachoque, devem ser reiniciados os esforços da RCP; a demora total não deve ultrapassar 5 segundos, para oxigenar o paciente e restaurar a circulação.

12. Olhe o monitor do ECG para determinar a terapêutica específica para o mecanismo elétrico resultante. Poderão ser necessários outros choques, imediatamente ou após a terapêutica medicamentosa apropriada.

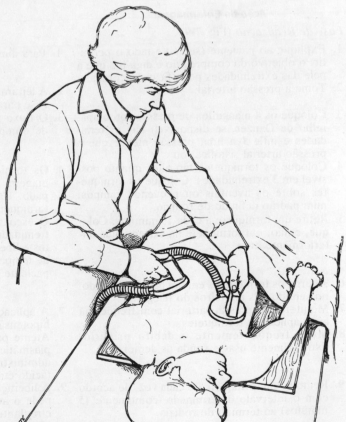

Figura 7-8. Colocação das placas na desfibrilação ventricular.

ORIENTAÇÕES: *Rodízio de Torniquetes*

O *rodízio de torniquetes* é a técnica em que se alternam sistematicamente os torniquetes colocados nas extremidades, visando a remoção de um volume de sangue da circulação central para diminuir o retorno venoso e reduzir o edema pulmonar agudo.

Finalidade

Reter o sangue temporariamente nas extremidades, com o objetivo de reduzir o retorno venoso ao coração.

Princípios Básicos

1. Três das 4 extremidades são comprimidas enquanto uma permanece livre.
2. Nenhuma extremidade deve ser comprimida continuamente por mais de 45 minutos.
3. Os torniquetes devem ser alternados a intervalos de 5 minutos em pacientes mais idosos, para prevenir a gangrena e outras complicações.
4. Esses princípios são importantes, já que podem reduzir os riscos de tromboflebite e de embolia pulmonar fatal.

Material

Material para compressão das extremidades
    4 manguitos de esfigmomanômetro ou
    4 torniquetes de 61 cm de comprimento, com diâmetro externo de 0,8-3,8 cm ou
    Material apropriado para inflar e desinflar automaticamente os manguitos do aparelho de pressão (aparelho de Danzer)
Pequenos campos
Relógio — para anotar o intervalo de tempo
Folha de anotações

Conduta

Ação de Enfermagem	Justificativa
Fase de Realização (Fig. 7-9)	
1. Explique ao paciente (se seu estado o permitir) o objetivo da compressão e diga-lhe que a pele das extremidades pode ficar descorada.	1. Para diminuir a ansiedade.
2. Tome a pressão arterial.	2. A leitura inicial da pressão arterial serve como base para comparações posteriores.
3. Coloque os 4 manguitos de pressão (ou o aparelho de Danzer, se disponível) nas extremidades e infle *3* a uma pressão menor que a pressão arterial sistólica; ou	3. O fluxo venoso deve ser ocluído mas não se deve impedir o fluxo arterial.
4. Coloque os torniquetes tão altos quanto possível em 3 extremidades. Coloque os torniquetes sobre os aventais ou pequenos campos, num padrão definido de rodízio.	4. Os torniquetes devem ser colocados de tal maneira que o pulso arterial possa ser palpado. Uma das extremidades deve ficar sem torniquete durante cada intervalo de tempo.
5. Retire um torniquete a cada 15 minutos. Coloque, então, um torniquete na extremidade anteriormente livre.	5. O escoamento venoso em cada uma das extremidades deve ser ocluído durante 45 minutos e liberado durante 15 minutos. O intervalo de tempo pode ser reduzido se a condição do paciente o aconselhar.
6. Alterne os torniquetes em um padrão definido, no sentido dos ponteiros do relógio.	
7. Monitorize a pressão arterial com freqüência após aplicar os torniquetes.	7. A aplicação dos torniquetes poderá precipitar hipotensão em alguns pacientes.
8. Meça freqüentemente o débito urinário. (Normalmente usa-se sonda de demora.)	8. Atente para a diminuição abrupta do volume plasmático com hipotensão e oligúria após a administração de diuréticos de ação rápida (ácido etacrínico, furosemida).
9. Remova um torniquete de cada vez, de acordo com o intervalo determinado (comumente 15 minutos) ao término do rodízio.	9. A liberação de um torniquete de cada vez impede o aumento súbito do volume sangüíneo circulante evitando, assim, uma sobrecarga circulatória.

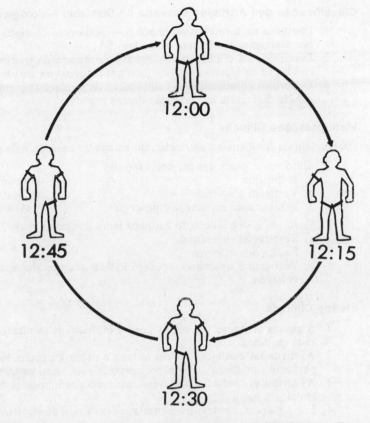

Figura 7-9. Um dos métodos de rodízio dos torniquetes. Esta ilustração mostra um padrão realizado no sentido horário.

12:00

12:15

12:30

12:45

Fase de Acompanhamento

1. Registre a hora do início da atuação, os intervalos de rodízio, a resposta clínica, as medicações administradas e a hora em que os torniquetes foram retirados.

ARRITMIAS CARDÍACAS

Arritmia é um distúrbio clínico do batimento cardíaco; pode incluir um distúrbio da velocidade, do ritmo (seqüência) ou de ambos. As arritmias são desarranjos do funcionamento cardíaco e não da estrutura cardíaca.

Etiologia

1. Arritmias devidas a doença cardíaca orgânica
   a. Doença inflamatória do coração
   b. Doença degenerativa do coração (aterosclerose)
   c. Doença cardíaca congênita
   d. Doença cardíaca hipertensiva
2. Arritmias devidas a distúrbios de outros sistemas orgânicos
   a. Doença do sistema nervoso central — por estímulo simpático e vagal
   b. Doença pulmonar
   c. Distúrbios endócrinos (hiper e hipotireoidismo, hipoglicemia, cetoacidose diabética)
   d. Distúrbios gastrintestinais (desequilíbrio hidreletrolítico)
   e. Distúrbios renais (insuficiência renal)
3. Arritmias devidas a outras causas

   a. Drogas (intoxicação digitálica, quinidina, procainamida)
   b. Infecção

   c. Distúrbios do equilíbrio eletrolítico
   d. Anemia
   e. Após cirurgia cardíaca

Classificação das Arritmias Baseada no Distúrbio Fisiológico

1. Distúrbio na formação do impulso — batimento cardíaco ativado durante um ou mais ciclos por marcapasso diferente do nódulo SA.
2. Distúrbios da condução — devidos ao retardo da transmissão do impulso, a uma falha de condução de alguns impulsos ou a um bloqueio na área lesada.
3. Distúrbios combinados — combinação de formação anormalmente rápida de impulsos e capacidade diminuída na condução desses impulsos.

Manifestações Clínicas

(Dependem da freqüência ventricular, do estado do coração e da reação psicológica do paciente.)

1. Sintomas e sinais das arritmias rápidas
   a. Palpitação   d. Respiração superficial
   b. Vertigem e desmaio   e. Desconforto e dor precordial
   c. Latejamento na cabeça e pescoço   f. Ansiedade
2. Sintomas e sinais de ação cardíaca lenta (bradiarritmia)
   a. Respiração superficial
   b. Fadiga aos esforços
   c. Vertigem e desmaio — podem indicar ataques sincopais, que evoluem para acessos convulsivos.

Efeitos Clínicos

1. Algumas arritmias são relativamente inofensivas enquanto que outras são precursoras de parada cardíaca.
2. As arritmias cardíacas podem reduzir o débito cardíaco, baixar a pressão arterial e diminuir a perfusão sangüínea do cérebro, coração, rins, trato gastrintestinal, músculos e pele.
3. As arritmias cardíacas com freqüência produzem ataques de isquemia cerebral transitória com apoplexia total.
4. Em alguns pacientes, as arritmias podem desencadear insuficiência cardíaca congestiva ou angina pectoris.
5. As bradiarritmias (freqüência abaixo de 60) predispõem a instabilidade elétrica do coração.
6. Uma arritmia pode implicar num elevado grau de incapacidade.

Avaliação da Enfermagem

1. Como o paciente descreve os sintomas?
2. Qual a duração e freqüência da arritmia?
3. Avalie o aspecto geral do paciente: palidez, cianose, sudorese — podem indicar constrição arteriolar periférica.
4. Observe o pulso carotídeo: rápido e vigoroso? Irregular, com variações de amplitude?
5. Ouça o batimento cardíaco com um estetoscópio
   a. Ausculte freqüência, presença de irregularidades e aumento na intensidade da primeira bulha cardíaca.
      (1) 30 batimentos ou menos — bloqueio AV completo, bloqueio AV parcial ou bradicardia sinusal.
      (2) 40-60 batimentos por minuto — graus variáveis de bloqueio AV, bradicardia sinusal.
      (3) 60-110 batimentos por minuto — arritmia sinusal, batimento prematuro, bloqueio cardíaco AV, fibrilação atrial, flutter atrial, taquicardia auricular com bloqueio.
      (4) 140-180 batimentos por minuto — taquicardia atrial, flutter atrial, taquicardia ventricular ou juncional.
   b. Se possível, realize um ECG durante um episódio de arritmia.
   c. Verifique pressão arterial e pulso — os pulsos distais fornecem indícios quanto à capacidade do coração em perfundir a periferia.
6. Tome a freqüência respiratória: anote a profundidade e o esforço.
7. Atente para:
   a. Confusão mental com arritmia — indica isquemia cerebral.
   b. Presença de sinais e sintomas de insuficiência cardíaca congestiva pode indicar uma arritmia com efeitos graves.
   c. Dores torácicas com arritmia — devidas à isquemia miocárdica.
   d. Fraqueza.

8. Use monitorização cardíaca portátil para as pessoas com suspeita de arritmias (pacientes com crises vertiginosas, palpitações, dor torácica) e para avaliar a terapêutica antiarrítmica.
   a. Uma derivação é presa ao tórax do paciente e ligada ao equipamento portátil de registro. O registrador é ligado.
   b. O paciente mantém sua rotina diária e registra num quadro as horas e as atividades em que percebe seus sintomas.
   c. Após 8-24 horas a fita passa num analisador para leitura no osciloscópio (já dispomos do analisador computadorizado).

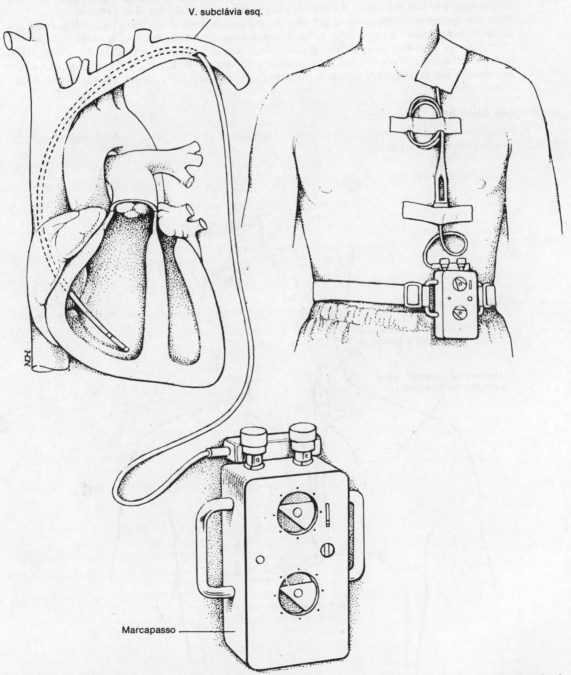

Figura 7-10. Marcapasso temporário: o cateter-eletródio transvenoso está ligado a um marcapasso externo ativado por bateria. O cateter está encunhado na ponta do ventrículo direito.

9. Ver págs. 383-399 para um estudo completo das arritmias mais comuns e seu tratamento.

Regulação do Ritmo Cardíaco

Um *marcapasso* é um instrumento eletrônico que fornece estímulos elétricos repetidos ao músculo cardíaco para o controle da freqüência cardíaca. Inicia e mantém a freqüência cardíaca quando os marcapassos naturais do coração são incapazes de fazê-lo.

Princípios Básicos

1. Os marcapassos compõem-se de duas partes: (1) o gerador de pulso do marcapasso (a fonte de energia) e (2) os eletródios do marcapasso (o transmissor do impulso rítmico).
2. Para um controle temporário, o gerador de pulso fica fora do corpo (Fig. 7-10). Para um controle permanente o gerador de pulso é implantado dentro do corpo (Fig. 7-11).
3. Os estímulos provenientes do marcapasso caminham através dos eletródios do cateter (fio), que são enfiados através de uma veia até dentro do ventrículo direito, ou são introduzidos por penetração direta da parede torácica, ou através de um túnel subcutâneo a partir das unidades implantadas.

Indicações Clínicas

1. Bloqueio cardíaco (especialmente aqueles complicados pelo síndrome de Stokes-Adams)
2. Bradicardias; taquicardias

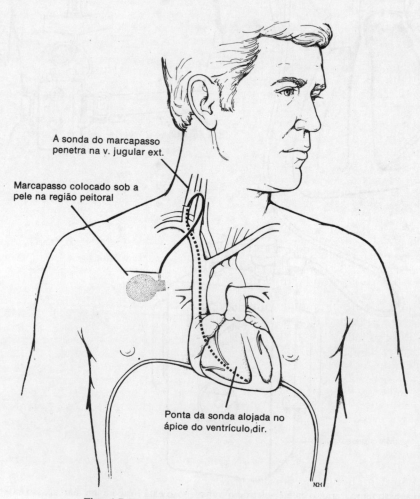

A sonda do marcapasso penetra na v. jugular ext.

Marcapasso colocado sob a pele na região peitoral

Ponta da sonda alojada no ápice do ventrículo dir.

Figura 7-11. Marcapasso permanente.

3. Arritmias e defeitos de condução após infarto agudo do miocárdio
4. Após cirurgia cardíaca aberta; durante a arteriografia coronária

Tipos de Marcapassos

1. *Alternativo (de espera; não competitivo)* — o mais usado; possui a vantagem de trabalhar apenas quando a freqüência cardíaca cai abaixo de certo nível. Portanto, não compete com o ritmo cardíaco básico. Estimula o coração quando não ocorre a despolarização ventricular normal ou quando a freqüência cardíaca cai para menos de uma freqüência especificada.
2. *Freqüência fixa (assincrônico, competitivo)* — esta unidade estimula o ventrículo numa freqüência constante preestabelecida, que é independente do ritmo do paciente. No entanto, pode competir com o ritmo próprio do paciente. Pode ser usada nos pacientes com bloqueio cardíaco completo e invariável.

Abordagens para a Implantação do Marcapasso

1. *Controle Transvenoso Temporário* — introdução do cateter-eletródio através de uma veia até dentro da ponta do ventrículo direito, guiado por um ampliador de imagem; o eletródio distal é ligado a um terminal negativo de um marcapasso externo ativado por bateria (Fig. 7-10, pág. 337).
   a. O cateter-eletródio é fixado à veia com um ponto.
   b. Aplica-se pomada antibiótica ao redor da incisão e do cateter.
   c. A posição do cateter-eletródio é confirmada por raios X.
   d. O paciente é colocado numa unidade coronariana para monitorização.
      (1) O controle temporário pode ser feito por horas, dias ou semanas; é mantido até que o paciente melhore, ou então implanta-se um marcapasso permanente.
      (2) Melhora o débito cardíaco e o fluxo sangüíneo coronariano, cerebral e renal.
      (3) Controla a taquicardia e a·fibrilação ventricular.
      (4) Permite um controle completo da freqüência cardíaca durante a cirurgia.
      (5) Permite a observação dos efeitos desse controle sobre a função cardíaca, para que se possa escolher um controle de freqüência ótimo antes de implantar o marcapasso permanente.
2. *Marcapassos Permanentes*
   a. *Transvenoso* — os eletródios (unipolares ou bipolares) são enfiados através da veia cefálica ou jugular externa até dentro do ventrículo direito. A extremidade periférica do eletródio é ligada ao gerador de pulso, que é implantada sob a pele abaixo da região peitoral direita ou esquerda ou abaixo da clavícula (Fig. 7-11).
   b. *Epicárdico* — os eletródios são aplicados diretamente ao miocárdio e o gerador de pulso em geral é colocado sob a pele da área subcostal.

Conduta da Enfermagem Após o Implante do Marcapasso

1. O paciente é monitorizado por ECG após o implante do marcapasso — alto risco se o eletródio se desloca logo após a introdução.
   Ver conduta da enfermagem após cirurgia torácica, Cap. 5, se o paciente recebeu o implante por toracotomia.
2. Anote os dados acerca do modelo, data de introdução, localização do gerador de pulso, limiar do estímulo e controle de freqüência na papeleta do paciente.
   a. Coloque um cartão na cabeceira da cama indicando que o paciente possui um marcapasso.
   b. Certifique-se de que a freqüência preestabelecida do marcapasso continua constante.
3. Mantenha correndo a infusão endovenosa — para dispor de uma veia prontamente acessível no caso de surgir uma arritmia e para combater a desidratação.
4. Certifique-se de que todo o equipamento está isolado (terra) com plugue de três pinos introduzido na tomada — equipamento mal isolado pode gerar correntes capazes de produzirem fibrilação ventricular.
   Uma pessoa qualificada deve verificar se o paciente está num ambiente eletricamente seguro.
5. Inspecione a área de incisão sob os curativos compressivos, para possível sangramento ou hematoma.
6. Observe a veia através da qual foi introduzido o cateter controlador, para evidências de flebite.
7. Administre analgésicos para alívio da dor.

Complicações

1. *Complicações conseqüentes à presença do marcapasso dentro do corpo*
   a. Infecção local (supuração ou formação de hematoma) — ocorre no local da incisão venosa ou da colocação subcutânea do marcapasso.
   b. Arritmias; atividade ventricular ectópica — por irritação da parede ventricular pelo eletródio. (Os marcapassos podem gerar arritmias desconcertantes.)
   c. Perfuração do miocárdio ou do ventrículo direito pelo cateter.
   d. Limiar ventricular alto — pode causar perda brusca do controle do ritmo.
2. *Complicações por mau funcionamento do marcapasso*
   a. Falha em um ou mais componentes do sistema de controle
   b. Exaustão da bateria
   c. Quebra ou deslocamento do eletródio-cateter

Orientação Médica

1. Em geral a atividade física não precisa ser reduzida em virtude de um implante de marcapasso.
2. Informe o paciente que os marcapassos convencionais devem ser removidos cirurgicamente e substituídos a aproximadamente cada 4-5 anos,* pois as baterias se esgotam e precisam ser trocadas. Em geral, o procedimento requer apenas anestesia local.
3. Forneça ao paciente as instruções do fabricante (para seu marcapasso particular) e ajude-o a se familiarizar com o mesmo.
4. Estimule o paciente a fazer uma verificação regular do marcapasso (de preferência em uma clínica especializada em marcapassos), para monitorizar a função e a integridade do mesmo. É possível realizar a avaliação transtelefônica dos marcapassos cardíacos implantados para possíveis falhas da bateria e dos eletródios.
5. Ensine o paciente a checar diariamente a freqüência de seu pulso. Relatar *imediatamente* qualquer diminuição súbita do pulso superior a 4-5 batimentos por minuto ou qualquer aumento na freqüência do pulso.
6. Relatar imediatamente ao médico sinais e sintomas de vertigens, desmaios, palpitações, dor torácica — indicam falha do marcapasso.
7. Providencie para que o paciente possua uma cópia do traçado de seu ECG (de acordo com o esquema da instituição) — para futuras comparações, a fim de poder constatar alterações na freqüência e diminuições na amplitude.
8. Alerte o paciente para não trabalhar com equipamento elétrico defeituoso, com material mal isolado ou com aparelhos que podem causar interferência elétrica (diatermia, eletrocautério, radar, sistemas de ignição dos motores).
9. Aconselhe o paciente a usar vestimenta folgada ao redor da área da implantação do marcapasso até processar-se a cicatrização.
10. Encoraje-o a usar bracelete de identificação que assinale o tipo de seu marcapasso, a freqüência, o nome do médico e do hospital onde o mesmo foi colocado.

DOENÇA CARDÍACA ATEROSCLERÓTICA

Angina Pectoris

Angina pectoris é um sindrome clínico caracterizado por paroxismos de dor ou opressão na parte anterior do tórax que surge em conseqüência de um fluxo sangüíneo coronariano insuficiente e hipoxia do miocárdio.

Alterações da Fisiologia

Ateroscleroses dos vasos principais → obstrução crítica com diminuição do fluxo sangüíneo coronariano → menor fornecimento de oxigênio ao coração em resposta à demanda de oxigênio pelo miocárdio → dor anginosa. Disparidade no miocárdio entre fornecimento e demanda de oxigênio.

Etiologia

1. Em geral devida a doença aterosclerótica do coração — está quase sempre associada com uma obstrução significativa de uma artéria coronária importante.

---

*Alguns dos modelos mais antigos exigem mudanças mais freqüentes da bateria.

2. Pode ser devida a estenose ou insuficiência aórtica grave, aortite, hipertireoidismo, anemia, taquicardia.

Manifestações Clínicas

Dor — (provavelmente causada por alterações metabólicas produzidas pela isquemia)

1. *Localização* — atrás da parte média ou do terço superior do esterno (retroesternal), sentida profundamente no tórax. O paciente pode colocar a mão fechada sobre o local da dor.
2. *Irradiação* — comumente irradia-se para o pescoço, mandíbula, ombros ou extremidades superiores (mais freqüentemente do lado esquerdo).
   a. Muitas vezes pode ser localizada.
   b. O paciente, em geral, experimenta uma sensação de fraqueza, sufocação ou estrangulamento.
3. *Caráter* — constritiva, opressiva, estrangulante, sensação de aperto persistente.
   a. Pode variar de leve a intensa.
   b. Pode causar entorpecimento ou fraqueza nos braços, punhos e mãos.
   c. Acompanhada de apreensão intensa e sensação de morte iminente.
4. *Duração* — a crise costuma durar menos de 3 minutos.
   Quando surge com o paciente em repouso, persiste por 5-15 minutos.

ALERTA À ENFERMAGEM: Se a angina persistir por mais de 20-30 minutos, suspeite de infarto do miocárdio iminente.

---

5. *Fatores que Desencadeiam a Dor*
   a. Esforço
   b. Exposição ao frio
   c. Ingestão de refeição pesada
   d. Emoção e excitação

Tratamento e Atuação da Enfermagem

Objetivos: reduzir a discrepância entre a necessidade e o suprimento de oxigênio ao miocárdio.
aliviar a dor.
prevenir o infarto do miocárdio.

A. *Considerações sobre Atividade*

1. Reduzir a atividade para uma taxa abaixo do nível em que ocorre a dor anginosa.
2. Remover os fatores desencadeantes ou que contribuem para o aparecimento dos sintomas.
3. Reduzir a velocidade da marcha; levar mais tempo para se vestir; fazer refeições mais leves etc.
4. Ver Orientação Médica, pág. 342.

B. *Terapêutica Medicamentosa para Prevenir a Isquemia do Miocárdio*

1. *Nitroglicerina*
   a. A nitroglicerina (esteio do tratamento) produz dilatação coronariana das artérias periféricas e das veias periféricas — reduz o consumo de oxigênio por parte do miocárdio e o trabalho cardíaco.
   b. A nitroglicerina deve ser tomada *antes* de surgir a dor. O paciente regula o uso da droga, tomando a menor dose que alivie a dor.
   c. A nitroglicerina costuma ser administrada pela via sublingual (debaixo da língua) ou na bolsa bucal (nitroglicerina, Nitrostat).
   (1) O alívio da dor ocorre em 1-3 minutos; a resposta imediata à nitroglicerina serve para diferenciar a dor cardíaca da não cardíaca.
   (2) A dose pode ser repetida com intervalos de 5 minutos até um total de 3 doses. Chama-se imediatamente o médico se não se consegue alívio.
   (3) Observe o tempo necessário para o alívio da dor. Deve-se manter um registro do número de comprimidos tomados, para avaliar qualquer mudança no padrão anginoso.
   (4) A nitroglicerina deve ser usada profilaticamente para evitar a dor que sabidamente ocorre com certas atividades (subir escadas, ato sexual, exposição ao frio).
   (5) Efeitos colaterais: hipotensão, vertigens, síncope, cefaléia intensa; esses sintomas em geral desaparecem após uso prolongado da droga.

2. *Outros nitratos sublinguais:*
   a. Dinitrato de isosorbide (Isordil)
   b. Tetranitrato de eritritil (Cardilate)
3. *Pomada de nitroglicerina* (Nitrol) — uma forma de vasodilatador relativamente segura e de ação prolongada que é absorvida pela pele para a prevenção e alívio da dor anginosa.
   a. A pomada é medida em polegadas (com a ajuda de uma régua especial que vem com o produto) e é espalhada sobre a pele numa camada fina e uniforme; pode ser aplicada em qualquer lugar, não apenas na área do precórdio.
   b. A velocidade de absorção é afetada pela área de aplicação, pelo fluxo sangüíneo cutâneo no local de administração, pela velocidade de evaporação e pela dose.
4. *Drogas bloqueadoras beta-adrenérgicas* — para diminuir as necessidades de oxigênio do miocárdio
   a. Hidrocloreto de propranolol (Inderal) — reduz o consumo de oxigênio por bloquear os impulsos simpáticos que chegam ao coração. Isso produz uma diminuição na freqüência cardíaca, na pressão arterial sistêmica e na contratilidade miocárdica, o que resulta num menor consumo de oxigênio por parte do miocárdio. Isso permite ao paciente trabalhar ou exercitar-se com um menor fornecimento de oxigênio ao miocárdio.
   b. Administradas diariamente em doses divididas; a dose varia de acordo com o estado cardíaco do paciente.
   c. Efeitos colaterais: fadiga, hipotensão, bradicardia intensa, depressão mental; pode desencadear uma insuficiência cardíaca congestiva.
   d. Tome a pressão arterial e a freqüência cardíaca com o paciente de pé 2 horas após a administração, para avaliar a hipotensão postural.
   e. Não administrá-las se a freqüência do pulso cai para menos de 50 por minuto.
   f. O propranolol é também usado em combinação com o dinitrato de isosorbide sublingual para a profilaxia antianginosa e antiisquêmica.
   g. Pode-se usar o teste do ECG com esforço para determinar quando se alcançou uma terapia ótima.
5. *Sedativos e tranqüilizantes* — podem ser usados para prevenir os ataques desencadeados por aborrecimentos, excitação ou tensão.

C. *Outras Considerações*

1. Corrigir outros problemas, a fim de diminuir as demandas de oxigênio pelo miocárdio — hipertensão, hipertireoidismo, estenose aórtica, anemia.
2. Avaliar o aparecimento de angina instável (padrões de dor recidivantes e crescentes).
   a. Repouso no leito — o paciente pode ser admitido na unidade coronariana para monitorização para infarto iminente.
   b. A administração combinada de propranolol e de dinitrato de isosorbide sublingual pode se revelar eficaz.
   c. Ajudar o paciente que vai realizar arteriografia coronariana para decidir se está indicada a intervenção cirúrgica.
3. Prepará-lo para a intervenção cirúrgica (revascularização por procedimento de "bypass" com veia ou artéria para criar um novo suprimento sangüíneo para o miocárdio isquêmico, quando não se consegue mais controlar os sintomas). (Ver pág. 369.)

Orientação Médica

Instrua o paciente como segue:

1. Seja moderado em todas as atividades.
   a. Participe de um programa diário normal cujas atividades não cheguem a produzir desconforto torácico, falta de ar e fadiga excessiva.
   b. Evite atividades que sabidamente produzem dor anginosa — esforço súbito, caminhar contra o vento, temperaturas extremas, grande altitude, situações emocionais que possam levar ao stress; podem acelerar a freqüência cardíaca, elevar a pressão arterial e aumentar o trabalho cardíaco.
   c. Evite excesso de alimentação. Não participe de atividade física por pelo menos uma hora após as refeições. Se possível, adote períodos de descanso após se alimentar.
   d. Não empreenda atividades físicas que comportam grandes esforços (carregar objetos pesados).
   e. Se possível, tente evitar o frio; use roupas quentes e ande mais devagar. Use cachecol sobre o nariz e boca ao enfrentar ar frio.

    f. Se necessário, diminua de peso, para reduzir a carga cardíaca.

    g. Evite bebidas que contêm cafeína (café, Coca-Cola) — podem produzir arritmias nas pessoas suscetíveis.

    h. Pare de fumar — o monóxido de carbono inalado faz diminuir a capacidade de carrear oxigênio por parte do sangue e exacerba a intensidade dos ataques anginosos.

    i. Participe de um programa regular e progressivo de exercícios prescritos; mantenha os exercícios abaixo do nível do limiar doloroso — aumenta a tolerância aos exercícios, produz diminuição dos lipídios sangüíneos, aumenta a sensação de bem-estar.

    j. Modifique as atitudes e os hábitos de vida para se adaptar ao stress vital.

2. Use corretamente a nitroglicerina prescrita.

    a. Leve sempre consigo a nitroglicerina.

      (1) A nitroglicerina é volátil e é inativada pelo calor, umidade, ar, luz e tempo.

      (2) Conserve-a no recipiente de vidro escuro original, hermeticamente fechado — para prevenir a absorção do medicamento por outros comprimidos ou pela caixa de comprimidos.

      (3) Não guarde a nitroglicerina numa caixa de comprimidos plástica, nem misture com outros comprimidos.

      (4) Renove o estoque a cada 3 meses (tipo não estabilizado) e a cada 6-12 meses (forma estabilizada).

      (5) A nitroglicerina pode causar uma ligeira sensação de queimadura sob a língua quando é forte.

    b. Coloque a nitroglicerina sob a língua ao primeiro sinal de desconforto torácico.

      (1) Pare e repouse até que todo o desconforto tenha desaparecido — o alívio deve ser obtido dentro de minutos.

      (2)· Não degluta a saliva até que o comprimido seja dissolvido.

      (3) Triture o comprimido entre os dentes centrais e faça-o deslizar sob a língua para dissolver, quando desejar uma ação rápida.

      (4) Repita a dose poucos minutos depois, até um total de 3 comprimidos, quando não obtiver alívio.

      (5) Anote o número de comprimidos tomados — para avaliar possíveis mudanças no padrão anginoso.

      (6) Tome nitroglicerina profilaticamente para evitar a dor que costuma ocorrer com certas atividades.

3. Se estiver tomando hidrocloreto de propranolol (Inderal) não interrompa a terapêutica sem antes consultar o médico — a suspensão brusca pode produzir exacerbação da angina; ou infarto do miocárdio.

4. Chame o médico imediatamente se a dor torácica se torna mais intensa ou prolongada e se é desencadeada mais facilmente.

Infarto do Miocárdio (IM)

Infarto do miocárdio é um processo no qual o tecido miocárdico é destruído nas áreas cardíacas privadas de suprimento sangüíneo, após a oclusão da artéria coronária ou de um dos seus ramos, quer por um trombo ou pela obstrução da luz do vaso por aterosclerose. Ocorre um desequilíbrio entre o suprimento e a demanda de oxigênio do miocárdio.

Causas

1. Doença aterosclerótica do coração — doença da artéria coronária com obstrução proximal ao fluxo coronariano num ou mais vasos principais.
2. Embolia da artéria coronária.
3. Diminuição do fluxo sangüíneo coronariano com choque/hemorragia.

Manifestações Clínicas

1. Dor torácica — dor constante e constritiva (porção central do tórax e epigástrio) que não é aliviada pelo repouso nem pelos nitratos; pode ter uma ampla irradiação; pode produzir arritmias, hipotensão, choque, insuficiência cardíaca
2. Sudorese intensa; pele úmida e viscosa, com palidez
3. Queda da pressão arterial
4. Dispnéia, fraqueza e vertigem
5. Náuseas, vômitos

6. Ansiedade e inquietação
7. Taquicardia ou bradicardia

> ALERTA À ENFERMAGEM: Muitos pacientes não apresentam sintomas; são chamados de "coronarianos silenciosos". Apesar disso, há sempre dano do miocárdio.

Avaliação Diagnóstica

1. História clínica e achados do exame físico.
2. Alterações ECG; ondas Q anormais, alterações no segmento ST e na onda T — *alguns pacientes não apresentam alterações no traçado ECG inicial.*
3. Alterações nas enzimas ou isoenzimas séricas — certas enzimas existentes no músculo cardíaco são liberadas para o sangue quando o miocárdio é afetado; quanto maior o infarto maior será a resposta enzimática.
   a. Determinações seriadas da creatinina fosfoquinase (CPK) e da desidrogenase láctica (LDH) — a extensão do infarto pode ser avaliada pelos aumentos dessas enzimas.
   b. A SGOT e a HBD também podem estar aumentadas (ver pág. 319).

Tratamento e Conduta de Enfermagem (Fig. 7-12)

Objetivos: prevenir a morte por arritmia, assistolia e choque cardiogênico.
               limitar o tamanho do infarto.
               favorecer a cicatrização do miocárdio.
               facilitar a reabilitação.

A. *Proporcionar vigilância constante de enfermagem durante o estágio crítico da doença.*

1. Internar o paciente na unidade coronariana para monitorização constante e tratamento precoce agressivo das arritmias — o risco de fibrilação ventricular e morte é maior nas primeiras horas após o IM.
   a. Transfira o paciente da maca para a cama.
   b. Coloque-o numa posição confortável.
   c. Fique vigilante para a ocorrência de batimentos ventriculares prematuros — podem pressagiar taquicardia e fibrilação ventricular.

   (1) Pode-se administrar lidocaína para suprimir os batimentos ventriculares prematuros.
   (2) Prepare o paciente para implantação transvenosa de marcapasso, se sua condição o aconselhar.
   (3) Ver pág. 335 para estudo das arritmias.

2. Providenciar avaliação de enfermagem constante da perfusão periférica (suprimento sangüíneo aos órgãos e tecidos).
   a. Ligar os eletródios de monitorização do ECG para controlar o ritmo cardíaco e confirmar a impressão clínica de IM.
   b. Medir e registrar os sinais vitais — determinar a presença de complicações iminentes, especialmente arritmias e choque.
   (1) Assinale o método de registro de tomada da pressão arterial (palpação/ausculta).
   (2) Avalie as freqüências de pulso tanto apical quanto radial. Observe a força do pulso radial.
   c. Conte os movimentos respiratórios — taquipnéia pode indicar insuficiência cardíaca congestiva, embolia pulmonar.
   d. Monitorize a temperatura corporal — fornece alguma indicação da perfusão tecidual.
   e. Avalie a temperatura e a cor da pele.
   f. Ausculte os ruídos respiratórios, estertores.
   g. Ausculte o coração para galope, atrito, murmúrios.
   h. Observe se existe distensão das veias do pescoço.
   i. Pesquise alterações no estado mental (apatia, confusão, inquietação) — por perfusão cerebral inadequada.
   j. Avalie o débito urinário (30 ml/hora) — a diminuição do volume urinário reflete diminuição do fluxo sangüíneo renal.
3. Utilizar monitorização hemodinâmica para o paciente gravemente enfermo.
4. Colocar o paciente em repouso — para fazer baixar a freqüência cardíaca, a pressão arterial e

as necessidades de oxigênio por parte do coração; para manter o trabalho cardíaco em seu nível mais baixo.

5. Administrar oxigênio por cânula nasal ou máscara (Cap. 5) — pode fazer cair a incidência de arritmias por tornar o miocárdio menos isquêmico e, conseqüentemente, menos irritável; reduz a dor por diminuir a hipoxia tecidual.

6. Reduzir a dor e a ansiedade do paciente — a ansiedade e o medo aceleram a freqüência cardíaca (o que coloca o coração sob maior stress), elevam a pressão arterial e induzem as supra-renais a liberarem adrenalina, que pode produzir arritmias.

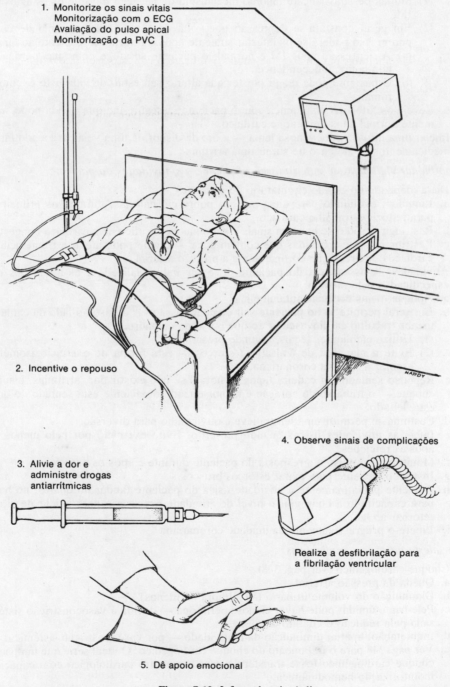

1. Monitorize os sinais vitais
   Monitorização com o ECG
   Avaliação do pulso apical
   Monitorização da PVC

2. Incentive o repouso

3. Alivie a dor e administre drogas antiarrítmicas

4. Observe sinais de complicações

Realize a desfibrilação para a fibrilação ventricular

5. Dê apoio emocional

Figura 7-12. Infarto do miocárdio.

a. Dê analgésicos (morfina ou meperidina) dentro dos limites prescritos.

b. Monitorize pressão arterial, pulso e freqüência respiratória antes de administrar narcóticos — estes deprimem a pressão arterial e podem contribuir para a instalação de choque e arritmias.

c. Analise com o paciente o ambiente da unidade coronariana e o que se pode esperar para os próximos dias — para reduzir a ansiedade e ajudá-lo a mobilizar suas energias para superar o problema.

d. Tranqüilize-o inteligentemente e ajude-o a estabelecer uma atitude positiva com relação à sua doença.

   (1) Muitas pessoas lançam mão do mecanismo de negação durante os estágios iniciais do IM.

   (2) Em geral constata-se depressão por volta do terceiro dia na unidade coronariana, porém isso poderá se manifestar somente após o retorno do paciente ao lar.

      (a) A depressão após IM é normal; o paciente se aflige com suas perdas — saúde, confiança, independência.

      (b) O paciente pode reagir por ter que alterar seu estilo de vida, isto é, comer, beber, fumar.

e. Reveja os fatos de sua doença com o paciente; assegure-lhe que a vida pode ser relativamente normal após um ataque cardíaco.

7. Iniciar uma infusão endovenosa lenta — a fim de dispor de uma veia para a administração de medicamentos IV no caso de surgir uma arritmia.

B. *Proporcionar vigilância de enfermagem e favorecer as atividades do paciente.*

1. Dieta (depende do estado circulatório do paciente)

a. Líquidos, evoluindo para dieta pastosa pobre em calorias, durante os primeiros dias — para reduzir o trabalho cardíaco.

b. Restringir o sódio se existem sinais e sintomas de insuficiência cardíaca congestiva.

c. Restringir o café e bebidas que contêm coca — o café pode afetar a freqüência e o ritmo cardíacos, a circulação coronariana e a pressão arterial.

2. Atividades: A assistência do paciente deve ser individualizada e as atividades devem ser especificadas pelo médico.

a. Aplique meias elásticas antiembólicas.

b. Em geral permite-se ao paciente sair da cama para usar o vaso ao lado da cama — requer menos trabalho cardiovascular do que o uso da comadre.

   (1) Utilize emolientes fecais, segundo prescrição.

   (2) Evite a manobra de Valsalva (esforço) — esta forma de exercício isométrico pode esgotar a reserva coronariana.

c. Repouso sentado em cadeira (após 24 horas) se não existir dor, arritmias, insuficiência e choque — o trabalho do coração é menor quando o paciente está sentado do que quando está deitado.

d. Costuma-se permitir uma leitura leve e ouvir rádio para diversão.

e. Inicie as atividades físicas quando prescrito. Evite exercício por pelo menos uma hora após as refeições.

f. Monitorizar o pulso e a resposta do paciente durante e após os exercícios.

g. Instrua o paciente para evitar esforços bruscos.

h. Aumente paulatinamente a atividade física do paciente (andar no quarto, no hall etc.) — para capacitá-lo a conseguir o nível de atividade necessário para cuidar de si mesmo ao retornar ao lar.

i. Libere-o progressivamente da unidade coronariana.

C. *Estar alerta para as complicações.*

1. Choque cardiogênico (ver pág. 348)

a. Queda da pressão arterial.

b. Diminuição do volume urinário (30 ml/hora ou menos).

c. Pele fria e úmida; pode haver cianose periférica — devida à vasoconstrição sistêmica causada pela redução do débito cardíaco.

d. Inquietação, apatia, diminuição da reatividade — por vasoconstrição sistêmica.

e. Ver pág. 348 para o tratamento do choque cardiogênico. O ideal seria que um paciente com choque cardiogênico fosse transferido para um centro cardiológico com capacidade para monitorização hemodinâmica.

2. Arritmias — ocorrem com freqüência nos primeiros dias após o infarto. A redução na oxige-

nação miocárdica produz isquemia miocárdica. O músculo isquêmico é eletricamente instável e produz arritmias.

    a. Avalie, previna e trate as afecções que podem desencadear uma arritmia — insuficiência cardíaca congestiva, embolia pulmonar, ventilação pulmonar inadequada, distúrbios eletrolíticos, má oxigenação do sangue.

    b. Colha sangue arterial para gasometria (ver Cap. 5).

    c. Pesquise a presença de fibrilação ou taquicardia ventricular, bloqueio AV, assistolia.

    d. Ver pág. 383 para o tratamento das arritmias.

3. Insuficiência cardíaca congestiva — o infarto do miocárdio reduz a capacidade do ventrículo esquerdo de impulsionar o sangue, diminui o débito cardíaco, produz uma elevação da pressão terminal no ventrículo esquerdo com subseqüentes complicações vasculares pulmonares.

    a. Pesquise taquicardia e ritmo de galope, dispnéia, ortopnéia, edema, hepatomegalia.

    b. Esteja atenta para o aparecimento de edema pulmonar (ver pág. 368 — representa insuficiência ventricular esquerda grave. Verifique se existem dispnéia intensa, muco espumoso e sanguinolento, taquicardia, distensão das veias do pescoço e estertores difusos.

    c. Ver pág. 361 e pág. 368 para o tratamento da insuficiência cardíaca congestiva e do edema pulmonar agudo.

4. Outras complicações:

    a. Ruptura do músculo papilar, defeito do septo ventricular, aneurisma ventricular, ruptura ventricular.

    b. Êmbolos cerebrais e periféricos; embolia pulmonar.

D. *Preparar para o procedimento de revascularização miocárdica, quando indicado.* (Ver assistência de enfermagem do paciente submetido a cirurgia cardíaca, pág. 369.)

Orientação Médica

Objetivos: restaurar o paciente para seus níveis fisiológico, psicológico, social e de trabalho ótimos.
            ajudar a restaurar a confiança e a auto-estima.
            prevenir a progressão da doença básica (aterosclerose).

1. Informar ao paciente o que aconteceu com seu coração e explicar-lhe que a cicatrização do miocárdio começa imediatamente mas que não se completa antes de transcorridas 6-8 semanas.

2. Um infarto do miocárdio em geral requer certas modificações no estilo de vida.

3. Após a cicatrização do miocárdio far-se-á o teste com carga, para determinar qual foi a perda funcional e para planejar o programa de reabilitação.

4. Nessa fase prescrever-se-á um programa de treinamento com exercícios, para melhorar a capacidade funcional cardiovascular.

5. As limitações físicas costumam ser apenas temporárias. As orientações abaixo são válidas até que o paciente seja reavaliado após a cicatrização completa do miocárdio:

    a. Caminhar todos os dias, lentamente, aumentando a distância e o tempo.

    b. Não fazer nada que aumente a tensão muscular (exercícios isométricos, levantamento de pesos, estiramentos, levantar objetos pesados, empurrar/puxar cargas pesadas) — pode ultrapassar a reserva coronariana.

    c. Repousar após as refeições e antes de fazer qualquer exercício.

    d. Distribuir espaçadamente as atividades durante todo o dia, para alternar repouso e trabalho.

        (1) Pare logo que se sentir fatigado.

        (2) Evite nervosismo e precipitação.

    e. Evite trabalhar com os braços acima do nível dos ombros.

    f. Reduzir as horas de trabalho ao reiniciar as atividades.

6. Aconselhar o paciente a fazer 3-4 refeições por dia (cada uma delas contendo aproximadamente a mesma quantidade de alimentos).

    a. Evitar refeições pesadas.

    b. Não comer com pressa.

    c. Limitar o café (a menos que o médico ordene o contrário).

    d. Respeitar a dieta prescrita (modificações em calorias, gorduras e sódio).

7. Devem ser evitados os extremos de temperatura e caminhar contra o vento.

    a. Pare imediatamente se sentir falta de ar.

    b. Sente e tome nitroglicerina para a dor torácica.

8. As relações sexuais podem ser reiniciadas com orientação médica, geralmente após avaliar a tolerância aos exercícios.

a. Se o paciente pode caminhar rapidamente também pode reiniciar a atividade sexual; a retomada da atividade sexual é simultânea com a retomada das atividades habituais.
b. Deve-se evitar a atividade sexual após grandes refeições, após beber álcool ou quando cansado.
9. Instruir o paciente para notificar o médico ao aparecerem os seguintes sintomas:
a. Pressão ou dor torácica não aliviada em 15 minutos pela nitroglicerina
b. Falta de ar
c. Fadiga exagerada
d. Edema dos pés e tornozelos
e. Desmaios
f. Batimentos cardíacos lentos ou rápidos

Choque Cardiogênico

Choque cardiogênico (falha da máquina), a fase terminal da disfunção ventricular esquerda, ocorre quando o ventrículo esquerdo fica extensamente danificado por infarto do miocárdio. O músculo cardíaco perde seu poder contrátil e existe acentuada redução no débito cardíaco, com menor perfusão (falta de sangue e oxigênio) dos órgãos vitais (coração, cérebro e rins). O grau de disfunção da bomba está relacionado com a extensão de dano do músculo cardíaco.

Atualmente o choque cardiogênico é responsável pela maioria das mortes hospitalares no infarto do miocárdio e pela alta taxa de mortalidade.

Manifestações Clínicas

1. Queda da pressão sistólica (90 mm Hg ou 30 mm Hg a menos que os níveis anteriores)
2. Oligúria — débito urinário inferior a 30 ml/hora
3. Pele fria e úmida — por vasoconstrição periférica
4. Letargia e confusão mental — por má perfusão cerebral

Tratamento e Conduta de Enfermagem

Objetivos: manter a perfusão dos órgãos vitais enquanto se preservam as áreas limítrofes do miocárdio e se limita o tamanho do infarto.
melhorar a capacidade do coração em bombear sangue através do corpo.
determinar a eficácia do tratamento.

1. Iniciar a monitorização hemodinâmica com a *primeira* indicação de deterioração da condição do paciente — a monitorização hemodinâmica é necessária para a avaliação contínua do paciente e serve como guia para a terapêutica.
2. Medir a pressão ventricular esquerda — as demandas de oxigênio do miocárdio isquêmico são determinadas pela pressão ventricular esquerda e pela freqüência cardíaca, assim como pela contratilidade do miocárdio, pelo tamanho, forma e espessura da parede do ventrículo esquerdo.
a. Medição da pressão ventricular esquerda realizada pela pressão encunhada da artéria pulmonar ou pela pressão diastólica terminal do ventrículo esquerdo.
Medição da pressão encunhada da artéria pulmonar (Swan-Gans) (Ver págs. 322-325.)
(a) Cateter dirigido pelo fluxo, munido de balonete na ponta, introduzido na veia antecubital até o interior da veia cava superior.
(b) Quando o balonete é distendido com pequena quantidade de ar, a força do fluxo sangüíneo venoso agindo ao redor da ponta do balonete impulsiona o cateter através da aurícula e ventrículo direitos até dentro da artéria pulmonar.
(c) O balonete é inflado para encunhar-se firmemente na artéria pulmonar, onde se medem as pressões.
(d) Pressão encunhada ótima — 15-18 mm Hg.
(e) Os cateteres da artéria pulmonar são também usados para calcular o débito cardíaco.
b. Medição da pressão ventricular esquerda
Pressão diastólica terminal da artéria pulmonar (PDTAP)
(a) Introdução do cateter até a artéria pulmonar
(b) Pressão PDTAP ótima — 15-18 mm Hg. (Isso poderá não refletir fielmente a PDTAP nos pacientes com doença pulmonar obstrutiva crônica.)

3. Medir a pressão intra-arterial por canulação arterial direta.
    a. Essa medição da pressão arterial é mais precisa do que a pressão por manguito.
    b. Proporciona uma linha arterial para medir os gases sangüíneos e o lactato.
4. Administrar fluidos IV (de acordo com as medições da pressão ventricular esquerda, mantendo a pressão encunhada suficientemente baixa para evitar o edema pulmonar).
5. Proporcionar terapêutica medicamentosa adequada se o paciente ainda está chocado — para reduzir a isquemia e limitar o tamanho do infarto, para que o coração bombeie com mais eficácia.
    A terapêutica medicamentosa é selecionada e orientada pelo débito cardíaco e pela pressão arterial média.
    a. Dopamina (Intropin)
        (1) Age diretamente sobre os vasos renais e mesentéricos, produzindo sua dilatação.
        (2) As demais artérias sistêmicas sofrem constrição em resposta aos efeitos alfa-adrenérgicos da dopamina.
    b. Nitroprussiato de sódio (Nipride); fentolamina (Regitina)
        (1) Administrado numa tentativa de reduzir o consumo de oxigênio pelo miocárdio e de limitar o tamanho do infarto; pode proporcionar uma redução controlada da pressão arterial ("redução por impedância"), com o que se consegue um maior débito cardíaco e perfusão tecidual e uma redução na pressão de enchimento do ventrículo esquerdo.
        (2) Furosemida (um diurético) — para retirar o fluido de dentro dos pulmões de pacientes com edema pulmonar; reduz o volume sangüíneo pulmonar e a pressão de enchimento do ventrículo esquerdo.
        (3) Bicarbonato de sódio — para tratar a acidose metabólica devida ao acúmulo de ácido láctico; usado somente no choque grave.
    c. Podem ser tentadas outras combinações de substâncias pressoras ou de catecolaminas.
6. Medir o volume urinário por sonda de demora a cada 30 min a uma hora — o fluxo urinário reflete o fluxo sangüíneo renal e o estado da circulação central.
7. Realizar gasometria arterial para avaliar a hipoxia e a acidose metabólica.
8. Utilizar contrapulsação para reduzir a carga de trabalho ventricular do paciente com choque grave. (Ver descrição do método, adiante.)
9. Preparar o paciente para a intervenção cirúrgica, para corrigir os defeitos que estão interferindo com a função de bomba e para reperfundir o coração.

Contrapulsação
(Assistência Cardíaca Mecânica)

Contrapulsação (reforço diastólico) constitui um método destinado a ajudar o coração e a circulação insuficientes por apoio mecânico, o que pode ser realizado por (1) pressão por contrapulsação externa ou (2) balão-bomba intra-aórtico.

A *pressão por contrapulsação externa* (PCE) representa um método incruento de amparar a circulação; destina-se a reforçar temporariamente o coração, durante um período em que a bomba falha. Ajuda a manter uma boa perfusão dos órgãos e tecidos vitais, até que o coração seja capaz de reassumir sua função (Fig. 7-13).

1. O aparelho de contrapulsação é colocado ao redor das pernas do paciente; as pernas são envoltas em 2 calhas rígidas revestidas por calças cheias de água. Os pés ficam de fora e o sistema é fechado para criar uma estrutura hermética.
2. A bomba é colocada entre os tornozelos do paciente. As pernas são usadas como uma câmara pulsátil.
3. Durante a diástole a água é bombeada para dentro das "calças" (pulso de pressão positiva), em resposta a um sinal eletrônico disparado pelo ECG. Isso faz subir a pressão diastólica.
4. Suspende-se a pressão (aplicação de pressão negativa) durante a sístole cardíaca, o que faz baixar a pressão sistólica (e, conseqüentemente, a pressão ventricular esquerda máxima).
5. No choque cardiogênico, a PCE aumenta o fluxo sangüíneo coronariano por elevar a pressão diastólica, o que pode melhorar a função cardíaca; a compressão das pernas aumenta também o retorno venoso para o coração e, com isso, faz aumentar o débito cardíaco. Em conseqüência, ocorre uma redução do trabalho do ventrículo esquerdo.

Balão-bomba intra-aórtico — introdução de um balão-cateter pela artéria femoral até dentro da aorta torácica descendente; é inflado e desinflado em concordância com o ritmo cardíaco e age como uma bomba auxiliar que ajuda a impulsionar o sangue para diante (Fig. 7-14).

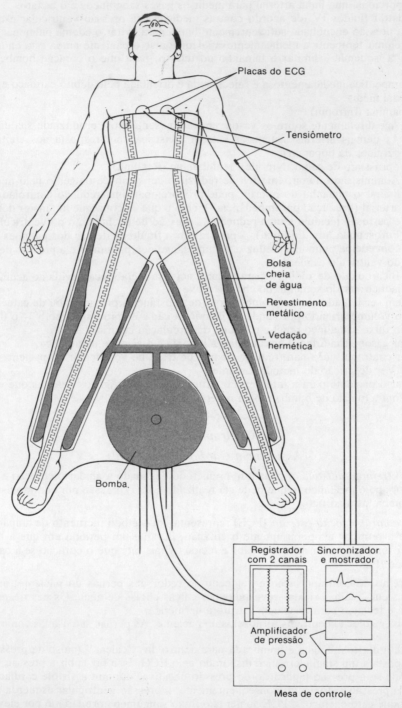

Figura 7-13. Pressão por contrapulsação externa. Na maioria dos pacientes introduz-se um tensiômetro na artéria radial (direita). Bolsas contidas em cilindros rígidos que circundam ambas as pernas se enchem de água durante a diástole e são esvaziadas durante a sístole, com uma bomba — colocada entre os tornozelos do paciente — que é acionada por sinais do ECG. (De: Putting the counterpressure on. Emergency Medicine, agosto de 1975.)

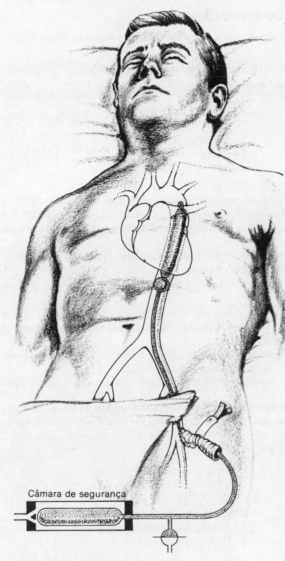

Contrapulsação com uma bomba-bálonete intra-aórtica durante a fase aguda do IM reduz a carga de trabalho de um coração lesado e, se iniciada antes de ocorrerem alterações irreversíveis, limita as dimensões do infarto por aumentar o fluxo sangüíneo coronariano. O modelo mais recente de balão com duas câmaras aqui mostrado é duas vezes mais eficaz do que o balão convencional com uma única câmara em termos de aumento do fluxo coronariano.

O cateter-balão é introduzido através de um tubo de Dacron para enxerto, numa das artérias femorais comuns, sendo depois orientado para cima, até que sua ponta fique logo abaixo da artéria subclávia esquerda. Uma cômoda de cabeceira embutida (ligada à câmara de segurança) fornece o CO_2 e controla o ciclo inflação/desinflação da seguinte forma:

· **Diástole** A câmara esférica distal do balão é inflada antes da câmara cilíndrica proximal, a qual exerce o efeito de obstruir o fluxo sangüíneo aórtico, de bombear o sangue na direção da raiz da aorta e, ainda mais importante, de aumentar o fluxo sangüíneo coronariano — "aumento diastólico"

· **Sístole** O CO_2 é retirado do balão pouco antes da ejeção ventricular, o que permite o esvaziamento da aorta sem inversão do fluxo coronariano.

O paciente pode dispensar ("ser desmamado") essa assistência quando parâmetros tipo pressão pulmonar encunhada, débito cardíaco e pressão sistólica forem satisfatórios.

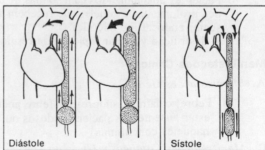

Diástole   Sístole

Figura 7-14. Bomba-balonete intra-aórtica. De Lewis, R. P., Russell, R. O., e Williams, D. O.: Therapies to brighten post-MI prospects. Patient Care, 1 de janeiro de 1976. Copyright © 1976, Miller and Fink Corp., Darien, Ct. Todos os Direitos Reservados.

1. Utilizando sincronização com o ECG do paciente o balão é inflado no início da diástole, o que resulta em aumento da pressão aórtica que, por sua vez, faz aumentar o fluxo sangüíneo coronariano (denominado "reforço diastólico").
2. O balão é esvaziado no início da sístole cardíaca para fazer cair a pressão sangüínea aórtica, de forma a reduzir o trabalho do ventrículo esquerdo.
3. Um aparelho de cabeceira fornece gás para a inflação do balão e controla o ciclo inflação/esvaziamento, para se adaptar às variações que ocorrem na freqüência cardíaca do paciente.
4. É sincronizado pelo ECG e monitorizado pela onda do pulso arterial.
5. Aumenta a diástole, resultando num maior fluxo coronariano e reduzindo a pressão terminal do ventrículo esquerdo (por causar um esvaziamento mais completo do ventrículo esquerdo). Isto reduz tanto a resistência na árvore arterial contra a qual o coração deve bombear quanto as demandas de oxigenação por parte do miocárdio.

DOENÇA DO ENDOCÁRDIO

A *endocardite* é um distúrbio inflamatório de natureza exsudativa e proliferativa do endocárdio (revestimento interno do coração).

A *endocardite infecciosa* (endocardite bacteriana) é uma infecção das válvulas e do revestimento interno do coração causada pela invasão direta de bactérias ou outros organismos, levando à deformidade dos folhetos valvulares.

Etiologia

1. Bactérias (estreptococos, pneumococos, estafilococos)
2. Cogumelos
3. Riquetzias

Alteração da Fisiologia

1. Caracterizada pelas bactérias que se alojam no endocárdio das válvulas (em geral mitral e aórtica). As bactérias se multiplicam — há deposição de trombos de fibrina e de plaquetas e formação de vegetações (verrugas). As vegetações da superfície afetada do endocárdio podem embolizar para vários órgãos e tecidos.
2. Pode haver embolia no baço, rins, sistema nervoso central e pulmões. Observe o paciente: podem aparecer petéquias na pele e nas membranas mucosas.

Características

1. Embora a endocardite infecciosa possa surgir numa válvula cardíaca já lesada por outra doença (febre reumática, defeitos congênitos) ou em válvulas com vascularização anormal, as válvulas cardíacas normais também podem infectar-se.
2. Podem acompanhar a cirurgia cardíaca, especialmente quando se usam próteses valvulares. (Corpos estranhos, como as próteses valvulares, predispõem às infecções.)
3. Constata-se uma alta incidência entre os viciados em heroína, nos quais a doença acomete principalmente válvulas normais.
4. Pacientes hospitalizados com sondas de demora, aqueles com terapias endovenosa ou antibiótica prolongadas e aqueles que recebem drogas imunossupressoras ou esteróides podem apresentar endocardite micótica.
5. A destruição valvular rápida pode resultar em morte.

Manifestações Clínicas

A. *Manifestações Gerais*

1. Febre, calafrios, sudorese (a febre pode estar ausente nos pacientes idosos ou naqueles com uremia)
2. Anorexia, perda ponderal
3. Tosse; dor lombar e articular
4. Esplenomegalia

B. *Manifestações Cutâneas e Ungueais*

1. Hemorragias filiformes nos leitos ungueais
2. Petéquias — na conjuntiva, nas membranas mucosas
3. Manchas de Roth (hemorragias com centros pálidos nos fundos dos olhos)
4. Nódulos de Osler (nódulos avermelhados e dolorosos nas polpas dos dedos e artelhos)
5. Lesões de Janeway (máculas purpúreas nas regiões palmares e plantares)

C. *Manifestações Cardíacas*

Murmúrio — aparecimento de um novo murmúrio ou mudança num antigo.

D. *Manifestações do Sistema Nervoso Central*

Cefaléias, isquemia cerebral transitória, lesões neurológicas focais, acidentes vasculares cerebrais, encefalopatia, meningite.

E. *Fenômenos Embólicos*

Pulmonares (pneumonia recidivante); renais (hematúria); esplênicos; cardíacos (infarto do miocárdio); cerebiais (apoplexia); ou dos vasos periféricos.

Avaliação Diagnóstica

1. Hemocultura — realizam-se culturas seriadas do sangue para documentar a presença de bacteremia contínua e para determinar o agente etiológico

2. Estudos de sensibilidade — para determinar os antibióticos indicados ao tratamento
3. Hemossedimentação aumentada; anemia; ligeira leucocitose
4. ECG
5. Ecocardiografia — para acompanhar as dimensões ventriculares, uma cardiomegalia progressiva

Tratamento e Conduta da Enfermagem

Objetivos: erradicar os organismos invasores com doses adequadas do agente apropriado capaz de matar cada organismo em cada fase vegetativa.

para prevenir o aparecimento de endocardite nas pessoas suscetíveis.

1. Identificar o agente causal realizando hemoculturas seriadas.
2. Tratar com bactericidas (capazes de destruir as bactérias) ou com outros medicamentos apropriados, com base na sensibilidade comprovada ao agente causal.
   a. Os níveis séricos bactericidas de determinado antibiótico são monitorizados titulando-os contra o organismo causal; se o soro não apresenta uma boa atividade bactericida, administra-se uma dose maior desse antibiótico ou então um antibiótico diferente.
   b. Realizam-se hemoculturas periódicas — para verificar a adequação da terapêutica.
   c. Em geral utiliza-se a via endovenosa para a administração a longo prazo dos antibióticos parenterais.
      (1) Aplique pomada antibiótica no local de entrada da agulha e cubra-o com curativo estéril.
      (2) Anote a data da introdução da agulha ou da cânula no plano de cuidados da enfermagem.
   d. São necessárias doses adequadas para matar todos os organismos em todas as fases vegetativas.
   e. Quando não se conseguem níveis séricos adequados com uma única droga, pode-se usar uma combinação medicamentosa.
   f. Nos pacientes com endocardite micótica o tratamento costuma consistir em anfotericina B e cirurgia.
3. Tomar a temperatura a intervalos regulares — a evolução da febre serve como determinante da eficácia do tratamento.
4. Colocar o paciente em monitorização cardíaca se o mesmo está com insuficiência cardíaca congestiva, ou para detectar arritmias cardíacas (secundárias ao comprometimento do sistema de condução do coração ou à miocardite).
5. Preparar para a intervenção cirúrgica para:
   a. Insuficiência cardíaca congestiva secundária à perfuração da válvula aórtica ou à ruptura da cordoalha tendinosa ou do músculo papilar.
      (1) O aparecimento de insuficiência cardíaca congestiva comporta um prognóstico sombrio e constitui a principal indicação para a cirurgia.
      (2) A válvula aórtica é a mais comumente afetada.
   b. Excisão das válvulas infectadas — nos pacientes refratários à terapêutica antimicrobiana (especialmente quando organismos resistentes afetam tanto a válvula mitral quanto a aórtica).
   c. Excisão das válvulas tricúspides — comum nos viciados em drogas.
   d. Retirada de prótese valvular ou de "patch" nos pacientes com endocardite por prótese valvular. (Esteja alerta para a mudança no timbre dos murmúrios ou para o aparecimento de novos murmúrios.)
   e. Embolização.
   f. Drenagem de abscesso/empiema — no paciente com abscesso ou empiema localizado.
   g. Reparo de aneurisma micótico periférico ou cerebral.

Assistência Profilática e Orientação Médica

1. Administre antibióticos profilaticamente (penicilina, eritromicina etc.) aos pacientes com doença cardíaca valvular, reumática ou congênita conhecida, ou nos pacientes com endocardite infecciosa previamente documentada que vão se submeter a procedimentos cirúrgicos ou diagnósticos que podem causar uma bacteremia transitória:
   a. Manipulações dentárias (incluindo limpeza dos dentes)
   b. Cirurgia oral
   c. Manobras de intubação
   d. Broncoscopia

  e. Manipulação do trato geniturinário
  f. Enemas baritados; sigmoidoscopia
  g. Cirurgia do trato intestinal superior
  h. Parturição
2. Os pacientes com próteses valvulares devem relatar os episódios febris.
3. Marcar consultas de acompanhamento a longo prazo para os pacientes com deformidades valvulares causadas por infecção e cicatrização, para possível correção cirúrgica das lesões valvulares.

DOENÇA CARDÍACA REUMÁTICA

A *doença cardíaca reumática* é uma lesão cardíaca, particularmente ao nível das válvulas, causada por um ou mais surtos de febre reumática. Existe deformidade valvular com alterações compensatórias associadas no tamanho das câmaras cardíacas e na espessura de suas paredes.

Papel da Infecção Estreptocócica

A *febre reumática* é uma doença determinada por uma seqüela de infecção respiratória causada por estreptococos do Grupo A. A febre reumática é, provavelmente, uma reação de sensibilidade causada pelos estreptococos.

A. *Sintomas de Infecção Estreptocócica Hemolítica*

  1. Início súbito, com dor de garganta; orofaringe hiperemiada, com exsudato
  2. Gânglios linfáticos edemaciados e sensíveis ao nível do ângulo da mandíbula
  3. Dor de cabeça e febre de 38,9-40°C
  4. Dor abdominal (nas crianças)

ALERTA À ENFERMAGEM: Alguns casos de infecção estreptocócica da garganta são relativamente assintomáticos.

B. *Avaliação Diagnóstica*

  Cultura da orofaringe — para determinar a presença de organismos estreptocócicos

C. *Tratamento da Infecção Estreptocócica*

  1. Penicilina Benzatina (dose única IM) ou penicilina oral durante 10 dias — para erradicar os estreptococos.
  2. Eritromicina para os pacientes sensíveis à penicilina.

Manifestações Clínicas da Febre Reumática

  1. Poliartrite; articulações quentes e edemaciadas
  2. Cardite
  3. Coréia (movimentos musculares irregulares espasmódicos, involuntários e imprevisíveis)
  4. Eritema marginato (erupção cutânea irregular, delicada e de linhas vermelhas, no tronco e extremidades)
  5. Nódulos subcutâneos
  6. Febre
  7. Aumento do intervalo PR, demonstrado pelo ECG
  8. Frêmito; murmúrio sistólico mitral; murmúrio diastólico aórtico

Avaliação Laboratorial

  1. Velocidade de sedimentação aumentada; contagem leucocitária, contagem diferencial e proteína C reativa — aumentadas durante a fase aguda da infecção
  2. Título ASO (Antiestreptolisina) positivo

Tratamento e Assistência da Enfermagem na Febre Reumática

Objetivo: proteger o coração.

  1. Limitar a atividade física durante a fase aguda — o paciente deve permanecer no leito enquanto persistirem os sinais de cardite ativa.
  2. Utilizar terapia com penicilina — para erradicar o estreptococo hemolítico; pode-se usar eritromicina ou lincomicina se o paciente é alérgico à penicilina.

3. Administrar salicilatos ou corticosteróides para suprimir a atividade reumática controlando as manifestações tóxicas, para aliviar a dor articular e reduzir a febre.
   a. Salicilatos
      (1) Administre após as refeições — para reduzir a irritação gástrica.
      (2) Administre vitaminas K e C — para impedir hemorragia no caso de administração de altas doses de salicilatos por longos períodos.
      (3) Atente para os sinais tóxicos dos salicilatos — náuseas, vômitos, distúrbios gástricos, zumbidos, cefaléia.
   b. Terapêutica com corticosteróides — utilizada em pacientes graves, com cardite.
      (1) Inicia-se a administração de esteróides em altas doses, que serão diminuídas de acordo com a resposta clínica do paciente.
      (2) Os esteróides devem ser retirados gradativamente — para impedir a recidiva dos sinais e sintomas da febre reumática aguda.
      (3) Restringe-se o sal — pode haver retenção de sódio e de líquidos e perda de potássio com a terapêutica esteróidea.
4. Forneça uma dieta líquida rica em carboidratos durante o período febril agudo; a dieta é liberada após cessar a febre.

Orientação Médica para Prevenção da Febre Reumática Recidivante

É necessária uma terapêutica profilática *contínua* com penicilina (ou com outro antibiótico adequado) para prevenir as infecções estreptocócicas e a possibilidade de ataques recidivantes de febre reumática.

Seqüelas da Febre Reumática (Complicações)

A *doença cardíaca reumática crônica* constitui uma complicação da febre reumática e costuma produzir uma incapacidade progressiva e uma diminuição da expectativa de vida.

1. Embora o paciente seja assintomático por algum tempo, o dano valvular (rigidez e deformidade, espessamento e fusão das comissuras, ou encurtamento e fusão da cordoalha tendinosa) produzirá sopros que são característicos de estenose valvular, de regurgitação, ou de ambos.
2. O miocárdio consegue compensar durante algum tempo esses defeitos valvulares, porém, com o passar do tempo, essa compensação se esgota e o paciente passa a apresentar sintomas de insuficiência cardíaca congestiva.
3. Ver pág. 358 para o tratamento da doença cardíaca valvular e pág. 362 para o tratamento da insuficiência cardíaca congestiva.
4. *Orientação Médica*
   As pessoas com doença cardíaca reumática devem receber terapêutica profilática com penicilina antes de se submeterem a tratamentos dentários ou a cirurgias do trato geniturinário e do trato intestinal inferior. Ver também pág. 354.

MIOCARDITE

A *miocardite* é um processo inflamatório que afeta o miocárdio.

Etiologia

Subseqüente a infecções:
   Bacterianas — estreptococo beta-hemolítico
   Viróticas — grupo Coxsackie, gripe, pneumonia virótica, caxumba, mononucleose infecciosa
   Micóticas — blastomicose, moniliíase
   Parasitárias — triquinose
   Protozoárias — tripanossomíase (doença de Chagas), malária
   Causadas por espiroquetas — sífilis

Manifestações Clínicas

A. *Sintomas*

1. Dependem do tipo de infecção, do grau de lesão do miocárdio, da capacidade do miocárdio em se regenerar e da resistência do hospedeiro.
2. Fadiga e dispnéia
3. Palpitações
4. Desconforto precordial ocasional

B. *Achados Clínicos*

1. Aumento da área cardíaca
2. Sopro cardíaco — som cardíaco anormal; soa como um líquido passando por uma obstrução
3. Atrito pericárdico
4. Ritmo em galope — sons cardíacos triplos ou quádruplos (que se assemelham ao galope de um cavalo) ouvidos na ausculta.
5. Pulso alternante — pulso no qual se alternam regularmente batimentos fracos e fortes
6. Febre com taquicardia
7. Evidência de aparecimento de insuficiência cardíaca congestiva

Tratamento e Atuação da Enfermagem

Objetivo: reduzir o trabalho do coração.

1. Administre terapêutica específica para a doença básica (por exemplo: antibióticos para os estreptococos hemolíticos).
2. Colocar o paciente em repouso no leito para reduzir a freqüência cardíaca, o volume de ejeção, a pressão arterial e a contratilidade cardíaca — com isso consegue-se reduzir o tamanho do coração.
   a. Pode ser necessário repouso prolongado no leito — até que haja redução do tamanho cardíaco e melhora de sua função.
   b. Atente para as evidências clínicas de que a doença está cedendo — avalie o pulso, batimentos cardíacos, temperatura etc.
3. Trate os sintomas de insuficiência cardíaca congestiva (ver pág. 361).
   a. Restrinja a atividade — para reduzir as necessidades sistêmicas de oxigênio.
   b. Administre digital — aumenta a contratilidade do miocárdio e diminui a freqüência cardíaca.

ALERTA À ENFERMAGEM: Os pacientes com miocardite são sensíveis ao digital — atente para sintomas tóxicos (ver pág. 363).

---

(1) Avalie o pulso do paciente e a freqüência apical para sinais de taquicardia e ritmo de galope — indicam que está havendo recidiva da insuficiência cardíaca congestiva.
(2) Observe se há evidência de arritmia — *os pacientes com miocardite estão propensos a desenvolver arritmias.*
   (a) Ver pág. 383 para o tratamento das arritmias.
   (b) Se houver evidências de aparecimento de arritmias coloque o paciente em uma unidade que permita uma contínua monitorização cardíaca.
   (c) Providencie material para reanimação, desfibrilação cardíaca e regulação cardíaca, que possa ser utilizado em casos de arritmias com risco de vida.
4. Atente para evidências de fenômenos embólicos — é comum a formação de êmbolos a partir de trombose venosa e de trombos murais.
   a. Usar meias elásticas; exercícios pàssivos e ativos das pernas.
   b. Poderá ser necessária terapêutica anticoagulante a longo prazo.

Orientação Médica

Instrua o paciente como segue:

1. Costuma existir um certo aumento cardíaco residual; a atividade física pode ser aumentada *lentamente;* inicie com repouso na cadeira por períodos de tempo cada vez maiores; a seguir, passe a andar no quarto e depois nos corredores.
2. Relate qualquer sintoma que implique em aumento da freqüência cardíaca.
3. Evite esportes competitivos, álcool e outras toxinas miocárdicas (daunorubicina, adriamicina).
4. A gravidez não é aconselhável nas mulheres com cardiomiopatias (doenças que afetam a estrutura e a função do miocárdio).

PERICARDITE

A *pericardite* é uma inflamação do pericárdio, o saco membranoso que envolve o coração. Constitui uma manifestação de uma doença mais generalizada.

Derrame pericárdico constitui um vazamento de fluido para dentro da cavidade pericárdica.

A *pericardite constritiva* é uma afecção na qual um espessamento inflamatório crônico do pericárdio comprime o coração, tornando-o incapaz de se encher normalmente durante a diástole.

Etiologia

1. Inespecífica:
   Em geral ocorre secundariamente ou como complicação de alguma outra doença — uremia, tumores metastáticos etc.
2. Infecção
   a. Bactérias — estafilococs, meningococos, estreptococos, pneumococos, gonococos, *Mycobacterium tuberculosis;* (geralmente subseqüente à febre reumática e penumonia)
   b. Vírus
   c. Fungos
3. Distúrbios dos tecidos conjuntivos e alergias — lúpus eritematoso, periarterite nodosa
4. Infarto do miocárdio; precoce, 24-72 horas; ou tardio, uma semana a 2 anos (síndrome de Dressler)
5. Processos neoplásicos; após irradiação de tumores mediastínicos
6. Traumatismo torácico, especialmente após cirurgia cardíaca
7. Medicamentos

Manifestações Clínicas

1. Dor na parede anterior do tórax, agravada pelos movimentos torácicos — pode variar de leve a aguda e intensa; localizada no precórdio (pode ser percebida abaixo da clavícula, no pescoço, na região escapular) — pode ser aliviada inclinando-se o corpo para a frente.
2. Atrito pericárdico — som de arranhadura, fricção ou crepitação.
   Implicação da enfermagem: a ausculte com o diafragma do estestoscópio mantido firmemente contra o tórax.
3. Dispnéia — devido a compressão do coração e das estruturas torácicas adjacentes.
4. Febre, sudorese, calafrios — devidos à inflamação do pericárdio.
5. Arritmias.

Avaliação Diagnóstica

1. Ecocardiograma — o método mais sensível para identificar derrame pericárdico
2. Raios X de tórax — podem mostrar aumento do coração
3. ECG — para avaliar o infarto do miocárdio
4. Contagem de leucócitos e diferencial
5. Testes sorológicos para anticorpo antinuclear e preparado para células do lúpus eritematoso — para excluir o lúpus eritematoso
6. Teste de PPD — para tuberculose; títulos ASO — para febre reumática
7. Pericardiocentese — para exame do fluido pericárdico para diagnóstico etiológico
8. Nitrogênio uréico do soro (BUN) — para avaliar uremia

ALERTA À ENFERMAGEM: O saco pericárdico normal contém menos de 25-30 ml de líquido; o acúmulo de líquido pericárdico pode ocorrer lentamente, sem sintomas perceptíveis. Entretanto, a formação rápida do derrame pode causar alterações hemodinâmicas graves.

Tratamento e Conduta da Enfermagem

Objetivos:
   determinar a causa.
   administrar terapêutica para a causa específica (quando conhecida).
   estar alerta para a possível complicação de tamponamento cardíaco.

1. Utilize *medidas preventivas:* esteja alerta para a possibilidade de tamponamento cardíaco. Constitui indicação para intervenção imediata, com pericardiocentese (aspiração pericárdica) (ver pág. 325). Pesquisar a presença de queda da pressão arterial, elevação da pressão venosa e abafamento das bulhas cardíacas.
2. Encoraje o paciente a permanecer em repouso no leito enquanto estiver apresentando dor torácica, febre e atrito pericárdico.

Avaliação de Enfermagem: a dor pericárdica é agravada pela respiração, ao mudar de posição no leito e ao encurvar o corpo.

3. Administre terapêutica específica quando a causa é conhecida.

   a. Pericardite bacteriana — penicilina, meticilina e outros agentes antimicrobianos

   b. Febre reumática — penicilina, procaína, prednisona

   c. Tuberculose — quimioterapia antituberculosa (combinações de isoniazida, etambutol, estreptomicina). (Existe uma alta incidência de constrição na pericardite tuberculosa.)

   d. Pericardite micótica — anfotericina B

   e. Lúpus eritematoso disseminado — esteróides adrenais

   f. Pericardite urêmica — diálise (peritoneal ou hemodiálise), Indometacina, transplante renal

4. Prepare o paciente para a intervenção cirúrgica (descompressão pericárdica direta) — no paciente com distúrbio cardíaco associado a pericardite constritiva.

Orientação Médica

1. O paciente deve aumentar suas atividades paulatinamente.
2. Deve reiniciar repouso no leito se aparecer febre, dor ou atrito.

DOENÇA ADQUIRIDA DAS VÁLVULAS CARDÍACAS

Causas

1. Febre reumática
2. Estenose aórtica congênita
3. Lesões traumáticas da válvula aórtica
4. Sífilis

Alteração da Fisiologia

1. Processo inflamatório → espessamento e retração das cúspides valvulares → fusão e encurtamento da cordoalha tendínea → fechamento inadequado da válvula.
2. A válvula mitral é a mais comumente afetada, seguida pelas válvulas aórtica, tricúspide e pulmonar.
3. Os pacientes com doença valvular costumam desenvolver insuficiência cardíaca congestiva no futuro.

Avaliação Diagnóstica

1. Raios X do tórax — para determinar o tamanho e o formato do coração
2. ECG — para detectar hipertrofia atrial e ventricular, infarto do miocárdio; para diagnosticar distúrbios do ritmo
3. Radioscopia — para detectar calcificação intracardiana
4. Ecocardiografia — pode visualizar válvulas anormais (mitral, aórtica) e aumento das cavidades cardíacas
5. Cateterismo cardíaco
   a. Para observar e registrar a pressão intracardíaca e a saturação sangüínea de oxigênio em cada câmara cardíaca
   b. Para receber informações relativas à presença de shunts
   c. Para calcular o débito cardíaco
6. Angiografia — usada como parte do cateterismo cardíaco e para confirmar o diagnóstico

Estenose Aórtica

A *estenose aórtica* é um estreitamento do orifício entre o ventrículo esquerdo e a aorta. A obstrução ao fluxo aórtico gera uma pressão de sobrecarga para o ventrículo esquerdo, que fica hipertrofiado e insuficiente. Na maioria das vezes resulta de febre reumática ou de arteriosclerose, ou pode ser congênita.

Manifestações Clínicas

1. Dispnéia de esforço e fadiga
2. Tonteira e desmaio — por diminuição da irrigação cerebral
3. Angina pectoris
4. Pressão arterial baixa e diminuição da pressão de puslo — por diminuição do fluxo sangüíneo
5. Arritmias
6. Sintomas de insuficiência cardíaca congestiva

Avaliação Diagnóstica

1. Raios X de tórax — costumam mostrar aumento do ventrículo esquerdo
2. Cateterização cardíaca
3. Angiocardiografia } revelam as pressões no ventrículo esquerdo e na aorta

Tratamento

1. Substituição cirúrgica da válvula aórtica — prótese ou homoenxerto de válvula aórtica. Ver pág. 369 para assistência ao paciente submetido a cirurgia cardíaca.
2. Tratar angina e insuficiência cardíaca congestiva de acordo com a condição do paciente.

Insuficiência Aórtica

A *insuficiência aórtica (regurgitação)* é causada por lesões inflamatórias que deformam as valvas, as quais deixam de fechar de maneira completa o orifício aórtico durante a diástole, permitindo um fluxo retrógrado de sangue da aorta para o interior do ventrículo esquerdo.

Pode ser causada por endocardite reumática, endocardite bacteriana ou malformação congênita, ou por doenças que produzem dilatação ou rompimento da aorta ascendente (doença sifilítica, espondilite reumatóide, aneurisma dissecante).

Manifestações Clínicas

1. Dispnéia: dispnéia de esforço, dispnéia paroxística noturna
2. Dor torácica
3. Palpitações; o paciente fica consciente da hiperatividade do coração
4. Sopro diastólico
5. Sintomas de insuficiência cardíaca congestiva

Avaliação Diagnóstica

1. ECG — mostra um padrão de hipertrofia ventricular esquerda
2. Raios X de tórax — revelam graus variáveis de cardiomegalia por aumento do ventrículo esquerdo
3. Ecocardiografia — calcula o tamanho e a espessura do ventrículo esquerdo
4. Cateterização cardíaca e angiografia

Tratamento

Intervenção cirúrgica — substituição da válvula aórtica lesada. Ver pág. 369 para assistência de enfermagem ao paciente submetido a cirurgia cardíaca.

Estenose Mitral

Estenose mitral é o espessamento e contratura progressivos das cúspides valvulares, com estreitamento do orifício e obstrução progressiva do fluxo sangüíneo. Constitui uma manifestação tardia do dano reumático ao endocárdio.

Manifestações Clínicas

1. Dispnéia; fadiga excessiva
2. Congestão pulmonar, hemoptise, tosse, ortopnéia
3. Sopros característicos — hiperfonese da primeira bulha, estalo de abertura e sopro diastólico retumbante ouvido no ápice
4. Arritmias — palpitações durante o exercício; fibrilação auricular
5. Angina pectoris
6. Embolia sistêmica

Avaliação Diagnóstica

1. ECG — mostra evidência de aumento do ventrículo esquerdo e hipertrofia ventricular direita
2. Ecocardiografia — pode demonstrar espessamento da válvula mitral, calcificação e excursão valvular diastólica lenta e anormal
3. Cateterização cardíaca e angiocardiografia

Tratamento

1. Tratamento clínico
   a. Prevenção das recidivas reumáticas com terapêutica antimicrobiana.
   b. Tratamento da insuficiência congestiva em desenvolvimento — digital, restrição sódica, limitação da atividade (ver pág. 362).
   c. Controle da fibrilação auricular.
2. A intervenção cirúrgica pode consistir em:
   a. Valvulotomia mitral fechada — introdução de dilatador através do ápice ventricular esquerdo até a válvula, para fender suas comissuras.
   b. Valvulotomia mitral aberta — incisão direta das comissuras
   c. Substituição da válvula mitral
   d. Ver pág. 369 para assistência ao paciente submetido a cirurgia cardíaca.

Insuficiência Mitral

Insuficiência mitral (regurgitação) é o resultado da incompetência e distorção da válvula mitral, o que impede a aposição das margens livres durante a diástole. A cordoalha tendinosa pode encurtar-se, impedindo o fechamento completo das cúspides.

Manifestações Clínicas

1. Falta de ar com os exercícios, fadiga, tosse
2. Arritmias
3. Sopro sistólico — ouvido na axila
4. Aumento cardíaco

Avaliação Diagnóstica

1. Raios X de tórax — mostram aumento da aurícula esquerda
2. ECG — pode revelar evidência de aumento tanto do ventrículo esquerdo quanto da aurícula esquerda
3. Angiocardiografia e cateterização cardíaca — confirmam o diagnóstico

Tratamento

Intervenção cirúrgica — substituição por prótese, quer válvula bola ou do tipo disco. Este procedimento é feito quando existe extensa calcificação e destruição da cordoalha tendinosa.

Estenose Tricúspide

Estenose tricúspide é a restrição do orifício da válvula tricúspide devida à fusão das comissuras e à fibrose, geralmente após febre reumática. Está comumente associada com doenças da válvula mitral.

Manifestações Clínicas

1. Dispnéia, dispnéia noturna, ortopnéia
2. Hemoptise
3. Pulsações visíveis das veias do pescoço
4. Sopros — semelhantes aos da doença mitral reumática; sopro diastólico em rajada ao longo da borda esternal esquerda
5. Sintomas de insuficiência cardíaca direita (tardios)

Avaliação Diagnóstica

1. ECG — pode revelar fibrilação auricular
2. Cateterização cardíaca e angiocardiografia — para confirmar o diagnóstico

Tratamento

1. O paciente poderá ter doenças mitral e aórtica que precisam ser corrigidas.
2. O tratamento cirúrgico da doença de válvula tricúspide concomitante pode ser realizado por ocasião da operação, após a correção da doença da válvula mitral.

Insuficiência Tricúspide

A *insuficiência tricúspide* permite a regurgitação do sangue do ventrículo direito para a aurícula direita durante a sístole ventricular.

Manifestações Clínicas

1. Insuficiência cardíaca direita — por sobrecarga do ventrículo direito
2. Edema — com congestão do fígado e disfunção hepática, ascite, hidrotórax.
3. Pressão venosa elevada

Tratamento

1. Tratamento cirúrgico da doença valvular mitral ou da doença combinada das válvulas mitral e aórtica — pode corrigir a hipertensão pulmonar e resultar em desaparecimento da regurgitação tricúspide.
2. Poderá estar indicada a substituição da válvula tricúspide.

INSUFICIÊNCIA CARDÍACA CONGESTIVA

Insuficiência cardíaca representa a incapacidade do coração em bombear a quantidade necessária de sangue oxigenado para efetuar o retorno venoso e para preencher as demandas metabólicas do corpo.

Insuficiência cardíaca congestiva constitui a ocorrência de congestão circulatória devida à diminuição da contratilidade miocárdica; como resultado, o débito cardíaco se torna insuficiente para manter o fluxo sangüíneo aos órgãos e tecidos do corpo. Isso acaba produzindo retenção de sódio e de água e aumento da pressão auricular esquerda, que resulta em congestão vascular pulmonar.

Causas

1. Secundária à doença cardíaca: aterosclerose coronariana, hipertensão, doença cardíaca valvular, doença cardíaca congênita, doença miocárdica difusa, arritmias
2. Embolia pulmonar; doença pulmonar crônica
3. Hemorragia e anemia
4. Anestesia e cirurgia
5. Transfusões ou infusões
6. Tireotoxicose
7. Gravidez
8. Infecções
9. Stress físico e emocional
10. Ingestão excessiva de sódio

Manifestações Clínicas

Inicialmente pode haver insuficiência ventricular esquerda ou direita, porém, com o passar do tempo, o outro ventrículo falha pela sobrecarga adicional de trabalho. Em geral o paciente apresenta uma combinação de sintomas; qualquer sistema pode ser afetado.

A. *Insuficiência Cardíaca Esquerda*

1. Ocorre congestão principalmente nos pulmões, por causa do retrocesso do sangue para as veias e capilares pulmonares.
   a. Respiração superficial, dispnéia de esforço, dispnéia paroxística noturna (devida à reabsorção do edema de declive que se formou durante o dia), ortopnéia
   b. Tosse — pode ser seca, improdutiva; geralmente ocorre à noite
2. Fatigabilidade — por insônia, nictúria, dispnéia, tosse, baixo débito cardíaco, efeito catabólico da insuficiência crônica
3. Insônia
4. Taquicardia — galope ventricular S_3
5. Inquietação

B. *Insuficiência Cardíaca Direita*

Sinais e sintomas de pressões elevadas e congestão nas veias e capilares sistêmicos:

1. Edema nos tornozelos; ganho ponderal inexplicável
   Edema com cacifo — só se torna óbvio após a retenção de pelo menos 4,5 kg de fluido
2. Congestão hepática — pode produzir dor abdominal alta
3. Distensão das veias do pescoço
4. Fluido anormal nas cavidades do corpo (espaço pleural, cavidade abdominal)
5. Anorexia e náuseas
6. Nictúria — à noite ocorre uma maior diurese, devida ao repouso e ao maior débito cardíaco
7. Fraqueza

Complicações

1. Insuficiência cardíaca intratável ou refratária — o paciente se torna progressivamente refratário à terapêutica, não respondendo ao tratamento

2. Arritmias cardíacas
3. Insuficiência do miocárdio
4. Intoxicação digitálica — devida à diminuição da função renal e à depleção de potássio
5. Pneumonia; infarto pulmonar

Achados Diagnósticos

1. Achados cardiovasculares
   a. Cardiomegalia (hipertrofia do coração) — detectada pelo exame físico e pela radiografia do tórax
   b. Galope ventricular — evidenciado pela ausculta; ECG
   c. Freqüência cardíaca rápida
   d. Aparecimento de pulso alternante
   e. Veias do pescoço distendidas
   f. Hepatomegalia (aumento do fígado)
2. ECG
3. Raios X de tórax — para avaliar o tamanho do coração; mostram os campos pulmonares (para derrame pleural) e congestão vascular
4. Gasometria arterial
5. Estudos da função hepática — podem estar alterados devido a congestão hepática

Tratamento e Ação da Enfermagem

Objetivo: reduzir a carga cardíaca por:
      a. diminuição das demandas circulatórias e melhora da oxigenação tecidual.
      b. eliminação dos fatores que estimulam a ação cardíaca.

A. *Causa da Descompensação*

Determine a causa da descompensação (incapacidade do coração em manter uma boa circulação) — anamnese, exame físico, estudos laboratoriais e demais estudos especiais apropriados (fluoroscopia cardíaca, testes de função pulmonar, enzimas séricas, estudos de função tireoidiana, cateterização cardíaca, angiografia)

B. *Prescrição de Repouso*

Coloque o paciente em repouso — para reduzir o trabalho do coração, aumentar a reserva cardíaca, diminuir a pressão arterial, diminuir o trabalho dos músculos respiratórios e baixar a freqüência cardíaca.

1. Verificar o grau de atividade que pode ser realizado pelo paciente sem produzir desconforto.
   a. Providencie o repouso no leito em posição semideitada ou em uma poltrona, num quarto com ar condicionado — esta posição reduz o retorno venoso para o coração e pulmões, aumenta o volume pulmonar e a capacidade vital, alivia a congestão pulmonar e reduz a pressão do fígado sobre o diafragma.
   b. Avalie a resposta do paciente ao repouso — houve alívio dos sintomas?
2. Garanta o descanso e o sono — os pacientes com insuficiência cardíaca congestiva tendem a ficar insones à noite devido à hipoxia cerebral com retenção concomitante do nitrogênio.
   a. Administre oxigênio durante a fase aguda para diminuir o trabalho respiratório e proporcionar maior conforto ao paciente.
   b. Administre um sedativo apropriado — para diminuir a insônia e a agitação
      (1) Em casos de dispnéia grave, administre pequenas doses de morfina, mediante prescrição médica.
      (2) Se for necessário, administre uma sedação suave, para induzir ao sono.
   c. Coloque calços na cabeceira da cama para elevá-la até uns 20 a 25 cm.
   d. Mantenha a luz do quarto acesa durante a noite.
3. Aumente, gradativamente, as atividades do paciente.
   a. Altere ou modifique as atividades do paciente — para mantê-lo dentro dos limites de sua capacidade cardíaca.
   b. Para aumentar as atividades, observe a resposta do pulso.
4. Observe o aparecimento de complicações decorrentes da permanência no leito — flebotrombose e embolia pulmonar.
   a. Estimule o paciente a respirar profundamente e a exercitar as pernas — desenvolve o tônus muscular e aumenta o retorno venoso ao coração.
   b. Utilizar uma comadre — para evitar o esforço defecatório que pode resultar em embolia pulmonar.

    c. Administre os sedativos com cuidado — para evitar a depressão respiratória, a imobilidade do paciente e a menor detoxificação dos medicamentos devida à congestão hepática.

  5. Proporcione tranqüilidade psicológica — o stress emocional pode provocar alterações na freqüência do pulso, no volume sistólico, no débito cardíaco, na resistência periférica, no metabolismo do sal e da água.

    a. Dê explicações minuciosas e responda às perguntas do paciente.

    b. Transmita confiança de um modo inteligente e racional.

C. *Terapêutica Digitálica*

Administre digital (um glicosídio cardíaco), quando prescrito, para aumentar a força de contração do miocárdio, produzir uma contração sistólica mais efetiva e diminuir a freqüência cardíaca. Isso resulta em aumento do débito cardíaco; diminuição do volume cardíaco, da pressão venosa e do volume sangüíneo, em diurese e alívio do edema. A digital é também usada para diminuir a freqüência ventricular na vigência de arritmias supraventriculares.

  1. Pode-se administrar uma dose maciça (para digitalização) a fim de induzir todo o efeito terapêutico da droga.

  2. A seguir o paciente recebe uma dose diária apenas suficiente para substituir a quantidade de medicamento destruída ou excretada — para manter o efeito digitálico sem toxicidade.

  3. Alguns clínicos estão digitalizando os pacientes sem uma dose maciça, para uma digitalização lenta; começam e prosseguem diariamente com uma dose de manutenção.

  4. *Preparados digitálicos* (a escolha do medicamento depende da velocidade do início e da duração da ação cardíaca)

    a. Digitoxina (Crystodigin, Pùrodigin)   d. Acetildigitoxina (Acylanid)

    b. Digóxina (Lanoxin)   e. Ouabaína (injeção)

    c. Lanatosídeo (Cedilanid-D) (injeção)

  5. *Usos clínicos da digital*

    a. Insuficiência cardíaca congestiva   d. Taquiarritmias supraventriculares

    b. Fibrilação auricular   e. Antes da cirurgia cardíaca

    c. Flutter auricular

  6. Fatores que podem aumentar a sensibilidade aos digitálicos:

    a. Infarto do miocárdio, especialmente a isquemia

    b. Depleção de potássio   f. Perda do apetite

    c. Doença renal ou hepática   g. Idade avançada

    d. Terapia com diuréticos   h. Hipoxia e hipercapnia na doença pulmonar

    e. Diarréia   i. Acidose; alcalose

  7. As concentrações séricas da digital (ensaio da digital) podem ser medidas (pelo laboratório) para orientação terapêutica e para avaliar sua toxicidade.

  8. Os níveis séricos de potássio devem ser controlados nos pacientes que recebem digital, especialmente naqueles que recebem digital e diuréticos.

  9. *Responsabilidades da enfermagem ao administrar digital*

Avalie a resposta clínica do paciente com relação ao alívio dos sintomas (diminuição da dispnéia, da ortopnéia, dos estertores, da hepatomegalia, do edema periférico).

    a. A dose ótima é a quantidade que alivia os sinais e sintomas do paciente com insuficiência cardíaca congestiva e que reduz a resposta ventricular às arritmias, *sem causar toxicidade*.

    b. Pesquise a presença de efeitos tóxicos — *arritmias* (efeito tóxico mais importante), anorexia, náuseas, vômitos, diarréia, bradicardia, cefaléia, mal-estar, alterações comportamentais, aumento da insuficiência congestiva.

ALERTA À ENFERMAGEM: A incidência de toxicidade à digital é alta devida à estreita margem entre as doses terapêuticas e tóxicas. Os efeitos tóxicos nem sempre aparecem de maneira previsível. A toxicidade digitálica comporta uma alta taxa de mortalidade.

---

    c. Verifique o pulso e a freqüência cardíaca apical antes de administrar cada dose de digital.

    d. Suspenda a digital e avise o médico se observar o seguinte:

      (1) Diminuição da freqüência

      (2) Mudança no ritmo — bradicardia, contrações ventriculares prematuras, bigeminismo (dois batimentos do pulso numa sucessão rápida), fibrilação auricular.*

---

*A regularização da freqüência no paciente com fibrilação auricular crônica deve ser considerada como alerta da possível presença de intoxicação digitálica.

(3) As arritmias cardíacas perigosas exigem tratamento imediato (ver pág. 383).

   e. Averigúe a presença de sintomas de depleção eletrolítica — lassidão, apatia, confusão mental, anorexia, diminuição do débito urinário, azotemia.

   f. Observe atentamente o paciente que está sendo tratado simultaneamente com diuréticos e digitálicos — *existe uma predisposição para as arritmias se o estado do balanço potássico não for avaliado e tratado.*

D. *Diuréticos*

Administre o diurético prescrito (agente que faz aumentar a velocidade do fluxo urinário) — age principalmente por bloquear a reabsorção de sódio; usado para acelerar a excreção de sódio e de água na insuficiência cardíaca congestiva.

   1. O tipo e a dose de diurético administrado dependem do grau de insuficiência cardíaca e do estado da função renal.

   2. A dose é também determinada pelo peso diário do paciente, pelos sinais e sintomas clínicos.

Quadro 7-2. *Diuréticos Usados com Freqüência*

Definição: Diuréticos são agentes que aumentam a velocidade do fluxo urinário.

Ação: Depende da presença de rins funcionalmente ativos; a maioria dos diuréticos reduz a reabsorção de eletrólitos (principalmente sódio) pelos rins e promove perda de água como uma ação secundária.

    No tratamento da hipertensão o efeito natriurético (secreção de sódio) provavelmente constitui a ação importante.

    Nos estados edematosos os efeitos sobre o sal e a água são importantes.

Determinação da Dose: (1) Peso diário do paciente; (2) Sinais e sintomas clínicos; (3) Exame físico; (4) Estado da função renal.

Diurético	Ação	Implicações de enfermagem
Tiazidas (derivados benzotiazínicos) Clorotiazida (Diuril) Hidroclorotiazida (HidroDIURIL, Esidrix, Oretic) Benzotiazida (Exna) Hidroflumetiazida (Saluron) Bendroflumetiazida (Naturetin)	Aumenta a excreção renal de sódio (natriurese), potássio, cloreto, bicarbonato (urina alcalina) com concomitante perda de água "osmótica". Usados principalmente nos estados de edema e hipertensão. Usados mais amplamente para a administração prolongada.	Pesquise os efeitos colaterais conseqüentes ao desequilíbrio eletrolítico; hipocalemia (fraqueza e fatigabilidade), hiperuricemia, hiperglicemia, náuseas e vômitos, diarréia, cãibras abdominais, sonolência, parestesias. Administre potássio suplementar.
Diuréticos que Poupam Potássio Espironolactona (Aldactone)	Inibe a ação da aldosterona no túbulo distal e reduz a reabsorção de sódio e de cloreto. Produz um efeito diurético gradual. Usada no tratamento da cirrose e do edema quando os outros diuréticos são tóxicos ou ineficazes.	Geralmente usada em combinação com o diurético tiazida. Pesquise os efeitos colaterais — erupção cutânea, ginecomastia.
Triamtereno (Dyrenium)	Parece interferir na troca do sódio por potássio e H^+ no túbulo distal.	Em geral usado como coadjuvante na terapêutica com tiazida. Pode causar elevação nos níveis de uréia no sangue. Verifique a presença de náuseas, vômitos, diarréia, fraqueza, cefaléia e erupção cutânea.
Diuréticos Potentes Furosemida (Lasix) Ácido Etacrínico (Edecrin)	Em geral reservada para os pacientes que não respondem aos diuréticos tiazídicos clássicos. Bloqueia a reabsorção de sódio e água no túbulo renal proximal e interfere com a reabsorção do sódio na parte ascendente da alça de Henle e na porção mais proximal do túbulo distal. Associada à perda de sódio, potássio, cloretos e íons de hidrogênio (urina ácida). A furosemida exerce uma ação quase imediata quando administrada na veia. Ácido etacrínico; atividade máxima alcançada em 2 horas e a diurese persiste por 6-8 horas.	Ação potente e rápida. Útil, especialmente no edema agudo do pulmão. *Pode produzir diurese profusa* com elevação do BUN (azotemia pré-renal). Observe náuseas, vômitos, diarréia, erupção cutânea, prurido, embotamento da visão, hipotensão postural, vertigem, perda auditiva. A furosemida está relacionada quimicamente às sulfonamidas; pense em possíveis alergias cruzadas. Administre pela manhã cedo, para evitar nictúria e conseqüente perda de sono.

Quadro 7-2. *Diuréticos Usados com Freqüência* (continuação)

Diurético	Ação	Implicações de enfermagem
Diuréticos Mercuriais Mercaptomerin sódico (Thiomerin)	Age sobre todo o néfron e produz perda de sódio e de cloreto, com depleção limitada de potássio.	Usado quando se necessita de diurese imediata. *Precaução:* ocorrem reações de hipersensibilidade; *indague sobre possível sensibilidade ao mercúrio.* Observe presença de sintomas de depleção de cloretos: fraqueza, apatia, sonolência, desorientação, delírio. Não é tão potente quanto a furosemida e o ácido etacrínico.
Diuréticos Xantínicos	(Suplantados pelos compostos mais potentes.) Produz (em parte) a diurese do chà e do café.	
Diuréticos Osmóticos Uréia Manitol (o mais comumente usado)	Substâncias administradas em solução hipertônica na veia e excretadas pelos rins; por causa do limite renal em reabsorvê-las ou concentrá-las, a perda de água é obrigatória.	
	Substâncias administradas na veia em soluções hipertônicas e que atravessam lentamente a barreira sangüínea cerebral; assim sendo, o gradiente osmótico através da barreira sangüínea cerebral resulta em saída de água do tecido cerebral.	Podem ser usadas para tratar o edema cerebral, especialmente nos traumatismos cranianos com edema rápido do cérebro.

3. Ver Quadro 7-2 para os diuréticos mais comumente usados.
4. *Responsabilidades da Enfermagem na Administração dos Diuréticos*
   a. Dê o diurético no início da manhã — a diurese noturna perturba o sono.
   b. Mantenha um registro da ingestão e da excreção — o paciente pode perder um grande volume de fluidos após uma única dose de diurético.
   c. Pese o paciente diariamente — para determinar se o edema está sendo controlado; a perda ponderal não deverá ser superior a 0,45-0,9 kg por dia.
   d. Pesquise a presença de fraqueza, mal-estar, cãibras musculares — a terapia diurética pode produzir hipovolemia e depleção eletrolítica, especialmente *hipocalemia*.
   e. Dê potássio oral quando prescrito.
   f. Saiba que os problemas associados à administração de diuréticos incluem distúrbios do balanço potássico, hiperuricemia, depleção volêmica e hiponatremia, hiperglicemia e diabetes mellitus.

E. *Dieta*

Ajude o paciente a se adaptar à dieta prescrita — em geral pobre em sódio, para livrar o corpo da retenção de fluido extracelular.

1. A dieta pode ser inicialmente pobre tanto em calorias quanto em sódio.
2. Alerte o paciente para não usar saleiro. O paciente com doença renal deve evitar os substitutos do sal.
3. Mostre ao paciente a importância de adotar a dieta com pouco sódio.
   a. O sódio existe em todos os alimentos, em quantidades variáveis
   b. Restrição moderada de sódio — cerca de 3 g de sódio por dia
   c. Restrição intensa de sódio — cerca de 0,5-1,5 g de sódio por dia
4. Elabore a dieta mais saborosa possível.
   a. Utilize condimentos, temperos, legumes e suco de limão
   b. Evite substitutos do sal na presença de doença renal.

5. Ofereça refeições ligeiras e freqüentes — para evitar o enchimento gástrico excessivo e a distensão abdominal com subseqüente elevação do diafragma, o que resulta em diminuição da capacidade pulmonar.
6. Ensine o paciente a enxaguar bem a boca após usar a pasta de dentes e colutórios — alguns deles contêm grandes quantidades de sódio. Os emolientes. aquosos devem ser evitados.
7. Avise o paciente que existe sódio nos alcalinizantes, nos antitussígenos, nos laxativos, nos analgésicos, nos estrogênios etc.
8. Forneça ao paciente instruções dietéticas por escrito. Ver Quadro 7-3 como exemplo.

Orientação Médica

1. Explique o processo patológico ao paciente; o termo "insuficiência" pode ter implicações atemorizantes.
   a. Explique a ação de bomba do coração — "movimentar o sangue através do corpo, para fornecer nutrientes e ajudar na remoção dos materiais de desgaste".
   b. Explique a diferença entre "ataque cardíaco" e insuficiência cardíaca congestiva.
2. Ensine os sinais e sintomas de recidiva.
   a. Peça ao paciente para lembrar-se de como se sentia ao ficar doente pela primeira vez.
   b. Pesquise a presença de:
      (1) Ganho ponderal — relate um aumento de peso superior a 0,9-1,4 kg em poucos dias. Pese diariamente e na mesma hora, para detectar qualquer tendência de reter líquidos
      (2) Edema de tornozelos, pés ou abdome
      (3) Tosse persistente
      (4) Cansaço; perda do apetite
      (5) Micções freqüentes à noite

Quadro 7-3. *Dieta com Restrição de Sódio**
(500 mg; 1.800 calorias)†

Categoria	Permitido	Evitar
Produtos Lácteos		
Leite	2 copos	Sal ou glutamato monossódico
Queijo	¹/₄ de xícara de requeijão sem sal	Sorvete
	±31 g de queijo dietético pobre em sal	Sorvete ou refresco de frutas (Sherbet)
		Leite maltado
Gordura	Queijo ou margarina sem sal	"Milk shakes"
	Gordura ou óleo de cozinha sem sal	Leite com chocolate
	Tempero francês sem sal	Leite condensado
	Maionese sem sal	
	Nozes sem sal	Manteiga ou margarina normal
	Creme forte ou fraco	Tempero comercial para saladas
		Toucinho ou gordura de toucinho
		Azeitonas
Ovos	1 ovo por dia	Nozes salgadas
		Comidas e molhos de festas
Carnes, Peixes, Aves	Carne ou aves frescas, congeladas ou dietéticas enlatadas; bife, carneiro, porco, vitela, língua fresca, fígado, galinha, pato, peru, coelho	Miolos ou rins
		Carne enlatada, salgada ou defumada (toucinho, linguiça, carne-seca ou conservada em salmoura, salsichas, presunto, carnes salgadas [kosher], porco salgado, língua defumada)
	Peixe fresco ou enlatado dietético (não congelado)	Filés de peixe congelados; peixe enlatado, salgado ou defumado, atum ou salmão enlatado
		Moluscos — mexilhões, siris, lagostas, ostras, camarões etc.

*De Sodium-restricted Diet, 500 mg American Heart Association.
†Para uma dieta com 250 mg de sódio, use leite pobre em sódio (quer leite total pobre em sódio ou leite em pó pobre em sal) em vez de leite normal.
   Para uma dieta com 1.000 mg de sódio, adote a dieta com 500 mg de sódio, mais um dos seguintes alimentos para os outros 500 mg de sódio:

¹/₄ de colher de chá de sal (rasa)   Servir quantidades médias normais de cereais
³/₄ de colher de chá de glutamato monossódico   cozidos, arroz, espaguetes, talharim, angu
¹/₂ cubo de caldo de carne   etc., temperados com sal
 1 xícara de suco de tomate   1 xícara de chucrute seco
                                                      1 linguiça de tamanho médio
                                                      ±46 g de presunto

Quadro 7-3. *Dieta com Restrição do Sódio*
(500 mg; 1.800 calorias) (Continuação)

Categoria	Permitido	Evitar
Vegetais	Vegetais dietéticos frescos, congelados ou enlatados (exceto os assinalados)	Vegetais enlatados ou sucos de vegetais, a menos que contenham pouco sal. Vegetais congelados quando conservados em sal. Alcachofras, beterraba, cenoura, aipo, acelga, dente-de-leão verde, angu de milho, repolho, mostarda, chucrute, espinafre, nabo
Frutas	Qualquer fruta ou suco de fruta (se não se tiver acrescentado açúcar)	Frutas enlatadas ou congeladas em açúcar (por causa das calorias extras)
Pães, Cereais, produtos com Cereais	Pão com pouco sal, bolos, biscoitos Cereais secos (arroz integral, trigo integral, trigo moído) Pão ázimo sem sal Torrada de pão sem sal Macarrão ou talharim Espaguete, arroz, cevada Pipoca sem sal Farinha	Pão comum, biscoitos salgados Misturas comerciais Cereais cozidos que contenham 1 composto de sódio Cereais secos diferentes dos mencionados e os que contêm mais de 6 mg de sódio em 10 g de cereais Alimentos de milho ou de farinha fermentados Batatas fritas Biscoitos condimentados Pipocas salgadas
Outros	Café, chá, substitutos do café, limões, limas, gelatina simples sem sabor, vinagre, creme tártaro, bicarbonato de potássio, farinha de bolo sem sal, fermento	Misturas de chocolate instantâneo, outras misturas para bebidas, incluindo pós com gosto de frutas; refrigerantes de máquinas, incluindo leite maltado; bebidas leves (comuns e com poucas calorias); quaisquer tipos de caldos comerciais (cubos, pós, líquidos); ciclamato de sódio e sacarina sódica; doces cristalizados comerciais; sobremesas comerciais de gelatina; farinha comum para bolo, bicarbonato de sódio; tabletes para coalhada, melado; misturas para pudins.

3. Reveja o esquema de medicações.
   a. Rotule todos os medicamentos.
   b. Forneça instruções estritas a respeito da terapia digitálica e diurética.
      (1) Certifique-se de que o paciente possui um sistema de controle que lhe mostrará se já tomou seus remédios.
      (2) Ensine o paciente a tomar e registrar seu pulso.
      (3) Informe o paciente acerca dos sinais e sintomas da toxicidade digitálica e da depleção de potássio.
      (4) Se o paciente está tomando solução oral de potássio, esta pode ser diluída com suco e tomada após as refeições.
4. Reveja o programa de atividades.
   Instrua assim o paciente:
   a. Aumente a marcha e demais atividades paulatinamente, desde que não causem fadiga nem dispnéia.
   b. Em geral, continue em qualquer nível de atividade que possa suportar sem acarretar sintomas.
   c. Evite excessos ao comer e beber.
   d. Empreenda um programa de redução de peso até alcançar o peso ótimo.
   e. Evite os extremos de calor e frio — o stress cardíaco aumenta com o calor ou frio ambiental.
   f. Mantenha um contato *regular* com o médico ou com a clínica.
5. Restrinja o sódio, conforme prescrito.
   a. Forneça ao paciente um plano dietético por estrito, com uma lista dos alimentos permitidos e proibidos.
   b. Aconselhe o paciente a ler todas as bulas, para verificar o conteúdo de sódio (antiácidos, laxativos etc.).
   c. Verifique a quantidade de sódio existente na água potável da região, consultando o departamento de saúde local.
   d. Avise ao paciente que terá de aceitar como parte integrante de sua vida o fato de ter o sódio restrito e o fato de usar digital.

EDEMA AGUDO DO PULMÃO

O *edema agudo do pulmão* se refere à presença de excesso de fluido no pulmão, quer nos espaços intersticiais quer nos alvéolos. Costuma acompanhar a insuficiência ventricular esquerda aguda.

ALERTA À ENFERMAGEM: O edema agudo do pulmão constitui uma verdadeira emergência médica, pois representa uma afecção com risco de vida.

Causas

1. Doença cardíaca: insuficiência ventricular esquerda aguda, infarto do miocárdio, estenose aórtica, doença grave da válvula mitral, hipertensão, insuficiência cardíaca congestiva
2. Sobrecarga circulatória — transfusões e infusões
3. Hipersensibilidade medicamentosa; alergia; envenenamento.
4. Lesões pulmonares — inalação de fumaças, pulmão do choque, embolia ou infarto pulmonar.
5. Lesões do sistema nervoso central — apoplexia, traumatismo encefálico
6. Infecção e febre

Manifestações Clínicas

1. Tosse e agitação durante o sono (sintomas premonitórios)
2. Dispnéia grave e ortopnéia — o paciente costuma utilizar os músculos acessórios da respiração, havendo retração dos espaços intercostais e das áreas supraclaviculares
3. Tosse com quantidades variáveis de saliva espumosa, branca ou rósea
4. Grande ansiedade e pânico
5. Respiração ruidosa — sibilos respiratórios e expiratórios e estertores bolhosos
6. Cianose com sudorese intensa
7. Veias do pescoço distendidas
8. Taquicardia

Tratamento e Conduta de Enfermagem

Objetivo: reduzir a congestão pulmonar.

Adote medidas para reduzir o influxo de sangue venoso sistêmico ao átrio direito (retardar o retorno venoso).

1. Coloque o paciente em posição sentada, cabeça e ombros levantados, pé e pernas para baixo — para favorecer a retenção do sangue nas porções declives do corpo pelas forças gravitacionais; para diminuir o retorno venoso.
2. Administre morfina em pequenas doses intermitentes (IV) — para aliviar a ansiedade intensa e diminuir o esforço respiratório, permitindo, desse modo, uma melhor troca de oxigênio, induzindo ao sono.
   a. Se o edema pulmonar for causado por acidente cerebral, ou se ocorrer na vigência de insuficiência pulmonar crônica ou choque cardiogênico, estará *contra-indicado* o uso de morfina.
   b. Fique atenta para o aparecimento de depressão respiratória intensa.
   c. Controlar a pressão arterial, pois a morfina pode intensificar a hipotensão.
   d. Providencie um antagonista da morfina — hidrocloreto de naloxone (Narcan).
3. Forneça oxigênio em altas concentrações — para aliviar a hipoxia e a dispnéia.
   a. O oxigênio pode ser administrado com pressão bastante alta, para fornecer oxigenação ao sangue e vencer a barreira do líquido do edema.
   b. O oxigênio pode ser administrado sob ligeira pressão positiva, por máscara ou por cateter orofaríngeo.
4. Administre aminofilina — relaxa o broncoespasmo; aumenta o fluxo sangüíneo renal e acelera a diurese; diminui a pressão arterial pulmonar; diminui a pressão venosa periférica e a resistência periférica.
   a. Administre aminofilina na veia *muito lentamente* — a administração demasiadamente rápida pode resultar em arritmias, síncope e morte súbita.
   b. Verifique se está ocorrendo queda da pressão arterial — pode constituir uma complicação perigosa.
5. Administre diuréticos (ácido etacrínico, furosemida) via endovenosa — para reduzir o volume sangüíneo e a congestão pulmonar através de uma diurese imediata.

a. Introduza uma sonda de demora (se o paciente está chocado ou obnubilado).

b. Pode haver diurese intensa logo após a administração do diurético.

c. *Fique atenta para queda da pressão sangüínea, aumento da freqüência cardíaca e diminuição do débito urinário — indicam que a circulação sistêmica não está tolerando a diurese e que pode instalar-se uma hipovolemia.*

d. Fique atenta para sinais de obstrução urinária nos pacientes com hipertrofia prostática.

6. Utilize torniquetes alternados (ver pág. 384) — para produzir estase venosa nas extremidades; reduz o retorno venoso para o coração e ajuda a descongestionar os pulmões.

a. Coloque torniquetes nas extremidades.

b. Alterne os torniquetes a cada 15 minutos (ou mais freqüentemente se o paciente apresenta distúrbio circulatório).

c. Quando o paciente estiver em choque, não utilize os torniquetes.

7. Realize flebotomia (retirada rápida de sangue de uma veia periférica) — para diminuir o retorno venoso e produzir um declínio correspondente no débito ventricular direito.

a. A flebotomia costuma ser realizada para reduzir a pressão intravascular quando o ataque é desencadeado por excesso de administração de sangue ou de fluidos de infusão.

b. Guarde o sangue, pois poderá se tornar necessário no tratamento do choque se vier a ocorrer um agravamento do infarto. Se necessário, pode-se administrar papa de hemácias.

8. Permaneça ao lado do paciente, demonstre segurança — a presença de outra pessoa tem um efeito terapêutico, pois a ansiedade do paciente tende a intensificar a gravidade de suas condições. (À medida que a ansiedade é aliviada, a vasoconstrição arterial diminui.)

9. Administre digital (IV) no paciente não digitalizado (de acordo com a prescrição) se o edema pulmonar é de origem cardíaca — para aumentar o débito ventricular esquerdo e, com isso, aliviar os sintomas e prevenir a recidiva do edema pulmonar.

10. Avalie o estado renal e eletrolítico do paciente.

11. Administre os medicamentos apropriados para a hipertensão grave e persistente.

Orientação Médica

Durante a convalescença instrua o paciente como segue, para prevenir a recidiva do edema pulmonar.

1. Pergunte: quais os sintomas que apresenta antes do ataque? (Ele deve conhecê-los.)

2. Se surgirem acessos de tosse (tosse seca), sente-se com as pernas pendentes fora da cama. Se o procedimento não ajudar, chamar o médico.

3. Restrinja o sal.

4. Tome os diuréticos e o digital exatamente como foram prescritos.

5. Durma com a cabeça elevada (use calços de 25 cm na cabeceira da cama).

6. Evite esforço físico excessivo e repentino.

7. Pese-se diariamente — para determinar se há necessidade de uma diurese adicional.

8. Trate prontamente todas as infecções com antibióticos.

9. Ver Orientação Médica (insuficiência cardíaca congestiva), pág. 366.

CIRURGIA CARDÍACA

Afecções Cardíacas que Requerem Cirurgia

(Elaboraram-se procedimentos cirúrgicos para as seguintes afecções:)*

A. *Doença Congênita do Coração e Grandes Vasos*

Persistência do canal arterial†	Transposição dos grandes vasos
Coarctação da aorta†	Atresia da tricúspide
Defeito do septo auricular (secundum)	Tronco arterioso
	Defeito do septo aórtico
Defeito do septo auricular (primum)	Anel vascular aórtico†
Defeito do septo ventricular	Estenose mitral
Defeito do coxim endocárdico	Insuficiência mitral
Tetralogia de Fallot	Origem congênita da artéria
Estenose de válvula pulmonar	coronária esquerda a partir da
Estenose da válvula aórtica	artéria pulmonar
Estenose aórtica subvalvular	Fístula arteriovenosa coronária

---

*Adaptado do Report of Inter-society Commission for Heart Disease Resources. Circulation, 44: 228, setembro de 1971. Com permissão da American Heart Association.

†Em geral não é necessário o "bypass" cardiopulmonar.

B. *Doença Adquirida do Coração e Grandes Vasos*

Estenose mitral
Insuficiência mitral
Estenose aórtica
Insuficiência aórtica
Pericardite constritiva⁺
Bloqueio cardíaco⁺
Doença oclusiva da artéria
   coronária
Aneurisma ventricular
Lesão aguda do septo ventricular

Trauma direto do miocárdio
Ruptura traumática da aorta
Aneurisma torácico saçular
Aneurisma torácico fusiforme
Aneurisma dissecante da aorta
Fístula do seio aortocoronariano
Estenose tricúspide
Aneurisma do seio de Valsalva
Embolia pulmonar maciça

Conduta Pré-Operatória de Enfermagem

Objetivo: levar o paciente ao máximo de suas capacidades físicas e psicológicas

1. Ajude o paciente a realizar os estudos diagnósticos para determinar o tipo e a gravidade das lesões; os testes também servem como parâmetros para avaliação no pós-operatório.
   a. Cateterismo cardíaco e angiografia
   b. Estudos da função pulmonar
   c. Eletrocardiograma, ecocardiograma, fonocardiograma
   d. Testes de exercícios com carga
   e. Raios X de tórax

2. Avalie os estudos laboratoriais
   a. Hemograma completo, eletrólitos séricos, perfil lipídico, culturas de nariz, garganta, escarro e urina
   b. Perfil imunológico
   c. Coagulograma pré-operatório (tempo de protrombina, produtos de desintegração da fibrina, teste do fibrinogênio, tempo de coagulação) — a circulação extracorpórea afetará alguns fatores da coagulação.
   d. Testes de função renal e hepática

3. Avalie as condições emocionais do paciente e tente diminuir sua ansiedade — os pacientes que se submeterão à cirurgia cardíaca são mais ansiosos e temerosos do que os demais.
   a. Ajude com sua presença, ouvindo e mostrando-se interessada — o paciente irá enfrentar uma crise de stress ameaçadora.
   b. Estimule o paciente a expressar o que está sentindo e pensando — a exteriorização dos sentimentos alivia a sensação de isolamento e facilita uma relação afetuosa e de apoio.
   c. Ajude o paciente a mobilizar suas defesas e a lutar contra seus temores.
   d. Esclareça as informações fornecidas previamente pelo cirurgião cardiovascular.
   e. Antecipe e responda as perguntas do paciente.
      (1) Pergunte ao paciente o que ele deseja saber.
      (2) Estabeleça uma relação de confiança.
   f. Reforce e acelere a instrução do paciente à medida que se aproxima o dia da cirurgia.
   g. Espere o aparecimento de problemas psicológicos e psiquiátricos em alguns pacientes com doenças prolongadas.

4. Prepare o paciente para os eventos do pós-operatório.
   a. Dê uma volta com o paciente e sua família pela UTI — isso reduz a ansiedade de ter que ir para uma UTI.
      (1) Apresente-o ao pessoal que irá cuidar dele.
      (2) Forneça à família informações sobre horário de visitas e para contato telefônico.
   b. Ensine as técnicas de fisioterapia torácica — para aprimorar a função pulmonar.
      (1) Faça o paciente praticar no aparelho de RPPI.
      (2) Mostre e pratique as técnicas de respiração diafragmática.
      (3) Faça-o praticar exercícios de pernas e para uma tosse eficaz.
   c. Prepare o paciente para a presença de monitores, tubos de tórax, equipos IV, transfusão, cânula endotraqueal etc.

5. Avalie as reações do paciente aos medicamentos — esses pacientes precisam de muitos medicamentos.

⁺Em geral não é necessário o "bypass" cardiopulmonar.

a. Digital
  (1) O paciente poderá ter que receber grandes doses para melhorar a contratilidade miocárdica.
  (2) O medicamento pode ser suspenso vários dias antes da cirurgia — para evitar arritmias digitóxicas conseqüentes ao "bypass" cardiopulmonar.
b. Diuréticos
  (1) Avalie o paciente quanto à depleção potássica e volêmica (fraqueza, hipotensão postural) — os diuréticos podem produzir perda de potássio e a diurese intensa pode resultar numa diminuição do volume sangüíneo.
  (2) Forneça suplemento de potássio se o paciente está em terapia diurética prolongada — para refazer os estoques orgânicos.
  (3) Os diuréticos podem ser suspensos vários dias antes da operação, para evitar os distúrbios eletrolíticos que poderiam desencadear arritmias no pós-operatório. Poderá ser aconselhável uma restrição de sal e de água.
c. Bloqueadores beta (propranolol); suspenda a droga paulatinamente antes da cirurgia — a suspensão brusca do propranolol pode desencadear um estado de mal anginoso ou um infarto do miocárdio.
d. Determine se o paciente tomou corticosteróides no ano que precedeu a cirurgia — os pacientes em tratamento com esteróides devem receber doses suplementares para poderem suportar o stress da cirurgia.
e. Reserpina — deve ser suspensa o mais cedo possível antes do procedimento, para permitir a repleção de noradrenalina.
f. No pré-operatório podem ser administrados antibióticos profiláticos.
g. Determine se o paciente apresenta idiossincrasias medicamentosas.
6. Esteja a par das condições pré-operatórias que predispõem às complicações respiratórias pós-operatórias.
  a. Hipertensão pulmonar
  b. Congestão ou edema pulmonar
  c. Doença pulmonar preexistente
  d. Infecção pulmonar
  e. Pacientes idosos ou debilitados
7. Incentive o paciente a parar de fumar — o fumo aumenta a incidência de complicações respiratórias pós-operatórias.

Cuidados Cirúrgicos Pós-Operatórios e Assistência da Enfermagem

Objetivo: avaliar o paciente minuciosa e continuamente para prevenir complicações.

1. Fixar todas as conexões dos equipos e tubos (arterial, PVC, tubos de tórax, sonda vesical com o frasco coletor, cânula endotraqueal ao respirador, ECG ao sistema de monitorização, fios de marcapasso etc.).
2. Garanta uma boa oxigenação no período pós-operatório imediato; a insuficiência respiratória é comum após a cirurgia cardíaca aberta
3. Utilize monitorização fisiológica* durante o período pós-operatório imediato, especialmente do estado cardiovascular, do estado respiratório e do equilíbrio hidreletrolítico.
4. Monitorize o estado cardiovascular para determinar a eficácia do débito cardíaco. Fazem-se leituras seriadas da pressão arterial, da freqüência cardíaca, da PVC, e da pressão auricular esquerda nos módulos do monitor, sendo depois correlacionadas ao estado do paciente e registradas.
  a. Verifique a pressão arterial a cada 15 minutos, até que se revele estável, e, de acordo com a prescrição, daí para diante — a pressão arterial constitui um dos parâmetros fisiológicos mais importantes para orientação.
    (1) Meça por cateter (em geral na artéria femoral ou radial) unido a um condutor e osciloscópio — é mais exata do que a pressão por manguito. A vasoconstrição residual que ocorre após a circulação extracorpórea torna imprecisa a pressão arterial por ausculta.
    (2) Pode-se interpor um sistema com fluxo de heparina entre o equipo arterial e o condutor, para evitar a coagulação.
    (3) Essa pressão arterial pode ser 10-20 mm Hg mais alta do que a pressão por manguito.
    (4) Observe o valor diastólico nos pacientes com prótese da válvula aórtica; a queda pode indicar que a válvula está escorregando.

---

*O material de monitorização só é útil quando compreendido e usado corretamente. É indispensável a avaliação clínica do paciente, realizada pela enfermagem, para poder cuidar do mesmo.

b. Ausculte o coração para evidência de tamponamento cardíaco (bulhas abafadas e distantes), de atrito pericárdico (pericardite) etc.
   (1) Verifique os pulsos periféricos (pedioso, tibial, radial) como uma checagem adicional da ação cardíaca.
   (2) Palpe os pulsos carotídeo, braquial, poplíteo e femoral; se esses pulsos estiverem ausentes, isso pode dever-se à cateterização recente da extremidade.

c. Faça leituras da pressão venosa central a cada hora (ver pág. 319) — indica o volume sangüíneo, o tônus vascular e a eficácia do coração como bomba.
   (1) Uma PVC alta pode resultar de hipervolemia, insuficiência cardíaca, tamponamento cardíaco, vasoconstrição. O ventilador pode elevar a PVC.
   (2) Se a queda da pressão arterial é devida a um volume sangüíneo baixo, a PVC apresentará uma queda correspondente.
   (3) *Alterações* nos valores são mais importantes do que as leituras isoladas.

d. Meça a pressão auricular esquerda ou a pressão encunhada da artéria pulmonar — para determinar o volume diastólico terminal do ventrículo esquerdo e para avaliar o débito cardíaco (ver pág. 322)
   Pressões em elevação podem indicar insuficiência cardíaca congestiva ou edema pulmonar.

e. Observe o monitor ECG — as arritmias cardíacas são freqüentes após a cirurgia cardíaca.
   (1) As contrações ventriculares prematuras ocorrem mais freqüentemente após a substituição da válvula aórtica e da cirurgia para "bypass" de coronária. Podem ser tratadas com marcapasso, lidocaína, potássio.
   (2) As arritmias também podem ocorrer em conseqüência de isquemia, hipoxia, alterações no potássio sérico, edema, sangramento, desequilíbrios ácido-básicos ou eletrolíticos, intoxicação digitálica, insuficiência miocárdica.
   (3) Observe outros parâmetros em correlação com a informação do monitor — um potássio sérico baixo torna o coração suscetível às arritmias ventriculares.
   (4) Veja a pág. 383, para discussão das arritmias cardíacas.

f. Verifique o débito urinário a cada meia ou uma hora (pela sonda de demora) — o débito urinário constitui um indicador do débito cardíaco e da perfusão periférica.

g. Continue realizando uma avaliação contínua do paciente.
   (1) Observe a mucosa bucal, os leitos ungueais, os lobos das orelhas e as extremidades para escurecimento/cianose — sinais de débito cardíaco baixo.
   (2) Palpe a pele; pele fria e úmida revela queda do débito cardíaco. Observe a temperatura e a cor das extremidades.
   (3) Observe o enchimento e o tônus das veias superficiais dos pés.

5. Avalie o estado respiratório do paciente.
   a. Utilize ventilação assistida ou controlada (ver Cap. 5) — usa-se assistência respiratória nas primeiras 24 horas para dispor de uma via aérea artificial se ocorrer parada cardíaca, para reduzir o trabalho cardíaco, para manter uma ventilação eficaz.

      (1) A adequação da ventilação é avaliada pelo estado clínico do paciente e pela medida direta do volume corrente e dos gases arteriais.
      (2) Verifique a posição da cânula endotraqueal.
      (3) Ausculte o tórax para verificar o tipo de ruídos respiratórios — as crepitações indicam congestão pulmonar; a diminuição ou ausência de murmúrios indicam pneumotórax.
      (4) Raios X de tórax realizados imediatamente após a cirurgia e a seguir diariamente — para avaliar o estado de expansão pulmonar e para detectar atelectasia.
      (5) Gasometria arterial (ver Cap. 5) geralmente feita uma hora após a cirurgia e, quando necessário, daí para diante, a fim de avaliar a função respiratória.
      (6) Fazer uma boa sedação no paciente — para ajudá-lo a suportar a cânula endotraqueal e a enfrentar as sensações geradas pelo respirador.
      (7) Utilize fisioterapia torácica nos pacientes com congestão pulmonar, para prevenir a retenção de secreções e a atelectasia.
         (a) Examine os raios X de tórax e ausculte o tórax para determinar a presença de áreas com problemas.
         (b) Utilize técnicas de percussão e vibração para soltar as secreções.
         (c) Promova a tosse, a respiração profunda e a mudança de posição — para manter as vias aéreas permeáveis, prevenir a atelectasia e facilitar a expansão pulmonar.
      (8) Aspire com cuidado as secreções traqueobrônquicas (ver Cap. 5) — a aspiração prolongada resulta em hipoxia e possível parada cardíaca.

(9) Restrinja os fluidos (conforme prescrição) durante os primeiros dias — perigo de congestão pulmonar por ingestão excessiva de líquidos.

6. Manter o equilíbrio hidreletrolítico — pode ocorrer acidose metabólica e distúrbio eletrolítico após o uso de bomba oxigenadora.

   a. Pode-se limitar os fluidos para evitar sobrecarga.

   b. Preencher a folha de ingesta e de excretas — como um método de determinar um equilíbrio hídrico positivo ou negativo e as necessidades hídricas do paciente.

   (1) Os fluidos IV (incluindo as soluções a jato administradas através dos equipos arterial e venoso) são considerados como ingesta.

   (2) Avalie o estado de hidratação do paciente — peso, valores dos eletrólitos, resultados do hematócrito, distensão das veias do pescoço, edema tecidual, tamanho do fígado, murmúrios respiratórios..

   (3) Registre o débito urinário a cada meia a uma hora.

   (4) Meça a quantidade de drenagem torácica pós-operatória — não deve ultrapassar os 200 ml/hora nas primeiras 4-6 horas.

      (a) Verifique se houve parada brusca da drenagem torácica — por torção ou bloqueio do tubo.

      (b) Ver Cap. 5 para assistência do paciente com drenagem subaquática.

7. Fique alerta para mudanças nos eletrólitos séricos — é necessária uma concentração específica de eletrólitos tanto no líquido extracelular quanto no intracelular, a fim de manter a vida.

   a. *Hipocalemia* (baixa taxa de potássio)

   (1) Pode ser causada por ingestão insuficiente, diuréticos, vômitos, aspiração nasogástrica excessiva, stress da cirurgia.

   (2) Efeitos da queda do potássio — arritmias, toxicidade digitálica, alcalose metabólica, fraqueza miocárdica, parada cardíaca.

   (3) Faça a reposição IV de potássio, conforme prescrito.

   b. *Hipercalemia* (potássio alto)

   (1) Pode ser causada por aumento de ingestão, destruição de hemácias pela bomba, acidose, insuficiência renal, necrose tecidual e insuficiência da cortical supra-renal.

   (2) Os efeitos da alta de potássio — confusão mental, inquietude, náuseas, fraqueza e parestesia das extremidades.

   (3) Esteja preparada para administrar uma resina de permuta de íons, o sulfonato sódico de polistireno, que fixa o potássio, ou administre sódio na veia ou insulina e glicose IV, para trazer o potássio de volta ao interior da célula, retirando-o do fluido extracelular.

   c. *Hiponatremia* (sódio baixo)

   (1) Pode ser devida à redução do sódio corporal total ou a um aumento de ingestão de água, que produz uma diluição do sódio corporal.

   (2) Efeitos da baixa de sódio — fraqueza, fadiga, confusão, convulsão e coma.

   d. *Hipocalcemia* (cálcio baixo)

   (1) Pode ser devida à alcalose (que reduz a quantidade de Ca^{++} no fluido extracelular) e às transfusões sangüíneas múltiplas.

   (2) Sinais e sintomas de redução dos níveis de cálcio — entorpecimento e formigamento nas pontas digitais, artelhos, orelhas e nariz, espasmo carpopedal, cãibras musculares e tetania.

   (3) Administre a terapêutica de reposição, conforme prescrição.

   e. *Hipercalcemia* (cálcio alto)

   Pode causar arritmias que simulam aquelas provocadas pela intoxicação digitálica.

8. Alivie a dor do paciente — os pacientes de cirurgia cardíaca apresentam dor causada pela secção dos nervos intercostais e pela irritação pleural conseqüente aos tubos de tórax.

   a. Registre a natureza, tipo, localização e duração da dor — a dor e a ansiedade aumentam a freqüência do pulso, o consumo de oxigênio e o trabalho cardíaco.

   b. Medique o paciente com a freqüência necessária — para reduzir a intensidade da dor e ajudar o paciente a realizar exercícios de respiração profunda e de tosse com mais eficácia.

   c. Diferencie a dor incisional da dor anginosa.

   d. Pesquise a presença de inquietude e apreensão — podem ser devidas à hipoxia ou a um estado de baixo débito; os analgésicos e sedativos não corrigem esse problema.

9. Avalie o estado neurológico — o cérebro depende de um fornecimento contínuo de sangue oxigenado e deve confiar numa perfusão adequada e contínua por parte do coração.

   a. Uma pressão arterial baixa durante a perfusão e um "bypass" prolongado podem produzir dano do SNC após a cirurgia cardíaca.

b. Observe a presença de sintomas de hipoxia — inquietude, cefaléia, confusão, dispnéia, hipotensão e cianose.

c. Avalie, de hora em hora, o estado neurológico do paciente em termos de:
   (1) Nível de consciência
   (2) Resposta aos comandos verbais e aos estímulos dolorosos
   (3) Tamanho da pupila e reação à luz
   (4) Movimentos das extremidades; capacidade de apreensão

d. Trate as crises convulsivas pós-operatórias.

10. Administre medicamentos de acordo com as diretrizes terapêuticas — vasodilatadores coronarianos (Isordil, nitroglicerina), antibióticos, analgésicos, anticoagulantes (nos pacientes com próteses valvulares).

11. Proporcione confiança, orientação no tempo e no espaço e dê atenção às necessidades do paciente, para evitar a psicose pós-cardiotomia (ver pág. 375).

Complicações Após Cirurgia Cardíaca

1. *Hipovolemia* (diminuição do volume sangüíneo circulante)
   a. Uma pressão venosa central baixa constitui indicação de hipovolemia.
   b. Observe a presença de hipotensão arterial, PVC baixa, aceleração do pulso.

2. *Sangramento persistente* — por fragilidade e traumatismos teciduais, defeitos da coagulação; os distúrbios da coagulação que costumam surgir após "bypass" cardiopulmonar em geral são transitórios; no entanto, pode existir uma deficiência plaquetária significativa.
   a. Verifique se existe drenagem de sangue constante e contínua; observe a PVC e as pressões auriculares esquerdas.
   b. Tratamento: sulfato de protamina; ácido aminocapróico, vitamina K, sangue fresco ou componentes do sangue (papa de hemácias, albumina, plaquetas).
   c. Prepare-se para um possível retorno à cirurgia para um sangramento que persiste (com mais de 300 ml por hora) por 4-6 horas ou quando existe um defeito mensurável da coagulação.

3. *Tamponamento cardíaco* — resulta do sangramento para dentro do saco pericárdico ou do acúmulo de fluidos nesse saco, o que comprime o coração e impede o enchimento adequado dos ventrículos.
   a. Avalie a presença de sinais de tamponamento — hipotensão arterial, elevação da PVC, bulhas abafadas, pulso fraco e filiforme, distensão das veias do pescoço, diminuição do débito urinário.
   b. Verifique se está ocorrendo diminuição da quantidade de drenagem no frasco coletor; pode indicar que o fluido está se acumulando em outra parte.
   c. Prepare-se para a pericardiocentese (ver pág. 325).

4. *Insuficiência cardíaca* (síndrome de baixo débito) — produz uma perfusão sangüínea deficiente nos vários órgãos.
   a. Observe por queda da pressão arterial média, elevação da pressão venosa e taquicardia progressiva; o paciente pode exibir sinais de inquietude e agitação, extremidades frias e azuladas, distensão venosa, dificuldade respiratória, edema tecidual e ascite.
   b. O tratamento pode incluir terapia diurética e digitalização rápida para evitar a insuficiência aguda; oxigenoterapia/ventilação mecânica (para a insuficiência respiratória); bicarbonato de sódio para corrigir a acidose.

5. *Infarto do miocárdio*
   a. Os sintomas podem ser mascarados pelo desconforto pós-operatório habitual.
   (1) Pesquise a queda da pressão arterial média na presença de volume circulatório normal e de pressão venosa normal.
   (2) Realize ECG em série para determinar a extensão da lesão miocárdica.
   (3) Analise o caráter da dor, para diferenciar a miocárdica daquela incisional.
   b. O tratamento deve ser individualizado. O nível de atividade pós-operatória poderá ter que ser reduzido para que o coração possa dispor de tempo suficiente para a cicatrização.

6. *Insuficiência renal* — o débito renal depende do débito cardíaco, do volume cardíaco, do estado de hidratação e da condição dos rins.
   a. A lesão renal pode ser causada por perfusão deficiente, hemólise, débito cardíaco baixo antes e depois da cirurgia cardíaca aberta; uso de agentes vasopressores com o propósito de elevar a pressão arterial.
   b. Meça o volume urinário; menos de 20 ml/hora podem indicar hipovolemia.

   c. Realize testes para determinar a densidade, para avaliar a capacidade do rim em concentrar a urina nos túbulos renais.

   d. Verifique o BUN e os níveis de creatinina sérica, assim como os níveis eletrolíticos urinários e séricos.

   e. Administre diuréticos e/ou drogas inotrópicas de ação rápida (digital, dopamina, isoproterenol) para aumentar o débito cardíaco e o fluxo sangüíneo renal.

   f. Prepare o paciente para a diálise peritoneal (ver Cap. 9), quando indicado. (A insuficiência renal pode produzir arritmias cardíacas graves.)

7. *Hipotensão* — pode ser causada pela diminuição do volume sangüíneo circulante, que pode ocorrer depois que o paciente é removido do "bypass" cardiopulmonar.

   a. Monitorize os sinais vitais, a pressão auricular esquerda, a PVC e a pressão arterial.

   b. Observe o tubo de drenagem torácica — a hipotensão pode ser causada por sangramento excessivo.

   c. Administre o sangue prescrito para manter a pressão auricular esquerda num nível que forneça um volume circulante adequado para uma boa perfusão tecidual.

8. *Embolização* — pode resultar de lesão da íntima dos vasos sangüíneos, do deslocamento de um coágulo a partir de uma válvula lesada, da estase venosa agravada por certas arritmias, da liberação de trombos murais e de problemas da coagulação.

   a. As áreas embólicas comuns são os pulmões, as artérias coronárias, o mesentério, as extremidades, os rins, o baço e o cérebro.

   b. Sintomas de embolização (variam de acordo com a área):

      (1) Dor na parte média do abdome ou das costas

      (2) Dor, desaparecimento dos pulsos, palidez, dormência, esfriamento da extremidade

      (3) Dor torácica e angústia respiratória na embolia pulmonar ou infarto do miocárdio e

      (4) Fraqueza unilateral, alterações pupilares, como na apoplexia

   c. Inicie as medidas preventivas: meias elásticas antiembólicas; evite pressão no espaço poplíteo (cruzar as pernas, elevação do apoio de joelho); inicie exercícios ativos e passivos.

9. *Síndrome pós-perfusão*

   a. Sinais e sintomas — febre, esplenomegalia, linfócitos atípicos e exantema maculopapular.

   b. Colha sangue para cultura — o síndrome pós-perfusão pode simular a endocardite bacteriana ou a hepatite.

   c. Dê o medicamento prescrito para febre e exantema.

   d. Tranqüilize o paciente dizendo-lhe que se trata apenas de um transtorno temporário em sua convalescença.

10. *Complicações febris* — a febre quase sempre acompanha a circulação extracorpórea; constitui uma sobrecarga indesejável para o coração.

   a. Controle a febre alta utilizando o colchão para hipotermia.

   b. Pesquise a presença de atelectasia, derrame pleural ou pneumonia, se a febre persiste.

   c. Pesquise a presença de infecção do trato urinário/infecção da ferida.

   d. Tenha em mente a possibilidade de endocardite infecciosa se a febre persiste (ver pág. 352).

11. *Psicose pós-cardiotomia* — pode aparecer após um bréve período lúcido.

   a. Os sinais e sintomas incluem delírio (deterioração da orientação, da memória, da função intelectual, do julgamento), distorções transitórias da percepção, alucinações visuais e auditivas, desorientação e delírios paranóides.

   b. Os sintomas podem estar relacionados com a privação do sono, com a longa incapacidade de falar por causa da cânula endotraqueal, com a idade, com o estado cardíaco pré-operatório etc.

   c. Mantenha o paciente orientado no tempo e no espaço, esclareça-o sobre os procedimentos e avise-o que se confia em sua cooperação. Forneça explicações repetidas do que está acontecendo.

   d. Estabeleça contato com o paciente no pré-operatório; faça o paciente visitar a UTI *antes* da cirurgia.

   e. Encoraje a família a comparecer nos horários regulamentares — ajuda o paciente a readquirir o sentido de realidade.

   f. Planeje a assistência de forma a permitir períodos de repouso e um padrão dia-noite.

   g. Mantenha o ambiente tão isento quanto possível de estímulos auditivos e sensoriais excessivos. Previna os traumatismos corporais.

   h. Tranqüilize o paciente e sua família, dizendo-lhes que os distúrbios psiquiátricos após a cirurgia cardíaca costumam ser transitórios.

   i. Transfira o paciente da UTI o mais cedo possível.

j. Permita ao paciente abordar os eventos de seu episódio psicótico — isto o ajuda a enfrentá-lo e a assimilar a experiência.

Orientação Médica Após Cirurgia Cardíaca

1. Comece discutindo com o paciente os planos futuros durante a convalescença, a fim de ajudá-lo a elaborar modificações em seu estilo de vida.
2. Forneça orientações por escrito:
   a. *Atividades:*
      (1) Aumente as atividades paulatinamente, dentro dos limites. Evite atividades extenuantes e esportes de contato.
      (2) Participe de atividades que não acarretam dor nem desconforto.
      (3) Aumente o tempo de marcha a cada dia.
      (4) Suba escadas (1-2 vezes por dia) durante a primeira semana; aumente de acordo com a tolerância.
      (5) No início evite grandes aglomerações.
      (6) Dirigir: evite dirigir até o primeiro exame pós-operatório. Nessa oportunidade, pergunte ao médico quando poderá dirigir.
      (7) Relações sexuais: o reinício das atividades sexuais coincide com a capacidade de participar em outras atividades.
      (8) Retorno ao trabalho — após o primeiro exame pós-operatório, de acordo com o parecer médico.
   b. *Dieta*
      (1) Alguns pacientes terão que restringir a ingestão de fluidos.
      (2) A maioria dos pacientes terá que adotar uma restrição mínima de sal; por exemplo, não adicionar nenhum sal aos alimentos.
      (3) Forneça uma lista dos alimentos com pouco sódio.
   c. *Medicamentos*
      (1) Rotule todos os medicamentos; explique as finalidades e os efeitos colaterais.
      (2) Os pacientes com próteses valvulares poderão ter de continuar tomando warfarin indefinidamente.
3. Pacientes com próteses valvulares:
   a. A gravidez em geral é desaconselhada nas mulheres com próteses valvulares.
   b. Alerte o paciente acerca da necessidade de uma cobertura antibiótica após procedimentos odontológicos e cirúrgicos.
   c. Os pacientes que usam anticoagulantes devem estar alertas para possíveis sangramentos e devem evitar o uso de aspirina (e de muitos outros medicamentos) — interfere com a ação do warfarin.
4. Aconselhe o paciente a trazer consigo um cartão de identificação que especifique a afecção cardíaca e os medicamentos que toma.
5. O paciente pode ser submetido a um programa de reabilitação e de exercícios após realizar os testes com esforço.

2. Elementos Básicos de Eletrocardiografia

O ECG E A FISIOLOGIA CARDÍACA

O Eletrocardiograma (ECG)

1. Não é nada mais que o registro gráfico dos impulsos elétricos do coração.
2. O coração é induzido a se contrair e, em conseqüência disto, a bombear o sangue para os órgãos do corpo, pela pulsação elétrica que se origina no ápice do coração e caminha para a sua parte inferior.
3. Não há necessidade, para se registrar o impulso, que os eletródios sejam colocados diretamente sobre o coração; podem ser colocados nas extremidades do corpo, onde a atividade cardíaca pode ser percebida (Fig. 7-15).

Uso Clínico do ECG

Pode-se utilizar o eletrocardiograma para diagnosticar:

1. Infarto do miocárdio e doença cardíaca arteriosclerótica
2. Arritmias cardíacas

3. Hipertrofia cardíaca
4. Distúrbios eletrolíticos (especialmente do potássio e do cálcio)
5. Pericardite (inflamação do saco pericárdico que envolve o coração)
6. Derrame pericárdico (líquido no saco pericárdico que pode restringir a capacidade de bombeamento do coração)

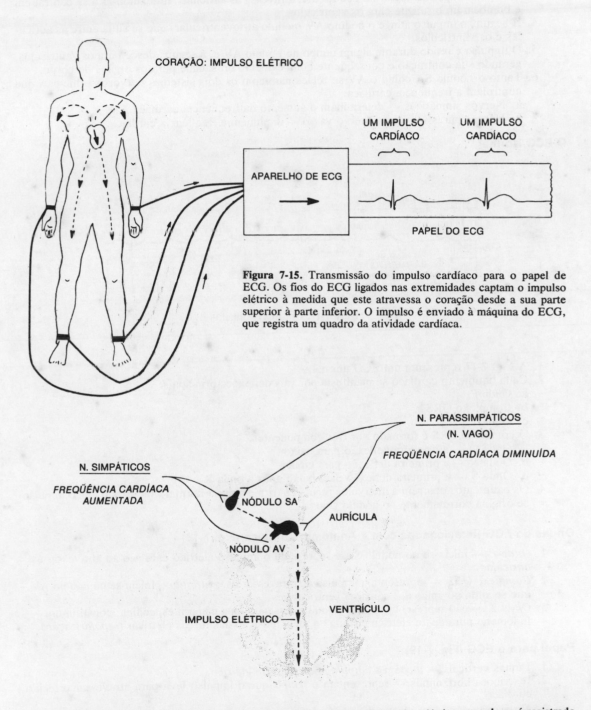

Figura 7-15. Transmissão do impulso cardíaco para o papel de ECG. Os fios do ECG ligados nas extremidades captam o impulso elétrico à medida que este atravessa o coração desde a sua parte superior à parte inferior. O impulso é enviado à máquina do ECG, que registra um quadro da atividade cardíaca.

Figura 7-16. Fisiologia Cardíaca. O desenho mostra a via de condução do impulso elétrico normal que é registrado no ECG e que determina a contração cardíaca e o bombeamento do sangue. Mostra também os nervos que regulam a freqüência cardíaca.

Anatomia e Fisiologia do Coração (Fig. 7-16)

1. O impulso elétrico normal do coração que é registrado no ECG e que causa a contração cardíaca se inicia no nódulo SA (denominado também nódulo sinoatrial, nódulo sinusal ou marcapasso fisiológico normal).
2. O nódulo SA ocupa a face superior da aurícula direita.
3. O impulso, após se iniciar no nódulo SA, atravessa as aurículas, induzindo-as a se contraírem e bombearem o sangue para os ventrículos.
4. A seguir, o impulso atinge o nódulo AV (nódulo atrioventricular) que se situa entre as aurículas e os ventrículos.
5. O impulso é retido durante algum tempo no nódulo AV e, a seguir, desce para os ventrículos, gerando sua contração e conseqüente bombeamento do sangue para os órgãos do corpo.
6. Tanto o nódulo SA como o AV se relacionam com os dois sistemas nervosos principais que controlam a freqüência cardíaca.
   a. Nervos simpáticos — determinam o aumento da freqüência cardíaca.
   b. Nervos parassimpáticos (nervo vago) — diminuem a freqüência cardíaca.

O ECG Normal

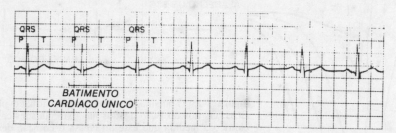

Figura 7-17. Um ECG normal.

1. A Fig. 7-17 representa um ECG normal.
2. Cada batimento cardíaco se manifesta por três deflexões principais.
   a. Onda P
   b. Complexo QRS
   c. Onda T
3. O complexo QRS é formado por três componentes:
   a. Onda Q — a primeira deflexão para baixo
   b. Onda R — a primeira deflexão para cima
   c. Onda S — a primeira deflexão para baixo após a onda R
4. Os batimentos ocorrem a intervalos regulares (ritmo sinusal normal), indicando que o impulso se origina corretamente no nódulo sinusal.

Ondas do ECG Relacionadas com a Anatomia Cardíaca (Fig. 7-18)

1. *Onda P* — inicia-se no nódulo SA e representa o impulso elétrico cardíaco ao atravessar as *aurículas.*
2. *Complexo QRS* — representa o impulso ao atravessar os *ventrículos*. Inicia-se no nódulo AV, que se situa no ápice das câmaras ventriculares.
3. *Onda T* — não representa um impulso atravessando uma câmara específica; constitui um fenômeno puramente elétrico e traduz a recomposição das forças elétricas (*repolarização*).

Papel para o ECG (Fig. 7-19)

1. Linhas verticais — medem a *amplitude do impulso elétrico.*
2. Inscrições horizontais — representam o *tempo* que o impulso leva para atravessar o tecido cardíaco.
3. No eixo vertical — cada quadrícula tem 1 mm; um quadrado maior e mais escuro tem 5 mm
4. No eixo horizontal — uma quadrícula representa 0,04 segundo
   um quadrado maior e mais escuro representa 0,20 segundo

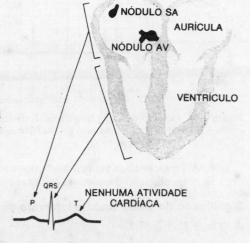

Figura 7-18. Ondas do ECG relacionadas com a anatomia cardíaca. O impulso elétrico é mostrado atravessando os compartimentos cardíacos e, assim sendo, inscrevendo o ECG normal de 1 batimento cardíaco. A onda P representa a atividade auricular e o complexo QRS deriva do estímulo ventricular.

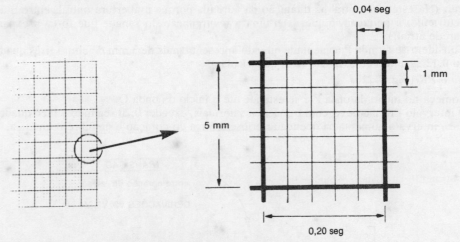

Figura 7-19. Significado dos quadrados no papel do ECG. O que deve realmente ser memorizado é que uma quadrícula tem 1 mm de altura e 0,4 segundo de largura.

Determinação da Freqüência Cardíaca no Papel do ECG

1. A freqüência cardíaca pode ser obtida dividindo-se o número de quadrados maiores e mais escuros existentes entre cada complexo QRS por 300.
2. Utiliza-se o número 300 porque 300 quadrados grandes representam 1 minuto no papel do ECG.
   Exemplos: Se existem três quadrados grandes entre cada complexo QRS a freqüência deve ser igual a 100 batimentos por minuto (300 divididos por 3 = 100). (Ver Fig. 7-20.)
   Se há 2½ quadrados entre cada complexo QRS, a freqüência será de 120 batimentos por minuto.

Derivações do ECG

1. Os aparelhos padronizados de ECG possuem um seletor que gira de 1 a 12 derivações (I, II, III, AVR, AVL, AVF, V1, V2, V3, V4, V5, V6).
2. Cada derivação recebe e registra o impulso elétrico cardíaco originado de partes anatômicas diferentes, relativas à superfície cardíaca.
3. A designação por letras pode ser confusa; assim sendo, devem ser memorizadas as posições de cada derivação.

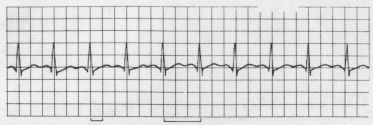

Figura 7-20. Determinação da freqüência. Existem três grandes quadrados entre cada dois complexos QRS. Dividindo 300 por 3, a freqüência será de 100 batimentos por minuto.

4. A área cardíaca representada por cada derivação é mostrada na Fig. 7-21.
5. A localização das derivações ajuda a determinar a patologia cardíaca.

Significado de Cada Onda e Intervalo do ECG

A. *Onda P* (Fig. 7-22a)

1. A onda P representa a contração auricular.
2. O aumento da onda P indica o aumento da aurícula, como costuma ocorrer na estenose mitral. (Na estenose mitral há dilatação da aurícula porque a abertura mitral, entre o átrio e o ventrículo, é pequena, o que determina a regurgitação do sangue que força a expansão da parede atrial.)
3. Considera-se a onda P aumentada quando apresenta mais de 3 mm de altura (três quadrículas) ou 0,12 segundo de extensão (três quadrículas).

B. *Intervalo PR* (Fig. 7-22b)

1. Começa no início da onda P e se estende até o início da onda Q.
2. O intervalo PR não deve, com freqüências normais, exceder 0,20 segundo (cinco quadrículas).
3. Esse intervalo aumenta na doença arteriosclerótica do coração e na febre reumática.

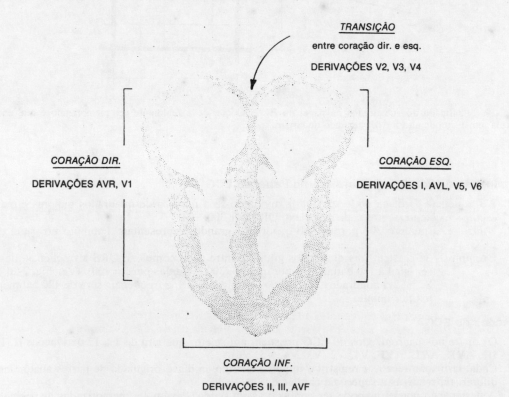

Figura 7-21. Derivações do ECG relacionadas com a anatomia do coração.

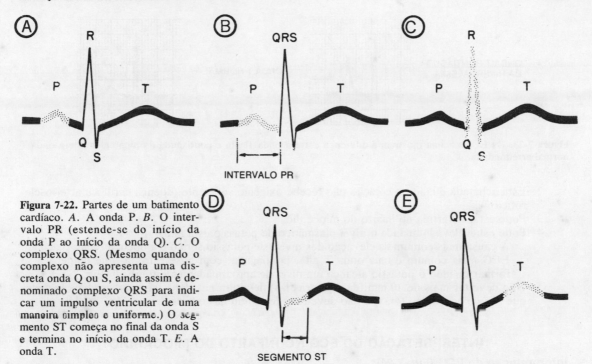

Figura 7-22. Partes de um batimento cardíaco. *A.* A onda P. *B.* O intervalo PR (estende-se do início da onda P ao início da onda Q). *C.* O complexo QRS. (Mesmo quando o complexo não apresenta uma discreta onda Q ou S, ainda assim é denominado complexo QRS para indicar um impulso ventricular de uma maneira simples e uniforme.) O segmento ST começa no final da onda S e termina no início da onda T. *E.* A onda T.

4. O intervalo PR aumenta porque o tecido cardíaco representado pelo intervalo PR (isto é, a aurícula e a área do nódulo AV) está fibrosado ou inflamado e o impulso é forçado a se propagar com uma velocidade menor.

C. *Complexo QRS* (Fig. 7-22c)

1. Onda Q (primeira deflexão para baixo) — quando aumenta indica um infarto do miocárdio antigo.
2. Onda R (primeira deflexão para cima)
   a. Aumenta de amplitude quando existe hipertrofia ventricular, como acontece na maioria dos tipos de doença cardíaca. (A sobrecarga de uma parte específica do coração determina a hipertrofia.)
   b. Pode diminuir quando o coração fica comprimido por fluido, como acontece no derrame pericárdico.

D. *Segmento ST* (Fig. 7-22d)

1. Começa no fim da onda S (a primeira deflexão para baixo após a onda R) e termina no início da onda T.
2. Está elevado acima da linha de base da tira do ECG quando há infarto agudo do miocárdio ou pericardite.
3. Torna-se deprimido quando o suprimento de oxigênio do músculo cardíaco é insuficiente ou quando o paciente está em uso de digital.
4. Torna-se mais longo na hipocalcemia. (A hipocalcemia ocorre mais freqüentemente na doença renal crônica, pois o rim fibrosado não pode excretar fosfato. Já que o fosfato e o cálcio mantêm um equilíbrio recíproco no equilíbrio corpóreo, a elevação do fosfato determina uma diminuição no nível do cálcio.)
5. Torna-se mais curto na hipercalcemia, que é encontrada mais freqüentemente em carcinomas metastáticos, pois o tumor causa erosão óssea e libera cálcio para o plasma.

E. *Onda T* (Fig. 7-22e)

1. Não representa nenhuma atividade cardíaca mas reflete a repolarização da contração ventricular. (Um impulso elétrico representa o fluxo de elétrons; a onda T é registrada quando esses elétrons retornam à posição de repouso após atravessarem o músculo cardíaco para fazer com que esse se contraia.)

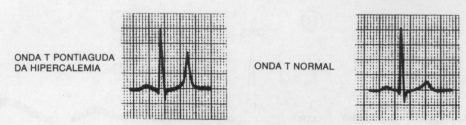

Figura 7-23. Os ECGs acima mostram a diferença entre a onda T alta e pontiaguda da hipercalemia e a onda T normal arredondada.

2. Está achatada quando o coração não recebe oxigênio suficiente (doença cardíaca arteriosclerótica).
3. Pode estar invertida no infarto do miocárdio.
4. Pode estar elevada quando o nível plasmático de potássio está alto.
   A causa mais comum da elevação dos níveis de potássio sérico é a doença renal; o achado ECG mais comum é uma onda T alta, pontiaguda, com base estreita, que começa a se formar quando o potássio alcança um nível de aproximadamente 6 mEq/l (Fig. 7-23).
5. Não deve ter mais de 10 mm (dez quadrículas) de altura nas derivações precordiais (aquelas que são colocadas no tórax) e não deve exceder 5 mm nas outras derivações.

INTERPRETAÇÃO DO ECG NO INFARTO DO MIOCÁRDIO

Interpretação do ECG (Fig. 7-24)

NOTA: O ECG de alguns pacientes que sofrem um infarto do miocárdio poderá *não* apresentar *alterações específicas* no traçado inicial. Assim sendo, se um indivíduo apresenta sinais compatíveis com ataque cardíaco e tem um ECG normal, ele deve, apesar disso, ser admitido no hospital para observação e posterior eletrocardiograma

1. O primeiro achado é a elevação do segmento ST.
2. Segue-se a inversão da onda T.
3. Aparece, então, uma onda Q alargada.

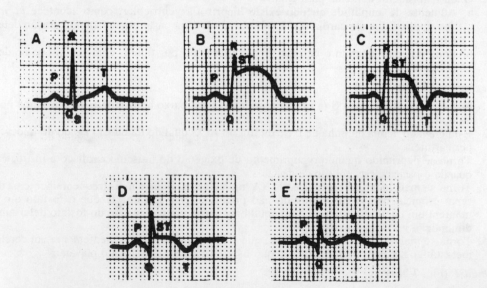

Figura 7-24. *A.* Traçado normal. *B.* Horas após um infarto, o segmento ST se apresenta elevado. *C.* Horas ou dias mais tarde, a onda T se inverte e a onda Q pode ficar maior. *D.* Dias ou semanas mais tarde, o segmento ST volta quase ao normal. *E.* Finalmente, a onda T adquire novamente sua posição vertical, porém a onda Q poderá continuar permanentemente grande.

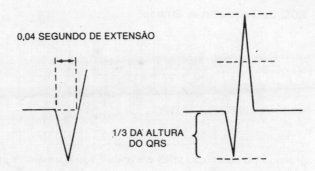

Figura 7-25. Onda Q anormal. Uma onda Q é considerada anormal quando abrange mais de 0,04 segundo (uma quadrícula no papel do ECG) ou mais de um terço da altura do complexo QRS. Geralmente indica um infarto do miocárdio antigo.

0,04 SEGUNDO DE EXTENSÃO

1/3 DA ALTURA DO QRS

a. A onda Q, com a cura do infarto, pode constituir o único estigma de uma oclusão coronariana antiga. (Na derivação AVR, uma onda Q aumentada é normal.)

b. A onda Q pode ser considerada anormal se tiver mais de 0,04 segundo de extensão (uma quadrícula representa 0,04 segundo) ou mais que 1/3 da altura do complexo QRS (Fig. 7-25).

INTERPRETAÇÃO DO ECG NAS ARRITMIAS CARDÍACAS

NOTA: A arritmia será mais letal quanto mais baixa for a localização do foco ectópico presente no coração.

Taquicardia Sinusal

Pode-se definir a *taquicardia sinusal* como uma freqüência cardíaca acima de 100 batimentos por minuto. Todos os complexos são normais, porém sua velocidade é excessiva.

Alteração da Fisiologia

O impulso se inicia normalmente no nódulo SA, porém se transmite com uma velocidade maior em conseqüência do aumento dos estímulos dos nervos simpáticos.

Causas

1. Exercício
2. Ansiedade
3. Febre
4. Choque

Mecanismo da Taquicardia Sinusal

Via de Condução Normal

Via de Condução da Taquicardia Sinusal

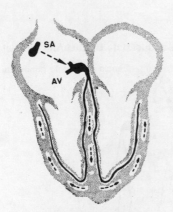

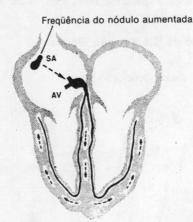

Freqüência do nódulo aumentada

A via de condução da taquicardia sinusal é a mesma da do ritmo sinusal normal, porém o número de impulsos por minuto é maior na taquicardia sinusal.

ECG da Taquicardia Sinusal

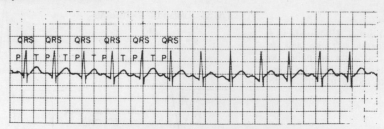

A onda P, o complexo QRS e a onda T são normais. A única anormalidade é uma freqüência superior a 100.

Tratamento

Já que a taquicardia sinusal costuma representar um ritmo compensatório, o tratamento deve ser dirigido às causas primárias que, em geral, não são cardíacas.

Bradicardia Sinusal

A *bradicardia sinusal* é definida como uma freqüência cardíaca inferior a 60. Todos os complexos são normais.

Etiologia

1. Observada, *normalmente,* em atletas bem treinados.
2. Pode ser secundária a certas drogas, como digital ou morfina, ou a processos que acometem o nódulo SA, como a arteriosclerose.
    a. Quando o nódulo SA está gravemente lesado, poderá não responder aos medicamentos estimulantes tipo atropina — "síndrome do seio doente"
    b. Uma taquicardia pode esgotar de tal forma um nódulo SA doente que, ao cessar a taquicardia, o nódulo SA não consegue reassumir o ritmo com uma freqüência razoável e o paciente fica com uma braquicardia intensa.
    c. Quando isso ocorre, o "síndrome do seio doente" passa a ser denominado de "síndrome taquicardia-braquicardia"
3. Observada também no infarto do miocárdio, quando pode ser prejudicial ao paciente, que já está com uma condição cardíaca deteriorada.

Complicações

A freqüência lenta e o baixo débito cardíaco podem causar:
Síncopes (síndrome de Stokes-Adams) ou
Insuficiência cardíaca congestiva. (O coração não é capaz de bombear todo o sangue que recebe, o que determina uma estase ou "congestão" do sangue nos pulmões e em outros tecidos do corpo.)

Mecanismo da Bradicardia Sinusal

Via de Condução Normal

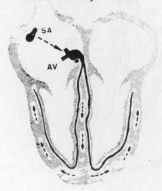

Via de Condução da Bradicardia Sinusal

Freqüência do nódulo diminuída

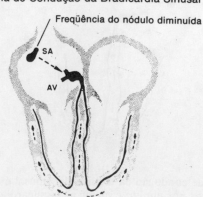

A via de condução da bradicardia sinusal é idêntica àquela do ritmo sinusal normal, porém a velocidade é menor.

ECG da Bradicardia Sinusal

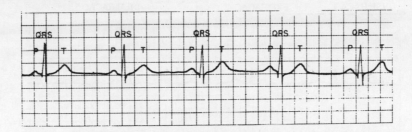

A única anormalidade é uma freqüência inferior a 60 batimentos por minuto.

Tratamento

1. Só raramente necessita de tratamento.
2. Se houver insuficiência cardíaca ou síncope, o tratamento deve ser iniciado imediatamente, com o objetivo de aumentar a freqüência cardíaca.
   a. Administre 0,5-1 mg de atropina direta na veia (inibe o nervo vago ou nervo "desacelerador" do coração e, portanto, faz o coração bater mais rapidamente).
   b. Se o paciente se torna resistente à atropina, pode-se aumentar a freqüência cardíaca adicionando-se 1 mg de isoproterenol (Isuprel) em 250 ml de glicose a 5% em água, com uma velocidade inicial de infusão de aproximadamente 10 gotas por minuto. (Estimula o simpático ou o nervo "acelerador" do coração.) (A atropina pode ser preparada mais rapidamente e é menos tóxica para o coração do que o Isuprel.)
   c. Pode-se aumentar ou diminuir a freqüência cardíaca ajustando-se a velocidade de administração do líquido.
   d. Em casos refratários, ou quando há sobrecarga de líquidos, pode ser necessário um marcapasso elétrico.

Arritmia Sinusal

A *arritmia sinusal* é encontrada normalmente em crianças e adultos jovens e se caracteriza por um ritmo cardíaco normal em todos os sentidos, exceto pela irregularidade.

Etiologia

1. A freqüência cardíaca aumenta na inspiração e diminui na expiração.
2. A inspiração tende a inibir o nervo vago (que diminui a freqüência cardíaca), causando uma aceleração na freqüência cardíaca.

Mecanismo da Arritmia Sinusal

Via de Condução Normal

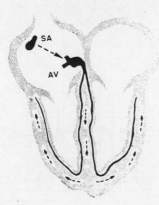

Via de Condução da Arritmia Sinusal

Freqüência do nódulo irregular

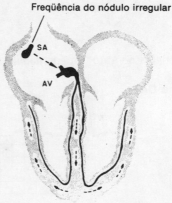

A via de condução da arritmia sinusal é a mesma do ritmo sinusal normal; o único ponto diferencial está na regularidade dos impulsos.

ECG da Arritmia Sinusal

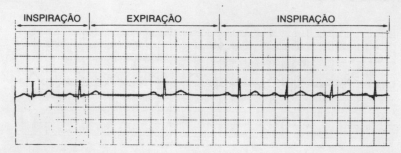

Todos os complexos são normais; somente a freqüência é irregular — varia com a respiração. Ela aumenta com a inspiração e diminui com a expiração.

Tratamento

Não é necessário nenhum tratamento, uma vez que a arritmia sinusal é considerada normal.

Contrações Atriais Prematuras (CAPs)

As *CAPs* constituem um distúrbio muito comum do ritmo e são observadas tanto no coração normal quanto no doente. Só raramente causam sintomas e em geral determinam poucas conseqüências, exceto quando ocorrem freqüentemente, quando então poderão evoluir para arritmias mais graves.

Alterações na Fisiologia

1. Os batimentos surgem *precocemente* no ciclo; começam no átrio, porém *fora* do nódulo sinusal, onde se originam os impulsos normais.
2. Já que a via de condução atrial é anormal, a onda P se apresenta deformada.
3. Como não há alteração na ativação ventricular, o complexo QRS é normal.

Mecanismo da CAP

Via de Condução Normal   Via de Condução das CAP

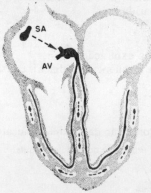
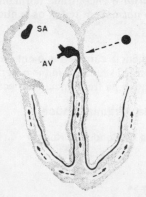

A CAP se origina no átrio; fora do nódulo SA.

ECG de uma CAP

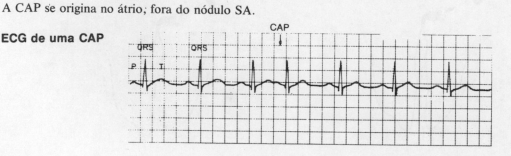

1. A CAP surge precocemente durante o ciclo.
2. A onda P apresenta um formato anormal.
3. O complexo QRS é normal.

Tratamento

1. De modo geral não é necessário nenhum tratamento para a CAP.
2. A quinidina, que é um bom supressor dos batimentos ectópicos auriculares, pode ser usada quando o paciente necessita de terapia.

Taquicardia Atrial Paroxística (TAP)

A *TAP* é uma arritmia comum em adultos jovens; costuma ser encontrada em corações normais. Há um aumento na freqüência cardíaca que varia de 140-250 batimentos por minuto, com uma média de 180 batimentos por minuto.

Manifestações Clínicas

O paciente se queixará de agitação ou palpitação no tórax associada a dispnéia e síncope — devidas ao aumento da freqüência cardíaca.

Alteração na Fisiologia

1. Inicia-se em um foco ectópico da aurícula, fora do nódulo sinusal.
2. Sua via através do coração é semelhante à da CAP. Pode-se, assim, considerar a TAP como uma sucessão rápida de CAPs.
3. A onda P (onda atrial) está distorcida, porque a via de condução através da aurícula é anormal. (Na maioria das vezes a freqüência é tão rápida que a onda P não é visualizada, pois fica incluída no complexo anterior.)
4. O complexo QRS (onda ventricular) é normal, pois não há alteração na via do impulso cardíaco após sua penetração no nódulo AV.

Mecanismo da TAP

Via de Condução Normal   Via de Condução da TAP

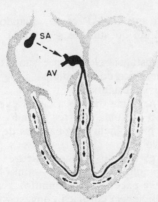
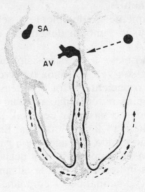

Um impulso que percorre a via de condução anômala da TAP (à direita) produz uma onda P anormal e um complexo QRS com um formato normal (onda ventricular). Observe que o foco da TAP é o mesmo que o da CAP.

ECG da TAP

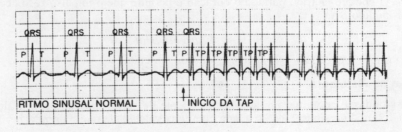

INICIADA ARAMINA IV

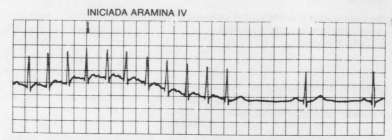

Figura 7-26. Término de uma TAP. O ECG ilustra a maneira de acabar com a TAP, com infusão IV lenta de Aramina.

1. A freqüência é muito rápida — acima de 140 por minuto (maior que na taquicardia sinusal).
2. As ondas P não podem ser visualizadas pois estão sobrepostas à onda T do ciclo anterior. Se pudessem ser observadas apresentariam uma configuração anormal.
3. O complexo QRS é normal.

Tratamento

1. Deve-se ter um aparelho de ECG conectado ao paciente, uma via venosa permeável, e deve-se ter à mão um material adequado para a reanimação, incluindo um desfibrilador, pois pode ocorrer parada cardíaca com qualquer tratamento da TAP.
2. Se o paciente apresentar um quadro estável e relativamente assintomático, com pressão arterial normal, administre um sedativo suave e aguarde 5-10 minutos, pois pode haver regressão espontânea da TAP.
3. Comece estimulando o seio carotídeo (uma área com denso suprimento de nervos) da artéria carótida durante vários segundos ou tente engasgar o paciente com um abaixador de língua, numa tentativa de fazer cessar a arritmia. Essas manobras agem estimulando o nervo vago, que coloca um "freio" no coração.
4. Se as manobras acima não surtirem efeito e se a pressão arterial for baixa (muitos pacientes com TAP têm uma pressão sistólica de aproximadamente 90 mm Hg), pode-se iniciar um gotejamento lento de metaraminol IV (Aramina).
   a. Adicione 100 mg de Aramina em 500 ml de glicose a 5% e inicie a infusão com 10 gotas por minuto.
   b. Aumente gradualmente a velocidade da infusão até que a TAP cesse, quando então a infusão também deverá ser interrompida (em geral em questão de segundos). (Ver Fig. 7-26.)
   c. Não eleve a pressão sistólica acima de 180. Essa substância eleva a pressão arterial que, por sua vez, estimula o nervo vago a inibir o foco ectópico da aurícula.
   d. Se o paciente já for hipertenso (raro), não se deve usar Aramina.
   e. Alguns autores não utilizam vasopressores com a Aramina devido a casos eventuais de acidente vascular cerebral, porém essa complicação costuma ocorrer quando a droga é aplicada "a jato" na veia. Em vez da Aramina dão preferência a preparados de digital de ação rápida que agem, em parte, estimulando o nervo vago.
5. Em casos incomuns, nos quais as manobras anteriores não se revelam eficazes ou estão contra-indicadas, pode-se administrar 1-3 mg de propranolol IV (Inderal) — um bloqueador do nervo simpático — com uma velocidade que não deve exceder 1 mg/minuto.
6. Em casos extremos, quando o paciente apresenta insuficiência cardíaca congestiva, pode-se lançar mão, em lugar da administração de Inderal, do choque elétrico sincronizado (cardioversão).
   a. Choque inicial — pode ser de 50-100 watts/segundo (joules).
   b. O choque elétrico paralisa o coração e permite que o impulso recomece normalmente no nódulo SA.

Flutter Atrial

O *flutter atrial* é um "abalo" rápido e irregular da aurícula.

Alteração da Fisiologia

1. As ondas P adquirem um aspecto de "dente de serra" porque provêm de outros focos que não o nódulo sinusal e se irradiam com uma velocidade muito grande.

2. Do mesmo modo que na CAP ou TAP, o impulso provém de um foco ectópico na aurícula, mas a freqüência *atrial* (não a do pulso nem a do ventrículo) fica entre 250 e 350 por minuto no flutter auricular.

Para diferenciar as arritmias auriculares entre si, podem ser usadas as seguintes regras arbitrárias e muito simplificadas:

A freqüência auricular na taquicardia sinusal chega até 140/minuto.

A freqüência auricular na TAP fica entre 140-250/minuto.

A freqüência atrial no flutter atrial fica entre 250-350/minuto.

3. O flutter atrial costuma ocorrer num coração doente (em geral arteriosclerótico ou reumático), em contraste com a TAP, que na maioria das vezes está associada a um coração normal.

4. O complexo QRS (onda ventricular) apresenta uma configuração normal, pois a anormalidade está acima do nódulo AV.

5. Já que as ondas P são muito rápidas, o nódulo AV não pode receber e conduzir todas elas; desse modo, há um certo grau de "bloqueio" ao nível do nódulo AV.

Exemplo: Se a freqüência atrial é de 300, a freqüência ventricular (que é a mesma da do pulso) pode ser de 150, já que o nódulo AV não é capaz de conduzir todos os impulsos atriais por causa de sua grande velocidade. Nesse caso, diz-se que o "bloqueio" é de 2:1, pois há 2 impulsos atriais para 1 resposta ventricular.

6. No flutter atrial, o bloqueio 2:1 é o mais comum.

7. A maioria dos casos de TAP não apresenta um bloqueio, pois as ondas P não ocorrem tão rapidamente quanto no flutter atrial. Assim sendo, todos os impulsos são transmitidos pelo nódulo AV aos ventrículos.

Mecanismo do Flutter Atrial

Via de Condução Normal   Via de Condução do Flutter Auricular

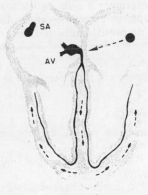

As vias de condução do flutter atrial são as mesmas da CAP e TAP, mas no flutter atrial o impulso ectópico dispara com uma freqüência mais elevada.

ECG do Flutter Atrial

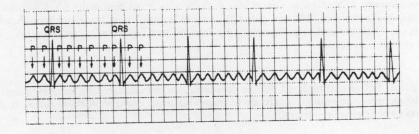

1. As setas indicam as ondas P que se originam de um foco ectópico e acelerado na aurícula.
2. Observe que nem todas as ondas P estimulam um complexo QRS (onda ventricular).
3. Devido ao fato de a anormalidade cardíaca se situar acima do nódulo AV, os complexos QRS que aparecem têm uma configuração normal.

Tratamento

1. O tratamento clássico inicial é com digital, que bloqueia parcialmente o nódulo AV; isso permite que uma quantidade menor de ondas P atravesse os ventrículos, diminuindo, assim, a freqüência do pulso.
2. Deve-se diminuir a freqüência rápida do pulso (freqüência ventricular), pois o coração não tem tempo suficiente para se encher com sangue quando se contrai rapidamente, o que faz com que o sangue permaneça nos tecidos do corpo, resultando em insuficiência congestiva.
3. Cardioversão
   a. Tentada quando o paciente não está tolerando bem a arritmia.
   b. O flutter atrial responde bem à cardioversão, com uma voltagem relativamente baixa (50-100 watts/segundo).

ALERTA À ENFERMAGEM: A cardioversão pode ser perigosa em pacientes em uso de digital, pois pode precipitar uma arritmia letal.

Fibrilação Auricular

A *fibrilação auricular* é uma arritmia atrial que ocorre com uma freqüência extremamente rápida e descoordenada. As aurículas produzem impulsos de uma maneira tão rápida que os ventrículos não são capazes de responder a cada batimento auricular; desse modo, somente uma pequena percentagem de estímulos atriais excita os ventrículos. Sendo a freqüência atrial irregular, a freqüência ventricular (freqüência do pulso) também o será.

Etiologia

Observada geralmente em pacientes com doença arteriosclerótica ou reumática do coração.

Alteração da Fisiologia

1. A arteriosclerose resulta em fibrose da aurícula, interrompendo assim o trajeto normal da onda P (onda atrial).
2. As ondas P são substituídas por ondas irregulares e rápidas, cada uma diferente da outra em sua configuração.
3. As ondas P (também chamadas ondas fibrilantes) assumem formas diferentes porque se originam em diferentes focos na aurícula. (No flutter atrial as ondas P são muito regulares e uniformes, pois provêm de um único foco.)
4. Já que as ondas P aparecem a intervalos variáveis, os complexos QRS assumem um ritmo irregular e, portanto, o paciente apresenta um ritmo irregular. (A configuração do QRS é normal, pois o tecido de condução além do nódulo AV ainda não foi atingido muito intensamente pelo processo arteriosclerótico.)
5. Como as ondas P aparecem muito rapidamente, nem todas passam para os ventrículos, devido à refração normal do nódulo AV. Portanto, a freqüência auricular em geral é muito maior que a do ventrículo.
6. Ocasionalmente a freqüência ventricular é muito alta, pois o nódulo AV bloqueia menos batimentos que o normal. Nesses casos, a atividade atrial não pode ser visualizada, pois os complexos QRS estão tão próximos (pelo fato de sua freqüência ser tão alta) que se torna difícil definir a arritmia.

NOTA: Regra geral: Se os complexos QRS se apresentarem *normais* e com uma freqüência tão alta que não se possa visualizar a atividade auricular e se o ritmo for *irregular,* o diagnóstico provável será fibrilação auricular.

Mecanismo da Fibrilação Auricular

Via de Condução Normal   Via de Condução da Fibrilação Auricular

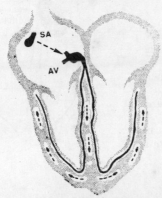 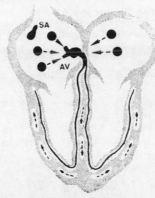

1. Na fibrilação atrial existem muitos focos ectópicos na aurícula (à direita).
2. A forma de cada onda atrial (onda P) é diferente, pois cada pequena onda auricular provém de um foco diferente e percorre um caminho diferente.

ECG da Fibrilação Auricular

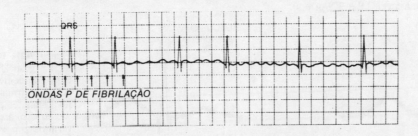

1. Observe as ondas P pequenas, irregulares e fibrilantes (seta).
2. Como acontece no flutter auricular, só algumas das ondas P atravessam o nódulo AV para formarem um complexo QRS; no entanto, já que esses complexos chegam a intervalos irregulares na fibrilação auricular, a freqüência ventricular é irregular.
3. Cada onda P tem uma forma diferente, pois se origina num foco diferente na aurícula.

Tratamento

1. Depende da condição clínica do paciente, da freqüência cardíaca e do uso de medicamentos.
2. Indica-se o seguinte tratamento para a maioria dos pacientes nem graves nem digitalizados:
   a. 0,5 mg de digoxina IV administrado durante 5 minutos sob controle eletrocardiográfico.
   b. Após 2 horas, administra-se uma dose adicional de 0,25-0,5 mg, dependendo do estado do paciente e do ECG. (A dose endovenosa total antes da terapia de manutenção oral é de 0,75-1,5 mg.)
3. Se a fibrilação auricular representa uma situação de emergência iminente e com risco de vida (raro):
   a. Pode-se iniciar a cardioversão com 100 watts/segundo.
   b. Como geralmente acontece no flutter auricular, a cardioversão comporta um certo risco quando o paciente está tomando digital.
   c. Ao contrário do flutter atrial, a fibrilação atrial é mais difícil de corrigir para um ritmo sinusal normal com o choque elétrico.

Bloqueio AV

Bloqueio AV significa que o nódulo AV está lesado e tem dificuldade em conduzir as ondas atriais (ondas P) para os ventrículos. Como causas comuns temos as doenças cardíacas congênitas e arterioscleróticas.

392

Tipos de Bloqueio AV

1.º grau   2.º grau   3.º grau

Mecanismo dos Bloqueios AV

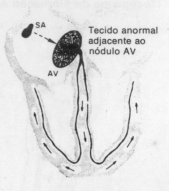

1. O tecido anormal em volta e dentro do nódulo AV determina o bloqueio fisiológico que afeta a entrada do impulso auricular nos ventrículos.
2. No bloqueio AV do 1.º grau — os impulsos estão simplesmente mais lentos.
3. No bloqueio do 2.º grau — somente parte dos impulsos atriais penetra nos ventrículos.
4. No bloqueio de 3.º grau — nenhum impulso atrial penetra nos ventrículos; assim sendo, as aurículas e os ventrículos batem independentemente.

Bloqueio AV de 1.º Grau (Fig. 7-27)

1. O intervalo PR está aumentado. (O intervalo PR representa o impulso se deslocando através do átrio e da área do nódulo AV.) Não deve exceder 0,20 segundo (cinco quadrículas no papel do ECG — onde uma quadrícula representa 0,04 segundo) nas freqüências cardíacas normais.
2. Já que os tecidos do átrio e do nódulo AV estão lesados, o impulso elétrico leva mais tempo para concluir seu trajeto (o que se reflete no maior comprimento do intervalo PR).
3. Todas as ondas P penetram nos ventrículos para formarem complexos QRS (ao contrário dos bloqueios do 2.º e 3.º graus).

CONDUÇÃO AV NORMAL

BLOQUEIO AV DE PRIMEIRO GRAU

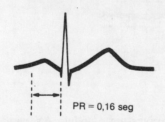

PR = 0,16 seg

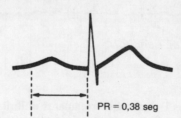

PR = 0,38 seg

Figura 7-27. Bloqueio AV de 1.º grau. Já que o tecido adjacente ao nódulo AV é anormal, o impulso leva mais tempo para atravessar essa área, o que determina um intervalo PR aumentado.

Bloqueio AV de 2.º Grau

1. Algumas ondas P não passam para os ventrículos, porém outras o fazem.
2. No ECG surge uma relação de 2:1, 3:1, 4:1, ou qualquer outra combinação. (A Fig. 7-28 representa uma relação de 2:1.)
3. Pode-se diferenciar o bloqueio de 2.º do de 3.º grau pelo fato de que algumas ondas P formam complexos QRS enquanto que outras não o fazem.

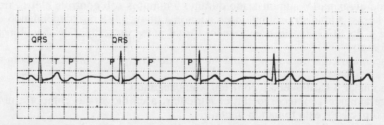

Figura 7-28. Bloqueio AV de 2.º grau. Algumas ondas P passam para os ventrículos, porém outras não.

Bloqueio AV de 3.º Grau

1. Também chamado bloqueio AV total.
2. *Nenhuma* onda P penetra no nódulo AV e entra nos ventrículos; portanto, as ondas P e os complexos QRS batem *independentemente*.

3. As ondas P são observadas antes dos complexos QRS, porém o intervalo PR varia e não existe uma relação constante, entre as ondas P e os complexos QRS (Fig. 7-29).
4. A freqüência de pulso costuma ser baixa, pois os ventrículos estão batendo no seu próprio ritmo, ou seja, aproximadamente 35 batimentos por minuto.

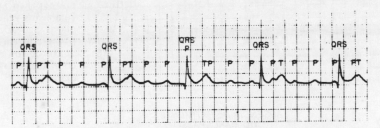

Figura 7-29. Bloqueio AV de 3.º grau. As ondas P e os complexos QRS batem independentes uns dos outros.

Tratamento dos Bloqueios AV

1. Bloqueio de 1.º Grau
    Não é necessário nenhum tratamento.
2. Bloqueio de 2.º Grau
    a. Em alguns tipos de bloqueio de 2.º grau que ocorrem no infarto do miocárdio muitos cardiologistas introduzem um marcapasso que é ativado quando a freqüência cardíaca chega a níveis inaceitáveis.
    b. Pode-se administrar atropina (0,5-1,0 mg IV), para se aumentar a freqüência enquanto se aguarda a colocação do marcapasso.
    c. Se não se consegue manter a freqüência com atropina, adiciona-se 1 mg de isoproterenol (Isuprel) a 250 ml de glicose a 5%, que são infundidos pela técnica do "piggyback" (borracha) para estimular o coração a funcionar numa freqüência adequada.
3. Bloqueio cardíaco de 3.º grau
    a. O bloqueio de 3.º grau que surge no infarto do miocárdio geralmente é tratado instalando-se um marcapasso.
    b. Enquanto se aguarda a instalação do marcapasso, o paciente pode ser mantido com atropina ou isoproterenol (Isuprel), como no bloqueio de 2.º grau.

O Marcapasso Artificial

A. *Funcionamento Normal do Marcapasso* (Fig. 7-30)

1. O ECG de um paciente com um marcapasso que funciona normalmente mostra uma *linha vertical* no início do complexo QRS. Esta linha representa o estímulo elétrico do marcapasso artificial.

B. *Funcionamento Inadequado do Marcapasso*

1. Ocorre quando existe perda de contato entre o cateter regulador e a parede cardíaca.
    a. Pode ocorrer quando o paciente realiza um movimento brusco.
    b. No ECG a pequena linha vertical que denota o estímulo do marcapasso *não* é seguida por um complexo QRS (Fig. 7-31).

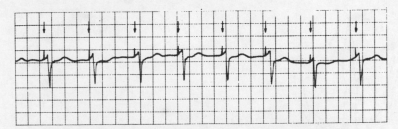

Figura 7-30. Funcionamento normal do marcapasso. Neste ECG, cada complexo QRS é precedido por uma pequena linha vertical (setas) que representa o estímulo elétrico do marcapasso artificial.

RESPOSTA NORMAL   AUSÊNCIA DE RESPOSTA   RESPOSTA NORMAL

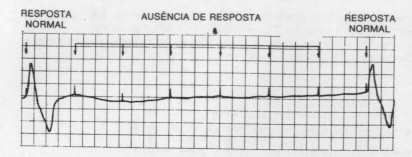

Figura 7-31. Contato inadequado do marcapasso. Observe que o primeiro e o último estímulos do marcapasso são seguidos por complexos ventriculares e que as outras deflexões do marcapasso não produzem um impulso cardíaco, devido à falta de contato do marcapasso com a parede cardíaca.

BATIMENTOS DO MARCAPASSO   AUSÊNCIA DE BATIMENTOS DO MARCAPASSO

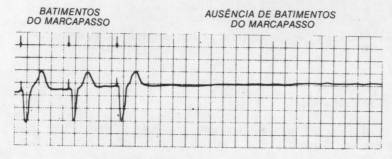

Figura 7-32. Mau funcionamento do marcapasso. Observe que a ausência eventual dos estímulos do marcapasso neste caso resultou em parada cardíaca. O paciente tinha um marcapasso·defeituoso.

2. Devido a mau funcionamento:
   a. Exemplos: os fios se quebram ou se desconectam do marcapasso.
      a bateria deixa de funcionar.
   b. Caracterizado no ECG pela ausência das linhas verticais do marcapasso (Fig. 7-32).

Contrações Ventriculares Prematuras (CVPs)

As *contrações ventriculares prematuras* representam um dos distúrbios mais facilmente reconhecíveis no ECG. Ocorrem em todas as formas de doença cardíaca e são observadas na maioria dos pacientes com infarto do miocárdio. Ocorrem com freqüência em corações sadios e podem ser secundárias a fumo, café ou álcool. Embora geralmente assintomáticas, quando freqüentes, podem provocar palpitações.

Alterações da Fisiologia

1. As contrações surgem precocemente durante o ciclo e se originam no ventrículo, *abaixo* do nódulo AV.
2. As configurações do QRS são amplas e bizarras, pois a CVP não começa normalmente e, portanto, não segue a via normal de condução no ventrículo.

Mecanismo da CVP

Via de Condução Normal

Via de Condução da CVP

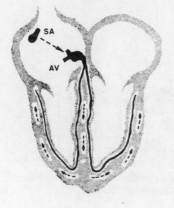

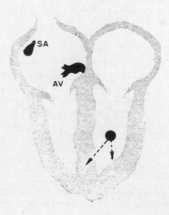

Os complexos QRS apresentarão configurações bizarras, pois a CVP se origina no ventrículo, fora do nódulo AV.

ECG das CVPs

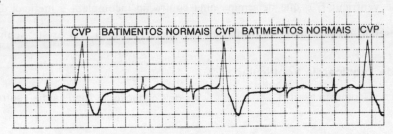

Iniciam-se precocemente no ciclo e são mais amplas que os batimentos normais.

Perigos das CVPs

As CVPs podem ser especialmente perigosas quando:

1. Sua freqüência é superior a uma em cada 10 batimentos
2. Ocorrem em grupos de 2 ou 3
3. Se localizam perto da onda T
4. Adotam configurações múltiplas — isso indica que a CVP se origina de focos diversos, o que por sua vez significa que o ventrículo é mais irritável.

Tratamento

Se o paciente tem um infarto, as CVPs devem ser tratadas vigorosamente, pois *podem desencadear uma fibrilação ventricular ao atingir uma onda T.*

1. Pode-se administrar lidocaína (Xilocaína) — em geral, as CVPs são observadas quando a freqüência cardíaca está acima de 60 por minuto; a lidocaína (um supressor do músculo cardíaco) é o medicamento preferível quando a CVP se origina num foco irritável, como um infarto.
   a. Doses: 75-100 mg IV, como dose maciça num período de 2-3 minutos.
   b. Se for eficaz, deve-se iniciar um gotejamento IV contínuo de lidocaína, administrando-se 1-4 mg por minuto.
      (1) A adição de um frasco com 50 ml de lidocaína a 2% em 1.000 ml de glicose a 5% fornecerá uma concentração de 1 mg de lidocaína por ml de fluido.
      (2) A maioria dos conjuntos IV é calibrada para fornecer 1 ml em 10 gotas de líquido.
      (3) Deve-se aumentar a quantidade de lidocaína na solução IV se essas concentrações resultarem em um volume excessivo de líquidos para o paciente.
2. Se a freqüência cardíaca é *lenta* em conseqüência de um infarto do miocárdio que acomete o marcapasso fisiológico normal do coração (nódulo SA), as CVPs (seria melhor denominá-las "batimentos ventriculares ectópicos", pois nesse caso os batimentos não são "prematuros" mas surgem tardiamente durante o ciclo) podem ocorrer como um mecanismo compensatório para manter uma freqüência razoável, a fim de propiciar algum tipo de contração cardíaca para bombear sangue até os tecidos do corpo. (Uma CVP não bombeia tanto sangue como um impulso normal proveniente do nódulo SA, porém ainda assim gera alguma circulação.)
   a. A xilocaína deve ser contra-indicada, pois pode diminuir a circulação por eliminar as CVPs que estão bombeando o sangue necessário.
   b. A droga preferível para tais casos é a atropina (pois uma freqüência baixa resulta em CVPs).
      (1) Aumenta a freqüência do nódulo sinusal, o que, por sua vez, interromperá os batimentos ectópicos ineficazes, substituindo-os por impulsos normais.
      (2) Dose: 0,5-1,0 mg IV.

Taquicardia Ventricular

A *taquicardia ventricular* é uma das temíveis complicações do infarto do miocárdio e pode ser considerada como contrações ventriculares prematuras, consecutivas e múltiplas (três ou mais) que se originam de um foco ectópico localizado no ventrículo, abaixo do nódulo AV, determinando configurações amplas e bizarras dos complexos.

Perigos da Taquicardia Ventricular

1. Resulta num débito cardíaco diminuído (os ventrículos não estão sendo estimulados normalmente pelo nódulo AV, mas sim por um foco mais distante e situado na porção inferior da parede ventricular, o que determina uma contração incompleta e ineficaz do músculo cardíaco).
2. Representa um precursor da fibrilação ventricular, na qual não existe nenhum débito cardíaco.

Mecanismo da Taquicardia Ventricular

Via de Condução Normal   Via de Condução de Taquicardia Ventricular

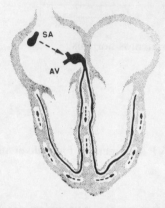 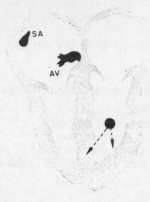

1. A via de condução é a mesma da CVP, pois pode-se considerar a taquicardia ventricular como representando uma série de CVPs.
2. Assim como na CVP, os complexos da taquicardia ventricular apresentam uma configuração bizarra.

ECG da Taquicardia Ventricular

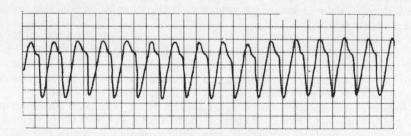

1. Como essa arritmia se origina abaixo do nódulo AV, as aurículas batem independentemente.
2. Pode-se observar as ondas P, independentes dos complexos QRS, ECG de 20% dos pacientes que apresentam uma freqüência ventricular não muito rápida e complexos não muito amplos.
3. A freqüência é alta e os complexos QRS são amplos. Considera-se uma largura anormal para os complexos QRS quando esta equivale a 0,12 segundo (três quadrículas) ou mais.

Tratamento

1. Se o paciente está suportando razoavelmente bem a arritmia:
   a. Administre lidocaína (Xilocaína)
      (1) 75-100 mg IV em dose maciça, num período de 2 minutos.
      (2) Se isso for eficaz, deve-se iniciar um gotejamento IV contínuo de lidocaína (com um fornecimento de 1-3 mg por minuto).
      (3) Quando se adiciona um frasco com 50 ml de lidocaína a 2% a 1.000 ml de glicose a 5%, 1 ml irá conter 1 mg de lidocaína. A maioria dos conjuntos IV está calibrada para fornecer 1 ml em 10 gotas de líquido. Se essa concentração resultar em um excesso de líquido para o paciente, deve-se aumentar a quantidade de lidocaína na solução IV.

> ALERTA À ENFERMAGEM: Pelo fato de o músculo cardíaco estar debilitado, o paciente cardiopata não deve receber um volume excessivo de líquidos, pois pode desencadear uma insuficiência congestiva.

2. Cardioversão
   a. É usada quando a lidocaína não se revela eficaz, ou se o paciente não está suportando bem a arritmia.
   b. Iniciar com cerca de 200 watts/segundo.
   A *cardioversão* representa a aplicação de um choque elétrico *sincronizado*, liberado por uma máquina que é regulada de tal forma que seu impulso elétrico não atinja a onda T, que é considerada como o ponto vulnerável do ciclo cardíaco. Pode haver fibrilação ventricular se um choque elétrico como esse, originado de uma fonte externa ou de um impulso gerado dentro do próprio coração, atinge a onda T. Se a fibrilação ventricular não for interrompida, pode resultar em morte.

Fibrilação Ventricular

A *fibrilação ventricular* é uma condição letal observada mais comumente na vigência de um infarto do miocárdio. Se a arritmia não for interrompida, o paciente morrerá em minutos.

Alteração da Fisiologia

1. O coração está sendo estimulado simultaneamente por numerosos focos ectópicos espalhados nos ventrículos; portanto, não existe contração efetiva da musculatura cardíaca e, conseqüentemente, não há pulso.
2. Caracteriza-se por traçados completamente irregulares no ECG

Mecanismo da Fibrilação Ventricular

Via de Condução Normal

Via de Condução da Fibrilação Ventricular

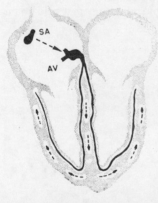 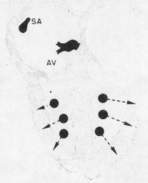

Na fibrilação ventricular a presença de focos ectópicos múltiplos nos ventrículos impede um batimento cardíaco efetivo.

ECG da Fibrilação Ventricular

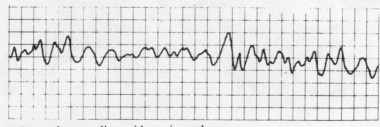

Os complexos estão totalmente distorcidos e irregulares.

NOTA: É extremamente importante ter certeza de que as ondulações caóticas do ECG não representam artefatos, já que os movimentos do paciente ou dos fios condutores podem oferecer aspectos semelhantes. Se o paciente está consciente ou tem pulso, o ritmo *não* representa uma fibrilação ventricular.

Tratamento

Desfibrilação elétrica com 200-400 watts/segundo. (Em crianças começar com energias mais baixas.)

1. Se o procedimento for bem sucedido, o choque da desfibrilação interrompe a atividade elétrica descoordenada e errática do ventrículo. Após um certo tempo, o coração readquire seu ritmo normal inato do nódulo SA.

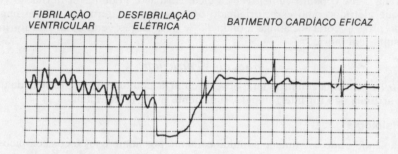

2. Difere da cardioversão porque no choque da desfibrilação não é necessária a sincronização, pois não existem ondas T na fibrilação ventricular.
3. Colocação das placas (Fig. 7-33).
    a. O centro de uma placa é colocado logo à direita da parte superior do esterno, no 2.º espaço intercostal.
    b. A borda da outra placa é colocada logo abaixo do mamilo esquerdo.
    c. As placas devem estar bem lubrificadas e entrar em íntimo contato com a pele do paciente.
4. Ver págs. 331-333.

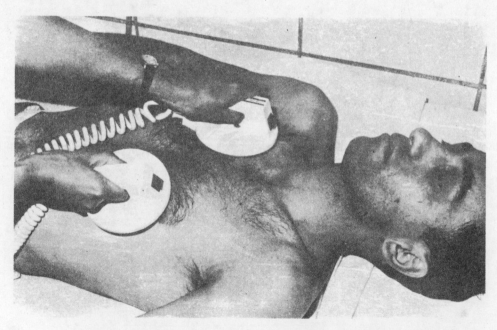

Figura 7-33. Colocação das placas na desfibrilação ventricular.

RESUMO: DIAGNÓSTICO E TRATAMENTO DE EMERGÊNCIA DAS ARRITMIAS

Tipo de arritmia	Aspecto do ECG	Tratamento	Via
Ritmo normal		Nenhum.	
Taquicardia sinusal		Tratar a causa.	
Bradicardia sinusal		Atropina, Isuprel, ou marcapasso, quando a condição é patológica.	
Arritmia sinusal		Nenhum.	
CAPs		Em geral, nenhum. Pode-se usar a quinidina.	
TAP		Compressão do seio carotídeo ou metaraminol (Aramina).	
Flutter auricular		Se a freqüência estiver acima de 100, usar digital. A cardioversão* é muito eficaz.	
Fibrilação auricular		Use digital se a freqüência estiver acima de 100 e se a fibrilação não é causada por excesso de digital. A cardioversão* pode ser eficaz.	
Bloqueios AV 2.º grau		Atropina, Isuprel ou marcapasso.	
3.º grau		Atropina, Isuprel ou marcapasso.	
CVPs		Se for benigna, nenhum tratamento. Na maioria dos pacientes usa-se lidocaína (Xilocaína). Atropina se o ritmo básico estiver lento.	
Taquicardia ventricular		Cardioversão* ou lidocaína	
Fibrilação ventricular		Desfibrilação elétrica.	

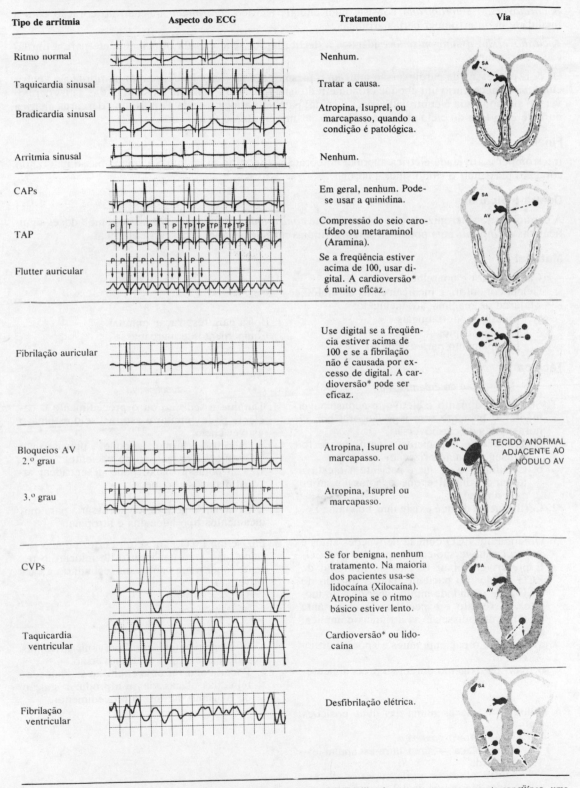

TECIDO ANORMAL ADJACENTE AO NÓDULO AV

*A cardioversão pode ser muito perigosa quando o paciente tem um nível digitálico importante em sua corrente sangüínea, uma vez que a fibrilação ventricular ou outras arritmias letais podem se precipitar.

ORIENTAÇÕES: Cardioversão, Sincronizada

A *cardioversão sincronizada* consiste num choque elétrico *controlado* aplicado ao coração com a finalidade de interromper certas arritmias.

A *cardioversão assincronizada* é idêntica à desfibrilação, sendo usada principalmente para a fibrilação ventricular.

Os dois processos de cardioversão utilizam o mesmo tipo de eletricidade, porém na fibrilação ventricular não é necessário um choque cronometrado (sincronizado), pois não existem ondas T. (A cardioversão sincronizada é controlada [sincronizada] para *não* atingir a onda T, pois uma descarga elétrica durante essa fase do ciclo cardíaco pode causar uma fibrilação ventricular.)

Finalidade

Interromper a atividade elétrica anormal do coração e permitir ao nódulo SA (marcapasso natural do coração) reassumir o ritmo sinusal normal.

Contra-Indicações

A cardioversão sincronizada está relativamente *contra-indicada* quando o paciente tomou doses significativas de *digital,* pois poderiam surgir arritmias mais letais após a descarga elétrica.

Material

Cardioversor e aparelho de ECG
Geléia condutora e medicamentos cardiotônicos
Material de reanimação, incluindo:
    Cânulas endotraqueais   Bolsa para respiração manual
    Laringoscópios   Equipamento de marcapasso
    Equipamento para aspiração

Técnica

Ação de Enfermagem

1. Se o procedimento é eletivo, é aconselhável manter o paciente sem ingestão oral por 12 horas antes da cardioversão.
   a. Tranqüilize o paciente e verifique se foi conseguida a autorização.
   b. Certifique-se de que o paciente não estava tomando digital e que o potássio sérico está normal.
2. Certifique-se de que existe uma boa linha IV.

3. Obtenha um ECG com 12 derivações antes e após a cardioversão com o *aparelho de ECG.* É preferível deixar os fios do aparelho de ECG ligados ao paciente, pois o traçado do ECG é de qualidade muito superior a do monitor. Esse fato é especialmente importante ao tentarmos dissecar as arritmias complicadas.

4. a. Oxigene o paciente antes e após a cardioversão.
   b. *Não* dê oxigênio durante o procedimento.

5. Coloque as placas numa das duas posições seguintes:
   a. *Posição ântero-posterior*
       Uma placa — área infra-escapular esquerda
       Outra placa — parte superior do esterno, ao nível do 3.º espaço intercostal

Justificativa

1. Durante a sedação ou o procedimento o paciente pode vomitar e aspirar, se o estômago estiver cheio.
   a. Não use o termo "choque", pois isso aumentará a apreensão do paciente.
   b. Um potássio baixo pode desencadear arritmias pós-choque.
2. Uma linha IV poderá ser necessária para medicamentos tipo lidocaína e atropina.

3. Faz-se um ECG para se ter certeza que o paciente não teve um infarto do miocárdio recente (quer pouco antes ou secundário à cardioversão).

4. a. O oxigênio ajudará a prevenir arritmias indesejáveis após a cardioversão.
   b. Poderia ocorrer uma explosão se uma centelha das placas viesse a produzir ignição do oxigênio durante o procedimento.

b. *Posição anterior*
Uma placa — logo à direita do esterno, no 2.º espaço intercostal
Outra placa — exatamente abaixo do mamilo esquerdo

6. Determine se o mecanismo de sincronização do aparelho está funcionando, antes de aplicar as placas.

a. A descarga deve atingir as proximidades da ponta da onda R.

b. A onda R em geral precisará ter uma altura substancial; çaso contrário, ligue o amplificador ou mude a derivação. Em muitos aparelhos, a onda R terá que estar na posição vertical antes de haver sincronização.

a. Se a descarga elétrica atinge a onda T, pode ocorrer fibrilação ventricular.

b. A sincronização não é usada para a fibrilação ventricular. (O aparelho não funcionará para *desfibrilação* se o módulo da sincronização estiver ligado.)

7. Aplique pasta de eletródio sobre toda a superfície das placas, porém certifique-se de que não existe excesso nas bordas das mesmas.

a. A pasta deve ser esfregada na pele de maneira exaustiva, pois isso permitirá a penetração de mais eletricidade através da superfície do corpo.

b. Certifique-se de que as placas estão limpas; a presença de materiais na superfície interferirá com o fluxo da eletricidade.

c. Exerça pressão firme nas placas.

7. Se houver excesso de pasta ao redor das placas a descarga poderá espalhar-se sobre a pele, produzindo uma queimadura. Se não existir um contato íntimo entre as placas e a pele, pode ocorrer uma queimadura; além disso, nem toda a eletricidade chegará ao coração.

8. Regule o marcador para a menor intensidade de energia capaz de converter a arritmia. Algumas arritmias (como o flutter auricular) podem ser convertidas com energias muito baixas, como 25 watts/segundo (joules).

8. Energias excessivas produzem dano miocárdico.

9. Deve-se administrar Valium ou um barbitúrico de ação rápida se o paciente está consciente.

9. Isso ajuda a produzir amnésia a respeito da cardioversão.

10. Depois que o paciente mergulha num sono leve em conseqüência da medicação IV e quando ninguém estiver tocando a cama nem o paciente, ligue o cardioversor. Se a cardioversão não ocorre, continue com uma maior intensidade de energia.

11. Monitorize o ECG após ocorrer a cardioversão. A pressão arterial deve ser registrada a cada 15 minutos, até alcançar a pressão arterial que existia antes do choque.

11. O paciente pode reverter para sua arritmia anterior após a conversão.

3. Distúrbios Vasculares

Os *distúrbios vasculares* referem-se a afecções dos vasos sangüíneos.

A *doença vascular periférica* (DVP) refere-se a doença dos vasos sangüíneos que suprem as extremidades: veias, artérias e linfáticos.

Natureza do Distúrbio

1. Longa duração. Freqüentemente desestimula o paciente: o tratamento pode ser doloroso e cansativo; a cura é lenta.

2. A hospitalização ou a incapacidade física podem durar por meses antes de ocorrer a cura, embora isso seja menos freqüente.
   O paciente pode ter problemas financeiros ou ficar preocupado por ter que deixar o trabalho, se separar das responsabilidades da família e da comunidade.

3. As pessoas idosas são mais propensas a apresentar doença vascular periférica.

4. Esta afecção com freqüência vem acompanhada de outros problemas médicos, como o diabetes.

5. É freqüente a recidiva do quadro, com conseqüente incapacidade física, após a cura das lesões.

Formação de Trombos e Êmbolos

1. *Trombo* — um coágulo sangüíneo que oclui parcial ou completamente um vaso sangüíneo.
   a. Vaso trombosado — um vaso ocluído
   b. Trombose — afecção na qual existe um vaso trombosado
2. A coagulação espontânea do sangue é uma ocorrência rara, a menos que exista lesão da superfície interna da parede do vaso.
   a. Lesão por traumatismo
   b. Inflamação
   c. Alterações degenerativas devidas à arteriosclerose
3. Lesão da íntima — produz aglomerado de plaquetas, formação de fibrina e aparecimento de trombo.
4. *Êmbolo* — um fragmento de um trombo ou um trombo inteiro que se liberta do ponto de formação.
   a. *Embolia* — ocorre quando um êmbolo que se desloca através de um vaso sangüíneo atinge um estreitamento do vaso e o oclui
   b. Embolìa gasosa — uma bolha de ar na corrente sangüínea
   c. Embolia gordurosa — múltiplas gotículas de gordura na corrente sangüínea

Isquemia

Isquemia é a falta de um suprimento sangüíneo suficiente para preencher as necessidades dos tecidos. Pode surgir em conseqüência de:

1. Oclusão gradual da luz da artéria por invasão da parede espessada (aterosclerose).
2. Instalação mais rápida da isquemia devido à formação de um coágulo sangüíneo (trombo) na área aterosclerótica.
3. Oclusão rápida de uma artéria quando um coágulo livre (êmbolo) se localiza numa bifurcação ou num estreitamento do vaso.

MANIFESTAÇÕES FISIOPATOLÓGICAS DOS DISTÚRBIOS VASCULARES

Esfriamento

1. Devido a um suprimento sangüíneo deficiente para determinada área, mesmo que o ambiente esteja quente.
2. Pode-se comparar uma extremidade com a outra para se observar a diferença.
3. O paciente diz que a extremidade se apresenta desconfortavelmente fria.

Palidez (Lividez)

1. A tonalidade rósea normal da pele é devida a uma circulação superficial adequada.
2. A diminuição do suprimento sangüíneo produz palidez ou ausência de cor.
3. O segmento se torna pálido quando é elevado acima do nível do coração e a pressão arterial no mesmo fica inferior à normal.

Rubor (Vermelhidão)

1. Ao invés de uma tonalidade rósea normal, o segmento pode se apresentar vermelho ou arroxeado. Isto se deve à lesão dos capilares superficiais, que permanecem dilatados; pode também ocorrer com a isquemia crônica.
2. A circulação está prejudicada.
3. A anoxia ou o esfriamento pode ser responsável pelo rubor.

Cianose (Cor Azulada)

1. Indica que o sangue contém uma quantidade de oxigênio inferior à normal.
2. Quando localizada, significa que a circulação nessa área é muito lenta.

Dor

1. Devida a um suprimento sangüíneo inadequado.

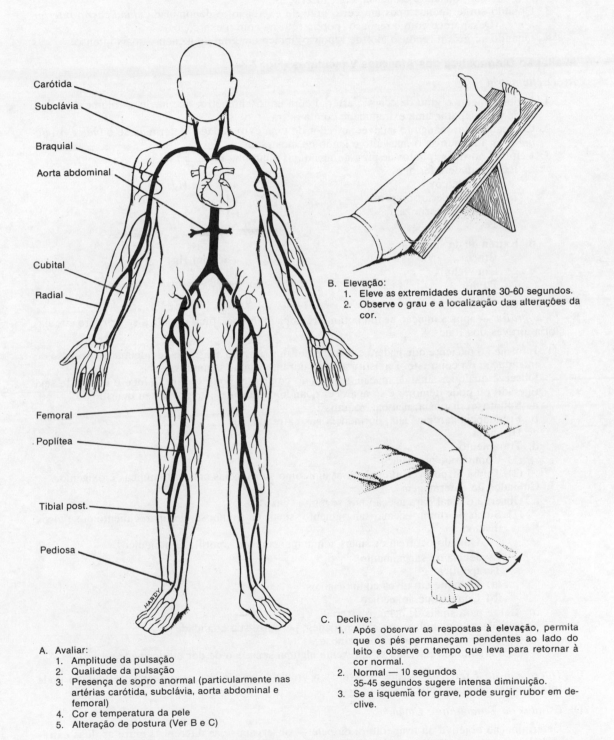

Carótida
Subclávia
Braquial
Aorta abdominal
Cubital
Radial
Femoral
Poplítea
Tibial post.
Pediosa

A. Avaliar:
  1. Amplitude da pulsação
  2. Qualidade da pulsação
  3. Presença de sopro anormal (particularmente nas artérias carótida, subclávia, aorta abdominal e femoral)
  4. Cor e temperatura da pele
  5. Alteração de postura (Ver B e C)

B. Elevação:
  1. Eleve as extremidades durante 30-60 segundos.
  2. Observe o grau e a localização das alterações da cor.

C. Declive:
  1. Após observar as respostas à elevação, permita que os pés permaneçam pendentes ao lado do leito e observe o tempo que leva para retornar à cor normal.
  2. Normal — 10 segundos
     35-45 segundos sugere intensa diminuição.
  3. Se a isquemia for grave, pode surgir rubor em declive.

Figura 7-34. Pontos de destaque na avaliação da insuficiência arterial periférica.

2. É comum, porém varia com a afecção.
   Pode ser constante e intensa, e.g., ulceração.
3. Quando surge apenas após um certo grau de exercício, é denominada *claudicação intermitente*. (Desaparece com o repouso, porém retorna com o exercício.)
4. Quando surge em repouso (dor de repouso) indica um grau de isquemia mais intenso.

Avaliação Diagnóstica das Afecções Vasculares (Fig. 7-34)

A. *Oscilometria*

1. Pode-se medir o grau de oclusão arterial com um oscilômetro, que mede o volume do pulso. Pode-se comparar uma extremidade com a outra.
2. Colocando um manguito inflável ao redor de uma extremidade, determina-se o *índice oscilométrico,* inflando-se o manguito e lendo no mostrador.
3. Leituras normais (pontos de pressão nos quais a circulação cessa)
   a. Extremidade inferior

Meio da coxa	4-16 mm Hg
Terço superior da perna	3-12 ''
Acima do tornozelo	1-18 ''
Pé	0,2- 1 ''

   b. Extremidade superior

Braço	4-16 mm Hg
Cotovelo	3-12 ''
Punho	1-10 ''
Mão	0,2- 2 ''

B. *Flebografia* — após a injeção de um corante radiopaco (renografina) visualiza-se a árvore circulatória através dos Raios X.

1. Informe ao paciente que poderá experimentar uma intensa sensação de queimação no vaso de introdução do contraste. Persistirá apenas durante alguns segundos.
2. Observe qualquer sinal de reação alérgica ao contraste; pode surgir tão logo o contraste seja injetado ou pode demorar e só aparecer quando o paciente estiver em seu quarto.
   a. Sudorese, dispnéia, náusea, vômitos
   b. Freqüência cardíaca alta, dormência nas extremidades
   c. Urticária
   d. Tratamento
      (1) Comunique ao médico
      (2) Tenha disponível adrenalina, assim como substâncias anti-histamínicas e oxigênio.
3. Cuidados de enfermagem
   a. Observe o local para injeção nos seguintes casos:
      (1) Sinais de rubor, edema, sangramento; sinais de trombose (desaparecimento dos pulsos distais).
          Quando ocorrem os sinais acima mencionados, notifique o médico.
      (2) Evidência de sangramento
          Terapêutica
          (a) Coloque curativos compressivos
          (b) Comunique ao médico.
   b. Atente para sinais de oclusão arterial.
      (1) Observe os pulsos das extremidades; pesquise sua qualidade.
      (2) Observe a cor (palidez ou cianose).
      (3) Pergunte ao paciente se apresenta alguma sensação de dor ou dormência.

C. *Tolerância ao Exercício* — pode-se avaliar o grau de exercícios que o segmento afetado pode tolerar antes do aparecimento da dor.

D. *Estudos da Temperatura Cutânea*

Determinação objetiva da temperatura da pele — observam-se as diferenças entre as duas extremidades quando o indivíduo é colocado em um novo ambiente: esfriamento de uma extremidade.

E. *Determinação da Claudicação Intermitente*

1. Em repouso, o suprimento sangüíneo é adequado — porém um músculo em exercício pode necessitar de 10 vezes mais sangue.

2. Após exercícios como caminhadas, correr ou subir escadas, surge uma dor intensa em cãibras ou sensação de fadiga nas áreas musculares que não recebem um suprimento sangüíneo adequado.
3. Com o repouso, há alívio da dor; os metabólitos são eliminados e é restaurada a relação normal entre o suprimento sangüíneo e a necessidade do tecido.
4. Medida
   a. Com o paciente subindo escada, conte o número de degraus antes do aparecimento da dor.
   b. Use um pedal que levanta um peso, quando pressionado.
      (1) Geralmente a fadiga ocorre em 5-10 minutos.
      (2) O indivíduo com oclusão arterial costuma acusar dor em menos de um minuto.

F. *Bloqueio Simpático Lombar*

1. Usado para avaliar o elemento de constrição na circulação periférica das pernas.
2. Técnica
   a. Injeta-se um anestésico local no espaço retroperitoneal, bloqueando o tronco simpático lombar e, portanto, os elementos simpáticos que inervam as pernas.
   b. Os nervos simpáticos controlam a tensão dos músculos nos vasos sangüíneos; o bloqueio causa a dilatação dos vasos.
   c. Os vasos arterioscleróticos são incapazes de se dilatar.

G. *Ultra-Som Doppler* — um teste incruento usado para detectar o fluxo sangüíneo.

1. Um feixe de ultra-som é projetado para o interior dos tecidos através de uma geléia acústica aplicada sobre a pele. O som refletido a partir das células sangüíneas em movimento é captado, ampliado como som audível e registrado; a velocidade do fluxo sangüíneo exerce um efeito direto sobre a forma das ondas.
2. Em geral examinam-se as veias tibial posterior, da panturrilha, poplítea e femoral comum. O fluxo arterial pode ser reconhecido por sua natureza pulsátil.
3. Avaliam-se os sinais para permeabilidade venosa e competência valvular. O fluxo arterial é usado como um indicador da permeabilidade e a pressão no manguito necessária para interrompê-lo indica a pressão arterial nesse ponto.
4. A realização de todo o teste leva cerca de 5-10 minutos.

H. *Pletismografia* — medição incruenta das modificações no volume das panturrilhas correspondentes às mudanças no volume sangüíneo geradas pela oclusão venosa temporária com um manguito pneumático alto.

1. Variações do teste acima são adotadas em várias clínicas; alguns usam um calibrador de pressão colocado nas proximidades da panturrilha.
2. A oclusão venosa temporária com um manguito pneumático (50 mm Hg) aplicado na coxa resulta num aumento da circunferência da panturrilha.
3. Um esvaziamento rápido do manguito resulta em diminuição na circunferência da panturrilha; esta é proporcional à velocidade do fluxo venoso anterógrado proveniente da extremidade.

I. *Teste de Captação do Fibrinogênio Marcado com I^{125}* — um teste radioativo cruento que é sensível para um coágulo recente (fresco). O fibrinogênio humano marcado com I^{125} é injetado na veia após bloquear a captação tireoidiana com iodo. As extremidades inferiores são estudadas por cintilografia durante vários dias sucessivos, para detectar a presença de trombose ativa que incorpora o fibrinogênio.

1. Teste usado nos pacientes com alto risco de trombose.
2. Incapaz de detectar atividade na parte superior das coxas e na pelve.

J. *Flebografia com Radioisótopo** — injeta-se pertecnetato de sódio (tecnécio, Tc^{99m}) numa veia do pé ou do tornozelo após a aplicação de um torniquete apertado no tornozelo.

1. O radioisótopo sobe até as veias profundas da coxa e da pelve.
2. Podem ser visualizadas as veias femoral superficial, femoral comum, ilíacas e cava inferior.
3. A trombose isolada das veias da panturrilha não pode ser identificada, a menos que exista doença extensa.
4. Requer hospitalização temporária.

---

*(Ainda não existe nos Estados Unidos ao escrevermos estas linhas, porém, em breve, deverá ser disponível.)

POSIÇÃO 1
Coloque as pernas sobre
uma cadeira acolchoada
com um travesseiro por
um minuto, para drenar o
sangue.

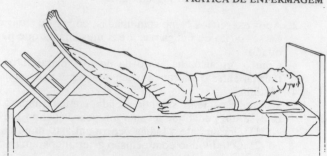

POSIÇÃO 2
Mantenha cada uma
dessas posições
contraídas por 30
segundos, para acelerar
o retorno do sangue.

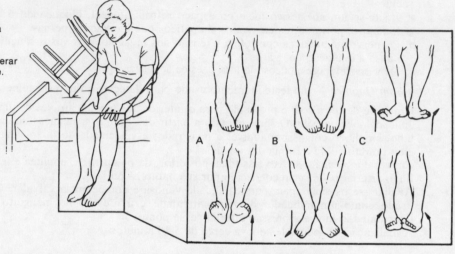

POSIÇÃO 3
Deite-se de costas, com
as pernas esticadas.
Mantenha essa posição
por um minuto.

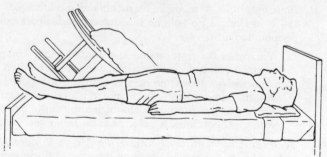

Figura 7-35. Exercícios de Buerger-Allen. Execute 6 vezes as séries de exercícios, 4 vezes ao dia. (De: Forshee, T., e Minckley, B.: Lumbar sympathectomy. R. N. julho de 1976.)

CUIDADOS GERAIS NOS PACIENTES COM DISTÚRBIOS VASCULARES

Modalidades Terapêuticas para Aumentar o Suprimento Sangüíneo aos Tecidos

Terapêutica Postural

Objetivo: aumentar o fluxo sangüíneo utilizando a gravidade, gerando um enchimento e esvaziamento intermitente dos capilares, veias e artérias.

Observação: Pode-se aumentar o suprimento sangüíneo arterial de uma área ou segmento do corpo colocando-os em um nível inferior ao do coração (auxílio da gravidade).

A. *Caminhada* — um exercício simples mas muito eficaz.

1. É preferível uma superfície plana.
2. Estimule o paciente a traçar objetivos realistas; a cada semana esses objetivos podem ser ampliados, observando-se a tolerância do paciente.

3. Utilize instrumentos auxiliares quando necessários — muleta, bengala etc.
4. Avalie a capacidade do paciente em subir escadas.

B. *Trote* — um meio de estimular o fluxo sangüíneo colateral não apenas das pernas, como também do miocárdio.

   Pode ser praticado enquanto for confortável e agradável.

C. *Exercícios de Buerger* — prescritos de acordo com as condições do paciente e de suas extremidades.

1. Eleve as extremidades durante um minuto.
2. Coloque as extremidades em posição pendente até que a cianose ou o rubor se tornem máximos.
3. Deite com as extremidades em posição horizontal durante um minuto.
4. Ver exercícios de Buerger-Allen, adiante.

D. *Exercícios de Buerger-Allen* — Exercícios pelos quais a gravidade enche e esvazia alternadamente os vasos sangüíneos (Fig. 7-35).

1. Técnica
   a. Inicie com o paciente deitado horizontalmente. Eleve as pernas até acima do nível do coração — 2 minutos ou até adquirirem uma coloração pálida.
   b. Coloque as pernas para baixo, pendentes; exercite os pés — 3 minutos ou até que as pernas se tornem róseas.
   c. Instrua o paciente para permanecer deitado — 5 minutos.
   d. Repita a, b e c 5 vezes; faça uma série completa 3 vezes por dia.
2. Tolerância e intensidade apropriada
   a. Alerte o paciente para repousar quando sentir dor.
   b. Evite ambientes frios, pois estes determinam vasoconstrição que, por sua vez, diminui ainda mais o fluxo.
   c. Mantenha a estabilidade principalmente se há o problema da hipotensão postural.
3. Conforto
   a. Improvise um material que forneça apoio confortável ao paciente na posição com as pernas elevadas.
   b. Pode-se colocar sobre a cama uma cadeira de espaldar bem acolchoado, de tal modo que a parte posterior da cadeira sirva de apoio para a perna — a parte mais alta da cadeira na direção da porção superior da coxa.
   c. Pode-se usar a mesinha de cama com um travesseiro.

E. *Cama oscilante* — permite exercícios posturais usando um método passivo.

1. Auxilia indiretamente na prevenção de áreas de pressão — escaras de decúbito.
2. Prescrita de acordo com as necessidades do paciente.
3. Explique ao paciente que a cama o ajudará a minorar sua dificuldade circulatória.
   a. Explique como a cama é ligada, regulada e desligada.
   b. Informe que, quando quiser, poderá desligá-la para se alimentar, para tratamento, períodos de repouso etc.
4. Aumente gradualmente os movimentos da cama para eliminar a possibilidade de cefaléia, tontura ou náusea.
5. Respeite os ciclos prescritos para cada paciente.
   Ciclo: Grau de angulação e duração da elevação
            Grau de angulação e duração do abaixamento
6. Evite que o paciente escorregue, colocando uma prancha acolchoada sob seus pés.

Termoterapia

ALERTA À ENFERMAGEM: Quando se aplica calor na superfície externa de uma extremidade — há um aumento da demanda circulatória. Se for aplicado em tecidos doentes — a sensibilidade fica deteriorada; pode resultar em queimadura e necrose.

A. *Calor Seco*
1. Bolsa de água quente
   a. Examine a temperatura da água antes de encher a bolsa — não exceder 48,8°C.

b. Coloque um envoltório sobre a bolsa, para que não haja contato direto com a pele.
2. Leito térmico (controlado por termostato ou regulado com lâmpadas elétricas)
   a. Acolchoe as bordas metálicas do leito para não lesar as extremidades.
   b. Controle a temperatura para que não ultrapasse 32,2°C.
   c. Certifique-se de que as lâmpadas não poderão ser tocadas pelas extremidades (em geral, pernas e pés).
   d. Temperaturas mais altas estimulam o metabolismo (não desejado).
   e. Se o paciente se queixa de dor nas extremidades, reduza a temperatura.
3. Ultra-som (vibrações acústicas com freqüências além da percepção do ouvido humano)
   a. Útil em pequenas áreas em que se deseja uma penetração mais profunda do calor e onde há necessidade de estímulo circulatório.
   b. O tempo de aplicação é inferior a 10 minutos.
   c. Evite as áreas onde possam existir suturas metálicas.
4. Banhos de parafina (ver Cap. 16)

B. *Calor Úmido*

1. Hidroterapia
   a. Banhos de assento — usados para terapêutica perineal (ver Cap. 8, cirurgia retal).
   b. Bacia — para mãos ou pés, com temperatura e tempo prédeterminados.
2. Turbilhão
   a. Além de fornecer calor úmido, o efeito das águas agitadas realiza uma hidromassagem.
   b. Pode ser usado para uma ou duas extremidades, ou para o corpo inteiro.
3. Compressas mornas
   a. Aplicadas diretamente sobre a pele.
   b. Quando quentes, aplique-as sobre uma toalha.

Terapêutica com Gradiente de Pressão (Vestuário e Aparelhos de Compressão)

A. *Manguitos, Luvas ou Botas*

1. Circulador — pressão de ar eletricamente produzida que infla e desinfla alternadamente uma bota na qual se encaixa a extremidade.
   Pode-se regular o ritmo de oclusão e de relaxamento, assim como a pressão exercida, para corresponder ao pulso.
2. Luva ou bota de pressão — um tubo plástico cheio de ar.
   a. Pode ser mantida com uma pressão baixa durante várias·horas.
   b. Pode ser regulada para funcionar de modo intermitente. (Útil no linfedema do braço após mastectomia; ver Cap. 9.)

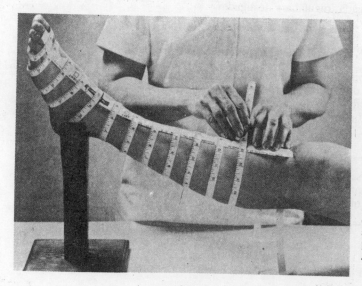

Figura 7-36. Usando-se uma fita métrica especial, podem ser obtidas medidas exatas das extremidades. As medidas são tiradas enquanto o paciente fica deitado, com a extremidade ligeiramente elevada. O pé se encontra em uma posição normal relaxada. A coluna horizontal da fita métrica é colocada anteriormente; as fitas de referência são fixadas em pontos-chave e, a partir destes, as outras fitas são fixadas sucessivamente. Todas as fitas são calibradas em centímetros. Após sua fixação adequada e completa, pode-se cortar esse modelo de acordo com as instruções e enviá-lo ao fabricante para que produza um suporte elástico sob medida. (Cortesia Jobst.)

Vista o suporte pela manhã, antes de formar-se edema.

Inicie sempre a colocação com o suporte "invertido", como estava quando o adquiriu.

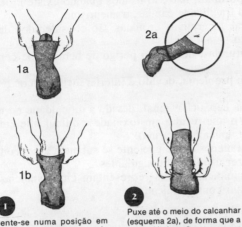

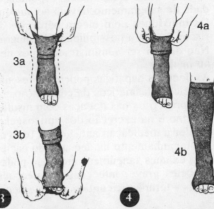

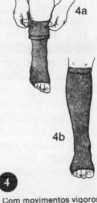

1 Sente-se numa posição em que possa alcançar os pés com facilidade. A meia elástica deverá estar "invertida", ou seja, com a ponta do pé virada para dentro, na direção do calcanhar. A parte da costura deverá estar para baixo (esquema 1a). Segure firmemente cada lado e puxe na direção do pé (esquema 1b).

2 Puxe até o meio do calcanhar (esquema 2a), de forma que a meia elástica não escorregue para baixo. A seguir, volte a segurar o tecido adiante dos artelhos e comece a puxá-lo sobre o pé. Puxe sempre pelo lado, nunca pelas costuras.

3 Puxe bem para cima, até ultrapassar o tornozelo (esquema 3a). Apóie o calcanhar. Puxe a parte do pé da meia para fora, na direção das extremidades dos artelhos (esquema 3a) para ajustar o tecido uniformemente sobre o pé. Deixe-a retrair-se normalmente.

4 Com movimentos vigorosos e curtos (5 cm de cada vez) desloque (esquema 4a) a meia para cima, até que a sua extremidade alcance o ponto determinado (esquema 4b) Alise uniformemente perna abaixo. **Nunca permita que a parte de cima enrole ou abaixe.**

Figura 7-37. Médodo de colocação de uma meia elástica. (Cortesia Jobst.)

B. *Vestuários Elásticos*

1. Tais suportes para extremidades podem ser feitos sob encomenda: Jobst* idealizou uma fita métrica especial de tal modo que a "pressão da malha elástica" desses suportes sob medida mantém a pressão venosa em níveis ideais (Fig. 7-36).
2. O método de colocação das meias elásticas é demonstrado na Fig. 7-37.

Terapêutica Anticoagulante

Ação Fisiológica Complexa dos Anticoagulantes

1. Protromboplastina extrínseca (tecido)
2. Fatores intrínsecos (sangue) — mais:
3. Fatores plasmáticos (V, VII e X) — agem na presença de:
4. Cálcio ionizado — auxilia a conversão:
5. Protrombina em trombina →
6. Trombina e fibrinogênio em fibrina

Indicações Clínicas

(Os autores discordam sobre a justificativa do uso a longo prazo dos anticoagulantes nas várias entidades clínicas.)

1. *Trombose venosa* — por causa do perigo de extensão e da formação de êmbolos.
2. *Embolia pulmonar* — profilaticamente, se o paciente for suscetível; indicados também na fase de recuperação para impedir a formação de novos coágulos.
3. *Paciente suscetível a embolias* — como no paciente cirúrgico que sofre de doença cardíaca reumática ou que foi submetido a cirurgia valvular.
4. *Oclusão coronariana com infarto do miocárdio.*
5. *Acidente vascular cerebral causado por êmbolos ou trombos cerebrais* — para reduzir a viscosidade sangüínea: útil na profilaxia e tratamento da apoplexia.

---

*The Jobst Institute Caixa Postal 653, Toledo, Ohio 43694.

Contra-Indicações

1. Podem causar sangramento espontâneo — portanto, não são usados quando existe probabilidade de sangramento devido ao aumento da fragilidade capilar, a aneurisma.
2. Os indivíduos com úlcera péptica e doenças ulcerativas crônicas são considerados de alto risco, devido à possibilidade de sangramento.
3. Não devem ser administrados após neurocirurgias, devido ao perigo de hemorragia cerebral ou medular.
4. As doenças hepáticas podem representar um problema, devido à interferência com os fatores protéicos plasmáticos da coagulação.
5. São proscritos nas doenças com insuficiência hepática e renal, devido a dificuldade no metabolismo e na excreção dos anticoagulantes, o que resulta em toxidade e dificuldade em responder à medicação antagonista (isso não se aplica à heparina).
6. Acompanhamento inadequado do paciente; a menos que o paciente se submeta a um controle com exames sangüíneos etc., não poderá fazer uso de anticoagulantes.
7. Diabetes grave, infecções ou afecções traumáticas graves representam circunstâncias nas quais a terapêutica anticoagulante poderá estar contra-indicada.

Tipos de Anticoagulantes

	Nome genérico	Nome comercial
Heparina sódica	Heparina	Panheprin
Orais		Lipo-Hepin
		Liquaemin
Derivados cumarínicos	Bir-hidroxicumarina	Dicumarol
	Warfarin sódico	Coumadin
		Panwarfin
	Acenocumarol	Sintrom
	Fenoprocoumon	Liquamar
Derivados da indanediona	Anisindiona	Miradon
	Difenadiona	Dipaxin
	Fenindiona	Danilone
		Eridione
		Hedulin

Heparina Sódica

(Anticoagulante parenteral)

A. *Ação Farmacológica*

1. Afeta o tempo de coagulação por seu efeito sobre o mecanismo da coagulação.
2. Inativa a tromboplastina que, por sua vez, interfere na conversão da protrombina em trombina.
3. Inativa toda a trombina que consegue se formar.
4. Pode diminuir a adesividade plaquetária.
5. Pode promover a dissolução de um coágulo recém-formado.
6. Não dissolve a fibrina de um coágulo já organizado.

B. *Vantagens*

1. A principal vantagem é a sua ação rápida, que a torna a medicação de escolha em situações de emergência e na terapêutica a curto prazo.
2. Age em segundos quando administrada na veia; sua ação é previsível e controlável (o tempo de ação via muscular ou subcutânea é de 30 minutos).
3. Seu efeito pode ser rapidamente neutralizado, injetando-se sulfato de protamina ou outro antagonista da heparina via endovenosa; assim sendo, constitui o anticoagulante mais seguro.
4. Exerce pouco efeito cumulativo e desaparece rapidamente (em 4 horas).
5. É o agente mais eficaz de que dispomos para o tratamento da flebite.

C. *Desvantagens*

1. A principal desvantagem é a sua via de administração, que deve ser parenteral; isso se torna desagradável quando é usada para terapêutica de manutenção a longo prazo.
2. Para que sua eficácia seja contínua, a heparina deve ser administrada a intervalos freqüentes.
3. A heparina é cara — o preço varia muito.

D. *Efeitos Colaterais e Contra-Indicações*

1. Pode ocorrer sangramento; portanto, não se deve administrar heparina nos pacientes que estão agrupados nas contra-indicações (pág. 410), naqueles com perda de grandes áreas de pele ou naqueles com deficiências dos fatores de coagulação.
2. Podem surgir reações alérgicas nos pacientes sensíveis a substâncias de origem animal (vermelhidão, prurido, placas urticariformes), porém são raros.
3. A heparina sódica em doses terapêuticas maciças está contra-indicada quando não se podem realizar os testes necessários para avaliar a coagulação sangüínea, tais como o tempo de coagulação do sangue total de Lee-White, o tempo de tromboplastina total ativada (TTTA) etc., nos intervalos indicados.

ALERTA À ENFERMAGEM: Todos os anticoagulantes devem ser usados com extrema cautela nos estados patológicos em que exista perigo de hemorragia.

E. *Antídotos*

1. Sulfato de protamina — deve estar disponível no setor onde o paciente está recebendo a terapêutica anticoagulante com heparina.
2. Transfusão de sangue.

Cumarínicos e Indanediona

(Anticoagulantes orais)

A. *Mais Comumente Usados*

1. Bis-hidroxicumarin (Dicumarol)
2. Warfarin sódico (Coumadin)

B. *Ação Farmacológica*

1. Age reduzindo a coagulabilidade do sangue pelo seu efeito sobre a atividade da protrombina.
2. Interfere na absorção da vitamina K — esta é necessária na síntese da protrombina.
3. A ausência do Fator VII resulta em aumento do tempo de coagulação.
4. Não tem ação sobre os fatores da coagulação já em circulação — assim sendo, a ação retardada dessas drogas é observada mais tarde e pode ser avaliada pelos testes do tempo de protrombina.

C. *Testes do Tempo de Protrombina*

1. Tempo de Protrombina normal — 11-13 segundos.
2. Aumentando o tempo de protrombina para cerca de 19-24 segundos, a coagulabilidade do sangue sofre uma depressão suficiente para fazer diminuir o perigo de trombose, porém não o bastante para causar sangramento espontâneo. Isso representa *o grau terapêutico desejado*.

D. *Atividade Protrombínica*

A variação da protrombina pode também ser enunciada em termos de porcentagem do normal — a atividade da protrombina plasmática.
1. A variação terapêutica desejável é de 20-30% do normal.
2. Existe probabilidade de hemorragia quando a atividade é inferior a 10% do normal. Em outras palavras, quando a atividade de protrombina diminui, a hipoprotrobinemia aumenta.

E. *Vantagens*

1. É conveniente por ser administrada por via oral; boa absorção pelo trato gastrintestinal.
2. Não é necessário manter o paciente hospitalizado.
3. Pode ser produzida sinteticamente, a dosagem e os efeitos são uniformes; é mais barata que a heparina parenteral.

F. *Desvantagens*

1. Os efeitos são imprevisíveis; a dose varia de uma pessoa para outra e até mesmo de um momento para outro no mesmo paciente, isto é, uma função hepática ou renal diminuída e a febre exacerbam ou prolongam a resposta. Muitos medicamentos potencializam ou antagonizam os efeitos dos anticoagulantes orais.
2. Deve-se dispor de instalações laboratoriais, pois o nível de protrombina deve ser testado com freqüência. (Isso costuma representar um problema.)

3. Existe um efeito cumulativo:

    O Dicumarol tem um início de ação lento (2-3 dias) e um efeito cumulativo prolongado (de até 9 dias após a última dose).

    O início da ação do Coumadin ocorre em 18-24 horas; o efeito cumulativo persiste por até 7 dias.

    O início de ação da Fenindiona ocorre em 10-12 horas; o efeito desaparece após 24-48 horas; entretanto, existem efeitos colaterais que devem ser levados em conta.

4. Não pode ser neutralizado rapidamente.

G. *Antídotos dos Anticoagulantes Cumarínicos*

1. Administre vitamina K — fitonadiona (aquaMEFITON) na veia, ou comprimidos de Mefiton, via oral.

    Costuma trazer os valores da protrombina para níveis seguros em 8-24 horas.

2. Se for necessário um antídoto de ação imediata, administre sangue total fresco; por exemplo, lesão física ou outra emergência.

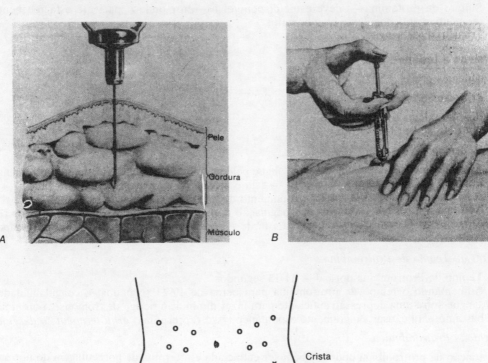

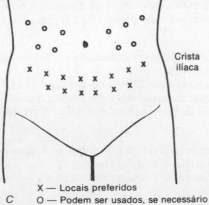

X — Locais preferidos
O — Podem ser usados, se necessário

Figura 7-38. Injeção subcutânea com indicação da técnica e das áreas para terapêutica com heparina. *A*. Quando está indicada uma terapêutica prolongada, prefere-se administrar heparina via subcutânea no tecido adiposo, que forma uma camada distinta sob a pele. *B*. Primeiro estique a pele, para esvaziar os vasos e torná-los menos aptos a serem perfurados pela agulha. A seguir introduza a agulha diretamente na pele, em ângulo reto (ver *A*). *C*. Como deve ser mudado o local de injeção de heparina cada vez que esta for administrada, a figura sugere uma divisão do abdome em áreas a serem utilizadas. Não injete em área contundida ou dentro de 5 cm do umbigo ou de qualquer outra cicatriz. (Cortesia dos laboratórios Wyeth, Philadelphia, Pa.)

Ação de Enfermagem

1. Pelo fato de se poder administrar heparina com outros agentes hipoprotrombinemiantes de ação mais lenta nos primeiros dias de tratamento, deve-se checar a medicação de cada dia *após* conhecer os valores do tempo de protrombina.

2. Providencie os antagonistas dos anticoagulantes que estão sendo administrados:
   Heparina — sulfato de protamina
   Cumarínicos — vitamina K (fitonadiona, Mefiton)

3. Observe que a duração relativamente longa da ação dos anticoagulantes orais torna mais fácil manter os níveis de protrombina baixos durante períodos prolongados.

4. Observe cuidadosamente qualquer sinal de possível sangramento e informe imediatamente, para que a dose do anticoagulante possa ser verificada e, se necessário, alterada:
   a. Urina — observe evidências de hematúria.
   b. Fezes — atenção para o aparecimento de fezes escuras.
   c. Bacia de emese após escovar os dentes — observe o aparecimento de secreção rósea ou sanguinolenta.

5. Mais tarde, quando a medicação anticoagulante tiver sido estabilizada, deve-se recomendar ao paciente que realize os testes de protrombina conforme os esquemas — uma vez por semana ou mais freqüentemente, se necessário.

6. Alerte o paciente sobre os cuidados a serem tomados e as observações a serem feitas enquanto estiver sob terapêutica com anticoagulantes, após deixar o hospital.
   Verifique a presença de sinais de sangramento:
   (1) Palidez cutânea ou equimoses nos braços ou pernas
   (2) Sangramento excessivo em pequenas lesões da pele
   (3) Epistaxes freqüentes
   (4) Sangue na urina

NOTA: Os pacientes em uso de fenindiona apresentam urina com coloração alaranjada ou em "caldo de carne": quando a urina é acidificada esta coloração desaparece. Na hematúria verdadeira a acidificação não altera a cor.

   (5) Fezes avermelhadas ou escuras
   (6) Fluxo menstrual excessivo
   (7) Desmaios, vertigens ou fraqueza intensa

7. As necessidades de anticoagulantes serão maiores na presença de diarréia prolongada.

8. Interações medicamentosas
   a. Saiba que a aspirina e os salicilatos atuam sobre os mesmos mecanismos da coagulação que as medicações cumarínicas; assim sendo, evite essas drogas, a menos que haja aprovação específica do médico.
   b. Alerte o paciente para evitar bebidas alcoólicas em excesso, já que podem afetar a absorção intestinal da vitamina K ou dos anticoagulantes.
   c. Observe que os suplementos polivitamínicos podem conter vitamina K — os pacientes em uso desses preparados poderão necessitar de uma dose maior de anticoagulantes.
   d. Registre o uso de óleos minerais — estes podem causar deficiência de vitamina K por interferirem na absorção das vitaminas lipossolúveis.
   e. Observe que os barbitúricos aumentam o metabolismo das substâncias cumarínicas — portanto, serão necessárias doses maiores de anticoagulantes.
   f. Esteja a par do seguinte com relação à sensibilidade aos derivados cumarínicos:

Pode ser intensificada por	*Pode ser diminuída por*
antibióticos	antiácidos
óleo mineral	barbitúricos
quinidina	anticoncepcionais orais
salicilatos	corticosteróides supra-renais
tolbutamida (Orinase)	

ALERTA À ENFERMAGEM: As interações medicamentosas podem alterar o efeito anticoagulante. Reveja com o médico o efeito de outros medicamentos que o paciente pode estar tomando durante a terapia anticoagulante.

---

9. Relembre ao paciente para dizer ao seu dentista, pedicure ou a outros médicos que possa vir a consultar que está tomando medicação anticoagulante.

ORIENTAÇÕES: Injeção Subcutânea de Heparina

Finalidade

Quando há indicação de terapêutica prolongada, pode-se administrar a heparina por via subcutânea, diretamente no tecido adiposo (Fig. 7-38).

Material

Seringa de 1 ou 2 ml ou seringa para tuberculina descartável
Agulha fina e pontiaguda N.º 25, com 1,6 cm de comprimento
Antisséptico para a pele

Considerações

1. As áreas mais apropriadas se localizam ao longo do tecido adiposo do abdome inferior — para evitar a injeção intramuscular involuntária e a formação de hematomas.
2. Devem ser evitadas as áreas nas quais a camada subcutânea é delgada.

Técnica

Ação de Enfermagem	*Justificativa*
Fase de Realização	
1. Limpe cuidadosamente a área com álcool. Não esfregue!	1. A fricção ou pinçamento da pele pode desencadear uma lesão tecidual; a heparina poderia agravar qualquer sangramento.
2. Tente esticar a pele, usando a palma da mão esquerda.	2. Tentar esvaziar os vasos nessa área para diminuir a probabilidade de perfurá-los com a agulha — o que resultaria em formação de hematoma.
3. Segurando o cilindro da seringa em posição de dardo, introduza a agulha na pele formando um ângulo reto (Fig. 7-38A), até dentro da camada de tecido subcutâneo.	
4. Mova a mão direita na posição destinada a dirigir o êmbolo.	
a. Não mova a ponta da agulha depois de introduzida.	a. e b. Pode dar início a uma hemorragia ou lesão tecidual.
b. Não puxe o êmbolo para trás para testar (aspirar).	
5. Empurre firmemente o êmbolo o máximo que puder (Fig. 7-38B).	5. Para assegurar a administração da dose total de heparina.
6. Após a injeção, retire com cuidado a agulha, no mesmo ângulo em que foi introduzida, soltando a prega da pele à medida que for retirando.	6. Para minimizar a lesão tecidual.
7. Pressione o local com um chumaço de algodão embebido em álcool durante alguns segundos.	7. Para diminuir a saída do líquido ou sangramento.
Cuidados Subseqüentes	
1. *Não friccione o local. Instrua o paciente para não friccionar a área.*	1. A fricção faz aumentar a probabilidade de sangramento.
2. *Local da Injeção*	
a. Mude o local da injeção a cada aplicação de heparina.	
b. A Fig. 7-38C mostra uma divisão do abdome em áreas convenientes.	
c. Podem-se registrar, em um gráfico, a hora, data e dose, para se poder fazer o rodízio dos locais de injeção.	

Conduta de Enfermagem no Paciente com Problema Vascular Periférico

Objetivos da Enfermagem e Orientação Médica

A. *Estimular o paciente a evitar as práticas que causam vasoconstrição nos vasos das extremidades.*

1. Alerte o paciente para os *perigos do fumo,* principalmente quando tragado.
2. Crie um ambiente isento de tensão emocional; restrinja a visita de pessoas que parecem aborrecer o paciente.

3. Mantenha um ambiente aquecido e adequadamente umidificado.
4. Proíba o uso de vestuários apertados, tais como cintas, ligas e meias apertadas.
5. Administre medicações analgésicas e sedativos para manter o conforto do paciente, quando necessário.

B. *Estimular a prática das seguintes medidas e atividades que aumentam o fluxo sangüíneo para as extremidades do paciente.*

Instrua o paciente do seguinte modo:

1. Use roupas quentes antes de ir para lugares frios; proteja as mãos e os pés com luvas e botas com forro de lã, para prevenir a vasoconstrição.
2. Tome banho morno para evitar calafrios; após o banho, substitua a fricção vigorosa pelo contato simples e suave.
3. Evite aquecer excessivamente as extremidades (usando bolsas de água quente, almofadas elétricas etc.) — essas medidas aumentam o metabolismo que, por sua vez, requer um suprimento maior de oxigênio.
4. Durma com a cabeceira da cama elevada em cerca de 20,3 cm; se necessário, use meias para manter os pés aquecidos.
5. Andar é a melhor forma de exercício; além disso, recomendam-se os exercícios ativos ou passivos das extremidades.
6. Tome os medicamentos vasodilatadores prescritos, mesmo que não haja melhora aparente; algumas vezes esses medicamentos mantêm a situação estável e impedem a piora do quadro.
7. Tome as substâncias antilipêmicas prescritas para retardar a progressão da doença esclerótica concomitante, por reduzirem os lipídios plasmáticos.

C. *Reconhecer os sinais e sintomas que indicam distúrbios circulatórios que afetam os tecidos periféricos.*

1. Dor nas extremidades — (Observe se surge em repouso, com atividade moderada ou com exercício mais intenso.)
2. Alterações de coloração da pele ou das unhas — palidez, tom róseo, rubor, cianose
3. Crescimento inadequado ou peculiar das unhas
4. Pele tensa e brilhante
5. Diferença no tamanho de uma extremidade quando comparada com a contralateral (ou oposta)
6. Aumento ou pulsações anormais das veias
7. Variações de temperatura — anormalmente frios ou quentes
8. Ulcerações, necrose ou gangrena

D. *Reduzir ao mínimo as necessidades metabólicas do organismo.*

Instrua o paciente do seguinte modo:

1. Tome precauções para evitar traumatismo ou infecção, particularmente das extremidades.
2. Faça diariamente limpeza e cuidados higiênicos dos pés: cortar corretamente as unhas, evitar medicamentos fortes, utilizar lã de carneiro nas áreas de pressão, usar sapatos e meias de tamanho apropriados.
3. Evite exposição ao frio ou calor excessivo.
4. Exercite-se dentro dos limites reconhecidos; elabore um plano de repouso razoável.
5. Se houver sinais de necrose, ulceração ou gangrena, permaneça no leito.

Cuidados com os Pés no Paciente com Distúrbio Vascular

Instrução ao Paciente

1. Mantenha os pés limpos para evitar irritação e infecção.
   a. Lave-os diariamente com um sabão suave e água morna.
   b. Seque-os completamente, prestando atenção especial às áreas entre os dedos; seque por simples contato e não friccionando.
   c. Coloque lanolina ou vaselina para evitar ressecamento e fissuras na pele.
   d. Troque de meias diariamente: meias de lã no inverno e de algodão no verão.
2. Evite traumatismos, pressão excessiva ou outros irritantes dos pés.
   a. Sapatos
      (1) Use sapatos de tamanho certo com um salto confortável.
      (2) Verifique o interior dos sapatos — evite usar sapatos com costuras salientes, forro rasgado, pregos penetrantes ou saliências exageradas

    (3) Calce-se ao sair da cama; evite andar decalço.

    (4) Acostume-se gradativamente aos sapatos novos; alterne com um par mais velho.

    (5) Prefira os sapatos de couro aos de borracha ou sintéticos, pois estes interferem com a boa circulação do ar.

    (6) Deixe que os sapatos úmidos ou molhados sequem lentamente em sapateiras, para evitar que deformem.

  b. Meias

    (1) Use os tamanhos e comprimentos adequados — meias muito curtas comprimem os dedos; meias muito longas pregueiam e exercem pressão sobre a pele.

    (2) Evite costuras, orifícios ou áreas serzidas ou salientes.

    (3) Se os pés ficam frios quando deita, use meias em vez de bolsas de água quente ou almofada elétrica.

    (4) Use meias de algodão ou de lã; absorvem a umidade; o nylon não é tão absorvente.

    (5) Evite vestuários apertados — roupas de baixo, ligas e até mesmo meias elásticas, a menos que sejam especificamente prescritas.

  c. Pedicure

    (1) Corte as unhas em linha reta após molhar os pés em água morna.

    (2) Coloque fiapos de algodão debaixo dos cantos da unha do grande artelho se houver tendência para encravar.

    (3) Mande um pedicuro tirar os calos e calosidades; não use protetores para calos nem substâncias fortes.

  d. Calor e frio

    (1) Mantenha os pés aquecidos; evite exposição ao frio durante longos períodos.

    (2) Use aparelhos para aquecer apenas com orientação médica; o calor excessivo pode ser tão lesivo quanto a falta de calor.

    (3) Prefira aquecer os pés com meias, botas com revestimento de flanela ou luvas especiais, uma manta leve etc., em vez de aquecer as extremidades junto ao fogo, forno ou radiador.

  e. Medidas gerais

    (1) Evite os locais nos quais são prováveis os traumatismos dos pés, como passagens subterrâneas repletas, áreas de construção, demonstrações esportivas etc.

    (2) Evite queimaduras de sol no verão e banhos em água muito fria.

3. Evite pressões nos pés; repouse e faça exercícios com moderação.

  a. Coloque um travesseiro sob os lençóis na extremidade da cama para funcionar como um apoio para os pés e impedir que o peso da roupa de cama exerça pressão sobre os artelhos.

  b. Evite permanecer em uma mesma posição durante muito tempo.

  c. Não cruze as pernas ao sentar, devido à pressão sobre os nervos e os vasos sangüíneos.

  d. Eleve os pés sobre uma cadeira ou um escabelo com apoio adequado de perna; proceda assim por cerca de 15 minutos a cada 2 horas.

4. Comunique ao médico se houver alguma lesão ou traumatismo nos pés ou perna.

  a. Vermelhidão, inchação, irritação ou formação de vesículas

  b. Prurido, queimação — pé de atleta

  c. Equimoses, cortes, aspecto anormal da pele

FLEBITE OU TROMBOFLEBITE

Flebotrombose é a formação de um ou mais trombos no interior de uma veia; em geral a coagulação está relacionada com (1) estase, (2) anormalidades das paredes da(s) veia(s) e (3) anormalidade do mecanismo da coagulação.

Flebite é uma inflamação das paredes de uma veia.

Tromboflebite é uma afecção na qual se forma um coágulo numa veia, em conseqüência de flebite ou devido à obstrução parcial da veia.

Etiologia

1. Estase venosa — após operações, partos ou repouso no leito por qualquer doença crônica
2. Ficar sentado por muito tempo ou como uma complicação de veias varicosas
3. Traumatismo (equimose) de uma veia; pode resultar de um traumatismo direto da veia por injeção IV, cateteres de demora
4. Prolongamento de uma infecção dos tecidos que cercam o vaso
5. Pressão contínua de um tumor, aneurisma, gravidez

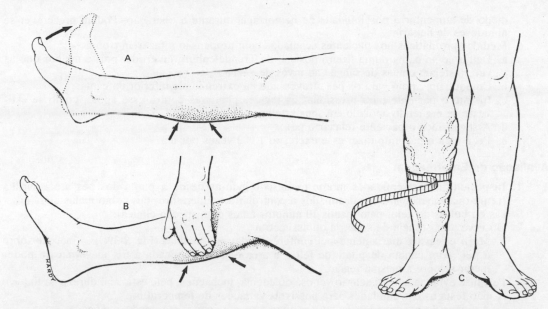

Figura 7-39. Avaliação dos Sinais e Sintomas de Flebotrombose. *A*. Com a perna em extensão, o paciente pode queixar-se de dor na panturrilha com a dorsiflexão do pé (sinal de Homan) — era considerado um sinal inconfundível de trombose inicial e subclínica; pode ou não estar presente. *B*. Uma compressão suave revela sensibilidade nos músculos da panturrilha (observe a seta). *C*. Pode haver edema na parte afetada; as veias ficam mais proeminentes e podem ser palpadas facilmente.

6. Atividade incomum numa pessoa normalmente sedentária
7. Hipercoagulabilidade associada com doença maligna, discrasias sangüíneas

Basicamente, existem três causas: estase, traumatismo da parede do vaso e hipercoagulabilidade (ou uma combinação desses fatores).

Manifestações Clínicas

1. Para a flebotrombose não existem sinais clínicos, pois não ocorre inflamação.
2. Edema ligeiro ao redor dos tornozelos; proeminência evidente das veias da perna acometida.
3. A dor na panturrilha pode ser agravada quando o pé é colocado em dorsiflexão com a perna em extensão (Fig. 7-39*A*). Lamentavelmente, esse não é um sinal patognomônico de trombose precoce ou positiva. Em alguns pacientes com tromboflebite óbvia, o sinal não está presente e em outros tipos de comprometimento (irritação das raízes do nervo ciático ou miosite) o sinal pode ser positivo.
4. Mialgia — pode-se admitir erroneamente resultar do uso de chinelos baixos no pós-operatório (Fig. 7-39*B*).

ALERTA À ENFERMAGEM: Não massageie a perna; isso pode deslocar o coágulo sangüíneo e causar embolia pulmonar.

Medidas Preventivas

1. Estimule a deambulação precoce nos pacientes cirúrgicos — encoraje os exercícios de perna no paciente acamado, para prevenir a estase venosa.
2. Sugira exercícios de respiração profunda, que produzem aumento da pressão negativa no tórax, que, por sua vez, ajuda no esvaziamento das grandes veias.
3. Recomende meias elásticas corretamente aplicadas para o paciente acamado — para acelerar a circulação nas veias profundas. (Retire-as duas vezes ao dia e pesquise a presença de alterações cutâneas ou de hipersensibilidade nas panturrilhas.)
4. Estímulo elétrico das panturrilhas e compressão pneumática das pernas.
5. Uso de anticoagulantes orais no pré-operatório; isso não é feito com freqüência devido ao

medo de aumentar a possibilidade de hemorragia durante a operação. Podem prescrever-se minidoses de heparina.

6. Medidas profiláticas nos pacientes acamados com propensão a fazerem trombose:*
   a. Deitar-se na cama numa ligeira posição de Trendelenburg invertida, pois é melhor que as veias estejam cheias de sangue ao invés de vazias.
   b. Coloque um apoio para os pés atravessado na extremidade inferior da cama.
   c. Instrua o paciente para pressionar as regiões plantares contra esse apoio, como se estivesse se erguendo apoiado em seus artelhos.
   d. A seguir faça o paciente relaxar o pé.
   e. Peça para o paciente fazer esse exercício 1.000 vezes por dia.

Avaliação de Enfermagem

1. Inspecione as extremidades inferiores descobrindo-as desde a ponta dos pés até a virilha (retire quaisquer aparelhos destinados a controlar a temperatura, tais como meias de lã grossas ou bolsas de gelo, pelo menos 10 minutos antes da inspeção clínica).
2. Observe a existência de simetria ou assimetria
   Meça e registre diariamente a circunferência das panturrilhas (Fig. 7-39C) — marque sobre a pele com caneta de ponta de feltro a área onde foi aplicada a fita métrica para poder medir sempre a mesma região.
3. Pesquise evidência de distensão venosa ou edema, inchações, pele esticada, dureza ao toque.
4. A mão testa as extremidades para possíveis variações de temperatura.
   a. As mãos do examinador devem ser colocadas em água fria e depois enxugadas.
   b. A seguir as mãos são colocadas simultaneamente sobre cada perna — compare primeiro os tornozelos e depois as panturrilhas e os joelhos.
5. Pesquise a presença de sinais de obstrução devida a um trombo oclusivo:
   Edema, especialmente no tecido conjuntivo frouxo do espaço poplíteo, do tornozelo ou da área suprapúbica.

Tratamento

Objetivo: conseguir a dissolução rápida dos trombos e evitar as seqüelas.

1. Evite massagear ou esfregar as panturrilhas, por causa do perigo de soltar o trombo, que passaria a circular como êmbolo.
2. Acerte com o médico qual a posição correta da extremidade, pois podem existir diferenças de opinião.
   a. Alguns recomendam a elevação — reduz a congestão venosa e o edema.
   b. Outros condenam a elevação — pela possibilidade de soltar êmbolos.

---

*Sugerido por Linton, K. (Discussão): Venous thromboembolic disease. Arch. Surg., 109:668, novembro de 1974.

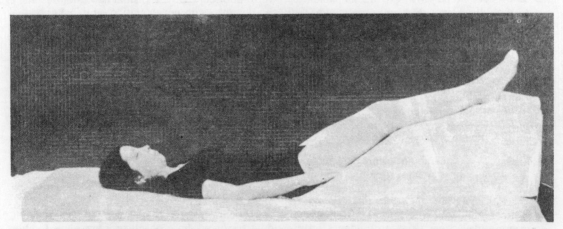

Figura 7-40. Este levantador de pernas é construído em espuma, com uma cobertura removível de algodão que pode ser lavada. Fica preso na extremidade inferior do colchão. Esta posição é anatomicamente correta e proporciona um bom apoio para todas as partes da perna. Pode-se controlar o edema e a estase das extremidades inferiores. (Cortesia Jobst.)

3. Quando prescrito, aplique calor na forma de compressas úmidas ou de cobertor quente, para estimular a circulação e aumentar o conforto.
4. Submeta o paciente à terapia anticoagulante (ver pág. 409).

Orientação Médica

Objetivos: aumentar o retorno venoso das extremidades inferiores.
evitar dano adicional às paredes do vaso já lesado.

1. Previna a estase venosa adotando uma posição conveniente na cama.
   a. Escore as pernas em toda a sua extensão quando tiverem que ficar elevadas (Fig. 7-40).
   b. Evite que as proeminências ósseas de uma das pernas exerçam pressão sobre os tecidos moles da outra (na posição de decúbito lateral, coloque um travesseiro macio entre as pernas).
   c. Evite a hiperflexão do joelho, como na posição de canivete (cabeça baixa, joelhos levanta- dos, pelve e pernas para baixo); essa posição facilita a estase na pelve e nas extremidades.
2. Inicie os exercícios ativos, *a menos que sejam contra-indicados;* neste caso, utilize exercícios passivos.
   a. Se o paciente está acamado.
      (1) Simule os movimentos da marcha quando deitado de costas — 5 minutos a cada 2 horas
      (2) Simule o pedalar de uma bicicleta quando deitado de lado — 5 minutos a cada 2 horas.
   b. Se o exercício estiver contra-indicado, recorra aos exercícios passivos — 5 minutos a cada 2 horas.
   c. Quando permitido, faça o paciente recostar-se na cama e deslizar até sua borda, ficando em posição sentada.
      Forneça um apoio para os pés (banquinho ou cadeira) — o balançar dos pés não é desejável, pois poderá haver pressão contra os vasos poplíteos, o que pode causar obstrução ao fluxo sangüíneo.
   d. Quando se permite ao paciente sair da cama, encoraje-o a andar 10 minutos por hora; caso contrário, execute exercícios passivos.
   e. Desencoraje o cruzamento das pernas, pois a compressão dos vasos pode dificultar o fluxo sangüíneo.
3. Estimule a circulação e previna a estase aplicando meias elásticas.
   Aplique a meia elástica ou uma bandagem elástica começando pelos artelhos e subindo pela perna; o apoio deve ser uniforme ao longo de toda a perna.
4. Evite esforços ou quaisquer manobras que aumentem a pressão venosa nas pernas.
   Elimine a necessidade de se esforçar ao defecar fornecendo uma dieta mais rica em resí- duos e administrando emolientes fecais, se necessário.
5. Consulte também Objetivos da Enfermagem em Assistência ao Paciente com Doença Vascu- lar Periférica (pág. 414).

Insuficiência Venosa Crônica (Síndrome Pós-Flebítico)

O *síndrome pós-flebítico* é uma forma de estase venosa crônica; pode ser um efeito residual da flebite. Resulta da oclusão crônica da veia ou da destruição das válvulas.

Etiologia

1. Ocorre dilatação dos pequenos vasos porque o canal principal para o retorno do sangue das pernas para o coração está obstruído por um trombo.
2. As válvulas das veias afetadas não conseguem mais impedir o refluxo, resultando portanto em estase venosa crônica → inchação e edema → veias superficiais varicosas.
3. A parte inferior da perna apresenta alteração da cor devido à estase venosa e à ulceração com pigmentação (pós-flebite).

Alteração da Fisiologia

1. A pressão nas veias ao nível do tornozelo é muito maior que a normal com a perna em declive, resultando em transudação de líquido do espaço intravascular para o intersticial.
2. Estase, induração intratável, edema crônico, discromia, dor, congestão venosa, ulceração, trombose recidivante → celulite.

Tratamento

1. O melhor tratamento consiste na profilaxia da flebite e no uso constante de compressão, se a flebite já ocorreu.
2. Após o surgimento desse síndrome, só é possível o tratamento paliativo e sintomático, pois a lesão é irreversível.
3. Orientação Médica
   Instrua assim o paciente:
   a. Usar meias elásticas para impedir o edema.
   b. Evitar permanecer sentado ou em pé durante longos períodos.
   c. Elevar as pernas sobre uma cadeira durante 5 minutos a cada 2 horas.
   d. Elevar as pernas acima do nível da cabeça, ficando deitado (2-3 vezes diariamente).
   e. Elevar o pé da cama 15-20 cm à noite, para permitir a drenagem venosa pela gravidade.
   f. Aplicar loções oleosas suaves para impedir a descamação e o ressecamento da pele.
   g. Evitar bandagens compressivas.
   h. Evitar feridas, contusões, arranhões ou outros traumatismos das pernas e pés.

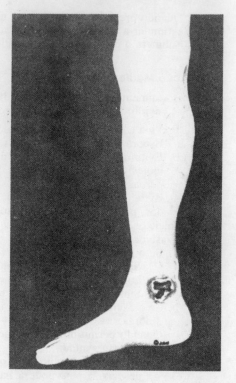

Figura 7-41. O diagrama mostra uma úlcera da perna que resulta de síndrome pós-flebítico e de veias varicosas concomitantes. (Còrtesia Jobst.)

Úlceras de Estase

Úlcera de estase é uma complicação comum e com freqüência incapacitante da insuficiência venosa crônica.

Incidência

1. Sua ocorrência está aumentando, especialmente no grupo etário mais idoso.
2. O síndrome pós-flebítico e a estase são responsáveis pela maioria das úlceras de perna (Fig. 4-41).
3. Outras causas incluem a obstrução de uma das veias principais por gravidez ou tumor abdominal, incompetência das válvulas da veia iliofemoral, queimaduras, anemia falciforme, distúrbios neurogênicos.
4. Os fatores hereditários também desempenham um certo papel na predisposição de alguns indivíduos.

Prevenção

1. Previna o edema
   Na dermatite por estase, o prurido e uma pigmentação escamosa podem constituir as únicas manifestações; o repouso no leito e uma elevação de 30 graus da extremidade inferior podem aliviar o edema.
2. Evite os traumatismos.

Avaliação Diagnóstica

Flebografia

1. Injeta-se um corante radiopaco numa veia do pé ou do tornozelo, sendo forçado para dentro do sistema profundo.
2. Realizam-se radiografias antes e depois dos exercícios.
3. Resultados normais indicam uma circulação venosa profunda intacta e boas válvulas.

4. O exercício expulsa o corante das veias profundas após o término do teste.
(Ver também Avaliação Diagnóstica das Afecções Vasculares, pág. 404.)

Objetivos do Tratamento e Assistência de Enfermagem

A. *Promover o repouso e reduzir a inflamação.*

1. Elevar a perna e manter repouso no leito.
2. Adotar boas rotinas de limpeza.
   a. Manuseie a perna com muita suavidade.
   b. Use sabão neutro, água morna e chumaços de algodão.
3. Remover o tecido desvitalizado.
   a. Dissolva os materiais necróticos com água oxigenada.
   b. Aplique pomadas enzimáticas tipo fibrinolisina e desoxirribonuclease, bovina combinada (Elase) e enzimas proteolíticas com neomicina (Biozyme) (prescritas em algumas clínicas).

B. *Estimular a cicatrização reduzindo a infecção e proporcionando apoio fisiológico e nutricional.*

1. Aqui também, a elevação da extremidade é de grande importância.
2. Participe da fisioterapia e mantenha um programa de exercícios regulares.
3. Controle o excesso de peso e forneça suplementos dietéticos apropriados de vitaminas e proteínas.
4. Aplique folhas de ouro (isso é feito em algumas clínicas) diretamente sobre a área ulcerada, para estimular a formação de tecido de granulação.
5. Confira com cada médico qual a terapêutica específica; o tratamento varia nas diferentes clínicas.

C. *Estimular e manter tecido sadio na pele que circunda a úlcera.*

1. Use compressas impregnadas em solução salina estéril se a área está inflamada ou produzindo secreções.
2. Aplique bandagens compressivas na perna (bota gelatinosa para compressão — Fig. 7-42).

D. *Encorajar o paciente propenso ao desânimo durante o tratamento prolongado.*

1. Enfatize a importância de obedecer religiosamente as recomendações da equipe médico-enfermeira.
2. Mostre os perigos de experimentar outros remédios por conta própria, em casa.
3. Assinale que o tratamento poderá ser demorado e que a paciência constitui um fator importante.

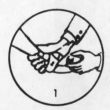 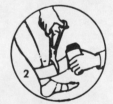 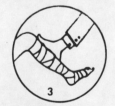 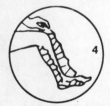

1. Aplicar diretamente do recipiente. Segure o joelho em leve flexão. Acolchoe a parte anterior do pé e o tornozelo com uma camada de algodão. Comece pela parte interna do tornozelo. Coloque faixas sobrepostas. Faça voltas em formato de oito em torno da articulação do tornozelo. Use uma pressão firme e uniforme até a altura do joelho.

2. Se uma volta não ficar bem ajustada, apare as bordas com uma tesoura ou corte a bandagem e inicie uma nova volta.

3. Modele o aparelho durante a aplicação com a mão livre, até obter um aspecto liso e uniforme. Faça um corte de 5 cm abaixo do joelho para evitar compressão. Cubra o molde com um curativo de gaze de malha frouxa.

4. O paciente pode deambular normalmente. A bota costuma ser trocada uma vez por semana. Retire-a cortando com tesoura.

Figura 7-42. Aplicação de bota de compressão gelatinosa. (Fabricada por Grahan-Field Surgical Co., Inc., New Hyde Park, N. Y.)

4. Mantenha um tecido sadio após ª cicatrização da úlcera, continuando com as proteções que vinham sendo adotadas antes, pois lamentavelmente a destruição do tecido sadio é freqüente.

E. *Orientação Médica*. (Ver Objetivos A, B, C, D, acima.)

VEIAS VARICOSAS

Veias varicosas primárias — dilatação e alongamento bilateral das veias safenas; as veias mais profundas continuam normais. À medida que a afecção progride e em conseqüência da pressão hidrostática e da fraqueza venosa, as paredes venosas sofrem distensão com dilatação assimétrica e algumas das válvulas se tornam incompetentes. O processo é irreversível.

Incidência

É um distúrbio venoso comum das extremidades inferiores; 10% da população são afetados.

Etiologia

1. A dilatação das veias impede que as cúspides valvulares entrem em contato; isso resulta numa maior pressão retrógrada que se transmite ao segmento subjacente da veia. A combinação de dilatação venosa e incompetência valvular produz a varicosidade (Fig. 7-43).
2. As varizes podem ocorrer em outras partes do corpo (veias esofagianas e hemorroidárias) quandoo o fluxo ou a pressão são anormalmente altos.
3. Fatores predisponentes
   a. Fragilidade hereditária das paredes das veias ou das válvulas
   b. Distensão crônica das veias, induzida por gravidez, obesidade ou permanência prolongada na posição de pé
   c. Idade avançada — perda da elasticidade

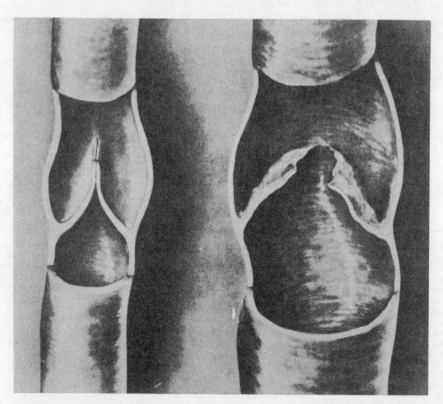

Figura 7-43. A incompetência valvular surge como uma dilatação dos vasos e impede a aproximação efetiva das cúspides. (Cortesia Jobst.)

Manifestações Clínicas

1. Desfiguração devido às veias da perna se apresentarem grandes, pigmentadas e tortuosas.
2. Fadiga fácil das pernas, cãibras nas pernas, sensação de peso, aumento da dor na menstruação, cãibras musculares noturnas.

Complicações

1. Edema da perna, dor devida à trombose superficial
2. Hemorragia devida à fragilidade da parede do vaso e à pressão que suporta
3. Infecção e fissuras da pele, com produção de úlceras (raras nas varizes primárias)

Avaliação Diagnóstica

A. *Teste de Trendelenburg* — para a competência valvular

1. Coloque o paciente deitado; eleve a perna a 65 graus para permitir o esvaziamento das veias.
2. Coloque torniquetes na parte superior da coxa, para comprimir as veias superficiais (não as veias profundas)
3. Instrua o paciente para se levantar com os torniquetes no local

   a. As veias se enchem lentamente de baixo para cima em 20-30 segundos. A velocidade do enchimento não é acelerada quando os torniquetes são removidos.

   a. Considerado normal.

   b. As veias se enchem rapidamente de baixo para cima. Podem ser evidentes as "dilatações" na parte inferior da perna. A velocidade de enchimento não é aumentada quando se retira o torniquete.

   b. Incompetência das veias comunicantes da parte inferior da perna.

4. Retire os torniquetes

   a. Enchimento rápido, de cima para baixo, da veia safena.

   a. Incompetência das válvulas das veias safenofemoral e superficiais.

   b. As veias se enchem como em 3b; além disso, existe um fluxo rápido para baixo.

   b. Incompetência das válvulas e veias safenofemorais, das veias superficiais e das válvulas das veias comunicantes.

B. *Flebografia* — injeção de substância radiopaca nas veias seguida pela observação do fluxo sangüíneo e da ação das válvulas através dos Raios X.

1. Quando se usa a veia dorsal do pé, o corante costuma permanecer nas veias superficiais, a menos que se use torniquete.
2. É necessária a anestesia regional ou geral (por causa da dor) se a injeção é feita diretamente, na cavidade medular do maléolo interno.

Tratamento e Ação da Enfermagem

Objetivo: diminuir ou eliminar o fluxo sangüíneo nos vasos acometidos, forçando o sangue a retornar através das veias profundas.

A. *Tratamento Clínico* (não cirúrgico) e *Orientação Médica*

O paciente é instruído para:

1. Evitar atividades que causam estase venosa pela obstrução do fluxo venoso.
   a. Usar ligas e cintas apertadas
   b. Sentar ou permanecer de pé por períodos prolongados
   c. Cruzar as pernas ao nível do joelho, quando sentado, durante períodos prolongados (reduz a circulação em 15%)
2. Controlar o ganho excessivo de peso.
3. Usar um suporte elástico firme, de acordo com a prescrição médica, do pé à coxa, ao ficar de pé. Calçar as meias elásticas na cama, antes de se levantar.
4. Elevar os pés da cama em 15-20 cm para dormir.
5. Evitar traumatismos nas pernas.

B. *Tratamento Cirúrgico*

1. Indicações

a. Varicosidades que aumentam progressivamente
b. Úlcera de estase
c. Necessidades estéticas
2. Modalidades — Elabora-se um único método ou uma combinação de métodos para corresponder às necessidades de cada indivíduo:
    a. *Injeção esclerosante* — atualmente é pouco usada; pode ser combinada com a ligadura ou pode restringir-se ao tratamento de varicosidades isoladas. O vaso afetado pode ser esclerosado injetando-se sulfato de tetradecil sódico ou outro agente esclerosante similar. A seguir aplica-se bandagem compressiva ininterrupta por 6 semanas; as superfícies endoteliais inflamadas aderem por contato direto.
    b. *Ligadura venosa múltipla.*
    c. *Ligadura e arrancamento ("stripping")* dos sistemas safenos interno ou externo. Esta é a técnica mais eficaz.
3. Cuidados Pré-Operatórios
    a. Prepare a pele todos os dias, começando 3 ou 4 dias antes da cirurgia, limpando meticulosamente o abdome inferior e as pernas com um sabão detergente-germicida.
    b. Prepare o paciente no dia anterior à cirurgia (e após sua limpeza diária da pele), para que o cirurgião possa marcar sua pele com uma caneta com ponta de feltro (indelével). Em geral o paciente fica em pé sobre uma cadeira, com boa iluminação, para que as áreas de incisão, os trajetos das veias, os tributários dilatados etc. possam ser demarcados, o que ajuda o cirurgião durante a operação.
4. Cuidados de Enfermagem Pós-Operatórios e Apoio ao Paciente
    a. Eleve as pernas em cerca de 30 graus e proporcione um apoio adequado para toda a perna.
    b. Observe o paciente para queixas de dor em áreas específicas do pé ou do tornozelo; se a bandagem elástica estiver muito apertada, afrouxe-a — mais tarde volte a aplicá-la.
    c. Observe a circulação, para detectar constrição ou hemorragia.
    d. Execute o plano terapêutico individualizado para o seguinte:
        (1) Permita a deambulação de acordo com a condição pré-operatória da pele e dos tecidos subcutâneos; se a pele está sadia, em geral permitem-se os privilégios do banho no dia posterior à cirurgia.
        (2) Desencoraje o balanço das pernas, pois isso resulta em estase sangüínea na sua parte inferior.
        (3) Encoraje o paciente a andar com uma marcha normal; ofereça apoio, se necessário; essa atividade deve ser progressiva, dependendo da tolerância.
    e. No início as pernas são enfaixadas com bandagens compressivas, começando nos artelhos e indo até a virilha; a seguir usam-se meias elásticas até o joelho por 3-4 semanas após a cirurgia.
    f. Se existem alterações tróficas significativas na perna, devidas a varicosidades antigas (história pregressa), nesse caso a assistência pós-operatória requer mais repouso no leito e deambulação lenta; nessas circunstâncias, são úteis os exercícios para perna e pé na cama.
    g. Observe que as queixas de dormência em algumas áreas são normais, porém devem desaparecer em menos de um ano.
    h. Admita que as varicosidades podem recidivar; assim sendo, convém continuar com as medidas conservadoras aprendidas no pré-operatório.

EMBOLIA ARTERIAL

Causas

1. Êmbolos arteriais que geralmente se originam (cerca de 85%) de trombos existentes nas câmaras cardíacas.
2. A arteriosclerose pode causar pregueamento ou ulceração das placas ateromatosas, o que pode resultar na formação de êmbolos.

Manifestações Clínicas

1. Podem variar desde as de um paciente que desconhece totalmente a ocorrência do evento, até
2. Dor aguda — intensa
3. Perda da função — motora e sensitiva
    a. Paralisia de um membro
    b. Anestesia de um membro   Devido ao bloqueio embólico da artéria
    c. Palidez e esfriamento   Devido ao reflexo vasomotor associado

Tratamento e Ação da Enfermagem

1. Deve-se administrar heparina por via endovenosa para reduzir a tendência de formação ou de crescimento de êmbolo — útil nas artérias menores.
2. Proteja a extremidade, mantendo-a ao nível ou abaixo do plano horizontal; proteja a perna de superfícies duras e de roupas de cama apertadas ou pesadas.
3. Administre os analgésicos prescritos para o alívio da dor.
4. Prepare o paciente para a cirurgia; a intervenção cirúrgica (embolectomia) é essencial quando um êmbolo bloqueia uma artéria calibrosa, como a ilíaca.

NOTA: Trata-se de uma emergência com risco de vida; requer intervenção cirúrgica imediata se o êmbolo está exercendo efeitos de grande monta.

5. Cuidados de enfermagem no pós-operatório
   a. Estimular a atividade da perna para impedir a estase — obter recomendações específicas do cirurgião sobre o tipo e duração dos exercícios.
   b. Administrar anticoagulantes, com pleno conhecimento do que se deve pesquisar.
      (1) Inspecione a presença de sangramento em qualquer parte, inclusive na ferida cirúrgica; isso pode indicar uma dose excessiva de heparina.
      (2) Monitorize os sinais vitais.
      (3) Avalie a história cardiovascular do paciente; depois disso, pode-se interpretar as manifestações cardíacas e circulatórias.

Prognóstico

1. A embolia arterial representa uma ameaça não apenas para a extremidade (possibilidade de amputação de 5-25%) como também para a vida do paciente (taxa de mortalidade de 15-40%).
2. A taxa de mortalidade aumenta por causa da doença cardíaca; o surgimento de gangrena também contribui para fazer aumentar o número de mortes.
3. Outros distúrbios cardiovasculares complicam o problema.

ARTERIOSCLEROSE E ATEROSCLEROSE

Arteriosclerose é uma doença arterial manifestada por perda da elasticidade e endurecimento da parede do vaso.

Aterosclerose é o tipo mais comum de arteriosclerose, manifestado pela formação de ateromas (degeneração lipídica disseminada da íntima).

Importância

1. A arteriosclerose é a principal causa de óbitos nos Estados Unidos.
2. Uma das principais manifestações clínicas da arteriosclerose é a doença cardíaca coronariana.
3. Os estudos mostram que a doença cardíaca arteriosclerótica pode ser evitada parcialmente atentando-se para os fatores de "risco".

Etiologia

(Uma combinação de diversos fatores)

1. Muitos autores admitem existir uma predisposição hereditária para a arteriosclerose.
2. Outros fatores etiológicos incluem os distúrbios metabólicos e a hipertensão arterial.
3. Fatores de Risco
   a. Idade — a taxa de mortalidade em pessoas brancas do sexo masculino (entre 25-34 anos) é de 10 para 100.000.
      a taxa de mortalidade em pessoas brancas do sexo masculino (entre 55-64 anos) é de 1.000 para 100.000.
   b. Sexo — a taxa de mortalidade (na idade de 35-44 anos) em indivíduos brancos do sexo masculino é 6 vezes maior do que nos do sexo feminino.
   c. Tensão emocional
   d. Lipídios plasmáticos elevados
   e. Hipertensão
   f. Cigarro
   g. Obesidade
   h. Tolerância à glicose diminuída (diabetes mellitus)
   i. Inatividade física — pois não se forma uma boa circulação colateral
   j. Gota — níveis de ácido úrico iguais ou maiores que 6,9 mg/100 ml.

k. Dureza da água; alguns autores relacionam a menor dureza da água com uma incidência mais elevada de mortalidade por doenças cardiovasculares.

Alteração da Fisiologia

1. Arteriosclerose → estreitamento dos vasos arteriais → má nutrição das células → necrose isquêmica → fibrose → esclerose.
2. Esclerose → degeneração dos principais órgãos vitais devido à ausência de suprimento sangüíneo (nutrição): cérebro, miocárdio, rins.
3. Depósitos de cálcio nas médias dos vasos arteriais causam perda da elasticidade.
4. Ateromas (depósitos semelhantes a placas) de colesterol, de ácidos graxos e, freqüentemente, de cálcio se formam na íntima dos vasos arteriais (aterosclerose).
5. Pode haver deslocamento de uma placa ou pode haver formação de um trombo junto da placa; o êmbolo assim formado pode causar oclusão arterial e infarto em áreas distantes do organismo.
6. Após a menopausa, as mulheres não são mais protegidas pelo estrogênio.

Avaliação Geral do Paciente

1. A arteriosclerose é uma doença vascular generalizada; entretanto, varia de paciente para paciente, podendo atingir mais uma área do que outra.
2. Com freqüência fica limitada a um segmento da árvore vascular.
3. As cinco áreas que são mais perigosas e que produzem sintomas graves são:
   a. Cérebro — arteriosclerose cerebral
   b. Coração — doença arterial coronariana
   c. Trato gastrintestinal
   d. Rins
   e. Extremidades
4. O prognóstico depende da extensão da patologia e da área atingida.

Tratamento

1. Já que a arteriosclerose e a aterosclerose afetam muitas partes diferentes do organismo, o tratamento é descrito onde ocorre a afecção principal. Por exemplo: a angina pectoris e o infarto do miocárdio são causados pela aterosclerose das artérias coronárias; o tratamento é discutido com essa entidade clínica (pág. 343).
2. A atenção é dirigida para a redução dos fatores de risco, isto é, evitar tensão, reduzir o excesso de peso, parar de fumar, controlar o diabetes e ajustar a dieta para reduzir a ingesta de colesterol (Quadro 7-4).
3. Reconstituição operatória dos vasos afetados.

ARTERIOSCLEROSE OBLITERANTE

A *arteriosclerose obliterante* é uma forma de arteriosclerose na qual o sistema vascular das pernas se torna obstruído.

Incidência

Os homens são mais afetados do que as mulheres.
É semelhante à da doença cardíaca arteriosclerótica.

Manifestações Clínicas

Os sintomas surgem paulatinamente

1. Claudicação intermitente (ver pág. 404)
2. Esfriamento das extremidades
3. Alteração de cor — palidez
4. Diminuição do tamanho da perna
5. Formigamento, dormência dos artelhos
6. Mais tarde — dor, mesmo com a perna em repouso; surge à noite, obrigando o paciente a se levantar da cama e andar para aliviar a dor
7. Dor intensa, tipo cãibra, nos músculos da panturrilha
8. Aparecimento de úlceras nos dedos e nos pés

Quadro 7-4. *Colesterol nos Alimentos**

Os seguintes alimentos são apresentados na ordem de seu conteúdo de colesterol pré-formado, do mais alto ao mais baixo, com base em porções de 100 gramas:

Alimento	Colesterol mg por 100 g	Alimento	Colesterol mg por 100 g
Gema de ovo, seca	2.950	Vitela	90
Cérebro, cru	2.000	Queijo (25 a 30% gordo)	85
Gema de ovo, fresca	1.500	Leite em pó, total	85
Gema de ovo, congelada	1.280	Carne de vaca, crua	70
Ovo, total	550	Peixe, posta	70
Rim, cru	375	Peixe, filé	70
Caviar ou ova de peixe	300	Cordeiro, cru	70
Fígado, cru	300	Porco	70
Manteiga	250	Queijo, espalhado	65
Pâncreas ou timo de vitela	250	Margarina (²/₃ gordura animal, ¹/₃ vegetal)	65
Ostras	200		
Lagosta	200	Carneiro	65
Coração, cru	150	Galinha, apenas carne, crua	60
Carne de siri	125	Sorvete	45
Camarão	125	Queijo caseiro, cremoso	15
Queijo, creme	120	Leite, líquido, total	11
Queijo, especial	100	Leite, líquido, desnatado	3
Banha e outras gorduras animais	95	Clara do ovo	0

ALIMENTOS ÚTEIS NAS DIETAS POBRES EM COLESTEROL

Frutas — são todas pobres em colesterol.

Vegetais — se preparados e servidos sem manteiga, creme, banha ou toucinho. A margarina de óleo vegetal, os óleos vegetais e a maionese podem ser usados como condimento.

Pães e cereais.

Leite desnatado ou desengordurado, manteiga de leite e queijo caseiro para substituir o leite e o queijo integral.

Carne magra e peixe magro.

Marmelada, geléia, presunto, xaropes e açúcar podem ser usados para substituir a manteiga e outras gorduras, a menos que as calorias devam ser limitadas.

*De Church, F. C., e Church, H. N.: Food Values of Portions Commonly Used, 12th ed., Philadelphia, J. B. Lippincott, 1975.

Avaliação Diagnóstica

1. Exame físico vascular
2. Sonda ultra-sônica de Doppler
3. Pletismografia segmentar
4. Angiografia

Tratamento e Conduta da Enfermagem

Objetivos: preservar a extremidade.
aliviar a claudicação intermitente.

Ver pág. 414, Assistência Geral do Paciente com um Problema Vascular Periférico.

1. Quando as medidas conservadoras se revelam nitidamente insuficientes, a enxertia constitui o tratamento de escolha.
2. Se a arteriografia não mostra uma situação conveniente para a enxertia, pode-se realizar uma simpatectomia.

TROMBOANGEÍTE OBLITERANTE
(Doença de Buerger)

A *tromboangeíte obliterante* é uma doença caracterizada por inflamação das artérias e veias, geralmente das extremidades inferiores. Está associada à trombose venosa e arterial e costuma resultar em gangrena.

Etiologia

1. Parece ser devida à hipersensibilidade ao uso do tabaco.

2. Afeta principalmente indivíduos do sexo masculino na faixa etária entre 20 a 45 anos; quase todos são fumantes.
3. A incidência vem diminuindo nos últimos anos.

Alteração da Fisiologia

1. Alterações estruturais nas paredes das artérias e veias produzindo um enrugamento da íntima; isso resulta em trombose.
2. O comprometimento arterial predomina com relação ao das veias.
3. Nos estágios mais avançados da doença, os vasos coronarianos, os das vísceras abdominais e os cerebrais podem ser afetados.

Manifestações Clínicas

1. O início pode ser gradual ou súbito.
2. Esfriamento, dormência, formigamento ou sensação de queimação nas extremidades.
3. Comprometimento das extremidades superiores (especialmente a artéria cubital). Ocorre num grande número de pacientes; fadiga ao escrever.
4. Claudicação intermitente — cãibras nas pernas após exercícios, aliviadas pelo repouso.
5. Surgem nódulos avermelhados dolorosos sob a pele, que desaparecem e emigram para as áreas adjacentes, quando a flebite se desloca.
6. Observa-se uma dor mais persistente nos estágios pré-gangrenosos; torna-se mais intensa na presença de úlcera ou quando se inicia a gangrena.
7. Os sintomas são agravados pelo fumo, resfriamento e distúrbios emocionais.
8. Posição declive das extremidades — rubor
   Elevada acima do nível do coração — palidez } Indicativos de insuficiência arterial
9. É comum o esfriamento das extremidades.
10. Os pulsos arteriais estão diminuídos ou ausentes nos estágios avançados da doença.

Avaliação Diagnóstica

1. *Angiografia* — útil para demonstrar alterações arteriais oclusivas distais e focais em artérias quanto ao resto lisas.
2. *Teste de Allen* — destinado a mostrar oclusão arterial das artérias radial ou cubital.
   a. O paciente é instruído para levantar e fechar a mão.
   b. O examinador aperta com força o pulso do paciente, comprimindo as artérias radial e cubital.
   c. O paciente abre e fecha sua mão, até observar-se palidez (Fig. 7-44).
   d. O paciente é instruído para abaixar e abrir sua mão — enquanto isso, o examinador, após 1 minuto, retira a pressão sobre a artéria cubital, continuando a exercê-la sobre a artéria radial.
   e. Observe a mão; se a artéria cubital é permeável, a mão inteira ficará hiperemiada. (Ao contrário, se houver obstrução da artéria cubital, a mão ficará parcial ou completamente pálida.)

Objetivos do Tratamento e Ação da Enfermagem; Orientação Médica (A, B, C)

A. *Melhorar a circulação nas extremidades e manter o asseio, para impedir a disseminação da necrose.*

Instrua o paciente do seguinte modo:

1. Lave os pés com um sabonete suave e água morna.
2. Seque as áreas com uma toalha macia; coloque talco na pele íntegra.
3. Massageie as extremidades com suavidade, com óleo lubrificante suave.
4. Troque as meias curtas ou longas todos os dias.
5. Se houver sinais de claudicação intermitente, inicie os exercícios de Buerger-Allen (ver pág. 407).

B. *Aconselhar a adoção de um esquema terapêutico destinado a bloquear a disseminação da doença.*

Instrua o paciente do seguinte modo:

1. *Evite o fumo sob qualquer forma*, pois é a causa da doença.

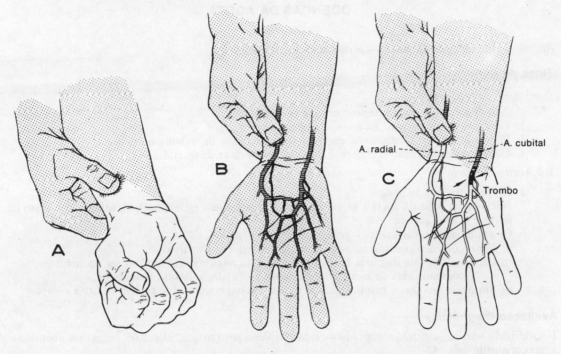

Figura 7-44. Teste de Allen: representação esquemática da técnica *(A)* para determinar a permeabilidade ou oclusão da artéria cubital distalmente ao punho.

B. A artéria cubital está permeável, conforme demonstrado pelo retorno imediato da cor na pele da mão enquanto a artéria radial ainda está sendo comprimida.

C. A oclusão da artéria cubital é demonstrada pela persistência da palidez enquanto o influxo da artéria radial estiver sendo bloqueado pelo dedo do examinador. (Modificado de Juergens e Fairbairn: Arteriosclerosis Obliterans. Heart Bulletin 8:22-24. Com permissão da American Heart Association.)

    2. Repouse para diminuir as necessidades do sistema circulatório.
    3. Mantenha uma hidratação adequada para prevenir a estase nos vasos afetados.

C. *Proteger as extremidades de traumas e infecções.*

    Instrua o paciente como segue:

      1. Use sapatos e meias de tamanhos adequados.
      2. Proteja os pés de esfriamento e de exposição ao frio.
      3. Evite superaquecer as pernas com o uso exagerado de bolsas de água quente ou compressas quentes.
      4. Nunca use ligas circulares, vestuários ou cintas apertados que prejudicariam a circulação.
      5. Procure assistência médica quando houver evidência de distúrbio tecidual, e.g., alteração da cor, aparecimento de bolhas, abrasões, infecção, alterações da sensibilidade, como formigamento, dormência ou dor.

D. *Realizar um bloqueio simpático temporário em pacientes selecionados.*

      1. Injetar procaína no tronco e nos gânglios simpáticos lombares, para abolir a influência vasoconstritora do sistema nervoso simpático.
      2. Avaliar os efeitos do bloqueio temporário; se for realmente favorável, pode ser feita uma simpatectomia lombar para um efeito mais permanente.

E. *Iniciar tentativas mais radicais para tratar os efeitos da doença.*

      1. Admitir que, quando surge necrose, poderá se tornar necessária a amputação de um ou mais segmentos, como os artelhos.
      2. Estar preparada para repetir o processo se houver formação de gangrena em outros dedos ou no pé.

DOENÇAS DA AORTA

Aortite

Aortite é a inflamação da aorta — geralmente do arco aórtico.

Tipos de Aortite

A. *Aortite Arteriosclerótica*

1. Acompanha a doença arteriosclerótica generalizada.
2. Costuma surgir após os 60 anos — embora ocorra antes.
3. Pode causar dor, dilatação (aneurisma) e insuficiência da válvula aórtica.
4. Ocorrem degeneração e esclerose de toda a superfície da íntima.

B. *Aortite Luética*

1. Surge antes dos 50 anos.
2. Inicia-se na base da aorta e se espalha em placas sobre a íntima normal, atingindo o resto da aorta e o arco aórtico.
3. Os sintomas são variáveis — podem ser intensos ou leves.
   a. Sensações de opressão ou peso retroesternal (dor constritiva)
   b. Crises súbitas de dispnéia com duração de 5-15 minutos, que podem ser agonizantes. Acompanhadas de taquicardia, cianose profunda, sudorese abundante.
   c. Sintomas devidos à insuficiência aórtica e aos aneurismas que podem destruir o osso.

Avaliação Diagnóstica

Insuficiência aórtica sem lesão mitral associada, dispnéia paroxística, crises de angina ou aneurisma sugerem aortite luética.

Tratamento e Prognóstico

1. Tratamento antiluético para a aortite sifilítica (ver Cap. 17).
2. A lesão não pode ser reparada completamente — pode necessitar de enxerto e prótese valvular.

Aneurisma Aórtico

Aneurisma é uma distensão de uma artéria.

Tipos de Aneurisma

Do ponto de vista morfológico, podem ser assim classificados:

1. Sacular — distensão de um vaso que se projeta para um só lado.
2. Fusiforme — distensão de toda a artéria, isto é, é afetada toda a circunferência.

Etiologia

1. Infecção local, piogênica ou por fungos (aneurisma micótico)
2. Fragilidade congênita dos vasos
3. Arteriosclerose
4. Sífilis
5. Traumatismos

Aneurisma Torácico

A. *Manifestações Clínicas*

1. Sintomas Subjetivos
   a. A princípio não há sintomas; os sintomas tardios podem resultar da insuficiência cardíaca congestiva ou de uma massa tumoral pulsátil no tórax.
   b. Dor e sintomas de pressão
      (1) Dor constante e cortante, devida à pressão, ou
      (2) Dor intermitente e nevrálgica devida à compressão exercida sobre os nervos.
   c. Dispnéia, devida à pressão sobre a traquéia.
   d. Tosse, em geral paroxística e metálica.
   e. Rouquidão, fraqueza da voz ou afonia completa, resultante de pressão sobre o nervo laríngeo recorrente.
   f. Disfagia, devida à compressão sobre o esôfago.

g. Pode haver dispnéia paroxística e anginosa no aneurisma aórtico de origem luética, devido à aortite luética concomitante.
2. Sinais Objetivos
   a. Edema da parede torácica — infreqüente
   b. Veias superficiais do tórax dilatadas
   c. Cianose, devida à compressão das veias torácicas
   d. Dilatação homolateral das pupilas, devido à pressão sobre a cadeia simpática cervical
   e. Pulsos diferentes nos dois punhos se houver interferência do aneurisma com a circulação da artéria subclávia esquerda
   f. Pode-se visualizar a pulsação anormal na parede torácica — devido à erosão do aneurisma através do gradil costal — na sífilis.

B. *Tratamento*

1. O prognóstico é sombrio para os pacientes não tratados.
2. Cirúrgico — remover o aneurisma e restabelecer a continuidade vascular
   Os aneurismas da croça da aorta são os mais difíceis de tratar.

Aneurisma Abdominal

A. *Manifestações Clínicas*

1. Cerca de 2/5 desses pacientes apresentam sintomas; os demais são assintomáticos.
2. A dor abdominal é muito comum; persistente ou intermitente — na maioria das vezes localizada na parte média ou inferior do abdome, à esquerda da linha média.
3. Lombalgia.
4. Sensação de uma massa abdominal pulsátil.
5. A hipertensão pode estar em evidência.

B. *Avaliação Diagnóstica*

1. Normalmente a pressão sistólica na coxa é mais alta do que no braço; em muitos desses pacientes ocorre o inverso.
2. Uma massa abdominal palpável e pulsátil; a fluoroscopia revelará um tumor pulsátil.
3. A angioaortografia permite a visualização dos vasos e do aneurisma.
4. O ultra-som permite a visualização dos vasos e do aneurisma.
5. A tomografia computadorizada permite a visualização dos vasos e do aneurisma.

C. *Tratamento e Conduta da Enfermagem*

1. Se não for tratado, o prognóstico é sombrio.
2. Aneurisma da aorta abdominal
   a. Cirurgia para retirada da área afetada.
   b. Substituição do segmento retirado por um enxerto.
3. Aneurisma dissecante da aorta
   a. É um tipo de aneurisma no qual existe uma laceração na íntima da aorta; por causa da pressão, o sangue rompe a parede e pode produzir um grande hematoma ou pode continuar abrindo a parede.
   b. Os sintomas podem se assemelhar aos da oclusão coronariana; o diagnóstico é confirmado pela aortografia.
   c. O prognóstico é sombrio, porém pode-se remover cirurgicamente o aneurisma e substituir o segmento afetado por um enxerto, com algum sucesso.
4. Aneurismas de vasos periféricos
   a. Podem afetar as artérias renal, subclávia ou poplítea (joelho), ou qualquer outra grande artéria.
   b. Produzem uma massa pulsátil e podem causar dor ou pressão sobre as estruturas adjacentes.
   c. Utilizam-se enxertos para reparar esses aneurismas.

DOENÇA DE RAYNAUD

A *doença de Raynaud* é um distúrbio vascular periférico das mãos (ocasionalmente dos pés, menos freqüentemente do nariz, orelhas ou queixo) nas quais existe constrição paroxística das artérias.

NOTA: O *fenômeno de Raynaud* é um sintoma não apenas da doença de Raynaud mas também de outras afecções associadas com vasoconstrição paroxística nos dedos.

432

1. Alteração intermitente na coloração da pele dos dedos das mãos, dedos dos pés e, menos comumente, do nariz e orelhas
2. Fase de palidez — as artérias e arteríolas estão completamente ocluídas
3. Fase de cianose — o espasmo causa oclusão parcial dos vasos afetados
4. Fase de rubor — um período de hiperemia
5. A doença ocorre principalmente, porém não exclusivamente, em mulheres entre 20 e 40 anos.

Causa

A causa é desconhecida; entretanto, parece haver uma predisposição hereditária.

Alteração da Fisiologia

1. Existe uma anormalidade no sistema nervoso simpático periférico — hiperatividade simpática gerando contração tóxica das arteríolas.
2. O vasoespasmo intermitente pode interferir completamente com o fluxo sangüíneo arterial para os dedos das mãos e dos pés, causando isquemia, palidez, esfriamento, sensação de formigamento, dor e dormência.
3. Como resposta ao aumento dos metabólitos, os capilares se dilatam; a cor varia de pálida a cianótica.
4. Após o espasmo, restabelece-se a circulação; a cor muda de cianótica para vermelha e depois para o rosa normal.
5. Com vasoespasmos repetidos, a parede arterial se torna espessada e pode haver trombose, chegando até à oclusão, cianose, esfriamento, dormência, atrofia e gangrena.

Manifestações Clínicas

1. Início gradativo: palidez de 1 ou 2 dedos das mãos ou dos pés quando expostos ao frio — a seguir podem ser acometidos todos os dedos; em geral ambas as mãos são afetadas simetricamente na doença de Raynaud.
2. Ao cessar o vasoespasmo pode haver uma rápida mudança de temperatura do tecido, de fria para quente.
3. Podem surgir sensações nervosas: formigamento, dormência e dor surda.
4. A pele pode se tornar branca, lisa, esticada e brilhante; podem ocorrer, eventualmente, deformidades das unhas.
5. As crises contínuas de vasoespasmo podem evoluir gradativamente para ulceração e gangrena.
6. As manifestações parecem relacionadas com exposição ao frio.

Tratamento

Objetivo: aliviar e prevenir o vasoespasmo.

1. Deve-se evitar as exposições ao frio, que produzem vasoconstrição.
2. O paciente deve parar de fumar, pois o fumo tende a causar constrição do sistema vascular periférico.
3. Devem ser administrados vasodilatadores. As doses são aumentadas gradativamente, até se observarem os efeitos terapêuticos ou até que surjam efeitos colaterais que sugiram que esses aumentos devem ser interrompidos.
4. Deve-se tentar reduzir a exposição ao stress emocional, pois este parece contribuir para o vasoespasmo.

Medicação	*Efeitos Deletérios*
1. Hidrocloreto de Fenoxibenzamina (Dibenzilina)	Cefaléia, taquicardia, congestão nasal, hipotensão ortostática.
2. Ciclandelato (Ciclospasmol)	Cefaléia, náuseas, sudorese mais intensa que o normal, vertigem, rubor, formigamento.
3. Hidrocloreto de Tolazolina (Priscolina)	Distúrbios gastrintestinais, hipotensão ortostática, calafrios, taquicardia, palpitações.

5. Se o quadro piora e o paciente não responde ao tratamento acima, deve ser considerada a possibilidade de se realizar uma simpatectomia regional; esta cirurgia elimina os impulsos vasoconstritores.
    a. Parece haver uma melhora transitória na maioria dos pacientes; alguns apresentaram melhora significativa.

    b. Os resultados da simpatectomia não são bons nos pacientes que apresentam o fenômeno de Raynaud secundário a outra doença básica, pois a afecção subjacente não é afetada.

6. Será necessária a amputação se a gangrena afeta os dedos (raro)

Orientação Médica

1. Saiba quais são os possíveis fatores que provocam o espasmo; esses devem ser evitados.
2. Use roupas isolantes quando for necessário se expor ao frio: meias e luvas de lã, calçados e botas com revestimento de lã etc.
3. Evite expor as mãos a objetos frios, p.ex., segurar objetos dentro do congelador, copos frios cheios de gelo etc.
4. Pare de fumar; considere a possibilidade de se mudar para uma região de clima mais quente.

HIPERTENSÃO

Hipertensão é uma condição anormal dos pequenos vasos do sistema arterial na qual a pressão sistólica ou diastólica está elevada. Uma elevação quer da pressão sistólica quer da diastólica está associada a um aumento da taxa de mortalidade.

*"Por maior que seja o efeito da hipertensão sobre a incidência do infarto do miocárdio, maior ainda será com relação à incidência de apoplexia."** *

Fisiologia Normal

1. *Pressão arterial normal* (normotensão) é a pressão sanguínea dentro do sistema arterial sistêmico. Varia de 100/60 a 140/90.
2. A *pressão sistólica* representa a maior pressão do sangue contra a parede do vaso após a contração ventricular.
3. A *pressão diastólica* representa a menor pressão do sangue contra a parede do vaso após o fechamento da válvula aórtica.
4. A *pressão de pulso* representa a diferença entre os valores da pressão sistólica e diastólica — é a média da pressão nas artérias.
5. A *pressão arterial média* é aquela que tenta impulsionar o sangue através do sistema circulatório.

    Esta pode ser determinada eletrônica ou matematicamente, assim como usando-se um cateter intra-arterial e um manômetro de mercúrio.
    Determinação matemática. (Ligeiramente inferior à média da sistólica e diastólica.)
    Pressão arterial média = 1/3 da pressão sistólica + 2/3 da pressão diastólica.
        Exemplo: para uma pressão arterial de 130/85
        A pressão arterial média é de 100 mm Hg
        A função renal requer um mínimo de 70 mm Hg (pressão arterial média)

6. A *pressão sanguínea basal* é a menor pressão arterial que se registra em posição supina após alguns dias de hospitalização sem tratamento.

    A pressão basal sentada e a pressão basal em pé são tomadas, com freqüência, para comparação posterior.

Fatores que Influenciam a Pressão Arterial

Volume sanguíneo, resistência periférica, viscosidade sanguínea, débito cardíaco.

1. Pressão arterial = débito cardíaco × resistência periférica total.
    a. A pressão varia com os exercícios, reação emocional, sono, digestão e hora do dia.
    b. Funções como a renal, supra-renal, vascular e neurogênica afetam a pressão sanguínea.
2. Pressão arterial alta = aumento do débito cardíaco × maior resistência periférica total (sobrecarga circulatória).
3. Pressão arterial baixa = diminuição do débito cardíaco × menor resistência periférica total.
4. O aumento da pressão diastólica devida à resistência periférica indica diminuição do diâmetro das arteríolas; estas são afetadas por estímulos simpáticos, fatores hereditários e maior quantidade de hormônios vasopressores no sangue.
5. A pressão sistólica aumentada indica aumento do débito cardíaco e hipertensão sistólica, que é sempre secundária.

---

*Tobian, L. J. Jr.: The clinical approach to esséntial hypertension. Hospital Practice, 10:33, julho de 1975.

Incidência

1. Calcula-se que cerca de 16% da população dos Estados Unidos são hipertensos.
2. A hipertensão é mais comum porém melhor tolerada nas mulheres do que nos homens.
3. As mulheres hipertensas costumam ser obesas; os homens hipertensos não parecem diferir dos demais homens.
4. Constata-se uma maior incidência na raça negra.
5. Parece que uma alta ingestão de sódio está relacionada com o aparecimento da hipertensão; quando diminuída a ingestão de sódio, a pressão arterial também costuma cair.
6. O aumento na incidência está associado aos seguintes fatores de risco:
   a. Idade: entre 30 e 50.
   b. Raça: negra
   c. Hiperlipidemia
   d. História de fumo
   e. Quanto mais alta a pressão arterial maior será o risco

Etiologia e Importância da Elevação da Pressão Arterial

1. A causa é desconhecida; existem, entretanto, várias hipóteses:
   a. Hiperatividade dos nervos vasoconstritores simpáticos.
   b. Presença de um fator sangüíneo que contém um vasoconstritor que age sobre a musculatura lisa, tornando-a mais sensível às substâncias constritoras
   c. Aumento do débito cardíaco seguido por constrição das arteríolas
   d. Tendência familiar
2. A tolerância individual ao aumento da pressão arterial é variável; entretanto, existe uma correlação direta entre o aumento da pressão arterial e a taxa de aparecimento de aterosclerose e arteriosclerose.
3. O início da hipertensão ocorre após os 30 anos; por ser assintomática, não é tratada por pelo menos 20 anos.
4. O aumento da pressão arterial determina efeitos deletérios no cérebro, coração e rins.
   a. Coração — infarto do miocárdio, insuficiência cardíaca congestiva
   b. Rins — nefroesclerose, insuficiência renal
   c. Cérebro — cefaléia, encefalopatia, hemorragia cerebral, acidente vascular cerebral
   d. Olhos — papiledema, edema do disco óptico
5. O stress emocional agrava o problema.
6. A obesidade e o diabetes mellitus estão associados à hipertensão.

Classificação da Hipertensão

A. *Hipertensão Primária ou Essencial* (cerca de 90% dos pacientes hipertensos)

1. Quando a pressão diastólica é igual ou superior a 90 mm Hg e não existem outras causas de hipertensão a afecção é denominada hipertensão primária.

   Mais especificamente, quando a média de três ou mais pressões arteriais tomadas em repouso com vários dias de intervalo ultrapassa os limites superiores da seguinte tabela, o indivíduo é considerado hipertenso:

Bebês	90/60 mm Hg
3-6 anos	110/70 mm Hg
7-10 anos	120/80 mm Hg
11-17 anos	130/80 mm Hg
18-44 anos	140/90 mm Hg
45-64 anos	150/90 mm Hg
65 ou mais anos	160/95 mm Hg

2. Os fatores genéticos contribuem para esta afecção; os padrões do paciente mostram a sua hiperatividade aos estímulos internos e externos.
3. Benigna — a presença de hipertensão durante anos, sem quaisquer sintomas.
4. Lábil — níveis tensionais intermitentemente elevados.
5. Maligna — um aumento repentino e intenso na pressão arterial, produzindo muitos sintomas e dano vascular.

B. *Hipertensão Secundária*

1. Ocorre em cerca de 5-10% dos pacientes com hipertensão.
2. Mais comum em homens e na raça negra.
3. Acompanha, aparentemente, outra patologia.

a. *Patologia renal* que pode resultar em hipertensão
   (1) Anomalias congênitas, pielonefrites, obstrução da artéria renal, glomerulonefrite aguda e crônica
   (2) Redução do fluxo sangüíneo para os rins (como por uma placa aterosclerótica) — liberação de *renina*
      (a) A renina reage com uma proteína plasmática de origem hepática (alfa-2-globulina) → angiotensina I; esta, mais uma enzima → angiotensina II → resultando em aumento da pressão arterial.
      (b) Sintomas: proteinúria, poliúria, pressão arterial elevada.
      (c) Terapêutica — endarterectomia, "bypass" com enxerto, nefrectomia; a pressão arterial cai após a correção do problema inicial.

b. *Coarctação da Aorta* (estenose da aorta)
   (1) O fluxo sangüíneo para os membros superiores é maior do que o fluxo para os membros inferiores — hipertensão da parte superior do corpo.
   (2) Correção — remoção do segmento estenosado do vaso; anastomose ou enxerto da área eliminada.

c. *Distúrbio Endócrino* — elevação da pressão pode ser devida a um feocromocitoma
   (1) Feocromocitoma — determina a liberação de adrenalina e noradrenalina e a elevação da pressão arterial.
   (2) Os tumores da córtex supra-renal geram um aumento na secreção de aldosterona e elevação da pressão arterial
   (3) O síndrome de Cushing produz um aumento nos esteróides adrenocorticais e hipertensão.

d. *Alterações Retinianas*
   (1) Disco óptico — apagamento das margens do disco e alterações do contorno
   (2) Papiledema — disco encharcado
   (3) Diminuição do diâmetro arterial

e. *Arteriosclerose* — patologia renal

Fases da Hipertensão

A. *Fase Pré-hipertensiva*

1. Características
   a. Elevação da pressão arterial — nenhuma alteração vascular
   b. Sístole abaixo de 200 mm Hg
      Diástole abaixo de 100 mm Hg
   c. A elevação da pressão pode ser o único sinal durante 10 ou 15 anos, antes do aparecimento de outros sintomas
   d. Cefaléia, vertigem, insônia, esquecimento, irritabilidade, epistaxe

B. *Fase Precoce ou Benigna*

1. Características
   a. Sístole abaixo de 200 mm Hg
   b. Diástole acima de 90 mm Hg
   c. Cefaléia, vertigem, insônia, esquecimento, irritabilidade, epistaxe, visão indistinta, dispnéia, dor anginóide.

C. *Fase Moderadamente Grave*

1. Características
   a. Sístole acima de 200 mm Hg
   b. Diástole acima de 100 mm Hg — sem evidência de dano vascular
2. Características — com o início da arteriosclerose, há um aumento da hipertensão e a pressão diastólica fica persistentemente elevada:
   Terapêutica:
   (1) Recomenda-se repouso no hospital se a pressão (diastólica) ultrapassar 130 mm Hg.
   (2) Deve-se iniciar imediatamente o tratamento se surgirem:
      (a) Movimentos convulsivos   (c) Cefaléia occipital intensa
      (b) Sinais neurológicos anormais   (d) Edema pulmonar
   (3) Controlar a pressão arterial; reduzir gradualmente e evitar as grandes variações de pressão — saiba que a diminuição da pressão para valores normais baixos poderá não ser tolerada.
   (4) Medir e registrar o débito urinário.

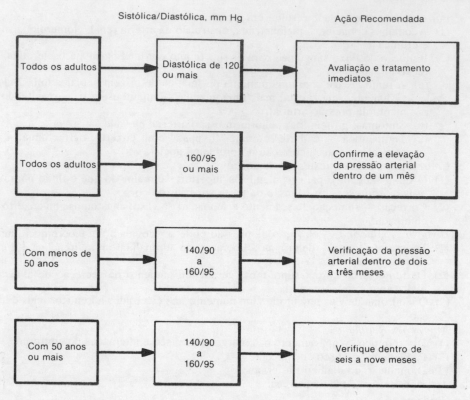

Figura 7-45. Ação recomendada após a medição inicial da pressão arterial. (Moser, M., et al.: High blood pressure. JAMA, 237:256, 17 de janeiro de 1977. Copyright 1977, American Medical Association.)

D. *Fase Maligna*

1. Pode haver uma elevação muito rápida da pressão arterial, com sérios danos aos órgãos vitais.
    a. Encefalopatia hipertensiva ou acidente vascular cerebral
        Cefaléia progressiva — torpor — convulsões
    b. Efeito ocular — diminuição da visão, hemorragia, papiledema, exsudatos
    c. Efeito renal
        (1) Diminuição do fluxo sangüíneo, vasoconstrição
        (2) Nitrogênio uréico sangüíneo (BUN) maior que 100 mg/100 ml
        (3) Atividade da renina plasmática
        (4) Diminuição da densidade
        (5) Proteinúria
    d. Epigastralgia
    e. Insuficiência ventricular esquerda
    f. Cefaléia matutina, náuseas, vômitos

2. Início das Complicações
    a. Patologia
        (1) Pressão diastólica elevada → tensão sobre a parede arterial → espessamento e calcificação da média arterial (esclerose) → estreitamento da luz do vaso sangüíneo.
        (2) Esclerose dos vasos → aumento da permeabilidade da parede → depósitos localizados na íntima e na média dos vasos → isquemia cerebral, miocárdica ou renal.
    b. Manifestações cerebrovasculares
        As alterações são determinadas pelo tipo de início dos sintomas
        (1) *Rápido*
            (a) Hemorragia cerebral → cefaléia, aumento na pressão cerebrorraquidiana → papiledema → hemorragias retinianas → hemoplegia → coma
            (b) Trombose cerebral → sensações de formigamento → dormência, paresia nos membros → afasia

(c) Hemorragia subaracnóidea → rigidez de nuca → dilatação pupilar no lado da hemorragia → células sangüíneas no líquido cerebrorraquidiano → inconsciência

(2) *Lento*
Insuficiência vascular gradual

(3) Alterações neurológicas com recuperação em poucas horas → espasmos cerebrovasculares

Identificação, Avaliação e Tratamento da Pressão Arterial Alta em Adultos*

Quando se faz o levantamento e medição da pressão arterial em grupo, deve-se dispor de recursos para encaminhamento, confirmação e acompanhamento.

1. Antes de medir a pressão arterial, pergunte ao paciente se esteve ou está atualmente em tratamento para hipertensão.
   a. Persuada-o a continuar o tratamento, mesmo que a pressão esteja normal.
   b. Persuada-o a relatar ao seu médico qualquer elevação da pressão.
2. Tome a pressão arterial com o paciente sentado e descansando confortavelmente.
3. Registre tanto a pressão sistólica quanto a diastólica (diastólica — *desaparecimento do som*).
4. Utilize de preferência um esfigmomanômetro de mercúrio.
5. Use um manguito maior para os braços dos obesos.
6. Informe ao paciente por escrito qual é sua pressão arterial e se precisa de uma avaliação adicional.
7. Encaminhe imediatamente a um médico todas as pessoas com pressão diastólica igual ou superior a 120 mm Hg.
8. Ver Fig. 7-45 para o esquema de reexame; isso serve para separar aqueles cujas pressões voltaram ao normal (e que precisam apenas de um controle anual) daqueles cuja elevação tensional persistiu e nos quais se justifica um estudo ou tratamento adicional.

NOTA: A pressão arterial deve ser medida em três diferentes ocasiões antes de se prescrever um tratamento.

9. Ver Fig. 7-46 para a ação recomendada após confirmar as medições da pressão arterial.
10. Certifique-se de que existem bons sistemas para acompanhar a medição da pressão arterial e para encaminhamento dos pacientes com pressões elevadas.
11. Envide esforços especiais para detectar elevações tensionais nas comunidades negras, pois a hipertensão é mais prevalente nesse grupo.

Avaliação Diagnóstica do Paciente

1. Anamnese minuciosa (incluindo história familiar de hipertensão); anote qualquer história prévia de hipertensão, ingestão excessiva de sal, uso de pílulas anticoncepcionais ou de outros hormônios, anormalidades lipídicas, fumo e história de cefaléia, fraqueza, cãibras musculares, palpitações, sudorese.
2. Exame físico.
3. Pressão arterial: deitado e de pé; pesquise também os sinais vitais e avalie a função dos órgãos vitais.
4. Exame de fundo do olho para identificar alterações vasculares nos capilares — observe edema, espasmo, hemorragia.
5. Exame minucioso do coração; exame de possíveis disparidades dos pulsos periféricos.
6. Pesquise a presença de sopros sobre todas as artérias periféricas, para determinar a existência de aterosclerose; procure também sopros no abdome, para captar sinais de estenose da artéria renal.
7. Raios X de tórax para determinar o tamanho do coração; ausculta pulmonar.
8. Testes neurológicos para identificar dano cerebral, déficits neurológicos.
9. Estudos laboratoriais:
   a. Hematócrito
   b. BUN, para determinar a função excretora renal
   c. Concentração do potássio sérico para determinar possível hiperaldosteronismo
   d. Eletrocardiograma, para estabelecer uma linha básica
   e. Exame de urina para presença de sangue, proteína e glicose, para determinar doença do parênquima renal.

---

*Baseado no relatório do Joint National Committee on Detection, Evaluation, and Treatment of High Blood Pressure. (JAMA, 237:255-261, 17 de janeiro de 1977.)

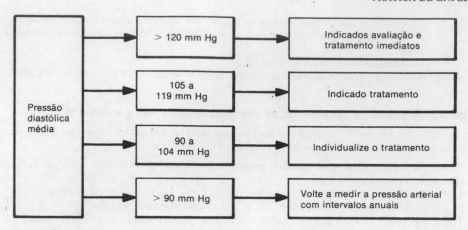

Figura 7-46. Ação recomendada após repetir ou confirmar as medições da pressão arterial. (Moser, M., et al.: High blood pressure. JAMA, 237:256, 17 de janeiro de 1977. Copyright 1977, American Medical Association.)

Orientações Terapêuticas

Praticamente todos os pacientes com pressão diastólica igual ou superior a 105 mm Hg devem ser submetidos à terapêutica medicamentosa anti-hipertensiva.

Objetivos: trazer a pressão arterial de volta para o normal ou para níveis quase normotensos.
manter uma pressão arterial normal com efeitos colaterais mínimos.
corrigir os fatores de risco que afetam diretamente a pressão arterial.
retardar a progressão e controlar a doença.
retardar a progressão da aterosclerose.
recomendar alguma forma de psicoterpia se a mesma puder reduzir a vasoconstrição.

A. *Terapia Conservadora Inicial*

1. A terapia deve ser prescrita numa base individualizada, dependendo da pressão arterial, da extensão do dano vascular e dependendo do aspecto primário ou secundário da hipertensão.
2. Informe o paciente da importância de evitar gordura e sal excessivos na dieta.
3. Inicie um programa para redução de peso se a obesidade constitui um problema.
4. Ajude o paciente a compreender a importância de parar de fumar.
5. Instrua-o para aprender a repousar e adotar um programa de exercícios diários para pôder enfrentar suas necessidades particulares.
6. Enfatize a importância de evitar ou minimizar as situações estressantes.

B. *Farmacoterapia*

"Assistência escalonada" constitui uma abordagem (adotada numa base individualizada) pela qual a terapia inicial consiste de um só medicamento; se este não consegue baixar a pressão, ou a dose é aumentada ou acrescenta-se um outro medicamento; após a reavaliação, poderá adicionar-se um terceiro medicamento. O aumento ou diminuição da dose assim como o acréscimo ou a retirada de medicamentos são sugeridos após uma reavaliação periódica.

NOTA: Quando se pode escolher entre dois medicamentos, deve-se preferir aquele com menos efeitos colaterais, menos inconvenientes para o paciente, menor freqüência de administração e menor preço. Nenhuma combinação medicamentosa funciona igualmente bem em todos os pacientes.

1.ª Etapa Tiazidas (diuréticos) — Ver Fig. 7-47

1. NOTA: A combinação de um diurético com a digital requer muita atenção, pois a hipocalcemia induzida pelo diurético potencializa a toxicidade da digital.
2. O insucesso do objetivo terapêutico pode decorrer de:
   a. Falta de obediência ao esquema por parte do paciente
   b. Ingestão excessiva de sal
   c. Uso de outros medicamentos que podem interagir com as tiazidas.

2.ª Etapa

1. Quando o objetivo terapêutico não é alcançado apenas com o diurético, pode-se tentar vários outros medicamentos. Um ou mais podem ser eficazes em alguns pacientes e não em outros.
   a. Reserpina (alcalóides da Rauwolfia) possui como vantagens o fato de ser barata e de permitir administração diária única (ver Quadro 7-5).
   b. Em geral, começa-se com pequenas doses que são aumentadas paulatinamente até alcançar-se o efeito terapêutico.
   c. O paciente deve ser observado para a possível ocorrência de retenção hídrica.
   d. O hidrocloreto de clonidina (Catapres) e o hidrocloreto de prazosim (Minipress) podem ser substituídos por qualquer medicamento da 3.ª Etapa.
      (1) Efeitos colaterais da clomidina — boca seca, sonolência
      (2) Efeitos colaterais do prazosim — fraqueza, vertigem postural, colapso súbito

3.ª Etapa　Em geral acrescenta-se hidrocloreto de hidralazina.

1. Este medicamento é um vasodilatador periférico eficaz.
2. É usado com cautela nos pacientes com angina, pois sua ação faz aumentar o débito cardíaco.
3. Costuma ser usado com um agente bloqueador do simpático (medicamento da 2.ª Etapa) mais um diurético.

4.ª Etapa　Adotada quando as três etapas iniciais se revelam ineficazes.

1. A guanetidina pode ser acrescentada ou pode substituir os medicamentos utilizados nas etapas anteriores.
2. Verifique os efeitos colaterais desse medicamento no Quadro 7-5.
3. Trata-se de um medicamento possante que se revela eficaz nos casos mais resistentes.

Determinação da Pressão Arterial

Meça a pressão arterial do paciente respeitando sempre as mesmas condições.

1. Coloque o paciente na posição desejada (sentado, de pé etc.), de acordo com as preferências do médico.
2. Utilize um manguito de tamanho apropriado.

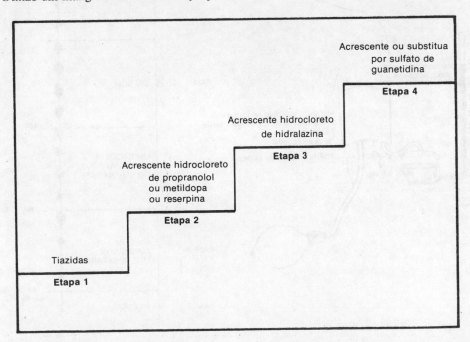

Figura 7-47. Esquemas anti-hipertensivos recomendados. (A experiência com hidrocloreto de clonidina e hidrocloreto de prazosin, recém-aprovados, agentes anti-hipertensivos moderadamente poderosos que podem ser adicionados aos ou substituir os medicamentos das etapas 2 e 3, é limitada.) (Moser, M., et al.: High blood pressure. JAMA, 237:260, 17 de janeiro de 1977. Copyright 1977, American Medical Association.)

REGRA: A largura da câmara inflável deve ser 20% maior do que o diâmetro da extremidade na qual é usada (Fig. 7-48A).

3. Registre com exatidão as pressões sistólica e diastólica:
   a. Sistólica — a pressão existente dentro do manguito e indicada pelo nível da coluna de mercúrio no momento em que se começa a ouvir os sons de Korotkoff (Fig. 7-48B)
   b. Primeira diastólica — pressão existente dentro do manguito e indicada pelo nível da coluna de mercúrio no momento em que os sons diminuem bruscamente de intensidade (início da Fase 4)
   c. Segunda diastólica — pressão existente dentro do manguito no momento em que os sons finalmente desaparecem (início da Fase 5)

4. Se necessário, assinale os valores da pressão arterial indicando também a posição do paciente e o braço utilizado:

   D. (deitado)   B.D. (Braço Direito)
   E. (erecto)   B.E. (Braço Esquerdo)

   Exemplo: B.E. 152/78/68 E.

5. Compare os valores atuais com os vários valores anteriores, para observar as diferenças e identificar as tendências.
6. Alerte o médico no caso de surgirem diferenças significativas.

Crise Hipertensiva

Crise Hipertensiva constitui uma elevação brusca e rápida na pressão arterial, com efeitos sobre os órgãos-alvos, que podem ameaçar a vida.

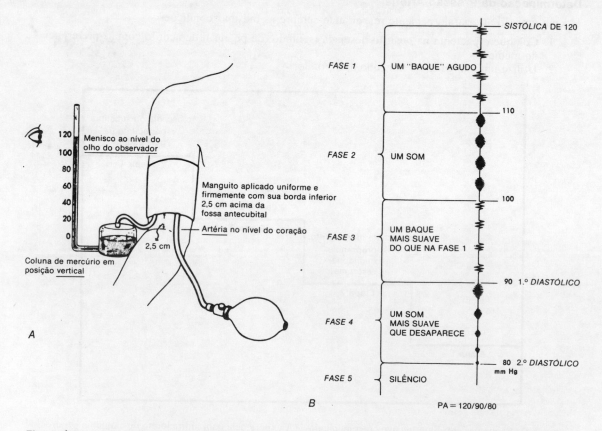

Figura 7-48. *A*. "Regras" importantes para o registro correto da pressão arterial. *B*. As várias fases dos sons de Korotkoff. Consulte o texto para detalhes. (De Burch, G. E., e DePasquale, N. P.: Primer of Clinical Measurement of Blood Pressure. St. Louis, C.V. Mosby.)

A. *Etiologia*

1. Hipertensão maligna, encefalopatia hipertensiva, insuficiência cardíaca congestiva aguda com hipertensão e eclâmpsia.
2. É mais rara a crise hipertensiva secundária a um feocromocitoma ou a um aneurisma dissecante.

B. *Tratamento*

Objetivo: primeiro, fazer baixar a pressão diastólica até, porém não abaixo, 90 mm Hg e, a seguir, iniciar a terapêutica oral.

1. Use medicamentos parenterais nas emergências hipertensivas.
   a. Pressão diastólica superior a 150 mm Hg.
   b. Edema pulmonar, hemorragia cerebral, encefalopatia em combinação com pressão diastólica superior a 120 ou 130.
2. O paciente deve ser hospitalizado e submetido a monitorização constante.

Quadro 7-5. *Efeitos Colaterais e Precauções com os Anti-Hipertensivos*

Medicamentos genéricos	Nome comercial	Efeitos colaterais*	Precauções
Diuréticos Tiazida e diuréticos derivados da tiazida	(Diuril, Esedrix, Aquapres)	BUN ↑, ácido úrico ↑, cálcio ↑, K⁺ sérico ↓, glicose↑, irritação gastrintestinal, fraqueza, fotossensibilidade, discrasias sangüíneas, pancreatite†	Hipocalemia, gota, insuficiência renal
Diuréticos de alça (furosemida)		Cálcio↓, BUN↑, ácido úrico↑, K⁺ sérico↓, fotossensibilidade	Hipocalemia, gota
Diuréticos que poupam potássio Espironolactona	(Aldactone)	Hipercalemia, ginecomastia, sonolência, hirsutismo, irregularidades menstruais	Hipercalemia, insuficiência renal
Triamtereno	(Dyrenium)	Hipercalemia, diarréia, náuseas	
Não diuréticos Alcalóides da rauwolfia	Reserpina (Serpasol)	Sonolência, sedação, cansaço, congestão nasal, bradicardia, depressão, hiperacidez gástrica, pesadelos	Depressão mental
Metildopa	(Aldomet)	Hipotensão ortostática, sonolência, depressão, provas de função hepática anormais, teste de Coombs direto positivo	Doença hepática
Cloreto de propranolol		Insônia, bradicardia, broncoespasmo, insuficiência cardíaca, sedação	Asma, insuficiência cardíaca, diabetes
Cloreto de hidralazina	(Apressolina)	Cefaléia, taquicardia, palpitações, exacerbações da angina ou da insuficiência cardíaca congestiva, reação mesenquimal ("semelhante ao lúpus")‡	Doença coronariana sintomática
Sulfato de guanetidina	(Ismelina)	Hipotensão ortostática, fraqueza aos esforços, bradicardia, diarréia, perda da capacidade de ejacular	Doença cardiovascular sintomática

*Ver também todas as informações do fabricante. A impotência pode ocorrer com qualquer medicamento anti-hipertensivo, exceto a hidralazina.
†Muitos efeitos colaterais, como por exemplo as discrasias sangüíneas e a pancreatite, são raros com os diuréticos.
‡Rara com dose inferior a 300 mg/dia.

Quadro adaptado de Moser, M., et al.: High blood pressure. JAMA, 237:260, 17 de janeiro de 1977. (Copyright 1977, American Medical Association.)

a. Determine com freqüência a pressão arterial.

Com alguns medicamentos, tipo trimetafan, nitroprussiato e pentolínio, a pressão arterial deve ser tomada a cada 5 minutos.

b. Avalie as alterações ocorridas no estado cerebral.

c. Meça com exatidão o débito urinário.

d. Esteja preparada para administrar vasopressores, no caso de surgir uma hipotensão grave.

e. Administre diuréticos tipo furosemida e ácido etacrínico como coadjuvantes, quando prescritos.

Servem para manter uma boa diurese de sódio quando a pressão arterial cai.

f. Administre espironolactona, quando prescrita, se a hipocalemia constitui um problema.

3. Farmacoterapia

a. Medicamentos que agem em poucos minutos mas que não são satisfatórios para o tratamento a longo prazo.

(1) Diazóxido   (3) Trimetafan

(2) Nitroprussiato   (4) Pentolínio

b. Medicamentos que levam 30 minutos ou mais para exercerem efeitos máximos; mais tarde podem ser usados oralmente para o tratamento a longo prazo da hipertensão.

(1) Metildopa   (2) Hidralazina

c. Ver Quadro 7-6.

Ação de Enfermagem no Paciente com Hipertensão

1. Conheça os vários efeitos de certos fatores sobre os sintomas do paciente com hipertensão primária.

a. Idade, sexo, ocupação, raça, ambiente, resposta emocional do indivíduo etc.

b. Compreensão de seus problemas e de seu relacionamento com o médico, enfermeiro etc.

c. Capacidade de se adaptar e de ajustar suas atividades ao esquema terapêutico prescrito.

2. Peça a cooperação do paciente para adaptar seu estilo de vida às normas terapêuticas.

a. Forneça instruções que se adaptem às necessidades individuais.

b. Tranqüilize o paciente quando for necessário encorajá-lo; as modificações necessárias devem ter significado para ele.

Quadro 7-6. *Medicamentos para o Tratamento Parenteral da Hipertensão*

Medicamento	Ação	Efeitos colaterais e observações
1. Diazoxide (Hiperstat)	Oral — ligeiramente anti-hipertensivo IV — fortemente anti-hipertensivo	Restringe-se o sal para prevenir a retenção de sódio e de água
2. Nitroprussiato (Nipride)	Exerce efeito anti-hipertênsico imediato Reduz a resistência periférica total (vasodilatador) Produz um relaxamento do músculo liso arteriolar e venular	Útil nos pacientes com emergências hipertensivas complicadas por doença cardíaca ou aórtica
3. Camsilato de Trimetafan (Arfonad)	Exerce efeito anti-hipertensivo imediato — seu efeito desaparece ao suspender a infusão (Agente bloqueador ganglionar)	Medicamento hipotensor extremamente possante que requer instalações adequadas, equipamento e pessoal para monitorizar o paciente
4. Pentolinium (Ansolysen)	Geralmente administrado no músculo deltóide Age dentro de 3 minutos, com seus efeitos máximos surgindo em 15 minutos	Aplique um torniquete acima do local da injeção no caso de surgir uma hipotensão grave Coloque o paciente sentado ou com a cabeça elevada
5. Metildopa (Aldomet)	Consegue baixar a pressão arterial em 4-6 horas — o efeito dura por 10-16 horas após a injeção	Este medicamento às vezes produz sedação, porém esta costuma desaparecer em poucos dias, quando se estabelece uma dose de manutenção Pesquise sinais de toxicidade renal
6. Hidralazina (Apressolina)	Eficaz no tratamento do paciente hipertenso com glomerulonefrite aguda Início da ação em 10-20 minutos Resposta máxima — 1 hora Persiste — 12 horas	Verifique a pressão arterial a cada 15 minutos

3. Apresente plano de orientação ordenado e complementar.
   a. Esteja presente quando o médico visita o paciente, para poder conhecer sua abordagem e as instruções fornecidas ao paciente.
   b. Transmita ao paciente o significado das várias atividades diagnósticas e terapêuticas, para minimizar sua ansiedade e obter sua cooperação.
   c. Solicite o auxílio da esposa ou do marido do(a) paciente — informe-o(a) sobre todo o esquema terapêutico.
   d. Tome conhecimento do esquema dietético elaborado para cada paciente.
4. Meça a pressão arterial do paciente todos os dias, nas mesmas condições.
   Coloque o paciente na posição desejada (sentado, em pé etc.), de acordo com a preferência do médico.
5. Observe o paciente para detectar sinais de complicações do sistema nervoso central.
   a. Observe sinais de confusão, irritabilidade, letargia, desorientação.
   b. Ouça as reclamações de cefaléia, dificuldade de visão; fique atenta para as evidências de náuseas e vômitos.
   c. Esteja preparada para oferecer proteção ao paciente se este apresentar convulsões — grades laterais de cama acolchoadas, roupas mais largas, medicamentos anticonvulsivantes.
6. Evite as reações ou atividades que possam aumentar a pressão arterial.
   a. Evite as situações que possam gerar no paciente sentimentos de ansiedade, raiva ou aborrecimento. O stress psicológico exerce um efeito direto sobre as funções fisiológicas.
   b. Evite mudanças nas funções normais de alimentação, sono e eliminação, que poderiam trazer desconforto ou aborrecimento — os distúrbios fisiológicos podem aumentar a reação do stress.
   c. Programe os períodos de repouso e mantenha um ambiente confortável e aprazível.
      (1) Recomende ao paciente que descanse por um curto período antes e depois das refeições.
      (2) Avise-o de que deve descansar por uma hora durante o período de vigília.
   d. Dê preferência à alimentação em pequenas quantidades, com intervalos freqüentes, ao invés das três refeições pesadas.
      (1) O débito cardíaco aumenta com a ingestão de alimentos.
      (2) A pressão arterial sobe com uma grande ingestão de líquidos.
      (3) Dependendo da gravidade da hipertensão, pode-se restringir a ingestão de sódio.
7. Pratique psicoterapia de apoio, observando as reações, aparência e personalidade do paciente, como se relaciona com o pessoal técnico, visitantes, pessoal auxiliar etc.
   a. Permita que expresse seus sentimentos; estimule as reações positivas; analise as reações negativas com o objetivo de evitar a sua repetição.
   b. Observe as reações colaterais que podem passar despercebidas facilmente; investigue-as.
      (1) Dificuldade em encarar as pessoas durante a conversação.
      (2) Sugestão de apreensão, nervosismo e inquietação.
      (3) Comentários indiretos, a meia-voz

Planejamento da Alta e Orientação Médica

1. Explique o significado da hipertensão, os fatores de risco e suas influências sobre o sistema cardiovascular; a hipertensão é um problema para o resto da vida.
2. Normalmente, nunca ocorre uma cura total, apenas o controle da hipertensão essencial; enfatize as conseqüências de uma hipertensão não controlada.
3. Enfatize o fato de que poderá não existir nenhuma correlação entre pressão arterial alta e presença de sintomas; o paciente não pode deduzir se a sua pressão arterial está normal ou elevada baseando-se apenas em seu estado aparente (sintomático).
4. Convença o paciente a reconhecer que a hipertensão é crônica e que requer uma terapia persistente e uma avaliação periódica; um tratamento eficaz prolonga a expectativa de vida; portanto, as consultas de acompanhamento são mandatórias.
5. Se a elevação tensional puder ser normalizada, isso constitui evidência nítida de que a insuficiência cardíaca congestiva, as apoplexias e a insuficiência renal poderão ser quase completamente evitadas; assim sendo, o tratamento deve continuar, a pesar do custo e das inconveniências da medicação.
6. Planeje um esquema de instruções que deverá ser seguido quando o paciente for para casa.
   a. Se o médico assim o desejar, instrua o paciente visando a um método adequado de registro de sua pressão arterial, em casa e no trabalho. (Alguns autores recomendam esta prática.) Informe-o quais os valores que devem ser comunicados ao médico.

b. Esquematize um horário de medicação para que os vários remédios sejam tomados em horas adequadas e convenientes; elabore uma lista de registro diário, onde o paciente irá anotar os remédios tomados.

c. Determine o esquema dietético recomendado, isto é, a extensão de restrição de sal, troca de alimentos etc.

7. Ajude o paciente a enfrentar os efeitos colaterais das medicações.

a. Saiba que as drogas utilizadas para o controle efetivo de uma pressão arterial elevada irão muito provavelmente produzir efeitos colaterais.

b. Avise o paciente sobre a possibilidade da ocorrência de hipotensão após a ingestão de certas drogas.
(1) Instrua-o para se levantar devagar, evitando a sensação de vertigem.
(2) Estimule-o a se deitar imediatamente, quando tiver sensação de desmaio.

c. Alerte o paciente para esperar o aparecimento de efeitos tais como obstrução nasal, astenia (perda de força), anorexia (perda do apetite), hipotensão ortostática (vertigem ao mudar de posição).

d. Informe-o que o objetivo do tratamento consiste em controlar sua pressão arterial, reduzir a possibilidade de complicações e utilizar o menor número de drogas nas dosagens mínimas necessárias para desempenharem sua tarefa.

8. Eduque o paciente para conhecer as manifestações tóxicas e a comunicá-las ao médico, para que se possa ajustar sua farmacoterapia individual.

a. Observe que as doses são individualizadas; podem, portanto, necessitar de reajustes, uma vez que é impossível prever as reações.

b. Lembre que certas situações favorecem a vasodilatação — banho quente, temperaturas quentes, estado febril, consumo de álcool.

c. Saiba que a pressão arterial aumenta quando se reduz o volume de sangue circulante — desidratação, diarréia, hemorragia.

d. Suspeite da presença de edema como de um sintoma a ser comunicado, principalmente quando o paciente faz uso de guanetidina; esse medicamento é menos eficaz na presença de edema.

SISTEMA LINFÁTICO

O *sistema linfático* é formado por uma rede de vasos e de gânglios que se intercomunicam com o sistema circulatório. Remove o líquido tecidual dos espaços intercelulares e protege o organismo contra a invasão de bactérias. Os gânglios linfáticos se localizam ao longo do trajeto dos vasos linfáticos e filtram a linfa antes do seu retorno ao sistema circulatório.

Importância da Linfangiografia

Injetando-se um contraste num vaso linfático das mãos ou dos pés, pode-se visualizar radiologicamente o sistema linfático.

Constitui um meio destinado a detectar o comprometimento dos gânglios linfáticos por carcinoma metastático, ou a presença de infecção em áreas inacessíveis (exceto através da cirurgia), tais como pelve, retroperitônio e fossa axilar.

Linfangite

A *linfangite* é uma inflamação aguda dos canais linfáticos.

Etiologia

Surge mais comumente devido a um foco de infecção numa extremidade.

Manifestações Clínicas

1. Apresenta estrias vermelhas características que se estendem ao longo de um braço ou perna a partir de uma infecção não localizada e que pode resultar em septicemia.
2. Produz sintomas gerais: febre alta, calafrios.
Produz sintomas localizados: dor localizada, hiperestesia, edema ao longo dos linfáticos comprometidos.
Produz sintomas nos gânglios linfáticos regionais: volumosos, vermelhos, sensíveis (linfadenite aguda).
Produz um abscesso: necrótico, purulento (linfadenite supurativa).

Tratamento e Conduta de Enfermagem

1. Administre agentes antimicrobianos, pois os agentes responsáveis costumam ser os estreptococos e os estafilococos.
2. Trate o segmento afetado com repouso, elevação e aplicação de compressas úmidas e quentes.
3. Se houver formação de abscessos e necrose, faça uma incisão e drenagem.

Adenite Cervical Aguda

A *adenite cervical aguda* é uma infecção aguda dos gânglios linfáticos do pescoço.

Etiologia

1. A adenite cervical geralmente é secundária a uma infecção da boca, faringe ou coro cabeludo.
2. Ocorre com mais freqüência em crianças.
   a. Examine os dentes, amígdalas etc., pois freqüentemente constituem focos de infecção.
   b. Examine o couro cabeludo para detectar sinais de pediculose.

Manifestações Clínicas

1. Inchação de um lado do pescoço: intensamente sensível e edemaciado.
2. Sinais sistêmicos indicativos de uma infecção: elevação de temperatura, indisposição, pulso acelerado etc.
3. O processo pode evoluir para formação de abscessos e ruptura espontânea, se não for tratado.

Tratamento

1. Localizar e tratar a fonte da infecção.
2. Administrar antibióticos.
3. Aplicar compressas úmidas e quentes para bloquear a infecção.
4. Fazer incisão e drenagem; continue com as aplicações de compressas quentes e úmidas até que a drenagem cesse e a infecção regrida.

Linfedema

O *linfedema* é uma tumefação dos tecidos (especialmente em posição declive) produzida por uma obstrução ao fluxo da linfa numa extremidade.

Manifestações Clínicas

1. O edema pode ser maciço e costuma ser duro.
2. A obstrução pode se localizar nos gânglios linfáticos ou nos vasos linfáticos.
   Observada no braço após mastectomia radical (ver Cap. 9).

Tratamento e Conduta de Enfermagem

1. Coloque bandagens ou meias elásticas.
2. Mantenha o paciente em repouso com a parte afetada elevada, cada articulação mais alta que a precedente.
3. Administre diuréticos para controlar o excesso de líquidos.
4. Administre antibióticos de acordo com a prescrição.
5. Recomende exercícios isométricos com a extremidade elevada.
6. Sugira uma moderada restrição de sódio na dieta.
7. Aconselhe o paciente a evitar as infecções e os traumatismos e a praticar uma boa higiene, para evitar as infecções superimpostas.

BIBLIOGRAFIA

Distúrbios Cardíacos

Livros

Andreoli, K. G., et al.: Comprehensive Cardiac Care. St. Louis, C. V. Mosby, 1975.
Aspinall, M. J.: Nursing the Open-Heart Surgery Patient. New York, McGraw-Hill, 1973.
Behrendt, D. M., et al.: Patient Care in Cardiac Surgery. Boston, Little, Brown, 1972.
Chow, R. K.: Cardiosurgical Nursing Care. New York Springer Publishing Co., 1976.

Chung, E. K. (ed.): Cardiac Emergency Care. Philadelphia, Lea and Febiger, 1975.

Fowler, N. O.: Cardiac Diagnosis and Treatment, 2nd ed. New York, Harper and Row, 1976.

Gazes, P. C.: Clinical Cardiology: A Bedside Approach. Chicago, Year Book Medical Pub., 1975.

Goldberger, E.: Treatment of Cardiac Emergencies. St. Louis, C. V. Mosby, 1974.

Gunnar, R. M., et al.: Shock in Myocardial Infarction. New York, Grune and Stratton, 1974.

Hurst, J. W., et al.: The Heart, 3rd ed. New York, McGraw-Hill, 1974.

King, O. M.: Care of the Cardiac Surgical Patient. St. Louis, C. V. Mosby, 1975.

Kirklin, J. W.: Advances in Cardiovascular Surgery. New York, Grune and Stratton, 1973.

Matson, D. T.: Congestive Heart Failure. New York, Yorke Medical Books, 1976.

Selzer, A.: Principles of Clinical Cardiology: An Analytical Approach. Philadelphia, W. B. Saunders, 1975.

Silber, E. N., et al.: Heart Disease. New York, Macmillan, 1975.

Sparling, B. K., et al.: "Care of the Cardiovascular Surgery Patient." Pp. 430–443 in Brunner, L., and Suddarth, D.: Textbook of Medical-Surgical Nursing. Philadelphia, J. B. Lippincott, 1975.

Stephenson, H. E., Jr.: Cardiac Arrest and Resuscitation, 4th ed. St. Louis, C. V. Mosby, 1974.

Swan, H. J. C.: "Central venous pressure monitoring is an outmoded procedure of limited practical value." Pp. 185–193 in Ingelfinger, F. J., et al.: Controversy in Internal Medicine. Philadelphia, W. B. Saunders, 1974.

Sweetwood, H.: The Patient in the Coronary Care Unit. New York, Springer Publishing Co., 1976.

Webb, W. R. (ed.): Surgery in Acute Coronary Problems. New York, Medcom Press, 1974.

Artigos

Doença Cardíaca Aterosclerótica

Adams, N. R.: Reducing the perils of intracardiac monitoring. Nursing '76, 6: 66–74, April 1976.

Allendorf, E. E., et al.: Teaching patients about nitroglycerin. Amer. J. Nurs., 75: 1168–1170, July 1975.

Armstrong, P. W., et al.: Nitroglycerin ointment in acute myocardial infarction. Amer. J. Cardiol., 38: 474–478, Oct. 1976.

Burchell, H. B.: Salvaging the postinfarct heart. Postgrad. Med., 55: 187–194, March 1974.

Douglas, J. E., et al.: Reconditioning cardiac patients. Amer. Fam. Phys., 11: 123–129, Jan. 1975.

Forrester, J. S., and Swan, H. J. C.: Acute myocardial infarction: a physiological basis of therapy. Crit. Care Med., 2: 283–292, Nov.–Dec. 1974.

Forrester, J. S., et al.: A new conceptual approach to the therapy of acute myocardial infarction. Adv. Cardiol., 15: 111–123, 1975.

Galen, R. S., et al.: Diagnosis of acute myocardial infarction. Relative efficiency of serum enzyme and isoenzyme measurements. JAMA, 232: 145–147, 14 April 1975.

Gelfand, M. L., et al.: Medical treatment of angina pectoris. Amer. Fam. Phys., 13: 84–90, April 1976.

Green, A. W.: Sexual activity and the postmyocardial infarction patient. Amer. Heart J., 89: 246–252, Feb. 1975.

Hodgman, J. R.: Modern medical management of angina pectoris. Cardiovasc. Clin. 7: 47–60, 1975.

Hackett, T. P., et al.: The psychologic reactions of patients in the pre- and post-hospital phases of myocardial infarction. Postgrad. Med., 57: 43–46, April 1975.

Hurst, J. W.: Editorial. "Ambulation" after myocardial infarction. New Eng. J. Med., 292: 746–750, 3 April 1975.

Johnston, B. L., et al.: Eight steps to inpatient cardiac rehabilitation: The team effort—methodology and preliminary results. Heart Lung, 5: 97–111, Jan.–Feb. 1976.

Lee, R. E., et al.: Some thoughts on the psychology of the coronary care patient. Amer. J. Nurs., 75: 1498–1501, Sept. 1975.

Moskowitz, L.: Vasodilator therapy in acute MI. Heart Lung, 4: 939–945, Nov.–Dec. 1975.

Naughton, J.: The contribution of regular physical activity to the ambulatory care of cardiac patients. Postgrad. Med., 57: 51–55, April 1975.

Parmley, W. W.: Cardiovascular monitoring during acute myocardial infarction. JAMA, 230: 454–456, 21 Oct. 1974.

Pennock, R. S.: Optimum therapy for angina pectoris. Amer. Fam. Phys., 14: 102–103, Aug. 1976.

Rule, D.: The road back begins in the CCU. Nursing '76, 6: 48–51, March 1976.

Russek, H. I.: What constitutes adequate medical therapy for the patient with angina pectoris? Geriatrics, 29: 109–117, April 1974.

Sobel, B. E.: Serum creatine phosphokinase and myocardial infarction. JAMA, 229: 201–202, 8 July 1974.

Winslow, E. H. (ed.): Symposium on teaching and rehabilitating the cardiac patient. Nurs. Clin. N. Amer., 11: 211–382 (entire vol.), June 1976.

Ritmo Cardíaco

Barry, W. H., et al.: The patient with a permanently implanted pacemaker. JAMA, 236: 1152–1153, 6 Sept. 1976.

Batchelder, J. E., et al.: Treatment of tachyarrhythmias by pacing. Arch. Intern. Med., 135: 1115–1124, Aug. 1975.

Bedynek, J. L., Jr.: Editorial. Temporary transvenous cardiac pacing—be careful. Amer. Fam. Phys., 11: 75, May 1975.

Castle, L.: Understanding the cardiac pacemaker follow-up evaluation. Cardiovasc. Clin., 7: 197–200, 1975.

Conklin, E. F., et al.: Four hundred consecutive patients with permanent transvenous pacemakers. J. Thorac. Cardiovasc. Surg., 69: 1–7, Jan. 1975.

Miscia, V. F., et al.: Indications and techniques for cardiac pacing. Geriatrics, 30: 73–85, July 1975.

Northcutt, C. E., et al.: Temporary transvenous pacemakers in the community hospital. Amer. Fam. Phys., 11: 115–118, May 1975.

Parsonnet, V.: Editorial. Permanent pacing of the heart: A comment on technique. Amer. J. Cardiol., 36: 268, Aug. 1975.

Parsonnet, V., et al.: Implantable cardiac pacemakers status report and resource guideline. Pacemaker Study Group. Circulation, 50: A: 21–35, Oct. 1974.

Roy, O. Z.: The current status of cardiac pacing. CRC Crit. Rev. Bioeng., 2: 259–327, June 1975.

Vera, Z., et al.: Cardiac pacemakers: indications and complications. Heart Lung, 4: 444–451, May–June 1975.

Williams, G. D., et al.: Electric control of the heart. Part I. Pacemakers, cardioversion and defibrillation. Curr. Prob. Surg., Feb. 1974.

Weinberg, S. L.: Ambulatory monitoring of arrhythmias. Cardiovasc. Clin., 6: 121–132, 1975.

Westfall, U. E.: Electrical and mechanical events in the cardiac cycle. Amer. J. Nurs., 76: 231–235, Feb. 1976.

Winslow, E. H., et al.: Temporary cardiac pacemakers. Amer. J Nurs., 75: 586–591, April 1975.

Choque Cardiogênico: Contrapulsação

Bowder, M. E.: External counterpulsation in low cardiac output states. Surg. Clin. N. Amer., 55: 561–572, June 1975.

Boyd, J. M. L.: Understanding and treating cardiogenic shock. RN, 38: 52–62, April 1975.

Dorr, K. S.: The intra-aortic balloon pump. Amer. J. Nurs., 75: 52–54, Jan. 1975.

Gunnar, R. M., et al.: Cardiovascular assist devices in cardiogenic shock. JAMA, 236: 1619–1621, 4 Oct. 1976.

Lamberti, J. J., et al.: Mechanical circulatory assistance for the treatment of complications of coronary artery disease. Surg. Clin. N. Amer., 56: 83–94, Feb. 1976.

Masters, T. N., et al.: Intra-aortic balloon counterpulsation in acute cardiogenic shock. Collected Works on Cardio-pulmonary Disease, 20: 13–24, Dec. 1975.

Soroff, H. S., et al.: External counterpulsation. Management of cardiogenic shock after myocardial infarction. JAMA, 229: 1441–1450, 9 Sept. 1974.

Pressão Venosa Central: Parada Cardíaca

Daly, J. M., et al.: Central venous pressure catheterization. Amer. J. Nurs., 75: 820–824, May 1975.

Drake, J. J.: Locating the external reference point for central venous pressure determination. Nurs. Res., 23: 475–482, Nov.–Dec. 1974.

Kay, G., et al.: Monitoring central venous pressure: principles, procedures and problems. Can. Nurse, 72: 15–17, July 1976.

Loeb, H. S.: Cardiac arrest. JAMA, 232: 845–847, 26 May 1975.

Tacker, W. A., et al.: Energy dose for human trans-chest electrical ventricular defibrillation. N. Eng. J. Med., 290: 214–215, 24 Jan. 1974.

Ungvarski, P., et al.: CPR: Current practice revised. Amer. J. Nurs., 75: 236–247, Feb. 1975.

Vinjay, N. K., et al.: Cardiopulmonary arrest and resuscitation. Amer. Fam. Phys., 12: 85–90, Aug. 1975.

Insuficiência Cardíaca Congestiva: Edema Pulmonar

Cohn, J. N.: Indications for digitalis therapy. A new look. JAMA, 229: 1911–1914, 30 Sept. 1974.

Doherty, J. E.: Clinical application of digitalis glycosides. Amer. Fam. Phys., 10: 183–188, Sept. 1974.

Frankyl, W. S.: Heart failure and acute pulmonary edema. Compr. Ther., 1: 58–64, Nov. 1975.

Frohlich, E. D.: Use and abuse of diuretics. Amer. Heart J., 89: 1–3, Jan. 1975.

Grossman, R. F.: Editorial: Emergency management of acute pulmonary edema. Ann. Intern. Med., 84: 488, April 1976.

Krumlovsky, F. A., et al.: Diuretic agents: mechanisms of action and clinical uses. Postgrad. Med., 59: 105–110, April 1976.

Oparil, S.: Digitalis assay and its clinical application. Med. Clin. N. Amer., 60: 193–207, Jan. 1976.

Phillips, J. F., et al.: Noncardiac causes of pulmonary edema. JAMA, 234: 531–532, 3 Nov. 1975.

Ramirez, A., et al.: Current concepts; cardiac decompensation. N. Eng. J. Med., 290: 499–501, 28 Feb. 1974.

Redding, J. S., et al.: Management of pulmonary edema. AORN Journal, 21: 659–666, March 1975.

Segal, B. L.: The heart that fails. Emerg. Med., 7: 211–212, 221, 223, Nov. 1975.
Waxler, R.: The patient with congestive heart failure. Teaching implications. Nurs. Clin. N. Amer., 11: 297–308, June 1976.
Zelis, R., et al.: Management of pulmonary edema. Ration. Drug. Ther., 8: 1–5, Aug. 1974.

Diagnóstico

Coats, K.: Non-invasive cardiac diagnostic procedures. Amer. J. Nurs., 75: 1980–1985, Nov. 1975.
Cogen, R.: Preventing complications during cardiac catheterization. Amer. J. Nurs., 76: 401–405, March 1976.
Karch, A. M.: This assessment habit saves lives. RN, 39: 42–44, March 1976.

Endocardite

Aintablian, A., et al.: Endocarditis in prosthetic valves. N.Y. State J. Med., 76: 673–677, May 1976.
Hutter, A. M., et al.: Assessment of the patient with suspected endocarditis. JAMA, 235: 1603–1605, 12 April 1976.
Mandell, G. L., et al.: Some newer aspects of infective endocarditis. Geriatrics, 30: 97–102, Jan. 1975.
Parrott, J. C. W., et al.: The surgical management of bacterial endocarditis: A review. Ann. Surg., 183: 289–292, March 1976.
Quinn, E. L., et al.: The changing character of infective endocarditis. Amer. Fam. Phys., 11: 117–124, March 1975.
Roy, P., et al.: Spectrum of echocardiographic findings in bacterial endocarditis. Circulation, 53: 474–482, March 1976.

Pericardite/Pericardiocentese

Lajos, T. Z., et al.: Pericardial decompression. Ann. Thorac. Surg., 19: 47–53, Jan. 1975.
Marini, P. V., et al.: Uremic pericarditis: A review of incidence and management. Kidney Int. (Suppl.), 2: 163–166, Jan. 1975.
Minuth, A. N. W., et al.: Indomethacin treatment of pericarditis in chronic hemodialysis patients. Arch. Intern. Med., 135: 807–810, June 1975.
Mitchell, A. G.: Pericarditis during chronic haemodialysis therapy. Postgrad. Med. J., 50: 741–745, Dec. 1974.
Pories, W. J., et al.: Cardiac tamponade. Surg. Clin. N. Amer., 55: 573–587, June 1975.
Romano, T.: Trauma notebook #2: Cardiac tamponade. J. Emerg. Nurs., 2: 35, Jan.–Feb. 1976.
Toole, J. C., et al.: Pericarditis of acute myocardial infarction. Chest, 67: 647–653, June 1975.

Cirurgia Cardíaca

Abramson, R., et al.: Ego-supportive care in open-heart surgery. Intern. J. Psychiatry in Medicine, 4: 427–437, Fall 1973.
Engle, M. A., et al.: Postpericardiotomy syndrome. Mod. Concepts Cardiovasc. Dis., 44: 59–64, Nov. 1975.
Forbes, D.: Coming at staff nurses. Early postop heart patients. RN, 39: 59–71, April 1976.
Friedman, B.: Cardiac surgery: Skilled nursing during the critical postoperative period. Nursing '74, 4: 37–40, Dec. 1974.
Lasater, K. L., et al.: Postcardiotomy psychosis: indications and interventions. Heart and Lung, 4: 724–729, Sept.–Oct. 1975.

Elementos Básicos de Eletrocardiografia

Livros

Andreoli, K. G., et al.: Comprehensive Cardiac Care. St. Louis, C. V. Mosby, 1975.
Ayres, S. M., and Gregory, J. J.: Cardiology, A Clinicophysiologic Approach. New York, Appleton-Century-Crofts, 1971.
Ayres, S. M., et al.: Care of the Critically Ill, 2nd ed. New York, Appleton-Century-Crofts, 1974.
Chung, E. K.: Cardiac Emergency Care. Philadelphia, Lea and Febiger, 1975.
——: Electrocardiography. New York, Harper and Row, 1974.
——: Non-Invasive Cardiac Diagnosis. Philadelphia, Lea and Febiger, 1976.
Conover, M. H., and Zalis, E. G.: Understanding Electrocardiography. St. Louis, C. V. Mosby, 1976.
Fowler, N. O.: Cardiac Diagnosis and Treatment. New York, Harper and Row, 1976.
Furman, S., and Escher, D. J. W.: Modern Cardiac Pacing. Bowie, Md., Charles Press, 1975.
Goldberger, E., and Wheat, M. W.: Treatment of Cardiac Emergencies. St. Louis, C. V. Mosby, 1974.
Goldman, M. J.: Principles of Clinical Electrocardiography, 9th ed. Los Altos, Lange Medical Pub., 1976.
Grace, W. J., and Keyloun, V.: The Coronary Care Unit. New York, Appleton-Century-Crofts, 1970.
Hurst, J. W., and Logue, R. B. (eds.): The Heart. New York, McGraw-Hill, 1974.

Marriott, H. J. L.: Practical Electrocardiography, 6th ed. Baltimore, Williams and Wilkins, 1977.
Meltzer, L. E., and Dunning, A. J.: Textbook of Coronary Care. Bowie, Md., Charles Press, 1972.
Meltzer, L. E., and Kitchell, J. R. (eds.): Current Concepts of Cardiac Pacing and Cardioversion. Bowie, Md., Charles Press, 1971.
Samet, P.: Cardiac Pacing. New York, Grune and Stratton, 1973.
Schamroth, L.: An Introduction to Electrocardiography, 5th ed. Oxford and Edinburgh, Blackwell Scientific Pub., 1976.
Stein, E.: The Electrocardiogram. Philadelphia, W. B. Saunders, 1976.
Silber, E. N., and Katz, L. N.: Heart Disease. New York, Macmillan, 1975.
Stephenson, H. E.: Cardiac Arrest and Resuscitation, 4th ed. St. Louis, C. V. Mosby, 1974.

Afecções Vasculares

Livros

Artz, C. P., et al.: Brief Textbook of Surgery, Chap. 22 "Arteries"; Chap. 23 "Venous and Lymphatic Disease." Philadelphia, W. B. Saunders, 1976.
Cranley, J. T.: Peripheral Venous Diseases. New York, Harper and Row, 1975.
Fairbairn, J. F., II: Peripheral Vascular Diseases, 4th ed., Philadelphia, W. B. Saunders, 1972.
Frantantoni, J., and Wessler, S. (eds.): Prophylactic Therapy of Deep Vein Thrombosis and Pulmonary Embolism, Division of Blood Diseases and Resources, National Heart and Lung Institute and Council on Thrombosis, American Heart Association, DHEW Pub. No. 76–866, April 1975.
              H.: Vascular Surgery, New York, McGraw-Hill, 1976.

Artigos

Geral

Roberts, B.: The acutely ischemic limb. Heart and Lung, 5: 273–276, Mar.–Apr. 1976.
Sparks, C.: Peripheral pulses. Amer. J. Nurs., 75: 1132–1133, July 1975.

Anticoagulantes

Hussar, D. A.: Cardiac drugs today, Part One—Anticoagulants. Nursing '73, 3: 11–15, April 1973.
Wrights, I. S.: Antithrombotics, thrombolytics, antithrombocytics: Fact and theory. Drug Ther., 5: 40–57, Oct. 1975.

Afecções Venosas

Barnes, R. W., et al.: Venous disease, Postgrad. Med., 59: 90–95, Jan. 1976.
Beshore, J. A.: Emboli, RN, 38: 29–35, Nov. 1975.
Dealing with varicose veins and venous insufficiency. Nurs. Update, 5: 10–15, July 1974.
Gallus, A. S., et al.: Prevention of venous thrombosis with small, subcutaneous doses of heparin. JAMA, 235: 1980–1982, 3 May 1976.
Hirsch, J.: Venous thromboembolism: Diagnosis, treatment, prevention. Hosp. Pract., 10: 53–62, Aug. 1975.
Hume, M., and Fremont-Smith, P.: Role of noninvasive techniques in diagnosing leg thrombosis. Hosp. Pract., 10: 57–62, Dec. 1975.
Lee, B. Y., et al.: Noninvasive prevention of deep vein thrombosis. Amer. Fam. Phys., 14: 128–134, Nov. 1976.
Leg pain—is it a sign of ASO or varicose veins? Nurs. Update, 5: 1–9, July 1974.
Rodman, M. J.: Thromboembolism disorders, Part 1: Venous thrombosis, RN, 39: 79–86, June 1976.
Ryan, R.: Thrombophlebitis: Assessment and prevention. Amer. J. Nurs., 76: 1634–1636, Oct. 1976.
Wessler, S.: Prevention of venous thromboembolism by low-dose heparin. Mod. Concepts Cardiovasc. Dis., 45: 105–109, June 1976.
Young, J. R.: Thrombophlebitis and chronic venous insufficiency. Geriatrics, 28: 63–69, Sept. 1973.

Afecções Arteriais

deWolfe, V. G.: Assessment of the circulation in occlusive arterial disease of the lower extremities. Mod. Concepts of Cardiovasc. Dis., 45: 91–95, April 1976.
Fagan-Dubin, L.: Atherosclerosis: A major cause of peripheral vascular disease. Nurs. Clin. N. Amer., 12: 101–108, Mar. 1977.
Moylan, J. A.: Diagnosing and treating leg pain due to arteriosclerosis obliterans. Postgrad Med., 58: 135–138, Oct. 1975.
Sexton, D. L.: The patient with peripheral arterial occlusive disease. Nurs. Clin. N. Amer., 12: 89–99, Mar. 1977.
Taggart, E.: The physical assessment of the patient with arterial disease. Nurs. Clin. N. Amer., 12: 109–117, Mar. 1977.

Hipertensão

Batterman, B., et al.: Hypertension: Detection, evaluation and treatment, Parts I and II. Cardio-Vascular Nursing, 11: 35–40, July–Aug.; 41–44, Sept.–Oct. 1975.

Beaumont, E.: Blood pressure equipment. Nursing '75, 5: 56–62, Jan. 1975.

Clark, A. B., and Dunn, M.: A nurse clinician's role in the management of hypertension. Arch. Intern. Med., 136: 903–904, Aug. 1976.

Corns, R. H.: Maintenance of blood pressure equipment. Amer. J. Nurs., 76: 776–777, May 1976.

Duhme, D. W.: Pharmacotherapy of essential hypertension. Amer. J. Hosp. Pharm., 32: 508–516, May 1975.

Dustan, H. P.: Evaluation and therapy of hypertension—1976. Mod. Concepts Cardiovasc. Dis., 45: 97–103, May 1976.

Federspiel, B.: Renin and blood pressure. Amer. J. Nurs., 75: 1462–1464, Sept. 1975.

Finnerty, F. A.: About hypertension. Emerg. Med., 8: 57–64, June 1976.

Freis, E. D.: Reserpine in hypertension: present status. Amer. Fam. Phys., 12: 120–122, June 1975.

Grim, C. E.: Office management of hypertension. Amer. Fam. Phys., 14: 91–94, July 1976.

Guidelines for the Evaluation and Management of the Hypertensive Patient. DHEW Pub. No. (NIH) 76–744, Bethesda, Md. 20014, High Blood Pressure Information Center, 120/80, N.I.H., 1973.

Jarvis, C. M.: Vital signs. Nursing '76, 6: 31–37, April 1976.

Lancour, J.: How to avoid pitfalls in measuring blood pressure. Amer. J. Nurs., 76: 773–775, May 1976.

Long, M. L., et al.: Hypertension. Amer. J. Nurs., 76: 765–770, May 1976.

Onesti, G.: Propranolol in hypertension. Amer. Fam. Phys., 12: 104–105, Dec. 1975.

Prazosin (Minipress) for hypertension. Med. Letter, 19: 1, 14 Jan. 1977

Report of the Joint National Committee on Detection, Evaluation, and Treatment of High Blood Pressure. JAMA, 237: 255–261, 17 Jan. 1977.

Robinson, A. M.: Detection and control of hypertension: challenge to all nurses. Amer. J. Nurs., 76: 778–780, May 1976.

Stone, R. A., and Deleo, J.: Psychotherapeutic control of hypertension. N. Eng. J. Med., 294: 80–84, 8 Jan. 1976.

Symposium on Hypertension. Arch. Intern. Med., Vol. 133 (entire issue), 1974.

Tobian, L. J. Jr.: The clinical approach to essential hypertension. Hosp. Pract., 10: 33–44, July 1975.

Vidt, D. G.: Diazoxide for hypertensive crisis. Amer. Fam. Phys., 11: 128–130, May 1975.

Ziesche, S., and Franciosa, J. A.: Clinical application of sodium nitroprusside. Heart and Lung, 6: 99–103. Jan.–Feb. 1977.

Sistema Linfático

Bunchman, H. H., and Lewis, S. R.: The treatment of lymphedema. Plastic & Reconstr. Surg., 54: 64–69, July 1974.

Murphy, J. F., and Fred, H. L.: Infectious lymphadenitis or lymphoma? JAMA, 235: 742–743, 16 Feb. 1976.

QUARTA REIMPRESSÃO – 1984

PRODUZIDA COM FILMES FORNECIDOS PELO EDITOR

IMPRESSÃO E ACABAMENTO:
GRÁFICA EDITORA PRIMOR Ltda.
Rodov. Pres. Dutra, 2611
Tel.: 371-6622
Rio de Janeiro - Brasil

Educação Sanitária/ Educação do Paciente

Nota: As entradas seguidas pela designação (*pediátrica*) se relacionam com considerações pediátricas e incluem o ensino dos progenitores.

ABELHA, picada, 1130
Acne vulgar, 716
Actinomicose, 1039
Afasia, 910
Alergia, 780
Alérgica, rinite, 772
Alta, seriografia, G.I., 485
Amamentação, 1209
Amebíase, 1049
Amigdalectomia e adenoidectomia (*pediátrica*), 1495
Amputação, extremidade, inferior, 978
 superior, 981
Anafilática, reação, 1126
Ancilostomíase, 1052
Anemia, aplástica, 289
 elementos de ensino (*pediátrica*), 1518
 em crianças, 1512
 falciforme (*pediátrica*), 1515
 por deficiência de ferro, 285, 1513
Angina pectoris, 340
Ânus imperfurado (*pediátrica*), 1597
Aparelhos gessados, 954
 considerações pediátricas, 1442
Aplástica, anemia, 289
Arteriovenoso, shunt (*pediátrica*), 1533-1534
Artrite reumatóide, 994
Artroplastia do, joelho, 986
 quadril, 983
Ascaridíase (lombriga), 1053
Asma, 779
 em crianças, 1498
Atleta, pé, 721
Auditivo, distúrbio, 878
Autocateterização, 631
AVC, 904

BACILAR, disenteria, 1025
Bário, deglutição, 485
Baritado, enema, 504
Bell, paralisia, 900
Bengala, técnica para caminhar, 74
Bexiga neurogênica, 629
Boca, câncer, 463
 cirurgia, 463
 cuidados, 452
Botulismo, 1026
Bronquiectasia, 246
Bronquite, 248

CABEÇA, piolhos, 722
 traumatismos, 887
Calasia (*pediátrica*), 1569
Câncer da(o), boca, 463
 lábio, 457
 mama, 700
 pele, 735
Cardíaca(o)(s), cirurgia, 376, 1543
 congênita (*pediátrica*), 1542

defeito, congênito (*pediátrica*), 1535
doença, reumática, 354
insuficiência, congestiva, 366
 em crianças, 1538
 ritmo, 338
Catarata, 858
Cega, criança (*pediátrica*), 1655, 1656
Celíaca, doença (*pediátrica*), 1582
Cerebral, abscesso, 913
 tumor (*pediátrica*), 1754
Chumbo, envenenamento (*pediátrica*), 1772
Cirrose hepática, 550
Cirurgia, criança submetida (*pediátrica*), 1343
 em áreas cirúrgicas específicas (consulte a lista)
 exercícios respiratórios, 188
 orientação pré-operatória, 81
Cística, fibrose (*pediátrica*), 1577
Cistite, 617
Clavícula, fratura, 965
Colecistectomia, 560
Colite ulcerativa, 518
Colostomia, 529-532
Congênitos, defeitos cardíacos (*pediátrica*), 1538-1541
Congestiva, insuficiência cardíaca, 366
Constipação, 479
Convulsivas, crises, 897
 em crianças, 1704
Convulsões febris (*pediátrica*), 1712
Cordotomia, 940
Cor pulmonale, 252
Crescimento e desenvolvimento, 1287
Criança, abuso (*pediátrica*), 1777
Crupe (*pediátrica*), 1494
Cumarínica, terapia, 412, 413

DENTÁRIAS, cáries (*pediátrica*), 1556-1558
Dentes, cuidados (*pediátrica*), 1558
Dermatite, candidíase e fralda (*pediátrica*), 1635
 de contato, 727
 esfoliativa, 731
Dermatoses seborréicas, 715
Descolamento de retina, 852
Diabetes mellitus, 809-812
 ensino médico, 809
 insulina, auto-injeção, 812
 juvenil (*pediátrica*), 1638
 reações hipoglicêmicas, prevenção, 803
 teste na urina, 814
Diarréia em crianças, 1583
Disco, ruptura, 933
Disenteria, 1049
Dissecação cervical radical, 464
Diverticulite, diverticulose, 522

Dor intratável, 939-942
Dorsal, estímulo da coluna, 941
Down, síndrome (*pediátrica*), na(o), crianca maior, 1728
 recém-nascido, 1725

ECZEMA atópico (*pediátrica*), 1630
Edema agudo do pulmão, 368
Embolia pulmonar, 253
Encefalite virótica, 1044
Endocardite infecciosa, 352
Enema baritado, 504
Enfisema, 248-251
Enterobíase (doença por oxiúro), 1054
Envenenamento, ação de emergência (*pediátrica*), 1771
Epilepsia, 917, 920
 ação da emergência (*pediátrica*), 1704
 em crianças, 1707
Epistaxe, 152, 153
Escabiose, 725
Esclerodermia, 740
Escoliose (*pediátrica*), 1746
Espancada, criança (*pediátrica*), 1777-1782
Espinha bífida, 1693
Estafilocócica, doença, 1019
Esteróide, terapêutica, 822, 823
Estreptocócica, infecção, 1020

FALCIFORME, doença (*pediátrica*), 1518-1519
Faringite, aguda, 160
 crônica, 161
Fenda labial e palatina (*pediátrica*), 1558, 1563
Ferro, anemia por deficiência, 285
Fertilidade, controle, 687
Fissura do mamilo, 691
Flebite, 416
Fratura da(e)(o), clavícula, 965
 colo cirúrgico do úmero, 966
 cúbito, 968
 extremidade inferior, 969
 punho, 969
 rádio, 968
Furúnculos, 719

GÁSTRICA, ressecção, 492
Gastrostomia, 494
Genético, aconselhamento (*pediátrica*), 1782, 1783
Glaucoma, 861
Glomerulonefrite aguda, 620
 em crianças, 1599
Gonorréia, 1027
Gota, 830
Gravidez, cãibras nas pernas, 1162
 doença matinal, 1161
 flatulência, 1161